Adoleszenzforschung

Zur Theorie und Empirie der Jugend aus transdisziplinärer Perspektive

Band 9

Reihe herausgegeben von
Vera King, Frankfurt, Deutschland
Hans-Christoph Koller, Hamburg, Deutschland

Der Fokus dieser Reihe liegt auf der Erforschung der Lebensphase zwischen Kindheit und Erwachsensein. Leitend sind dabei der Anspruch einer Verknüpfung insbesondere von gesellschaftlich-kulturellen und individuellen Ebenen sowie eine damit verbundene transdisziplinäre Ausrichtung. Besondere Schwerpunkte liegen weiterhin in einer fundierten Weiterentwicklung der Theorie und einer Forschung, die zugleich den erheblichen zeitgenössischen Wandlungen dieser Lebensphase empirisch differenziert Rechnung tragen kann. Welche Bedeutung kommt in gegenwärtigen Gesellschaften der Adoleszenz als Lebensphase zwischen Kindheit und Erwachsensein zu – in Bezug auf sozialen und kulturellen Wandel, auf biographische Entwicklungen und individuelle Bildungsprozesse? Wie verändern sich gesellschaftliche Konstruktionen von Jugend und Adoleszenz als historisch variierende Formen, in denen Generationsverhältnisse und Generationsabfolgen reguliert werden? Unter welchen Bedingungen können kreative Potenziale der Adoleszenz wirksam werden? Diesen Fragen werden die Beiträge dieser Reihe nachgehen – verbunden mit dem Interesse an theoretischen Differenzierungen und aktuellen empirischen Fundierungen, disziplinübergreifenden Vermittlungen und in Rekurs auf den internationalen Stand der Jugend- und Adoleszenzforschung. Die Reihe richtet sich an Forschende, Studierende und Lehrende der Erziehungswissenschaft, Soziologie, Psychologie und anderer Disziplinen, die an Adoleszenz- bzw. Jugendforschung interessiert sind.

Weitere Bände in der Reihe https://www.springer.com/series/11658

Susanne Benzel

Die Bedeutung des Körpers bei Selbstverletzungen junger Frauen

Eine adoleszenztheoretisch-
biografische Analyse

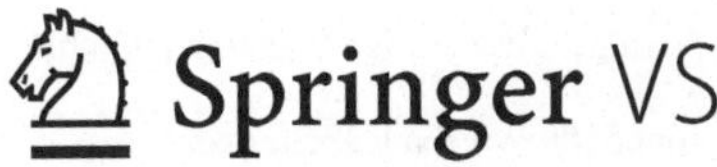 Springer VS

Susanne Benzel
Sigmund-Freud-Institut
Frankfurt am Main, Deutschland

Zugl. Dissertation an der Universität Hamburg

ISSN 2512-0433 ISSN 2512-0441 (electronic)
Adoleszenzforschung
ISBN 978-3-658-27946-2 ISBN 978-3-658-27947-9 (eBook)
https://doi.org/10.1007/978-3-658-27947-9

Die Deutsche Nationalbibliothek verzeichnet diese Publikation in der Deutschen National-
bibliografie; detaillierte bibliografische Daten sind im Internet über http://dnb.d-nb.de abrufbar.

Springer VS ist ein Imprint der eingetragenen Gesellschaft Springer Fachmedien Wiesbaden GmbH
und ist ein Teil von Springer Nature.
Die Anschrift der Gesellschaft ist: Abraham-Lincoln-Str. 46, 65189 Wiesbaden, Germany

Danksagung

Mein Dank gebührt zuallererst den jungen Frauen für das Vertrauen und die Offenheit über ihre selbstverletzenden Handlungen in den Interviews zu sprechen. Ohne sie wäre die vorliegende Untersuchung in dieser Form nicht möglich gewesen.

Prof. Dr. Vera King möchte ich für die Betreuung der Dissertation danken, insbesondere für die gleichsam unterstützende sowie fördernde Haltung. Prof. Dr. Benigna Gerisch verdanke ich die Übernahme der Zweitbegutachtung. Prof. Dr. Hans-Christoph Koller möchte ich für die Bereitschaft danken, das mündliche Gutachten zu übernehmen.

Der Hans-Böckler-Stiftung danke ich für die großzügige ideelle und materielle Förderung durch ein Promotionsstipendium.

Susanne Benzel, Juli 2019

Inhalt

Einleitung

Während Selbstverletzungen in der Adoleszenz noch in den 1990er Jahren vor allem abseits der öffentlichen Wahrnehmung in klinischen, forensischen und pädagogisch-stationären Bereichen auftraten, hat sich das Spektrum um die Jahrtausendwende verändert: Selbstverletzende Handlungen wurden zunehmend in Büchern und Filmen thematisiert. Seit sich prominente Persönlichkeiten dazu bekannt haben, wird das Phänomen medial breit abgehandelt (siehe auch Sachsse 2016: 3f). Veränderte Formen von Selbstverletzungen entstanden mit dem Aufkommen von privaten Homepages sowie in Internetforen, auf denen Fotos von Wunden und Narben gezeigt und mit anderen geteilt werden (vgl. Lewis et al. 2012; Misoch 2010). Vor dem Hintergrund dieser medialen und öffentlichen Präsenz tauchen Selbstverletzungen auch im Kontext von adoleszenten Risikoverhaltensweisen und in Jugendkulturen auf (vgl. Plener 2009: 79; Sachsse 2016: 4).

Nach einer Analyse von empirischen Befunden zu Selbstverletzungen bei Jugendlichen in Deutschland gelangt Plener (2015: 16f) zu dem Schluss, dass jede dritte jugendliche Person sich zumindest einmal absichtlich selbst verletzt habe. Etwa einer von 25 Jugendlichen zeige wiederholtes selbstverletzendes Verhalten innerhalb des letzten Jahres. Etwa jede zweite sich in Behandlung befindende Person in der stationären Kinder- und Jugendpsychiatrie verletze sich wiederholt selbst.

Bemerkenswert ist sowohl das erhöhte Aufkommen von Selbstverletzungen bei weiblichen Adoleszenten im Vergleich zu männlichen (vgl. Haffner et al. 2007; Petermann/Nitkowski 2015: 55f) als auch der durchschnittliche Beginn. Dieser liegt um das 13. oder 14. Lebensjahr (vgl. Klonsky/Muehlenkamp 2007: 1046) und fällt damit zeitlich vielmals mit den puberalen Veränderungen zusammen. Im Erwachsenenalter nehmen selbstverletzende Handlungen deutlich ab (vgl. Plener 2015: 14f). Daran schließt die Forderung an, bei der Erforschung von Selbstverletzungen die puberalen Veränderungen (vgl. Kaess 2012: 54f) sowie die Krisenpotenziale in der weiblichen Adoleszenz einzubeziehen.

Entsprechend kommt gerade dem Körper sowohl bei selbstverletzenden Handlungen als auch im Zuge des adoleszenten Ablösungs- und Transformationsprozesses (vgl. King 2013; King/Benzel 2019) eine bedeutsame Rolle zu. Denn die Auseinandersetzung mit dem weiblichen puberalen Körper in der Adoleszenz ist verbunden mit konstitutiven Konflikten und Krisenmomenten (vgl. King 2003;

© Springer Fachmedien Wiesbaden GmbH, ein Teil von Springer Nature 2019
S. Benzel, *Die Bedeutung des Körpers bei Selbstverletzungen junger Frauen*,
Adoleszenzforschung 9, https://doi.org/10.1007/978-3-658-27947-9_1

King/Richter-Appelt 2009), welche einen Kristallisationspunkt für körperbezogene, (destruktive) Verarbeitungs- und Bewältigungsformen darstellen können (vgl. Gerisch 2012b). Diese beziehen sich vor allem auf die Aneignung des sich verändernden weiblichen Körpers. Empirische Analysen legen nahe, dass es mit Beginn der körperlichen Veränderungen zu einem Einbruch des Selbstwertgefühls kommt (vgl. Streeck-Fischer 1994: 514). Es entsteht eine Diskrepanz zwischen der oftmals noch kindlichen psychischen Position sowie Vorstellungswelt und dem bereits geschlechtsreifen Körper. Infolgedessen wird der Körper zeitweise auch als fremd und die Veränderungen als nicht kontrollierbar erlebt (vgl. King/Benzel 2019). Insofern muss der veränderte Körper in psychischer und sozialer Hinsicht erst sukzessive neu angeeignet werden (vgl. King 2013: 193). In dem Spannungsverhältnis von Nicht-mehr-Kindsein und Noch-nicht-Erwachsensein erscheint der aufdringlich gewordene puberale Körper geradezu prädestiniert, als Austragungs- und Bewältigungsort zu fungieren (vgl. King 2003).

Ambivalenzen und Unsicherheiten kommen in spielerischer Form zum Ausdruck, wie beispielsweise in jugendkulturellen Inszenierungen, aber auch durch körperbasierte riskante Handlungen. Je unsicherer die Identitätsvorstellungen und das Selbstwertgefühl sind, desto mehr manipulieren Jugendliche ihren Körper als stellvertretende Inszenierungen des Selbst (vgl. Gugutzer 2005; Benzel 2011). Dabei werden sowohl adoleszenz- und geschlechtsspezifische als auch unbewältigte biografische Themen über den Körper ausgetragen und zu bewältigen versucht. Die körperlichen Veränderungen können dazu führen, dass der Körper zur Quelle von Angst und Schmerz wird oder gar zum Ziel von Aggressionen. Der Köper, als wesentlicher Impulsgeber der adoleszenten Transformation, wird dann als deren Urheber attackiert. Je nach biografischer Ausgangslage und je nachdem, wie bedrohlich die körperlichen Veränderungen erlebt werden, wird der adoleszente Körper in spezifischer Weise verwendet (vgl. Gerisch/King 2008). Statistisch betrachtet neigen Mädchen und junge Frauen tendenziell zu internalisierenden, gegen den Körper gerichteten Bewältigungsversuchen (vgl. Streeck-Fischer 2000; King 2003; Gerisch 2012b; Raithel 2011). Dabei kann die Verwendung des Körpers von kulturell anerkannten Praktiken, wie Diäten und Sport reichen, bis hin zu sozial nicht akzeptierten destruktiven Formen wie selbstverletzende Handlungen (siehe auch Gerisch 2017).

Zu Selbstverletzungen liegen relevante Befunde aus epidemiologischen Untersuchungen (z.B. Schulstichproben) vor, welche vor allem Erkenntnisse zu Häufigkeitsverteilungen bieten (vgl. Plener 2015: 13ff), die auch dem Ziel dienen, Risikofaktoren zu identifizieren (vgl. Petermann/Nitkowski 2011: 8). Qualitative Studien, welche die Erlebensperspektive der jungen Frauen in den Blick nehmen, sind vergleichsweise unterrepräsentiert. Fundierte und differenzierte Erklärungsansätze mit dem Fokus auf die psychische Innenwelt stammen vorwiegend aus klinischen Kasuistiken von (erwachsenen) Patientinnen mit oftmals schweren Selbstverletzungen und kumulativen Traumatisierungen durch Deprivation, Gewalt oder sexuellem Missbrauch (vgl. u.a. Sachsse 1989; Hirsch 1989; Eckhardt 1994; Resch 1998; Streeck-Fischer 2000, 2014; Gerisch 2012b). Ferner liegen empirische Studien vor, die dezidiert die Funktionen von Selbstverletzungen fokussieren (vgl. Klonsky 2007; Klonsky/Muehlenkamp 2007).

Ausgehend von den empirischen Befunden, welche Anlass zur Annahme geben, dass selbstverletzende Handlungen hinsichtlich ihrer Hintergründe und ihres Auftretens diverser geworden sind, zielt die vorliegende Studie nicht auf die Frage ob oder welche möglichen psychischen Erkrankungen vorliegen. Vielmehr wird in der Untersuchung eine *adoleszenztheoretisch-biografische Perspektive* auf selbstverletzende Handlungen bei jungen Frauen eingenommen.

Ziel der Untersuchung ist es, die *generellen* psychischen und sozialen Anforderungen sowie die sozialen und kulturell eingebetteten Aneignungsprozesse des geschlechtsreifen Körpers bei weiblichen Adoleszenten mit Selbstverletzungen zu fokussieren (vgl. King 2003, 2011; King/Richter-Appelt 2009; Flaake 2019). Über die Funktion der selbstverletzenden Handlungen hinaus richtet sich der Blick in der vorliegenden Studie auf die psychische und soziale Bedeutung des adoleszenten Körpers unter Berücksichtigung der jeweiligen Biografie. Im Zentrum steht dabei folgende erkenntnisleitende Fragestellung: *Welche Bedeutung hat der Körper für junge Frauen mit selbstverletzenden Handlungen?* Demnach wird gefragt, auf welche Weise selbstverletzende Handlungen mit der Bewältigung von adoleszenten Entwicklungsthemen, insbesondere der Bewältigung der körperlichen Veränderungen, in Zusammenhang stehen. Darüber hinaus verspricht eine biografische Perspektive für das Verständnis von Selbstverletzungen den Vorteil, die lebensgeschichtliche Bedeutung des Körpers und der selbstverletzenden Handlungen in ihrer Genese zusammenhängend zu rekonstruieren (vgl. Gerisch/King 2008). Die adoleszenztheoretisch-biografische Analyse wird in der vorliegenden Untersuchung mittels einer qualitativ-rekonstruktiven Forschungsstrategie umgesetzt.

Aufbau der Arbeit

In Kapitel 1 werden Selbstverletzungen in der Adoleszenz diskutiert. Es wird die Notwendigkeit begründet, in der Diskussion um selbstverletzende Handlungen die adoleszenten Entwicklungsthemen, insbesondere die Auseinandersetzung mit dem weiblichen Körper, zu berücksichtigen. Um dieses Desiderat aufzuzeigen, werden selbstverletzende Handlungen zunächst in psychiatrisch-psychologischer Perspektive vorgestellt. Anhand der Geschichte zu Selbstverletzungen wird der wissenschaftliche und öffentliche Blick auf das Phänomen nachgezeichnet. Im Anschluss werden relevante Häufigkeitsverteilungen sowie verschiedene Erklärungsansätze und Ursachen von Selbstverletzungen dargestellt. Außerdem wird auf die Funktion von selbstverletzenden Handlungen und die Bedeutung des Körpers eingegangen. Abschließend werden auf Basis des Forschungsstandes offene Fragen abgeleitet sowie die Schlussfolgerung einer erkenntnisversprechenden adoleszenztheoretisch-biografischen Perspektive begründet.

In Kapitel 2 wird der theoretische Bezugsrahmen zu Adoleszenz entfaltet. Im Zentrum steht dabei das Verständnis von Adoleszenz im Anschluss an Vera King (2013) als eine potenzielle Qualität der psychosozialen Möglichkeiten, die adoleszenten Entwicklungsthemen produktiv zu bewältigen. Die psychosozialen Anforderungen im Individuationsprozess, in dem adoleszente Identitätsfragen einen wesentlichen Raum einnehmen, werden sowohl in ihren Potenzialen als auch in ihren Krisenmomenten dargestellt. Berücksichtigt wird dabei die Tatsache, dass sich adoleszente Wandlung im Generationenverhältnis vollzieht.

In Kapitel 3 wird auf den Körper in entwicklungs- und adoleszenztheoretischer Hinsicht eingegangen. Der Schwerpunkt liegt dabei auf den Besonderheiten in der Auseinandersetzung mit dem sich verändernden weiblichen Körper in Verbindung mit den psychischen und sozialen Integrationsanforderungen. Dabei werden die Relevanz der Peers und der Jugendkulturen in der Auseinandersetzung mit der eigenen Geschlechtlichkeit sowie gesellschaftlich vermittelten Geschlechterbildern einbezogen. In den Blick genommen wird zudem der Körper als Austragungs- und Bewältigungsort für biografische, adoleszente und geschlechtsspezifische Entwicklungsthemen und Integrationsanforderungen.

Ausgehend von dem bestehenden Desiderat einer adoleszenztheoretisch-biografischen Perspektive auf die Bedeutung des Körpers bei jungen Frauen mit selbstverletzenden Handlungen, wird in *Kapitel 4 die forschungsleitende Fragestellung präzisiert.*

Anschließend wird in Kapitel 5 das qualitative Forschungsdesign vorgestellt. Der Forschungsprozess wird detailliert und nachvollziehbar dargestellt und begründet, von der Sampleauswahl über die Erhebungsmethode des narrativ-biografischen Interviews bis zu den Auswertungsmethoden – einer Kombination aus dem szenischen Verstehen (vgl. Lorenzer 1970, 1986) und der Sequenzanalyse (vgl. Oevermann et al. 1979). Zudem wird die Rolle der Forscherin im Forschungsprozess reflektiert.

In Kapitel 6 werden die Ergebnisse der Fallrekonstruktionen präsentiert. Gemäß dem Erkenntnisinteresse werden für alle Fälle in der Darstellung die gleichen Schwerpunkte gesetzt: Beginnend mit dem biografischen Kurzportrait werden die Initialszene des Interviews und die biografische Ausgangslage verbunden mit den familialen Beziehungen, dem Körper sowie den Selbstverletzungen bis hin zur jeweiligen Fallstruktur rekonstruiert.

In Kapitel 7 werden die Ergebnisse der Studie präsentiert. Zunächst werden die auf Basis der Fallstrukturen ermittelten Typen vorgestellt und in ihren wesentlichen Merkmalen in Tabellenform abgebildet.

Anschließend werden in Kapitel 8 die Befunde theoretisch diskutiert. Es werden sowohl Fragen nach den Grenzen der Untersuchung als auch für die weitere Forschung formuliert. Abschließend werden im *Fazit* die zentralen Punkte und Ergebnisse der Studie zusammengefasst.

Da es sich bei der Zielgruppe dieser Untersuchung um junge Frauen handelt, wurde grammatikalisch entsprechend die weibliche Form in der Arbeit durchgehend verwendet. Ausnahmen bilden Stellen, in denen geschlechterübergreifend Aussagen getroffen werden, wie beispielsweise bei der Darstellung von Häufigkeitsverteilungen bei Selbstverletzungen. In diesen Fällen wird das Gendersternchen verwendet.

Es sei abschließend darauf hingewiesen, dass alle sensiblen Daten, welche auf die Identität der interviewten jungen Frauen schließen lassen könnten, anonymisiert wurden.

1 Selbstverletzende Handlungen in der Adoleszenz

Für die vorliegende Untersuchung wird in diesem Kapitel das Phänomen der selbstverletzenden Handlungen in der Adoleszenz vor dem Hintergrund der bisherigen Forschungslage und im Verhältnis zur erkenntnisleitenden Fragestellung beleuchtet. Selbstverletzende Handlungen als Ausdruck von psychischem Leid sind vor allem Gegenstand medizinisch-psychologischer Forschung, welche die Entstehung, Aufrechterhaltung sowie Verteilung in der Allgemeinbevölkerung eruiert, mit dem Ziel adäquate Behandlungsmethoden zu entwickeln. Die Diskussion zu Selbstverletzungen ist sowohl in der Erwachsenen- als auch in der Kinder- und Jugendpsychiatrie und -psychotherapie verortet. Erziehungswissenschaftliche Auseinandersetzungen beziehen sich insbesondere auf die sozialpädagogische Arbeit mit und die Beratung von Jugendlichen, die sich selbst verletzen. Soziologische und kulturanthropologische Perspektiven auf das Phänomen sind vergleichsweise unterrepräsentiert (vgl. Liebsch 2011).

In dem vorliegenden Kapitel werden Selbstverletzungen in ihrer Geschichte, Medienpräsenz, Definition, Erscheinung und Häufigkeit dargestellt sowie bestehende Erklärungsansätze ausgeführt, um das Desiderat einer adoleszenztheoretisch-biografischen Perspektive nachvollziehbar zu begründen.

1.1 Geschichte

Kulturanthropologische Geschichte

Die Verletzung des eigenen Körpers stellt kein spezifisches Phänomen der Spätmoderne dar, sondern hat eine lange Tradition in diversen kulturellen und religiösen Kontexten (vgl. Petermann/Nitkowski 2015: 15f). Die seit Jahrhunderten bestehenden Körpermodifikationen und Selbstverletzungen sowie das Beschädigen und Beschneiden des Körpers entspringen dem Glauben an eine Verbesserung des Lebens im Sinne von Heilung, Spiritualität und sozialer Ordnung (vgl. Favazza 2011: 201). Kulturelle Modifikationen des Körpers sind seit jeher eingebettet in Rituale. „Cultural *rituals* are meaningful activities that are repeated in a consistent manner over at least several generations and reflect the tradition, symbolism, and

© Springer Fachmedien Wiesbaden GmbH, ein Teil von Springer Nature 2019
S. Benzel, *Die Bedeutung des Körpers bei Selbstverletzungen junger Frauen*,
Adoleszenzforschung 9, https://doi.org/10.1007/978-3-658-27947-9_2

beliefs of a society" (Favazza 2011: 200, Herv. i.O.). Beispiele stellen die traditionellen Tattoos bei Südsee-Insulanern dar oder die Schmucknarben in afrikanischen Stämmen (vgl. Kasten 2006: 17). Neben dem ästhetischen und künstlerischen Moment verweist die Art der Körperverzierung jeweils auch auf die Zugehörigkeit zu einer bestimmten Gruppe im Sinne einer kollektiven Identität. In bestimmten Kulturen durchlaufen Jugendliche Initiationsriten in der Gemeinschaft, um in den Kreis der Erwachsenen aufgenommen zu werden. Dabei werden in der Regel schmerzhafte Praktiken am Körper vollzogen, durch welche Mut und Stärke unter Beweis gestellt werden. „Insbesondere die Fähigkeit, Schmerz zu ertragen, signalisierte in diesen Ritualen den Übergang vom Kind zum Erwachsenen" (Kasten 2006: 17). Der in solchen Ritualen kollektiv geteilte Schmerz symbolisiert den Trennungsschmerz im Übergang, „es wird also psychischer in physischen Schmerz verwandelt" (Hirsch 2004: 373). Diese Art der Zurichtung des Körpers bringt auch die Akzeptanz der vorherrschenden Regeln und Traditionen der Gemeinschaft zum Ausdruck (vgl. Petermann/Nitkowski 2015: 16). Deutlich wird die Nähe zu Jugendkulturen in gegenwärtigen Gesellschaften, in denen die Zugehörigkeit zu einer Gruppe ebenfalls durch das äußere Erscheinungsbild, das Inszenieren und Riskieren des Körpers markiert wird. Während jedoch bei den Initiationsriten der Körper für die Aufnahme in die Gemeinschaft der Erwachsenen verletzt wird, riskieren Jugendliche ihren Körper in spätmodernen westlich geprägten Gesellschaften, um sich gerade von diesen abzugrenzen. Die Verletzung des Körpers als eine kollektive, ritualisierte Handlung in Verbindung mit Akzeptanz und Wertschätzung einer sozialen Gruppe steht einer tendenziell individualisierten, sozial nicht akzeptierten Selbstverletzung in der Spätmoderne gegenüber (siehe auch Hirsch 2004).

Den selbstverletzenden Handlungen vergleichbare Motive finden sich auch in den im Mittelalter praktizierten religiösen Riten der Selbstgeißelung wieder. In der christlichen Bewegung der Flagellanten wurde die Geißelung des eigenen Körpers öffentlich praktiziert, um Buße zu tun. Auch in Orden pflegten Mönche Selbstgeißelungen, um sich von begangenen Sünden zu reinigen. Bei religiös motivierten Verletzungen des Körpers wird dieser geopfert für die Befreiung, Läuterung sowie die Heilung der Seele (vgl. Fleischer/Herpertz 2009: 16).

Die Bedeutung von Blut bei der Verletzung des Körpers erscheint jeher mit Lebendigkeit und Macht verbunden. Blut kann auch einen sozialen Bund symbolisieren, wie beispielsweise bei der Blutsbrüderschaft (vgl. Favazza 2011: 5f).

Deutlich wird, dass die seit Jahrhunderten rituell selbstzugefügten Verletzungen des Körpers teils ähnliche Motive aufweisen wie selbstverletzende Handlungen in der Adoleszenz (vgl. Favazza 2011: 200). Die vergleichbaren Gründe beziehen sich unter anderem auf die Bewältigung von Schmerz in Verbindung mit der adoleszenten Trennung und das Regulieren von Schuldgefühlen. Ob jedoch

Körpermodifikationen gefordert und akzeptiert oder eher abgelehnt und gar pathologisiert werden, hängt insbesondere von dem gesellschaftlichen, sozialen und kulturellen Kontext ab.

Klinische Geschichte der Selbstverletzungen

In der Psychiatriegeschichte ist das Phänomen der Selbstverletzungen seit über 100 Jahren bekannt (vgl. Resch 2001: 2267). Eine erste Definition unternahm Menninger bereits im Jahre 1938 in seinem Werk „Man against himself"[1]. Nach Doctors (2004: 273) stammt der erste Bericht über Selbstverletzungen als verbreitetes Phänomen unter Jugendlichen in psychiatrischen Kliniken aus dem Jahr 1960. Für die vergangenen Jahrzehnte skizziert Sachsse (2016: 3) folgenden historischen Verlauf von Selbstverletzungen:

> „In Deutschland galt selbstverletzendes Verhalten bis in die 1980er-Jahre hinein als Hinweis auf eine schizophrene Psychose. Zwischen 1980 und 1990 setzte sich die Sichtweise durch, dass selbstverletzendes Verhalten fast ein Beweis für eine Borderline-Persönlichkeitsstörung sei. Nach 1990 galt dieses Symptom zeitweise als pathognomonisch für Patientinnen mit einer Anamnese sexuellen Missbrauchs. Inzwischen ist die Symptomatik in den Medien breit abgehandelt und weithin bekannt. Gegenwärtig ist selbstverletzendes Verhalten eines jener Symptome, die im Jugendalter quasi erprobt werden und recht verbreitet sind."[2]

Eine bemerkenswerte Entwicklung nahmen die Selbstverletzungen in der öffentlichen Wahrnehmung. Sachsse (2011: 392) spricht gar von einer zurückliegenden „Karriere" des Phänomens. Adler und Adler (2005: 351f) unterscheiden historisch drei signifikante Perioden:

> „People have been intentionally cutting, burning, branding, and breaking their bones for decades or more (see Menninger 1938; Waisman 1965), but for most of this time there was little public awareness of the phenomenon. Practitioners acted on their own, in a social vacuum. Our research suggests that somewhere in the vicinity of 1996, some public knowledge of self-injury began to arise, with depictions of it appearing

---

[1] Menninger (1938) differenziert zwischen „Neurotic Self-Mutilations" (ebd.: 234), welches dem heutigen Ritzen entspricht, „Religious Self-Mutilation" (ebd.: 248), „Self-Mutilation in Psychotic Patients" (ebd.: 261), „Self-Mutilation in Organic Deseases" (ebd.: 273) und den „Self-Mutilation in Customary and Conventional Forms" (z.B. Schneiden von Fingernägeln) (ebd.: 277).

[2] „Das Hauptmerkmal der Borderline-Persönlichkeitsstörung ist ein tiefgreifendes Muster von Instabilität in zwischenmenschlichen Beziehungen, im Selbstbild und in den Affekten sowie von deutlicher Impulsivität" (Falkai/Wittchen 2015: 909). Selbstverletzungen werden dabei dem Bereich der Impulsivität zugeordnet. Zu den ausführlichen Diagnosekriterien siehe (ebd.: 908ff).

in books, films, television shows, magazines, newspapers, and other media. Several celebrities came out in public and admitted their self-injury, and discussions of it flourished in many high schools. […] A third period dawned around 2001-2002, when websites began to appear on the Internet focused on self-injury (self-mutilation, self-harm) complete with public chat rooms where people could interact with fellow and former self-injurers, those who wished to discourage the practice, and random other visitors."

Selbstverletzende Handlungen erscheinen demnach auch im Mainstream jugendlicher Risikoverhaltensweisen. Anzunehmen ist, dass die öffentliche und mediale Aufmerksamkeit und Verbreitung dazu beigetragen haben könnten.

1.2 Medien

Öffentlich werden Selbstverletzungen immer wieder als aufsehenerregende und provokante Nachfolgeerscheinungen von Körpermodifikationen (beispielsweise Piercings und Tattoos) oder Essstörungen wahrgenommen, wie in der Zeitschrift USA Today durch einen Psychiater vermittelt wird: „the anorexia and bulimia of the new millennium".[3] Unterscheiden lassen sich Berichterstattungen *über* Frauen und deren selbstverletzende Handlungen im Gegensatz zu Auseinandersetzungen *von* Frauen über ihre Selbstverletzungen. Darüber hinaus bestehen online semi-professionelle Aufklärungs- und Hilfsangebote. Ferner wird das Phänomen auch in Filmen und Romanen thematisiert.[4]

Die Berichterstattung über selbstverletzende Handlungen in Online- und Printmedien ist oft exklamatorisch unterstrichen, wie bereits Überschriften von Zeitungsartikeln illustrieren: „Ritzen, Sex und Meerschweinchen"[5], „Piercing, Tätowierung - und nun das Ritzen. Der schrille Schrei nach Liebe"[6]. Derartige Schlagzeilen verwenden widersprüchlich zugespitzte Aspekte als Eyecatcher für die Rezipient*innen. Dargestellt wird eine junge Frau, welche scheinbar zwei paradoxe Seiten in sich vereinigt: Einerseits wird sie beispielsweise als jung, bildhübsch, zierlich, intelligent sowie fröhlich, offen und unbekümmert skizziert. Andererseits wird im Kontrast dazu reißerisch über ihre Narben am Unterarm berichtet, welche einem „Strichcode auf Waren"[7] glichen. Entsprechend kann die vorstellbare Reaktion der Leser*innen von Faszination und Neugier bis zu Schock, Irritation und Unverständnis reichen.

---

[3] Welsh (2004, 28. Juni) in USA Today
[4] Wie z.B. in „Die Klavierspielerin" von Elfriede Jelinek (2004)
[5] Kirbach (2002, 08. August) in Zeit Online.
[6] Kahlweit (2010, 19. Mai) in Sueddeutsche.de
[7] Haegele (2001, 29. Januar) in Spiegel Online

Ebenfalls scheint die Anzahl der Fernsehdokumentationen und Radiosendungen über Selbstverletzungen in der letzten Dekade rasant angestiegen zu sein.[8] Auch die Berichterstattungen in Jugendzeitschriften haben zugenommen.[9]

Die Kommunikation der jungen Frauen über das Thema Selbstverletzung findet in unterschiedlichen Genres und medialen Räumen wie privaten Homepages, Foren oder über Erfahrungsberichte in Buchform statt. Insbesondere im Internet nahm der Austausch rund um selbstverletzende Handlungen auf privaten Homepages sowie in Foren zu (vgl. Lewis et al. 2012). Whitlock, Lader und Conterio (2007: 1137) beispielsweise registrierten für den angloamerikanischen Raum im Jahr 2005 „over 400 active self-injury-focused message boards [...] there were well over 500 a year later." Die hohe Anzahl von Internetforen erstaunt insofern, als dass die eigentliche Handlung in der Regel privat ausgeführt wird und oft einhergeht mit Scham- und Schuldgefühlen (siehe auch Kapitel 1.5.3).

Private Homepages sind in der Regel untergliedert in Rubriken wie: *Ich/about me* (Darstellung der eigenen Biografie mit Fokus auf die Ursachen für die Selbstverletzungen); *Fotos* von (eigenen) Wunden, Narben oder graphisch stilisierte Selbstverletzungen sowie gestaltete Bilder, akzentuiert durch Texte zu Themen und Gefühlen rund um Selbstverletzungen (wie Wut, Trauer, Schmerz, Einsamkeit, Körper oder Liebe usw.); *Gedichte,* die jene Emotionen poetisch aufnehmen; *Memo/Tagebuch* (regelmäßige Tagebucheinträge über den Alltag und dessen Herausforderungen); *NSVV* (Aufklärung über Selbstverletzungen); *sexueller Missbrauch* (Informationen und/oder Schilderungen von eigenen Erlebnissen); *Gästebuch/Forum* (Austausch mit anderen, die sich selbstverletzen oder mit Interessent*innen; *skills* (Maßnahmen zur Vermeidung von selbstverletzenden Handlungen sowie Tipps zur Wundversorgung) und *Links* (zu Literaturhinweisen, Beratungsstellen oder Onlineaufklärungs- und Informationsportalen)[10] (siehe auch Rodham et al. 2013).

Unter dem anonymen ‚Onlinedeckmantel' steigen die Möglichkeiten, selbstverletzende Handlungen bildbasiert und textuell zu teilen. Das Internet scheint den jungen Frauen einen Raum zwischen privater und öffentlicher Sphäre zu bieten,

---

[8] Eine Auflistung von Fernseh- und Radiobeiträgen bietet das online Kontakt- und Informationsforum RoteLinien an: www.rotelinien.de ‚zuletzt geprüft am 04.04.2019.

[9] Das Dr. Sommer Team in Bravo-Online (23. April 2015) bietet beispielsweise an: Ritzen, Selbstverletzung, SVV! Infos, Tipps und Hilfen gegen selbstverletzendes Verhalten https://www.bravo.de/dr-sommer/ritzen-selbstverletzung-selbstverletzendes-verhalten-svv-infos-tipps-hilfen, zuletzt geprüft am 04.04.2019.

[10] Die Rubriken stellen eine Auswahl aus diversen Homepages dar, welche die Autorin via Internet mit der Suchdienstmaschine Google unter dem Stichwort Selbstverletzungen vorgenommen hat und welche größtenteils mit den Ergebnissen von Rodham et al. (2013): „An Investigation of the Motivations Driving the Online Representation of Self-Injury: A Thematic Analysis" übereinstimmen.

in welchem neue Formen des Austausches über Selbstverletzungen – in der Regel unter Pseudonymen – realisiert werden können.

Entsprechend verhält es sich auch bei dem Videoportal YouTube, auf dem selbstproduzierte Videos ebenfalls anonym hochgeladen werden können und darüber hinaus die Möglichkeit besteht, sich über das ‚Sharing‘ der Clips zu vernetzen. Nach Misoch (2010) zielen die Videobotschaften, in denen emotionale Befindlichkeiten und Motive für die Selbstverletzungen bildlich oder textuell dargestellt werden, darauf ab, diese für andere nachvollziehbar zu machen[11]. Der dramaturgische Aufbau ist bei den Videos, welche im Schnitt zwei bis sechs Minuten umfassen, meist ähnlich: Nach einführenden Worten und Warnungen davor, das Video anzusehen, folgt die Darstellung der eigenen Befindlichkeit mit dem Hinweis, an welche Adressatengruppe sich das Video richtet und ein Appell, selbstverletzende Handlungen nicht zur Lösung von Schwierigkeiten einzusetzen (vgl. Misoch 2010: 9). Die Präsentation blutender Wunden oder Narben entspricht derjenigen auf (privaten) Homepages sowie jener in (online) Zeitungen und Zeitschriften. Die Person stellt sich in der Regel so dar, dass nicht auf ihre Identität zurückgeschlossen werden kann (siehe auch Misoch 2010).

In der Wissenschaft und Klinik werden die Vorteile und Risiken von textueller sowie bildbasierter Kommunikation über Selbstverletzungen diskutiert (vgl. Whitlock/Lader/Conterio 2007; Lewis et al. 2012; Baker/Lewis 2013; Jarvi et al. 2013: 11f). Als Vorteil wird die soziale Unterstützung durch Gleichgesinnte benannt (vgl. Lewis et al. 2012). „So zeigte sich zum Beispiel bei den Nutzern von SVV-Foren, dass sie hier einen Ort sozialer Unterstützung finden, an dem sie sich genauso geborgen fühlen wie in ihrem Freundeskreis und geborgener als in ihrer Familie" (Eichenberg 2013: 276). Baker und Lewis (2013: 223) berichten darüber hinaus von dichotomen Reaktionen auf Bilder von Selbstverletzungen: Einerseits werden diese positiv als „[…] reduced loneliness and NSSI enactment" wahrgenommen. Andererseits berichten Menschen: „[…] negative perceptions argued photographs reinforce and encourage NSSI." Größtenteils wird jedoch das öffentliche Teilen von Erfahrungen über Selbstverletzungen kritisch eingeschätzt. Befürchtet wird insbesondere eine Verstärkung von selbstverletzenden Handlungen, sofern diese glorifiziert oder verteidigt werden als eine effektive Bewältigungsstrategie für Stress und Leid oder schädigende Aspekte beschönigt werden oder unbenannt bleiben. Auch der Austausch über Strategien zur Verheimlichung der Ausführung von Selbstverletzungen und der Narben sowie „First-aid tips" (Lewis et al. 2012: 3) zur Wundversorgung und Vorbereitungsmaßnahmen (z.B. „cleaning

---

[11] Misoch (2010: 1) untersuchte aus medientheoretischer Perspektive exemplarisch die „Bildkommunikation" von selbstverletzenden Handlungen auf YouTube, sozialen Onlinenetzwerken und privaten Homepages.

a razor" ebd.: 3) können selbstverletzende Handlungen nicht nur verstärken, sondern es können auch neue Wege von selbstverletzenden Handlungen erlernt und darüber hinaus der Eindruck erweckt werden, dass keine Hilfe in Anspruch genommen werden muss (vgl. Lewis et al. 2012: 3). Gleichzeitig wird auf vielen Webseiten gewarnt vor sogenannten Triggerinhalten (wie Bildern von blutenden Wunden oder Narben), weil sie den Drang oder Impuls zur selbstverletzenden Handlung bei einigen erhöhen können (vgl. Lewis et al. 2012; Baker/Lewis 2013: 224).

In Deutschland evaluierte erstmals 2009 jugendschutz.net „das Phänomen sogenannter Ritzer-Seiten"[12] mit folgenden Ergebnissen und Konsequenzen:

> „Die Angebote verharmlosen oder verherrlichen das Ritzen und können gefährdete Jugendliche zum Nachahmen animieren. Gefährdend oder beeinträchtigend sind detaillierte Methodendiskussionen (z.B. Schneidetechniken), romantisierende Erlebnisberichte sowie ästhetisch idealisierende Bilder und Videos, die Selbstverletzungen zeigen und positiv kommentieren. Unerwartet viele der untersuchten Angebote (fast zwei Drittel) verstießen gegen den Jugendschutz. Nach Appellen an die jeweiligen Plattformbetreiber wurden jedoch 90% geändert oder entfernt" (jugendschutznet Jahresbericht 2009: 8).

Für das Jahr 2010 wurden folgende Ergebnisse festgehalten:

> „Die Präsentation von selbstverletzendem Verhalten (SVV) entwickelte sich zu einem Trend im Internet. Ähnlich wie bei Pro-Ana hat sich eine Pro-SVV-Szene gebildet, die Ritzen als Lifestyle propagiert. jugendschutz.net sichtete insgesamt 180 Angebote. Vor allem Websites von Betroffenen verstießen gegen den Jugendschutz. Sie enthielten Bilder, Videos oder Texte, die Selbstverletzung als außergewöhnliches Erlebnis idealisierten. Dies kann vor allem psychisch instabile Jugendliche gefährden, bei denen der Anblick von Narben oder Wunden (erneut) den Drang auslösen kann, sich selbst zu verletzen" (jugendschutznet Jahresbericht 2010: 9).[13]

Dagegen stellte Eichenberg (2013) in ihrer Onlinebefragungsstudie mit über 300 Teilnehmenden – rekrutiert aus zehn deutschsprachigen SVV-Foren –„entdramatisierende Auswirkungen" fest (ebd. 276). User, die sich selbst verletzten, gaben an, „dass die Forumsnutzung nur sehr selten die Durchführung von SVV nach sich ziehe, was gegen die These von Triggerwirkungen spricht" (ebd. 276). Dagegen besteht Konsens über die Notwendigkeit weiterer Untersuchungen, insbesondere in Deutschland.

---

[12] „60 Blogs und Foren sowie beliebte Web-2.0-Dienste wie schülerVZ oder YouTube wurden überprüft" (jugendschutznet Jahresbericht 2009: 8).

[13] Der Trend wurde auch noch im Jahresbericht 2014 bestätigt (vgl. https://www.jugendschutz.net/jahresberichte, zuletzt geprüft am 04.04.2019).

Erfahrungsberichte von jungen Frauen wurden populär spätestens seit sich Prominente wie beispielsweise Angelina Jolie, Johnny Depp oder Prinzessin Diana zu dem Tabuthema Selbstverletzungen öffentlich bekannten. „Researchers speculate that its spread into popular culture gathered momentum in the 1990s when more than 14 pop icons revealed self-injurious habits in various media outlets" (Whitlock/Lader/Conterio 2007: 1136). Inzwischen steigt auch die Anzahl der Erfahrungsberichte in Buchform. Zunehmend publizieren auch nicht prominente junge Frauen ihre Erfahrungen mit Selbstverletzungen[14].

Aufklärungs- und Unterstützungsangebote im Internet bieten diverse Beratungsstellen auf ihren Homepages sowie Jugendzeitschriften wie u.a. ‚Bravo' durch das bekannte Dr. Sommer-Team (vgl. Fußnote 9). Darüber hinaus existieren von Privatpersonen erstellte informative Homepages für unterschiedliche Zielgruppen wie Betroffene oder Angehörige[15].

Die mediale Präsenz von Selbstverletzungen führt nicht nur zu einer verbreiteten öffentlichen Wahrnehmung des Phänomens, sondern zu neuen Erscheinungsformen: Wunden und Narben werden fotografiert und die Bilder im Netz präsentiert sowie geteilt. Die Folgen dieser veränderten digitalen Ausdrucks- und Mitteilungsformen gilt es jedoch in ihren hilfreichen und destruktiven Potenzialen weiter zu untersuchen.

1.3 Definition und Klassifikation

Aus klinischer Perspektive wurden für das Phänomen der selbstverletzenden Handlungen international unterschiedliche Bezeichnungen, Definitionen und Klassifikationen verwendet[16] (vgl. Muehlenkamp et al. 2012; Petermann/Nitkowski 2015: 29ff). In Deutschland hatte sich der Begriff des „Selbstverletzenden Verhaltens (SVV)" etabliert (Sachsse 1999: 7). Selbstverletzendes Verhalten ist ein Symptom verschiedener psychischer Störungen, jedoch stellt es kein eigenes

---

[14] Siehe beispielsweise: „Dann bin ich seelenruhig. Mein Leben als Ritzerin" von Angela S. (2011).

[15] Siehe bspw.: www.rotetraenen.de (Selbsthilfe-Community) und www.rotelinien.de (Kontakt- und Informationsforum für SVV-Angehörige), zuletzt geprüft am: 25.06.19.

[16] Beispielsweise wird der Begriff „Deliberate Self-Harm (DSH)" teils unterschiedlich verwendet, indem selbstverletzende Handlungen sowohl mit als auch ohne suizidale Absichten darunter gefasst werden (vgl. Plener et al. 2010: 78). Dagegen werden mit dem Begriff „Non-suicidalself-injury" (NSSI) explizit Suizidversuche ausgeschlossen (vgl. Muehlenkamp et al. 2012; Petermann/Nitkowski 2015). Auch in den klinischen Leitlinien zur Diagnostik und Therapie von Selbstverletzungen (Plener et al. 2017) werden diese definitorisch von suizidalen Handlungen abgegrenzt. In den Leitlinien der Deutschen Gesellschaft für Kinder- und Jugendpsychiatrie, Psychosomatik und Psychotherapie zur Diagnostik von Selbstverletzungen und selbstschädigenden Handlungen aus dem Jahre 2007 (vgl. Petermann/Nitkowski 2015: 31ff) wird hauptsächlich unterschieden zwischen offenen und heimlichen oder vorgetäuschten Selbstschädigungen (ebd.: 33, siehe auch Hänsli 1996).

psychiatrisches Krankheitsbild dar (vgl. Petermann/Nitkowski 2015: 18ff). In den Klassifikationssystemen DSM IV-TR und ICD-10 werden selbstverletzende Handlungen als ein Symptom der Borderline-Persönlichkeitsstörung (BPS) benannt.[17] Dies führte teils zu verkürzten Schlüssen, nach denen Selbstverletzungen mit einer BPS gleichgesetzt wurden (vgl. Plener 2015: 26). Eine solche Verbindung erscheint insbesondere für das Jugendalter fragwürdig, da Selbstverletzungen auch unabhängig von dieser Diagnose oder einer Psychopathologie auftreten können (siehe auch Rauber et al. 2012). Im Zuge einer geforderten Vereinheitlichung für die Verständigung in der klinischen Praxis und Forschung wurde eine Definition des selbstverletzenden Verhaltens im Rahmen der Forschungskriterien in das 2013 erschienene DSM-5® aufgenommen[18]. Unter dem Begriff „nonsuicidal self-injury" (American Psychiatric Association 2013) bzw. auf Deutsch „Nichtsuizidale Selbstverletzungen" wurden folgende Kriterien vorgeschlagen (Falkai/Wittchen 2015: 1099f):

Tabelle 1:   Kriterien für „Nichtsuizidale Selbstverletzungen"

A.	Die Person hat sich im letzten Jahr an fünf oder mehr Tagen absichtlich selbst Schaden an der Körperoberfläche in einer Weise zugefügt, dass dies zu Blutungen, Blutergüssen oder Schmerz (z.B. durch Schneiden, Brennen, Stechen, Hauen, starkes Reiben) geführt hat. Dies ist in der Erwartung geschehen, dass die Verletzung nur zu geringem oder mäßigem körperlichen Schaden führt (d.h. es bestand keine suizidale Absicht).
Beachte:	Das Nichtvorhandensein einer Suizidabsicht wurde entweder durch die Person bestätigt oder kann daraus geschlossen werden, dass die Person wiederholt selbstschädigende Verhaltensweisen zeigt, von denen sie weiß oder gelernt hat, dass sie wahrscheinlich nicht zum Tod führen.
B.	Die Person führt das selbstverletzende Verhalten mit mindestens einer der folgenden Erwartungen aus:
1.	Um Entlastung von negativen Gefühlen oder einem negativen kognitiven Zustand zu erleben.
2.	Um zwischenmenschliche Probleme zu lösen.
3.	Um einen positiven Gefühlszustand herbeizuführen.

---

[17] Zur Diskussion von Selbstverletzungen als eigenständige Diagnose siehe auch Plener et al. (2012b).
[18] Dabei handelt es sich um keine formal anerkannte Diagnose (vgl. Plener 2015: 7).

Beachte:	Die angestrebte Entlastung oder Reaktion wird während oder kurz nach der Selbstverletzung erlebt. Das Verhaltensmuster der Person kann eine Abhängigkeit von der wiederholten Ausführung des selbstverletzenden Verhaltens nahelegen.
C.	Die absichtliche Selbstverletzung wird von mindestens einem der folgenden Merkmale begleitet:
1.	Zwischenmenschliche Probleme oder negative Gefühle oder Gedanken wie Depression, Angst, Anspannung, Ärger, generalisiertes subjektives Leiden oder Selbstkritik unmittelbar vor dem selbstverletzendem Verhalten.
2.	Vor der Einleitung des Verhaltens besteht eine Phase des gedanklichen Verhaftetseins mit dem beabsichtigten Verhalten, welches schwer kontrolliert werden kann.
3.	Häufige Gedanken an Selbstverletzungen, die sich nicht im Verhalten niederschlagen müssen.
D.	Das Verhalten ist nicht sozial sanktioniert (z.B. Body-Piercing, Tattoos, Teil eines religiösen oder kulturellen Rituals) und beschränkt sich nicht auf das Aufkratzen von Schorf oder das Beißen von Nägeln.
E.	Das Verhalten oder dessen Folgen verursachen in klinisch bedeutsamer Weise Leiden oder Beeinträchtigungen in sozialen, ausbildungsrelevanten oder anderen wichtigen Funktionsbereichen.
F.	Das Verhalten tritt nicht ausschließlich während psychotischer Episoden, eines Delirs, einer Substanzintoxikation oder einem Substanzentzug auf. Bei Personen mit einer Störung der neuronalen und mentalen Entwicklung tritt das Verhalten nicht als Teil eines Musters repetitiver Stereotypien auf. Das Verhalten kann nicht besser durch eine andere psychische Störung oder einen medizinischen Krankheitsfaktor erklärt werden (z.B. psychotische Störung, Autismus-Spektrum-Störung, Intellektuelle Beeinträchtigung, Lesch-Nyhan-Syndrom, Stereotype Bewegungsstörung mit selbstverletzendem Verhalten, Trichotillomanie [Pathologisches Haareausreißen], Dermatillomanie [Pathologisches Hautzupfen/-quetschen]).

Diese Definition legt den Schwerpunkt auf die Funktion sowie die Frequenz, durch welche sich weniger häufige Selbstverletzungen abgrenzen lassen. Sie ermöglicht eine eindeutige Abgrenzung von suizidalen Absichten, welche in anderen Definitionen inbegriffen sind.

Die vorliegende Studie hingegen beabsichtigt keine nosologische Ausdifferenzierung von Selbstverletzungen in Verbindung mit möglichen psychischen Störungen.[19] Um dem Phänomen mit einer größtmöglichen Offenheit zu begegnen und gleichzeitig die selbstverletzenden Handlungen zu definieren, wird auf eine alternative Definition nach Petermann und Nitkowski (2015: 22, Herv. v. Verf.) zurückgegriffen. Diese stimmt zwar in den wesentlichen Merkmalen mit dem oben genannten Vorschlag überein, der Kriterienkatalog ist jedoch weniger eng gefasst (z.B. keine Frequenzbestimmung). Folglich werden Selbstverletzungen für die vorliegende Studie definiert als:

- *Funktionell motivierte Verletzung oder Beschädigung des eigenen Körpers"*, das heißt Selbstverletzungen haben beispielsweise die Funktion, Spannungen und Druck abzubauen (vgl. Kapitel 1.6).
- Selbstverletzungen *geschehen in direkter und offener Form*. Sie werden damit von Essstörungen abgegrenzt, welche als eine indirekte Form der Selbstschädigung betrachtet werden. Beide Formen können gleichzeitig auftreten.[20] Mit sogenannten offenen Formen von Selbstverletzungen wird eine Abgrenzung zu den artifiziellen Störungen vorgenommen, welche als heimliche Verletzungen betrachtet werden.[21]
- Selbstverletzungen sind *sozial nicht akzeptiert* im Gegensatz zu Tattoos oder Initiationsriten, in denen die Verletzungen des Körpers kulturell und traditionell eingebettet sind.[22]
- Selbstverletzende Handlungen gehen *nicht mit suizidalen Absichten* einher. Jedoch können Selbstverletzungen und Suizidalität zusammen auftreten.[23]

---

[19] Zu möglichen psychischen Störungen im Zusammenhang mit Selbstverletzungen siehe u.a. Petermann/Nitkowski (2015: 35ff) sowie Kaess (2012).

[20] Bei indirekten Formen selbstschädigender Handlungen wie den Essstörungen oder Alkohol- sowie Substanzmissbrauch werden die nicht sofort eintretenden schädlichen Auswirkungen sowie eine für gewöhnlich unbeabsichtigte Schädigung als Unterscheidungskriterium benannt (vgl. Petermann/Nitkowski 2015: 21). Die Erforschung eines Zusammenhangs zwischen dem Auftreten von Selbstverletzungen und Essstörungen hat in den letzten Jahren erhöhte Aufmerksamkeit gefunden (siehe auch Claes/Muehlenkamp 2014).

[21] Heimliche Selbstverletzungen werden von Patient*innen gezielt verschwiegen, um eine Krankheit künstlich zu erzeugen, vorzutäuschen oder Symptome zu verstärken, bzw. Wundheilungen zu erschweren, „um die Rolle eines Kranken einzunehmen und medizinische Versorgung erhalten zu können" (Kaess 2012: 23). Heimliche und offene Selbstverletzungen können auch gleichzeitig auftreten (vgl. ebd.).

[22] Zur Geschichte der Körpermodifikationen und den teils fließenden Übergängen zu selbstverletzenden Handlungen siehe Kasten (2006).

[23] Zu Selbstverletzungen und Suizidalität siehe auch Gerisch (2012a, b), Plener (2015) und Kaess/Edinger (2017).

In dieser Definition von selbstverletzenden Handlungen wird deutlich, wie fließend die Übergänge zwischen direkten und indirekten Selbstverletzungen sind. Unberücksichtigt bleibt in der deskriptiven Unterscheidung zwischen Selbstverletzungen und sozial akzeptierten Körpermodifikationen, dass die zugrundeliegende Bedeutung vergleichbar sein kann: Kasten (2006) veranschaulicht dies an einem Beispiel. Eine junge Frau, welche sich jahrelang selbstverletzte, erzählt: „‚Wenn ich heute', so sagte sie, ‚den Drang verspüre, mich selbst zu verletzen, dann mach ich einen Termin für ein neues Tattoo oder Piercing und lebe meine Selbstverletzung in einer weitaus kontrollierten und akzeptierten Weise aus'" (ebd.: 323). Die Bedeutung der Handlung scheint weiter zu bestehen, nur die Realisierung hat eine sozial akzeptierte Form angenommen.[24]

Phänomenologie

Bei selbstverletzenden Handlungen im Jugendalter handelt es sich vornehmlich um Ritzen, Schneiden, Kratzen, Schlagen, Beißen, Verbrennungen und Verätzungen, die am ganzen Körper durchgeführt werden können. Bevorzugt werden meist in folgender Reihenfolge absteigend die Arme/Handgelenke, Hände/Finger, Beine, Kopf/Hals/Gesicht, Bauch, Unterleib/Genitalien sowie die Brust (Petermann/Nitkowski 2011: 7; siehe auch Klosinski 1999: 17). Die Verletzungen reichen von leichten oberflächlichen Wunden bis zu tiefen Schnitten oder versuchten Knochenbrüchen (vgl. Favazza 2011: 71).

In der vielfach rezipierten Unterteilung von Favazza (2011: 199f) werden Selbstverletzungen auf deskriptiver Ebene anhand des Schweregrads, der Regelmäßigkeit und des Grads der Stereotypisierung kategorisiert. Die folgende Beschreibung der Aufteilung ist an Petermann und Nitkowski (2015: 30f) angelehnt.

Schwere Selbstverletzungen: Darunter fallen Selbstverletzungen wie Selbstkastration, Selbstamputation und Zerstörung des Augapfels. Derartige lebensbedrohliche Verletzungen treten bei Psychosen, Intoxikationen (durch Drogen) und neurologischen Krankheiten auf.

Stereotype Selbstverletzungen: Dazu „gehören rhythmisch wiederholte, gleichförmig und starr ablaufende Selbstverletzungen wie Sich-Beißen, Sich-Kratzen, Augen-, Nasen- und Ohrenbohren oder Kopfschlagen" (Petermann/Nitkowski 2015: 30). Stereotype Selbstverletzungen treten bei hospitalisierten Menschen und Menschen mit geistiger Behinderung auf. Diesen Selbstverletzungen liegt weniger eine symbolische Bedeutung als mehr eine biologische Ursache zu Grunde (vgl. Favazza 2011: 211; siehe auch Petermann/Nitkowski 2015: 133ff).

---

[24] Zu Selbstverletzungen aus der Perspektive der Medikalisierung siehe Liebsch (2011).

Zwanghaftes selbstverletzendes Verhalten: Inbegriffen sind leichte Selbstverletzungen wie Nägel beißen oder das Ausreißen von Haaren, welche einen zwanghaften Charakter aufweisen.

Impulsives selbstverletzendes Verhalten: Darunter werden die selbstverletzenden Handlungen wie das Ritzen, Schneiden und Verbrennen gefasst, die episodisch oder wiederholt auftreten können und eher mit leichten bis mittelschweren Verletzungen einhergehen, welche in der Regel nicht lebensbedrohlich sind.

1.4   Verbreitung und Häufigkeitsverteilung

Selbstverletzende Handlungen in der Adoleszenz haben in der (klinischen) Fachwelt und in der öffentlichen Wahrnehmung eine erhöhte Aufmerksamkeit erlangt. Brunner (2016: 158) spricht von einem Anstieg bei den gelegentlichen selbstverletzenden Handlungen. Bei repetitiven Selbstverletzungen scheine die Häufigkeit relativ konstant.[25] Muehlenkamp et al. (2012) konstatieren in einem systematischen Review internationaler Studien keinen Anstieg der Prävalenz für die ausgewerteten Raten zwischen 2005-2012. Zu ähnlichen Ergebnissen kommen Swannell et al. (2014: 1) in einer Metaanalyse: „Results showed that methodological factors contributed over half (51.6 %) of the heterogeneity in prevalence estimates, and, after adjusting for these factors, NSSI prevalence did not increase over time."[26]

Für den deutschsprachigen Raum werden im Folgenden drei relevante Schulstudien und Ergebnisse aus dem bundesweiten Kinder- und Jugendgesundheitssurvey (KiGGS) detailliert vorgestellt. Im Rahmen der Heidelberger Jugendgesundheitsstudie[27] (vgl. Haffner et al. 2007; Brunner et al. 2007; Vonderlin et al. 2011) berichten etwa 20 % der Mädchen und 10 % der Jungen von absichtlichen Selbstverletzungen. Bei den meisten handelt es sich um Vorkommnisse im Bereich von ein- bis dreimal im Jahr. Über häufigere Selbstverletzungen berichten 6 % der Mädchen und 2 % der Jungen. Selbstverletzendes Verhalten und Suizidalität treten häufig gemeinsam auf. Jugendliche ohne selbstverletzendes Verhalten

---

[25] Zu internationalen epidemiologischen Befunden siehe u.a. Hawton et al. (2002); De Leo/Heller (2004); Ross/Heath (2002); Gratz (2006); Whitlock/Eckenrode/Silverman (2006) und Lloyd-Richardson et al. (2007). Im europäischen Vergleich gehöre Deutschland zu den Ländern mit den höchsten Prävalenzraten an NSSV unter Jugendlichen (vgl. Plener 2015: 15).

[26] Epidemiologischen Studien seien zudem noch vergleichsweise jung, da die erste Studie zur Prävalenz in einer Schulpopulation erst im Jahr 2002 erfolgte (vgl. Plener 2015: 13).

[27] Die Fragebogenerhebung wurde im Zeitraum von 2004 bis 2005 in den 9. Klassenstufen aller Schulformen (Förder-, Haupt-, Realschulen und Gymnasien) in Heidelberg im Rhein-Neckar-Kreis durchgeführt. Aus einer Grundgesamtheit von N = 6842 wurden n = 5759 Daten analysiert (vgl. Brunner et al. 2007).

berichten zu 3 %, Jugendliche mit gelegentlichem selbstverletzenden Verhalten berichten zu 26 % und Jugendliche mit wiederholter Selbstverletzung berichten zu 55 % über Suizidversuche. Gleichzeitig weisen Jugendliche mit selbstverletzendem Verhalten eine erhöhte Korrelation zu anderen Risikoverhaltensweisen auf: 51 % der Jugendlichen mit wiederholtem selbstverletzenden Verhalten rauchen täglich, 43 % trinken regelmäßig Alkohol und 16 % konsumieren Drogen. Dagegen fällt der Suchtmittelkonsum bei Jugendlichen ohne selbstverletzendem Verhalten deutlich niedriger aus (täglich rauchen 12 %, wöchentlich Alkohol trinken 12 % und Drogen konsumieren 2,5 %). Mit zunehmenden Sorgen und Problemen steigt bei den Jugendlichen der Studie die Selbstverletzung an. „Von den Jugendlichen, die über viele Sorgen und Probleme berichten, zeigen 40 % selbstverletzendes Verhalten im Vergleich zu 7 % bei Jugendlichen ohne Sorgen oder Probleme" (Haffner et al. 2007: 15). Jugendliche, die sich selbst verletzen, stammen häufiger aus sogenannten unvollständigen Familien, besuchen vermehrt Haupt- und Förderschulen und haben häufiger eine Klasse wiederholt (ebd: 15).[28] Demnach gehen Selbstverletzungen mit Problemen, Belastungen und erhöhtem Risikoverhalten sowie mit ungünstigen Lebensumständen einher. Der Anteil von sogenannten „ausländischen Jugendlichen"[29], die regelmäßiges selbstverletzendes Verhalten angeben, ist in der Gesamtstichprobe geringer als unter deutschen Jugendlichen. Diskutiert werden kulturelle Einflüsse als Schutzfaktor oder eine stärkere Tabuisierung von Selbstverletzungen (vgl. Vonderlin et al. 2011: 115).

In der zweiten deutschen Schulstudie (vgl. Plener et al. 2009), welche im Umkreis von Ulm im süddeutschen Raum durchgeführt wurde, geben 25,6 % der 665 untersuchten Schüler*innen an, sich schon einmal selbstverletzt zu haben; 9,5 % hatten dies bereits über viermal praktiziert. Weibliche Jugendliche zeigen auch hier eine höhere Prävalenz hinsichtlich selbstverletzenden Verhaltens.

Werden die im Zuge des DSM-5® formulierten Frequenzkriterien (mindestens an fünf Tagen innerhalb von einem Jahr) auf die Daten der Ulmer und Heidelberger Schulstichproben angewendet, würden ca. 4 % der Jugendlichen im Alter von circa 15 Jahren dieses Kriterium erfüllen (vgl. Plener 2015: 15).

In der Schweizer Schulstudie von Rauber et al. (2012) wurden im Kanton Basel-Stadt 447 Schüler*innen der 9. Klasse zu Selbstverletzungen und psychischen Belastungen befragt. 61 Jugendliche (13,6 %) geben an, sich mindestens schon einmal in ihrem Leben selbstverletzt zu haben. 29 (6,4 %) haben sich im letzten Monat verletzt und vier davon häufiger als viermal. Interessanterweise berichten 18 der 61 Jugendlichen von keinen psychischen Belastungen (ebd: 23). Die Autor*innen geben mehrere mögliche Interpretationen für diesen Befund an:

---

[28] In der Ulmer Schulstudie dagegen wurde kein signifikanter Unterschied zwischen dem Schultyp und der Lebenszeitprävalenz von selbstverletzenden Verhaltensweisen festgestellt (vgl. Plener 2009: 74).
[29] Es bleibt offen, auf welche Definition sich dabei bezogen wurde.

(1) Nicht alle Jugendliche, die sich selbst verletzen, sind psychisch auffällig. (2) Selbstverletzungen sind inzwischen in Jugendkulturen angekommen, sodass sich auch „psychisch relativ gesunde Jugendliche" (ebd.: 34) verletzen. (3) Die psychische Auffälligkeit wird von Jugendlichen im Selbsturteil nicht benannt, erkannt oder ist diesen nicht bewusst. Darüber hinaus wird die Frage nach der adäquaten Erhebungsmethode diskutiert (ebd.).

Bei der Bella-Studie handelt es sich um ein Modul zur psychischen Gesundheit im Rahmen des bundesweiten Kinder- und Jugendgesundheitssurveys (KiGGS), einer Langzeitstudie des Robert-Koch-Instituts (vgl. Resch/Parzer/Brunner 2008).[30] Von selbstverletzendem Verhalten und/oder Suizidversuchen in den letzten sechs Monaten berichten 2,9 % der 11-17-Jährigen. Dagegen beträgt die von den Eltern berichtete Prävalenzrate 1,4 % (ebd.: 92). Die Autor*innen führen die im Verhältnis zu anderen Studien niedrigen Raten auf die Parallelbefragung der Eltern zurück, da die Kinder annahmen, nicht zu 100 % sicher sein zu können, dass die Selbstverletzungen nicht doch thematisiert werden (vgl. Rauber et al. 2012: 24).

International wird in den meisten Studien ein höheres Aufkommen an selbstverletzendem Verhalten bei weiblichen Adoleszenten im Gegensatz zu männlichen festgestellt (vgl. Haffner et al. 2007: 15; Petermann/Nitkowski 2015: 55f; Plener et al. 2017: 467). Nach einer Metaanalyse von Petermann und Nitkowski (2011: 8) gelten „weibliches Geschlecht" und „Jugendalter" als soziodemographische Hauptrisikofaktoren für selbstverletzendes Verhalten.[31] Der Beginn von selbstverletzendem Verhalten liegt typischerweise um das 13. und 14. Lebensjahr (vgl. Klonsky/Muehlenkamp 2007: 1046), wobei Mädchen durchschnittlich zwei bis drei Jahre früher als Jungen beginnen (vgl. Nixon/Cloutier/Aggarwal 2002: 1335).[32] Im klinischen Bereich gibt es deutliche Hinweise darauf, dass das Erstauftreten von NSSV zunehmend früher (12. bis 14. Lebensjahr) erfolgt (vgl. Kaess/Brunner 2013: 20). Der Höhepunkt von Selbstverletzungen liegt in der Adoleszenz und reduziert sich im Erwachsenenalter (vgl. Kaess 2012: 40; Plener 2015: 14).

---

[30] Das Sample der Bella-Studie besteht aus 2863 Familien mit Kindern im Alter von 7-17 Jahren. Befragt wurden sowohl die Kinder und Jugendlichen als auch die Eltern. Kinder unter elf Jahren wurden zu Selbstverletzungen und Suizidalität nicht befragt, hier liegen ausschließlich die Elternantworten vor (vgl. Resch/Parzer/Brunner 2008: 93). Für weitere Informationen zur Studie siehe auch: https://www.bella-study.org/).

[31] Als Ursachen werden die tendenziell internalisierende Verarbeitung von Aggressionen bei Mädchen und Frauen, der Risikofaktor sexueller Missbrauch sowie die Definition von selbstverletzendem Verhalten innerhalb der Erhebungsinstrumente in Studien diskutiert (vgl. Petermann/Nitkowski 2015: 55f). Zu selbstverletzenden Händlungen bei männlichen Jugendlichen siehe Friebel (u.a. 2012, 2014).

[32] Diskutiert werden für den Beginn der Selbstverletzungen in der Pubertät die hormonellen Veränderungen, was auch den späteren Beginn bei den Jungen erklären würde, da bei diesen im Durchschnitt die Pubertät 2 Jahre später eintritt (vgl. Petermann/Nitkowski 2015: 59).

Der sozioökonomische Status als ein Risikofaktor für selbstverletzende Handlungen ist empirisch noch unzureichend belegt. In der Heidelberger Schulstudie gingen gelegentliche Selbstverletzungen mit niedrigen akademischen Erfolgen/Schulformen einher, was für wiederholte Selbstverletzungen nicht zutraf (vgl. Kaess/Brunner 2013: 20). „Gelegentliche NSSV, welche Jugendliche in einzelnen Krisen oder einer kurzen Phase ihres Lebens einmal ausprobieren, könnte also eher mit niedrigem sozioökonomischem Status assoziiert sein; für repetitive NSSV scheint dagegen vor allem eine manifeste Psychopathologie von Bedeutung zu sein" (ebd.).

Ergebnisse zu möglichen Zusammenhängen zwischen Jugendkulturen und Selbstverletzungen zeigt die Studie von Young, Sweeting und West (2006), in der ein starker Zusammenhang zwischen der Identifikation mit der Gothic-Jugendkultur und der Häufigkeit von Selbstverletzungen besteht. Die Autor*innen verweisen jedoch aufgrund der geringen Samplegröße auf den Bedarf weiterer Studien.

1.5 Ursachen

Die Diskussion der Ursachen von selbstverletzenden Handlungen wird in der medizinisch-psychologischen Fachwelt aus unterschiedlichen Perspektiven geführt. Die lerntheoretische Perspektive, welche in der Tradition des Behaviorismus steht, untersucht die Entstehungs- und Aufrechterhaltungsbedingungen und betrachtet Selbstverletzungen als erlerntes Verhalten. Psychoanalytische Ansätze versuchen die Innenwelt der Subjekte, insbesondere die unbewusste Psychodynamik,[33] in Verbindung mit (frühen) Objektbeziehungserfahrungen[34] in ihrer Bedeutung für die Genese der Selbstverletzungen zu eruieren. In beiden Ansätzen findet die ge-

---

[33] In der vorliegenden Arbeit wird von einem folgenden Verständnis der Psychodynamik ausgegangen: „die persönlichen, systematischen, intrapsychischen Bewegungsabläufe in der Psyche eines Individuums, die – aufbauend auf einem primär subjektiven Motivationssystem – durch konstitutionelle Faktoren und die Erfahrungen in der Vergangenheit und Gegenwart strukturiert sind. Der Begriff wird auch im interpersonalen Bereich von Zweier- und Dreierbeziehungen verwendet und, in erweiterter Form, auch für Geschehnisse in Familien, Gruppen oder bei noch größeren Einheiten von Menschen" (Bürgin 2004: 246). In Kapitel 5.3 wird das Verständnis von Psychodynamik an einem Beispiel veranschaulicht.

[34] Objektbeziehungen „impliziert eine Beziehungserfahrung, die ein ‚Selbst' mit einem Anderen – dem Objekt – macht" (Bacal/Newman 1994: 18). Dabei handelt es sich sowohl um verinnerlichte Objekte als auch um reale (vgl. Mentzos 2017: 54). „Im Modell der Objektbeziehungstheorie geht man davon aus, dass das Objekt dem zentralen Bedürfnis nach Bindung dient. Die Störung entstehe, wenn die Bindung verunmöglicht wird (sei es, weil das Objekt nicht da ist oder weil es sich verweigert oder stark ambivalent besetzt ist)" (ebd.: 57).

sellschaftliche und kulturelle Einbettung von Selbstverletzungen kaum Aufmerksamkeit. Allenfalls werden soziodemographische Variablen als Risikofaktoren berücksichtigt (siehe auch Liebsch 2011).

1.5.1   Sozio-kulturelle Perspektive

Aus kulturtheoretischer Perspektive stellt sich die Frage, ob selbstverletzende Handlungen bei jungen Frauen auch als ein sozialhistorisch begründetes Phänomen des 21. Jahrhunderts in die Tradition von Hysterie, Anorexie und Bulimie einzureihen sind. Nach Habermas (1990: 9) hat die ‚Wahl einer Symptomatik' immer einen biografischen Hintergrund und gleichzeitig ist sie für eine kulturhistorische Zeit spezifisch.

Selbstzerstörung und Körper in der Spätmoderne

Die Spätmoderne wird häufig mit Schlagwörtern der Beschleunigung, Flexibilisierung und Innovation beschrieben (vgl. Rosa 2011). Die Befreiung aus traditionellen Zwängen geht einerseits einher mit einer Optionenvielfalt, andererseits wird die Verantwortung sowohl für eine erfolgreiche als auch für eine gescheiterte Lebensgestaltung individualisiert (vgl. Beck 1986). Vernachlässigt werden dabei die unterschiedlichen Voraussetzungen hinsichtlich der sozioökonomischen Ressourcen sowie der psychosozialen (Ausgangs-)Lagen der Subjekte (siehe auch King 2013: 99). Jugendliche stehen unter dem Druck, früh die ‚richtige' Entscheidung zu treffen (beispielsweise hinsichtlich der Studienwahl), verbunden mit der Herausforderung der erhöhten Auswahlmöglichkeiten. Die scheinbar gewonnenen Freiheitsgrade bergen indessen das Risiko der verpassten Chancen und Fehlentscheidungen bis hin zum Scheitern eines Lebensentwurfs. Die erhöhte Eigenverantwortung bei gleichzeitigem Orientierungsverlust könne zu Unsicherheiten und Krisenanfälligkeit führen (vgl. King 2013: 98). Im Strom des gesellschaftlichen Wandels durch Beschleunigung, Flexibilität, Mobilität und Individualisierung erscheint die von den Individuen vorgenommene Fixierung auf den Körper als verlässliche Konstante naheliegend (vgl. Gerisch 2009a). Jedoch ist gleichzeitig gerade diese „Faktizität des Körpers" (Liebsch 2011: 117) durch moderne Technologien und den Machbarkeitsimperativ in der Gegenwartsgesellschaft gefährdet.[35] Vor diesem Hintergrund können selbstverletzende Handlungen „im Kontext sol-

---

[35] Zu Körperoptimierungstendenzen in der Spätmoderne siehe auch Schreiber (2019).

cher gesellschaftlicher Transformationen als deren Produkt und Ausdruck verstanden werden" (ebd.: 117f). Es werden „[s]tellvertretend für andere Lebensbereiche [...] hier soziale Normen und Grenzen des Akzeptierten bearbeitet, verschoben und mit neuen kulturellen Ausdrucksformen versehen" (Liebsch 2011: 119).

Borkenhagen (2004: 195) betrachtet selbstverletzende Handlungen als „soziokultureller Pathologie-Trend und Ausdruck des Umbruchs von Identitätskonzepten in der Spätmoderne." Der Körper wird einerseits als Ausdruck des Selbst betrachtet. Andererseits wird von der Körperform und -gestaltung auf die Persönlichkeit geschlossen:

> „Im Taumeln zwischen Überflutung und Deprivation, zwischen Beschleunigung und Entgrenzung, zwischen Ohnmachtserleben und Omnipotenzimperativ, zwischen Bindung und Entbindung, zwischen Zeit- und Raumnot, wird der Körper gleichsam als drittes, identitätsbefestigendes Objekt gleichermaßen aufgesucht und zugerichtet" (Gerisch 2009a: 128).

Gerade in der Phase der Adoleszenz, in welcher die Fragen nach der eigenen Identität besonders virulent werden, kann der Körper zu einem Medium der Selbstfindung werden. Die Formen der Gestaltung und Zurichtung können dabei bis zu selbstverletzenden Handlungen reichen.

Selbstverletzungen und Geschlecht

Das erhöhte Aufkommen von Selbstverletzungen bei weiblichen Jugendlichen führt zu Schlussfolgerungen, nach denen das ‚Jugendalter' und das ‚weibliche Geschlecht' als Risikofaktoren bezeichnet werden. Darüber hinaus werden sexueller Missbrauch und die tendenzielle internalisierende Bewältigung von Aggressionen bei Mädchen und jungen Frauen als Erklärungen für selbstverletzende Handlungen angeführt (vgl. Petermann/Nitkowski 2015: 55f). Aus sozialisations- und kulturtheoretischer Sicht erscheint dies jedoch erweiterungsbedürftig. Teuber (1997: 7) verweist auf die soziale Erwünschtheit von nach innen gerichteten Ausdrucks- und Bewältigungsformen von Aggressionen für Frauen in westlich orientierten Gesellschaften: „Autoaggressionen verweisen darauf, wie in der gesellschaftlichen Praxis mit Aggressionen umgegangen wird." Trotz der Errungenschaften von Freiheit und Selbstbestimmung in Verbindung mit einem gesellschaftspolitischen Credo der Gleichberechtigung, sind traditionelle Geschlechterbilder und männliche Dominanzverhältnisse beständig. Der „weibliche Körper [wird] zu einem Ort, an dem sich die Unterwerfung von Frauen in patriarchalen Strukturen zuerst manifestiert" (Teuber 1997: 20f). Nach außen gerichtete Aggressionen gelten bei Frauen noch immer als unerwünscht, da sie nicht vereinbar erscheinen mit dem weitgehend dominierenden Bild der passiven, anschmiegsamen Frau. Es stellt sich folglich die Frage, inwieweit selbstverletzende Handlungen abseits der männlichen Perversion in Form des sexuellen Missbrauchs, ein Ausdruck für patriarchale familiale Strukturen sind. In diesem Lichte kann auch die Zerstörung des weiblichen Körpers wie eine Verweigerung verstanden werden, als potenzielles Sexualobjekt männlicher Begierde zu fungieren. Selbstverletzungen bei jungen Frauen in gegenwärtigen Gesellschaften, in denen ein gesunder, makellos schöner Körper propagiert wird, muten wie eine Tabuverletzung an (vgl. Fleischer/Herpertz 2009: 16). Die Gefährdung des weiblichen Körpers durch dessen sexuelle Objektivierung und Instrumentalisierung findet in diesem Sinne Ausdruck auf der Haut. Brunner (2008) verweist auf die Performance-Künstlerin Valie Export, welche Hysterie und Bulimie als weibliche Rebellionsformen betrachtet, als eine Verweigerung des weiblichen Körpers gegenüber der männlichen Sphäre. Er konstatiert für die Selbstverletzung ebenfalls

> „einen Auflösungsprozess des weiblichen Körpers, zerstört so seine von der männlichen Kultur gewünschte Makellosigkeit, Reinheit und Schönheit und entzieht sich damit den Zugriffen des männlichen Blicks. Auch sie ist als Versuch zu sehen, den fremdbesetzten Körper zu thematisieren und sich seiner zu entledigen. Und auch sie ist ein rebellischer Versuch, zumindest in der Körperinszenierung noch ein Moment der in der sonstigen Welt abhanden gekommenen Selbstbestimmung zu gewinnen. Der Schnitt ist zugleich Ausdruck der Entfremdung, der Dekonstruktion und der Befreiung" (ebd.: 36).

Angesichts der Gefährdung und Zurichtung des weiblichen Körpers als Aggressionsbewältigung und Ausdruck männlicher Dominanz verweisen die zunehmende Gewaltbereitschaft von Mädchen gegen äußere Objekte sowie das männlich konnotierte Rauschtrinken auf veränderte, pluralistische gesellschaftliche Geschlechterbilder.

1.5.2 Lerntheoretische Ansätze

Auf der Grundlage des operanten Lernens und dem Lernen am Modell nach Bandura (1979) werden Selbstverletzungen aus lerntheoretischer Perspektive wie jedes andere Verhalten in der Interaktion mit der sozialen Umwelt erlernt und aufrechterhalten (vgl. Petermann/Nitkowski 2015: 86ff).

Im Zuge der lerntheoretischen Ansätze wird das Modell von Nock und Prinstein (vgl. Nock 2010: 349) breit rezipiert (vgl. Brunner/Schmahl 2012; Kaess

2012; Favazza 2011; Plener et al. 2010). Die Ausgangsbasis stellen vier Funktionen der Entstehung und Aufrechterhaltung von Selbstverletzungen dar, die wiederum jeweils in zwei Dimensionen differenziert werden[36].

Tabelle 2:   Eigene Darstellung nach Nock (2010: 349)

	Negative Reinforcement	**Positive Reinforcement**
Intra-Personal	"…immediate decrease or cessation of aversive thoughts or feelings (e.g., tension relief, decrease in feelings of anger)."	"…the occurrence or increase in desired thoughts or feelings (e.g., self-stimulation, feeling satisfied from having 'punished' oneself)."
Inter-Personal	"…a decrease or cessation of some social event (e.g., peers stop bullying, parents stop fighting)."	"…the occurrence or increase in a desired social event (e.g., attention, support)."

Deutlich wird in dem Modell, wie die Wirkung und die Konsequenzen von Selbstverletzungen als positive oder negative Verstärkung betrachtet werden, welche die Wahrscheinlichkeit erhöhen, selbstverletzende Handlungen zu beginnen, zu wiederholen und aufrechtzuerhalten.[37] Die Wiederholungsneigung kann variieren von Selbstverletzungen, die nur in bestimmten Belastungssituationen ausgeführt werden, bis hin zu einer sogenannten Generalisierung von Selbstverletzungen, welche zu einem Suchtverhalten führen kann (vgl. Resch et al. 1993; Petermann/Nitkowski 2008: 1020). Empirischen Befunden zufolge scheinen insbesondere die negativen Verstärker (negative reinforcement) Selbstverletzungen aufrechtzuerhalten; dabei wird versucht, schwer auszuhaltende Zustände und Gefühle wie Anspannung, Erregung, Verzweiflung, Wut oder Traurigkeit zu reduzieren (vgl. Petermann/Nitkowski 2015: 66ff). Infolgedessen sprechen Chapman, Gratz und Brown (2006, zitiert nach Brunner/Schmahl 2012: 7f, Herv. i.O.) in ihrem Modell von *„Erfahrungsvermeidung"*, das heißt, es wird versucht, die genannten aversiven Gefühlszustände durch selbstverletzende Handlungen zu vermeiden oder zu beenden. Da die eigentlichen Ursachen der Gefühls- und Problemlagen jedoch nicht bewältigt werden, sprechen Petermann und Nitkowski (2008: 1020) von

---

[36] Das Modell nach Nock (2010: 349) ist hier der Übersicht halber in Tabellenform dargestellt.

[37] Zu neurobiologischen Faktoren bei der Entstehung und Aufrechterhaltung von Selbstverletzungen siehe u.a. Kaess und Brunner (2016: 38ff) sowie Kaess (2012: 56ff).

Selbstverletzungen „als dysfunktionale Problemlösestrategie", die jedoch nicht –
so vermuten Vonderlin et al. (2011: 117) – aus der Perspektive der Jugendlichen
als Belastungen wahrgenommen werden, sondern als „(zumindest kurzfristig) hilfreich erscheinen."

Basierend auf dem Lernen am Modell (vgl. Bandura 1979) wird von einer
‚social learning hypothesis' (Nock 2010: 352) ausgegangen. Dabei werden Selbstverletzungen, wie andere riskante Handlungen in der Jugend auch, als ein Imitati-
onsverhalten verstanden. Selbstverletzende Handlungen oder Narben werden bei
Peers beobachtet und folglich übernommen (vgl. Nock 2010: 352; Brun-
ner/Schmahl 2012: 12). Entscheidend für die Nachahmung ist auch die Art der
Reaktionen auf die Selbstverletzungen von (signifikanten) Anderen. Je nachdem,
ob diese beispielsweise abwertend ausfallen oder aber aufmerksam-fürsorglich,
können vulnerable Jugendliche mit einer bestimmten biografischen Disposition
empfänglicher sein, selbstverletzende Handlungen aufzugreifen, um emotionale
Befindlichkeiten zu vermitteln oder Zuwendung und Hilfe aus der sozialen Umwelt zu erhalten. Nach Petermann und Nitkowski (2009: 89) erhöht die Ähnlichkeit zwischen der beobachtenden Person und dem Modell die Wahrscheinlichkeit
für das Erlernen einer Verhaltensweise.

Vergleichbar verhält es sich mit medialen Repräsentationen von Selbstverletzungen, die sich als Projektionsfläche und Sprachrohr für die eigene desolate Befindlichkeit anbieten. Handelt es sich dabei besonders um charismatische junge
Erwachsene oder gar um populäre Persönlichkeiten, können die Selbstverletzungen entsprechend auch Faszination auslösen und zu einer Handlungsmöglichkeit
avancieren, auch im Sinne einer phantasmatischen Teilhabe an dem medialen Vorbild. Viele der Adoleszenten, die begonnen haben, sich selbst zu verletzen, erfuh-
ren darüber von ihren Freunden, Geschwistern oder aus den Medien (vgl. Nock
2010: 352). Das Wissen um Selbstverletzungen durch Medien oder durch Peers
im direkten Umfeld scheint die Wahl für diese Handlung zu begünstigen, jedoch
stellt es keine notwendige Voraussetzung dar, da Jugendliche auch alleine auf
Selbstverletzungen als Handlungsoption kommen (vgl. Petermann/Nitkowski
2015: 90; Adler/Adler 2005).

Die Kenntnis über oder die Beobachtung von Selbstverletzungen oder Narben können räumlich und zeitlich getrennt sein von der eigenen Ausführung (siehe
auch Petermann/Nitkowski 2015: 89f). Selbstverletzungen werden nicht unbedingt neu gelernt, sondern zeitlich versetzt aus der Erinnerung als eine Art von
Handlungsmöglichkeit in bestimmten Situationen reaktiviert. Befinden sich Jugendliche in einer von ihnen als verzweifelt empfundenen Lage und erinnern sich
daran, einmal über Selbstverletzungen als ein Mittel gelesen oder gehört zu haben,
welches auch andere in vergleichbar schwierigen Situationen praktizieren, kann es

zu einer Nachahmung kommen, vor allem bei psychisch labilen Jugendlichen (vgl. Petermann/Nitkowski 2015: 90).

Im Zuge des Nachahmungseffekts wird auch von sozialer Ansteckung („social contagion") (Jarvi et al. 2013: 1) gesprochen, vor allem in Kontexten, in denen Menschen mit erhöhten Belastungen zusammentreffen, wie beispielsweise in psychiatrischen und psychotherapeutischen Kliniken, Gefängnissen und in pädagogischen Institutionen wie Jugendhilfeeinrichtungen (vgl. Plener/Kölch 2013: 406; Petermann/Nitkowski 2015: 89; Killus 2008: 11f). Inzwischen zählt auch die Schule als ein Ort sozialer Ansteckung, an dem sich selbstverletzende Handlungen unter Schüler*innen verbreiten (vgl. Plener et al. 2012a). Die soziale Ansteckung wird ebenfalls mit dem sozialen Lernen sowie dem Imitationslernen erklärt (vgl. Jarvi et al. 2013: 2). Jedoch sei bei der sozialen Ansteckung von Selbstverletzungen sowohl eine zeitliche als auch räumliche Nähe, wie sie in Kinder- und Jugendpsychiatrien oder Wohngruppen besteht, zu beobachten, wodurch es auch zu vorübergehenden ‚Epidemien' kommen könne (vgl. Plener et al. 2012a: 18; Jarvi et al. 2013: 4). Dabei unterscheiden Liebermann et al. (2009 zitiert nach Plener et al. 2012a: 18) zwei Arten von Ansteckung: die indirekte Form wie der verbale Austausch über Selbstverletzungen oder das gemeinsame Betrachten von Darstellungen im Internet sowie Zeitschriften. Direkte Formen implizieren Selbstverletzungen, welche gemeinsam (zu zweit oder in Gruppen) durchgeführt werden. Das ‚Ansteckungspotenzial' (ebd.: 18) von Selbstverletzungen begründen die Autor*innen mit einem einhergehenden starken Gefühl von Verbundenheit und Zugehörigkeit, insbesondere wenn die Wunden und Narben gezeigt werden. Ferner können durch die selbstverletzenden Handlungen insbesondere Erwachsene provoziert und hilflos gemacht werden.

Die lerntheoretische Perspektive eröffnet wichtige Erkenntnisse für den Beginn und die Aufrechterhaltung von Selbstverletzungen. Jedoch verbleibt sie auf der manifesten, beobachtbaren Ebene. Offen bleiben tendenziell die intrapsychischen und biografischen Zusammenhänge in den Erklärungsansätzen.

1.5.3 Psychoanalytische Ansätze

Psychoanalytisch orientierte Ansätze betrachten negative Erfahrungen in der (frühen) Kindheit und Jugend und deren Auswirkungen als ursächlich für die Genese von selbstverletzenden Handlungen. Bei Jugendlichen in psychiatrischer bzw. psychotherapeutischer Behandlung erscheinen Selbstverletzungen vielmals als eine Folgereaktion von kumulativen und komplexen Traumatisierungen in der Entwicklung, welche häufig Auswirkungen von Misshandlungen, Vernachlässigungen und sexuellem Missbrauch oder Gewalterfahrungen sind (vgl. Streeck-Fischer 2004: 9; Koch/Resch 2002: 168f).[38] Entwicklungsdynamische Merkmale für selbstverletzende Handlungen als Reaktion auf Traumatisierungen sind Störungen in der frühen Bindung, in der Selbst-, Impuls- und Affektregulierung sowie eine Intoleranz gegenüber Ambivalenzen. Angenommen werden kann, dass dissoziative Verarbeitungsmechanismen als Folgereaktion auf Traumatisierungen in der Vergangenheit eine konsistente Entwicklung des Selbst verhindert haben. Zum Zeitpunkt der Selbstverletzungen besteht aufgrund der schwer auszuhaltenden Affekte wiederum eine Tendenz zur Dissoziation, welche die selbstverletzende Handlung begünstige (vgl. Streeck-Fischer 2014: 154).[39]

> „In der aktuellen Situation ist die Dissoziation so tiefgreifend, daß Körperempfindungen nicht in das vitale subjektive Selbst integriert sind, sondern abgespalten werden. Das führt zur Verwischung von körpereigenen Scham- und Integritätsgrenzen. Der Körper wird zur Matrix des handelnden Selbst unter Aufhebung der Schmerzgrenze. [...] Über die Verwundung wird die Identitätsdiffusion aufgehoben, die Depersonalisation beendet und ein neues einheitliches subjektives Selbst durch Schmerzhaftigkeit und fließendes Blut rekonstruiert" (Resch 1998: 80).

Psychodynamik

Seit Freuds Verständnis von selbstverletzendem Verhalten als „Übergang von verhinderter Aggression in Selbstzerstörung durch Wendung der Aggression gegen die eigene Person" (Freud 1999 [1941]: 72) liegen zahlreiche Arbeiten zur Psychodynamik von Selbstverletzungen vor. Die Erkenntnisse stammen vorwiegend aus klinischen Fällen komplex traumatisierter Frauen mit schweren Selbstverletzungen (vgl. u.a. Sachsse 1987, 1989, 1999; Hirsch 1989b; Eckhardt 1994; Paar

---

[38] Ein psychisches Trauma wird definiert als „ein Ereignis, das die Fähigkeit der Person, für ein minimales Gefühl von Sicherheit und integrativer Vollständigkeit zu sorgen, abrupt überwältigt. Das Trauma geht mit überwältigender Angst und Hilflosigkeit einher (vgl. Streeck-Fischer 2014: 131). Ein Kennzeichen von traumatischen Erfahrungen ist, dass sie „durchlebt, aber nicht als Teil des Selbst erfahren" werden (ebd.: 132). „Traumatische Erfahrungen werden als Fremdkörper in die Psyche implantiert, die als mentale Zustände auftauchen, jedoch abgespalten von der übrigen Persönlichkeit wie Abteilungen existieren können" (ebd.).

[39] Dissoziation stellt einen psychischen Schutz- und Abwehrvorgang dar, insbesondere vor traumatischen Erfahrungen (vgl. Streeck-Fischer 2014: 150ff). „Dissoziation ist ein komplexer psychophysiologischer Prozeß, bei dem es zu einer teilweisen oder völligen Desintegration psychischer Funktionen wie der Erinnerung an die Vergangenheit, des Identitätsbewusstseins, der unmittelbaren Empfindungen, der Wahrnehmung des Selbst und der Umgebung kommt. [...] Es kommt zur Abspaltung ganzer Erlebniseinheiten mit kognitiven, affektiven, selbst- und objektbezogenen Aspekten. Die Dissoziation teilt quasi das Selbst in verschiedene Seinszustände, die unabhängig voneinander existieren können" (Resch 1998: 78).

2002; Gerisch 2012a). Geteilt und erweitert werden die gewonnenen Annahmen auch für selbstverletzende Handlungen in der Adoleszenz (vgl. Resch 1998, 2001; Klosinski 1999; Streeck-Fischer 2014; Gerisch 2012b, 2017).

In Abgrenzung zu Erwachsenen verweist Streeck-Fischer (2000) hinsichtlich der Psychodynamik bei traumaassoziierten Selbstverletzungen auf adoleszenzspezifische Reaktionsmuster, welche es zu berücksichtigen gelte. Jugendliche drücken ihre Konflikte weniger verbal aus, sondern vermitteln diese durch ‚gehandelte Botschaften' (ebd.: 497). „Acting out" stellt ein „physiologisches Kommunikationsmittel" (Streeck-Fischer 2000: 499) für Jugendliche dar.[40] Das Agieren ist „in der Entwicklung heranwachsender Jugendlicher genauso spezifisch [...] wie die Spieltätigkeit in der Kindheit und die direkte sprachliche Kommunikation im Erwachsenenalter" (Blos 1996 [1963]: 103).

Im Folgenden werden zugrundeliegende Psychodynamiken von Selbstverletzungen in eine intrapersonale und eine interpersonelle Ebene unterteilt dargestellt (s.a. Sachsse 2016: 15ff).

Intrapersonale Ebene

Intrapersonal können selbstverletzende Handlungen als somatische Bewältigungsversuche für psychische Spannungszustände und soziale Belastungen fungieren (vgl. Sachsse 1989: 102f; Resch 1998; Streeck-Fischer 2000). Charakteristisch für Selbstverletzungen ist nach Resch (2001: 75) ein *Spannungsbogen* aus kaum auszuhaltenden Emotionen, dissoziativen Zuständen und Selbsthass, an dessen Scheitelpunkt die Selbstverletzung stehe. Eingeleitet wird dieser durch als belastend empfundene zwischenmenschliche Erfahrungen. „The precipitating event is most commonly the *perception* of an interpersonal loss, such as an argument [...]. The individual generally reports feeling extremely tense, anxious, angry, or fearful prior to self-mutilating" (Suyemoto 1998: 533, Herv. i.O.). Nach dem Schnitt komme es zur Erleichterung, Klarheit, Vitalität, Leibhaftigkeit und Ich-Zentrierung. Anschließend kann es jedoch wiederum zu Schuldgefühlen kommen, sich selbst verletzt zu haben, in Verbindung mit Scham und Ekel. Mögliche negative Reaktionen von (signifikanten) Anderen erzeugen wiederholte Anspannung, die den Circulus vitiosus erneut in Gang bringt (vgl. Koch/Resch 2002: 165). Sachsse (2009: 84) benennt ebenfalls eine beruhigende und entspannende Wirkung von Selbstverletzungen, die er vergleicht mit körperlicher Verausgabung, Alkoholmissbrauch oder hochdosierten Beruhigungsmitteln. Resch (1998: 82) thematisiert

---

[40] Die Begriffe ‚Acting out' und ‚Agieren' werden hier synonym verwendet (vgl. Blos 1996 [1963]: 103).

darüber hinaus die Bedeutung einer „magische[n] Transzendierung der Belastungssituation. Ritus, Blutzoll und Blutopfer machen ein »Abfließen von Übel« erkennbar [...]".

Wie Freud (1999) [1941] bereits konstatierte, bildet (unterdrückte) Aggression einen wesentlichen Motor für Selbstverletzungen. Da diese gegen das eigene Selbst gerichtet sind, werden sie als kontrollierbar erlebt und darüber hinaus bleiben die eigentlichen Adressat*innen geschützt. Eckhardt (1994) beschreibt bei ihren Patientinnen intrafamilial eine Kultur des Umgangs mit Konflikten als entweder geprägt durch Gewalt und Missbrauch oder aber durch Vermeidung und Parentifizierung; die jungen Frauen mussten ihre Mütter aufgrund von (psychischen) Krankheiten schonen. Die Frauen spüren oft keine Aggressionen ‹Ärger und Wut kenne ich nicht!› (ebd.: 114), da sie unter einer repressiven Familienstruktur diese nicht äußern konnten oder sie als bedrohlich empfinden aus Angst vor Beziehungsabbrüchen, beispielsweise durch eine mit Schweigen und Rückzug reagierende Mutter.

Psychodynamisch stellte Sachsse (1989: 102) bei seinen Patientinnen ein überhöhtes und unerreichbares Ich-Ideal fest. Es werden Höchstleistungen abverlangt, die oft über das geforderte Ziel hinausreichen und den Boden für innere Abwertungen nähren. Erfolge werden aufgrund der strengen Gewissensinstanz nicht gewürdigt. Kränkungen oder Abwertungen durch andere wird in Form von persönlichem Kleinmachen oder Demut vorgebeugt (Resch 1998: 77f). Hirsch (2002b: 38f) wiederum fokussiert das Introjekt, eine Art Fremdkörper im Selbst, welches die Gewalt des Aggressors beherberge und den Motor für die oft als fremdartig erlebten selbstschädigenden Handlungen darstelle.

Streeck-Fischer (2000) betrachtet Selbstverletzungen auch als Reinszenierung von traumatischen Erfahrungen wie Misshandlungen oder sexuellen Missbrauch. Die besagten ‚gehandelten Botschaften' (ebd.: 497) werden als Ausdruck von Sprachlosigkeit im Zusammenhang mit traumatischen Erlebnissen verstanden.

Interpersonelle Ebene

In sozialen Kontexten sind Selbstverletzungen auch eine Option intrapsychische Dilemmata mittels „projektiver Identifikation" interaktional zu inszenieren (Sachsse 2011: 401). Typisch für den so entstehenden „Double-bind" (ebd.) können Situationen sein, in denen sich die Frauen einerseits die blutenden Wunden versorgen lassen, andererseits jedoch verbalisieren, dass sie keine Hilfe brauchen: „der Arm blutet, der Mund lächelt" (Sachsse 1987: 64). Beim Gegenüber werden irritierende, widersprüchliche Empfindungen ausgelöst, „er wird Gegenstand projektiver Identifikation (Klein, 1946, 1983; Ogden 1988), an ihm wird der intrapsychische Konflikt zwischen den inkompatiblen Selbst-Anteilen und inneren Teilobjekten interpersonell inszeniert" (Sachsse 2011: 401). „Schutzbedürftigkeit und sadistische Kontrolle, Idealisierung und Entwertung bilden Spannungspole, zwischen denen die Beziehungsmuster oszillieren" (Resch 1998: 82).

Aus objektbeziehungstheoretischer Perspektive dienen Selbstverletzungen auf der einen Seite dazu, Verlustängste zu bewältigen, welche aus einer unsicheren Objektrepräsentation resultieren. Auf der anderen Seite werden Verschmelzungstendenzen von abhängigen Objekten zu regulieren versucht, im Sinne von Separations- und Individuationsbestrebungen (vgl. Suyemoto 1998). „It is not the object that is hated for leaving, but rather the self, for both the anger and the need" (Simpson und Porter 1981 in Suyemoto/MacDonald 1995: 164). Insofern können Selbstverletzungen als „Selbstbefreiung" (Klosinski 1999: 42) fungieren, als Abgrenzung und Distanzierung, insbesondere von der Mutter (siehe auch Suyemoto 1998: 547).

Wie ein roter Faden zieht sich eine Ambiguität durch alle Funktionen von Selbstverletzungen, die auf der einen Seite von den jungen Frauen als sinnvoll und notwendig erlebt werden und andererseits selbstzerstörerisch sind und ein lebensbedrohliches Ausmaß erreichen können. Doctors (2004: 271) spricht dabei von Selbstverletzungen als „Notfallmaßnahme" vor einem „drohenden Selbst-Verlust." Aus dieser Widersprüchlichkeit der selbstverletzenden Handlungsweisen lässt sich eine ‚paradoxe Selbstfürsorge' ableiten (vgl. Sachsse 1987; Resch 1998; Gerisch 2012b), die selbstschützend und selbstzerstörerisch zugleich erscheint.[41]

1.6 Funktionen

Für das Verständnis von selbstverletzenden Handlungen geben die ihnen zugrundeliegenden Funktionen Aufschluss. Diese werden sowohl aus psychoanalytischer als auch aus lerntheoretischer Perspektive als bedeutsam erachtet. Die folgende Untergliederung der Funktionen ist angelehnt an die Übersicht von Klonsky und Muehlenkamp (2007: 1049ff):[42]

Funktion der Affektregulation („Affect Regulation"): Selbstverletzendes Verhalten dient als Ventil für Druck, Spannungen und unerträgliche Gefühle wie Wut,

---

[41] Paar (2002: 53) spricht auch von „Selbstverletzungen als Selbsterhaltung".
[42] Klonsky (2007) entwickelte die Einteilung auf der Basis einer Sichtung von empirischen Studien zu Funktionen der Selbstverletzungen. Diese wird hier ergänzt um weitere Autor*innen.

(Selbst-)Hass, Angst, Verzweiflung, Ohnmacht und Hilflosigkeit (vgl. Resch 2001: 2268; Vonderlin et al. 2011: 111).

Funktion der Selbstbestrafung ("Self-Punishment"): Durch Selbstverletzungen werden Schuldgefühle reguliert, indem die Verletzung als Selbstbestrafung für vermeintliche Fehler eingesetzt wird (vgl. Klonsky/Muehlenkamp 2007: 1050), auch im Sinne einer Läuterung des Selbst (vgl. Resch 1998: 82).

Anti-Suizid-Funktion ("Antisuicide"): Selbstverletzende Handlungen dienen dazu, Suizidgedanken und -impulse abzuwehren: „[…] resisting urges to attempt suicide" (Klonsky/Muehlenkamp 2007: 1050).[43] „This function, too, may be related to affect-regulation in that self-injury may alleviate intense negative emotions that lead one to feel suicidal" (ebd.: 1050).[44] Aus psychodynamischer Perspektive können Selbstverletzungen als ein fokaler Suizid an einer Körperpartie betrachtet werden, mit dem Versuch, das ‚große Ganze' zu erhalten (vgl. Klosinski 1999: 27; Hänsli 1996: 39f). „Self-mutilation is a suicide replacement, a compromise between life and death drives" (Suyemoto 1998: 537).

Anti-Dissoziation-Funktion ("Antidissociation"): Bei traumatischen Erfahrungen können Selbstverletzungen und der Schmerz als Hilfe erlebt werden, um aus dissoziativen Zuständen wie Derealisation, Depersonalisation[45] und Identitätsdiffusion zu gelangen (vgl. Resch 1998: 79f; Koch/Resch 2002: 169; Streeck-Fischer 2000, 2004: 31f).

Funktion der sozialen Beeinflussung ("Interpersonal-Influence"): Die soziale Funktion von selbstverletzenden Handlungen impliziert die Aufmerksamkeit von und Zuwendung durch Andere, das Regulieren von Nähe und Distanz sowie einen Hilfsappell an Andere und die Beeinflussung sowie Kontrolle von diesen (vgl. Petermann/Nitkowski 2015: 79). Je nachdem, welche Reaktionen junge Frauen von anderen bezüglich ihrer Selbstverletzungen erhalten, können diese auch instrumentalisiert werden, beispielsweise um sozialen Anforderungen und Überlastungen zu entfliehen (vgl. Sachsse 1987: 65; Resch 1998: 82). Dagegen

---

[43] Selbstverletzungen werden als Handlungen ohne suizidale Absichten definiert. Jedoch können Selbstverletzungen und Suizidalität gemeinsam auftreten (siehe auch Kapitel 1.3).

[44] Eine Interviewte aus der Studie von Adler und Adler (2015) verdeutlicht den Unterschied zwischen einer Selbstverletzung und einem Selbstmordversuch wie folgt: „„Suicide attempts were more because I wanted myself dead. Cutting was just to feel better, to relieve everything that was going on at the time'" (ebd.: 356).

[45] Bei Depersonalisation handelt es sich um „Erfahrungen der Unwirklichkeit, des Losgelöstseins oder des Sich-Erlebens als außenstehender Beobachter bezüglich eigener Gedanken, Gefühle, Wahrnehmungen, des Körpers oder Handlungen (z.B. Wahrnehmungsveränderungen, gestörtes Zeitempfinden, unwirkliches oder abwesendes Selbst, emotionales und/oder körperliches Abgestumpftsein)" (Falkai/Wittchen 2015: 413). Derealisation wird definiert als Erfahrung „der Unwirklichkeit oder des Losgelöstseins bezüglich der Umgebung (z.B. Personen oder Gegenstände werden als unreal, wie im Traum, wie im Nebel, leblos oder optisch verzerrt erlebt)" (ebd.).

beschreibt Suyemoto (1998: 549) Menschen, die sich selbst verletzen oft als „unaware of the effect they have on others, often overwhelmed by their own affective experience, and often simultaneously desperately seeking and fearing intimate attachments." Zur Vermeidung von Missverständnissen plädiert Sachsse (2011: 400) aus klinischer Perspektive für eine Differenzierung der erheblichen „interaktionalen Wirkung", die Selbstverletzungen per se haben und jenen bewusst intendierten Hilfsappellen und Demonstrationen des eigenen Leids via Selbstverletzung.

Funktion der interpersonellen Grenzen („Interpersonal Boundaries"): Der Schwerpunkt liegt hier auf der Abgrenzung von Anderen (vgl. Vonderlin et al. 2011: 112; Gerisch 2006). „Marking the skin, which separates individuals from the environment and other people, may help one feel more independent, autonomous, or distinct from others" (Klonsky/Muehlenkamp 2007: 1051).

Funktion des „Sensation-Seeking": In Peergruppen werden Selbstverletzungen auch eingesetzt, um ‚Aufregung' zu schaffen; „for generating excitement or exhilaration in a manner similar to skydiving or bungee jumping" (Klonsky/Muehlenkamp 2007: 1050). Klosinski (1999: 37) versteht die Narben als „paradoxe Selbststigmatisierung" für die erlebte Missachtung aus der sozialen Umwelt. Weiter diskutiert er die Frage, inwiefern Selbstverletzungen in der Jugend einem „Pubertätsritus" gleichen, welcher den Abschied von der Kindheit und den Eintritt in die Erwachsenenwelt markieren, d.h. die Ablösung und Unabhängigkeit von den Eltern sowie die sexuelle Reife (vgl. Klosinski 1999: 38ff, siehe auch Kapitel 1.1).

Eine weitere Funktion stellt die *identitätsstiftende Komponente* von selbstverletzenden Handlungen dar, welche mit dem Gefühl der Autonomie und Einzigartigkeit einhergeht (vgl. Sachsse 1989: 104; Resch 1998). „They are known as ‚cutters' and defined by this symptom" (Prodoll 1969 zitiert nach Suyemoto 1998: 548). Sachsse (2016: 19) konstatiert für den klinischen Bereich einen Rückgang der „narzisstische[n] Besetzung" der Selbstverletzungen, seitdem diese weitverbreitet und öffentlich sehr bekannt geworden sind.

Selbstverletzungen scheinen in der Regel mehrere Funktionen zu erfüllen. „It is likely that self-mutilation serves more than one function simultaneously, making it the behavior of choice" (Suyemoto 1998: 531). Nock (2010: 355) benennt auch einen pragmatischen Vorteil von Selbstverletzungen: „[…] people may choose to engange in self-injury over other self-regulating strategies because it is rapid, effective, and easily implemented method of regulation one's affective/cognitive and social experiences."

1.7 Die Bedeutung des Körpers

Selbstverletzende Handlungen haben, wie in den vorangegangenen Kapiteln deutlich geworden ist, sowohl eine intrapsychische Relevanz, indem schwer auszuhaltende Emotionen reguliert werden, als auch eine intersubjektive, in der die Wunden als Sprachrohr und Appell an die soziale Umwelt dienen können. Dreh- und Angelpunkt der autoaggressiven Handlung ist dabei der Körper. Er fungiert als intersubjektives Expressions- und Kommunikationsobjekt für seelische Befindlichkeiten. Seine Bedeutung spiegelt sich antagonistisch in zwei Seiten einer Medaille wider:

Auf der einen Seite werden negative Gefühle wie Wut, Hass oder Ekel auf den Körper projiziert, um diese situativ aus dem Selbsterleben fernzuhalten. Der Körper wird folglich zum verhassten Objekt. Über ihn werden interpersonelle belastende Erfahrungen, die über den biografischen Verlauf in den Leib eingeschrieben sind, als Verletzungen reinszeniert und mittelbar gemacht. Selbstverletzende Handlungen werden als eine präverbale Aktionssprache und Appell für nicht zu verbalisierenden Belastungen und Konflikte aufgefasst (vgl. Sachsse 1987: 63f; Resch 1998: 74).

Der Körper als intersubjektiver Botschafter macht den Leidensdruck sowie psychische Verletzungen und Wunden somatisch sichtbar. Die somatischen Verletzungen drücken Wünsche nach Versorgung und Zuwendung aus und verweisen auf die Abhängigkeit von derselben. Je nach Reaktionen von anderen werden auch unbewusste Bedürfnisse nach Unterwerfung und Bestrafungswünsche realisiert (vgl. Eckhardt 1994: 93). Durch die Narben als somatische Spuren der Verletzung wird der Körper zum Symbol der noch offenen seelischen Wunden (vgl. Hirsch 2002a).

Auf der anderen Seite kann der als getrennt erlebte Körper zu einem Objekt werden, mit welchem Verlustängste und Einsamkeitsgefühle abgewehrt werden (vgl. Hirsch 1989a). Nach Sachsse (1989: 101) wird mit dem Blut Lebendigkeit und Wärme verbunden, was den abgewerteten Körper zu einem guten und beruhigenden Objekt werden lässt.[46]

Der Körper wird durch seine Abspaltung vom Selbst als eine eigene mehr oder weniger unabhängige Entität empfunden, die paradoxerweise existenzsichernd und zugleich existenzgefährdend sein kann. Das Dilemma des vom Körper entfremdeten Selbst besteht im Fehlen der Leibhaftigkeit – der Lebensversicherung, die in Form von Selbstverletzungen reaktiviert wird.

---

[46] Siehe auch Hirsch (1989b) zur Diskussion, inwieweit bei Selbstverletzungen vom abgespaltenen Körper als Übergangsobjekt (in Anlehnung an Winnicott 2012: 10ff) ausgegangen werden kann, das wie ein Mutterersatz zur Beruhigung und Entspannung verhilft.

> „Dem Körper als Schauplatz der intrapsychischen und zugleich desymbolisierten und/oder somatisierten Dramatik scheint eine multideterminierte, immer aber auch kompensatorische und stabilisierende Bedeutung beizukommen, so dass, nur scheinbar paradox, Selbstschädigung der Selbstfürsorge dienen kann, um einer totalen Desintegration des Selbst entgegenzuwirken" (Gerisch 2012b: 103).

Ein weiterer Antagonismus in der Bedeutung des Körpers bei Selbstverletzungen manifestiert sich in der Selbstwerterhöhung auf Kosten des Körpers (vgl. Resch 1998: 82). Die Selbstverletzung dient der narzisstischen Regulation, indem die Handlung mit Stolz und Macht über die Selbstzerstörung und den Körper einhergeht, sowie einem Omnipotenzgefühl, auf niemanden für die eigene Bedürfnisbefriedigung angewiesen zu sein (vgl. Sachsse 1987: 63). Im Zuge der biografischen Erfahrungen kann zudem das Aushalten von Schmerzen narzisstisch besetzt sein und in einen „masochistischen Triumph" (Sachsse 1989: 104) münden, der als Abwehr von Ohnmacht dient, die auf diesem Wege in Macht transformiert werden kann. Die somatischen Auswirkungen der Selbstverletzungen sind den jungen Frauen im Kampf gegen sich selbst nicht immer bewusst, „als fühlten sie sich ‹unsterblich› und schwebten mit äußerster Grandiosität über den körperlichen Folgen ihrer Selbstbeschädigung" (Eckhardt 1994: 154). Im Kontext von selbstverletzenden Handlungen erscheint der paradox besetzte Körper somit als Verbündeter und Feind zugleich.

Verschiedene Autor*innen verweisen bei selbstverletzenden Handlungen auf einen Zusammenhang von Schmerz und Lust. Klosinski (1999: 53) beispielsweise veranschaulicht anhand einer Patientin die Selbstverletzungen als ‚Kompromißbildung' zwischen den sexuellen Empfindungen der Jugendlichen und dem selbstauferlegten Tabu, den Genitalbereich zu berühren. „Die Selbstverletzungen in Form des schmerzhaften Ausreißens der Schamhaare vereinigten beide Strebungen. Sie gab damit einerseits ihrem Wunsch nach Berührung nach, bestrafte sich andererseits aber gleichzeitig durch die Zufügung von Schmerz." Lane und Goeltz (1998) in Lane (2002: 117) verweisen auf eine autoerotische Dimension, die sich in dem Ritual und der evozierten Atmosphäre einer selbstverletzenden Handlung manifestiert, indem die Rasierklinge und das Handtuch bereitgelegt, das Licht gedimmt und sanfte Musik gespielt wird. Im Anschluss an die Selbstverletzung wird das Bett zum Schlafen aufgesucht.

Da Selbstverletzungen bei weiblichen Jugendlichen in der puberalen Phase auftreten, kommt den körperlichen Veränderungen eine besondere Bedeutung zu. Die Menarche ist bei den jungen Frauen oft mit negativen Reaktionen verbunden und wird von Lane (2002: 118) in diesem Zuge als „turning point" für den Beginn von Selbstverletzungen betrachtet. Eckhardt (1994: 137) beobachtete bei ihren Patientinnen ebenfalls einen zeitlichen Zusammenhang von Selbstverletzungen und der Geschlechtsreife. Die jungen Frauen erlebten den Beginn der Menstruation als ein erschreckendes, nicht kontrollierbares, somatisch einschneidendes Erlebnis, welches mit Angst, Verwirrung und Ekel konnotiert war. Die Menstruation als ›Wunde‹ (ebd.: 137) kann auf die Hilflosigkeit und Ohnmacht aus traumatischen Kindheitserfahrungen verweisen:

> „Manche Frauen und Mädchen haben die Phantasie, sie könnten die Menstruation durch die Selbstverletzung beeinflussen in der Weise, daß sie schneller aufhört oder gar nicht kommt. Es geht dabei um den Versuch, die Kontrolle über den Körper zurückzuerlangen und den weiblichen Körper, der als schuldbeladen, ohnmächtig, beschmutzbar erlebt wird, wieder in einen unschuldigen Mädchenkörper zu verwandeln. Das Blut wird manchmal in das gute Blut, das aufgrund der Selbstverletzungen aus dem Körper austritt und das als etwas Reines, Gutes, Tröstendes erlebt wird, und das schlechte, das ekelhafte Blut, da ‹da unten rauskommt›, eingeteilt" (ebd.: 141).

Die fundierten psychoanalytisch-psychodynamischen Annahmen zur Bedeutung des Körpers stammen vorwiegend aus klinischen Kasuistiken von Patientinnen mit tendenziell schweren Selbstverletzungen und (kumulativen) Traumatisierungen wie beispielsweise durch Deprivation, Gewalterfahrungen oder sexuellen Missbrauch (vgl. Sachsse 1987; Hirsch 1989a; Eckhardt 1994).

Quantitative Befunde zu Zusammenhängen von Selbstverletzungen und dem Körperkonzept kommen in Bezug auf die Körperwahrnehmung und das -erleben zu ähnlichen Ergebnissen (vgl. Degener/Deimel 2005): Jugendliche mit Selbstverletzungen

> „fühlen sich in ihrem Körper nicht gesund und stark, das körperliche Wohlbefinden ist herabgesetzt, [...sie] haben oft Schwierigkeiten in ihrer Sexualität und machen sich Sorgen hierzu. Sie schätzen sich nicht als attraktiv für das andere Geschlecht ein und stehen dem Austausch von Zärtlichkeit distanziert gegenüber. [...] der Grad der eigenen Akzeptanz gegenüber ihrem Körper [ist] sehr gering. Die Einstellungen gegenüber eigenen biologischen Körperfunktionen und den ästhetischen Aspekten des eigenen Körpers sind negativ. Jugendliche mit SVV vermuten, dass sie von anderen in Bezug auf ihre äußere Erscheinung sehr negativ beurteilt werden. Sie glauben, dass ihre eigene Anziehungskraft auf andere Personen sehr gering ist" (Degener/Deimel 2005: 220).[47]

---

[47] Die Ergebnise stammen aus einer Onlinebefragung (138 Teilnehmende im Alter von 14-22), welche über Selbsthilfeportale im Internet durchgeführt wurde (vgl. Degener/Deimel 2005). Eine hohe Anzahl der Befragten besuchte noch die Schule, insbesondere das Gymnasium. 40 % befanden sich zum Erhebungszeitpunkt in Therapie, 17 % gaben an, schon einmal eine psychologisch-therapeutische Maßnahme in Anspruch genommen zu haben und 43 % haben noch keine in Anspruch genommen. Das Verhältnis von Mädchen und Jungen liegt bei 9:1. Der Fragebogen bestand aus einer biografischen Anamnese, Fragen zu dem Symptom sowie dem standardisierten Fragebogen, der Frankfurter Körperkonzeptskalen (FKKS). Der Fragebogen dient „zur Bestimmung der Selbstkonzepte, die den eigenen Körper betreffen" (Degener/Deimel 2005: 218). Die Autor*innen merken kritisch an, dass bei der

In quantitativen Forschungen zu Essstörungen und dem gleichzeitigen Auftreten von Selbstverletzungen werden vermehrt Zusammenhänge mit einer negativen Körperwahrnehmung untersucht, die zu vergleichbaren Erbnissen kommen wie in der o.g. Studie (vgl. Brausch/Muehlenkamp 2014).

Die Ergebnisse einer tendenziell negativen Körperwahrnehmung sowie eines geringen Selbstwertgefühls in Bezug auf die eigene Attraktivität und Sexualität scheinen die zuvor ausgeführten Annahmen aus den klinischen Kontexten auf einer deskriptiven Ebene zu bestätigen. Offen bleibt jedoch, wie die einzelnen Ergebnisaspekte, wie beispielsweise die Sorge hinsichtlich der eigenen Sexualität, ursächlich mit den Selbstverletzungen zusammenhängen. Hierfür scheinen qualitative Forschungsstrategien einen Zugang bieten zu können.

1.8 Desiderate und Schlussfolgerungen

Die in das DSM-5® aufgenommenen Forschungskriterien verdeutlichen die Einigkeit auf internationaler Ebene über den großen Forschungsbedarf bei Selbstverletzungen. Kaess und Brunner (2013: 21) konstatieren: „Trotz enormer Forschungsbemühungen und Fortschritte der letzten Jahre gehört die NSSV noch zu den wenig erforschten Störungsbildern, was angesichts der Prävalenz unter jungen Menschen fast verwunderlich erscheint."

Einig ist man sich auch über die hohe allgemeine Prävalenz der Selbstverletzungen bei Jugendlichen, die im Erwachsenenalter wieder abnimmt (vgl. Plener 2015: 132). Ob und inwieweit es jedoch in den letzten Jahren zu einem Anstieg der Selbstverletzungen gekommen ist, kann anhand der bisherigen Datenlage nicht eindeutig beantwortet werden (vgl. Kapitel 1.4).[48] Eindeutig dagegen sind das gewachsene öffentlich-mediale sowie das wissenschaftliche Forschungsinteresse, welches zu einer Verbreitung des Phänomens im allgemeinen Bewusstsein beigetragen hat. Ferner besteht auch eine eindeutige Zunahme des Austauschs über Selbstverletzungen im Internet.

Der konstatierte Anstieg von gelegentlichen selbstverletzenden Handlungen im Vergleich zu repetitiven (vgl. Brunner 2016: 158) kann auf eine Verschiebung aus dem klinischen Randbereich in den Bereich jugendlicher Risikoverhaltensweisen deuten (siehe auch Rauber et al. 2012: 34). Zu einer solchen Verschiebung

---

anonymen Datenerhebung im Internet nicht sichergestellt werden konnte, ob die Teilnehmenden auch der gesuchten Zielgruppe angehörten (vgl. ebd.: 219).

[48] Im DSM-5® wird dazu konstatiert: „Die große Mehrzahl der Personen, die Nichtsuizidale Selbstverletzungen durchführen, sucht keine Hilfe durch medizinische Behandlung. Die Häufigkeit der Störung ist auch deshalb nicht genau bekannt, da detaillierte Berichte als stigmatisierend empfunden werden, die Betroffenen ihr Verhalten selber als positiv erleben oder keine Behandlungsmotivation besteht" (Falkai/Wittchen 2015: 1101).

könnte die mediale Präsenz von Selbstverletzungen als eine Handlung in Krisensituationen beigetragen haben. „Es stellt sich daher die Frage, ob Selbstverletzungen weniger als bisher angenommen, als Ausdruck schwerer psychischer Störungen oder Folge traumatischer Erlebnisse gesehen werden müssen, sondern eher als verbreitete und akzeptierte Stressbewältigungsstrategie unter Jugendlichen" (Vonderlin et al. 2011: 112). Entsprechend wird übergreifend eine Ausdifferenzierung von Subgruppen gefordert (vgl. Rauber et al. 2012: 36; Plener 2015: 132), die den Vorteil habe, das Kontinuum zwischen Selbstverletzungen als ein mögliches Übergangsphänomen in der Adoleszenz auf der einen Seite und als Symptom schwerer Traumafolgestörungen auf der anderen Seite besser zu beleuchten. Rauber et al. (2012: 34) empfehlen, insbesondere die Gruppe der Jugendlichen ohne manifeste Störung detaillierter zu untersuchen. Es bestehe auch Forschungsbedarf hinsichtlich einer Subgruppenausdifferenzierung von Jugendlichen mit häufigen NSSV im Gegensatz zu jenen mit seltenen NSSV und jenen, die ihre Selbstverletzungen ohne Inanspruchnahme von psychotherapeutischen und psychiatrischen Maßnahmen beenden konnten (vgl. Plener 2015: 132).

Offene Fragen bei den Entstehungsbedingungen und -zusammenhängen

Quantitative Studien ermitteln Korrelationen von (Risiko-)Faktoren und Selbstverletzungen. Offen bleibt jedoch die Frage, „how or why they may lead to self-injury either alone or in concert with each other" (Nock 2010: 347). Petermann und Nitkowski (2015) verweisen auf eine Vielzahl von Versuchen, die Entstehung von Selbstverletzungen zu erklären, jedoch könne „kein vorhandenes Modell vollständig aufklären, wie dieses Verhalten entsteht" (ebd.: 83). Ferner wird diskutiert, inwieweit die Motive und Funktionen der Selbstverletzungen, welche meist aus Studien mit erwachsenen psychiatrischen Patient*innen stammen, für Jugendliche ohne manifeste psychische Störungen übertragbar sind (vgl. Vonderlin et al. 2011: 112).

Mangel an qualitativen Studien

Epidemiologische Daten der Schulstichproben liefern vor allem Erkenntnisse über Korrelationen zwischen soziodemographischen Daten, biografischen Merkmalen, klinischen Symptomen und selbstverletzenden Handlungen, mit dem Ziel, Risikofaktoren zu identifizieren. Die Perspektive der Jugendlichen bleibe dabei vakant. Vonderlin et al. (2011: 112) plädieren folglich dafür, die Jugendlichen direkt zu befragen. Studien zur Prävalenz von Selbstverletzungen betrachten in der Regel ausschließlich den Querschnitt einer Population. Es liegen noch wenig Längsschnittuntersuchungen über den Verlauf von selbstverletzenden Handlungen bis in das Erwachsenenalter vor (vgl. Kaess 2012: 38; Brunner/Schmahl 2012: 13). Qualitativ-biografische Zugänge bieten hingegen die Möglichkeit, die Genese und den biografischen Verlauf von Selbstverletzungen zu rekonstruieren.[49]

Selbstverletzungen, Adoleszenz und Körper

Wie epidemiologische Befunde zeigen, liegt sowohl der Beginn als auch der Häufigkeitsgipfel von Selbstverletzungen im Jugendalter. „Das Jugendalter kann demnach zweifellos als die […] vulnerable Phase für selbstverletzendes Verhalten bezeichnet werden" (Kaess 2012: 40).

> „Häufig wird in Klinik, aber auch in der Wissenschaft diskutiert, ob selbstverletzendes Verhalten grundsätzlich Symptom einer psychischen bzw. psychiatrischen Erkrankung ist. Demgegenüber steht die Annahme, dass Selbstverletzung und andere selbstschädigende Verhaltensweisen auch im Rahmen einer sogenannten »Adoleszentenkrise« bei Jugendlichen in Erscheinung treten können, wodurch ein Bezug zu einer manifesten und schweren […] Psychopathologie nicht unbedingt notwendig wäre" (Kaess 2012: 54).
>
> „[…] *Daher muss auf die pubertäre Entwicklung an sich noch weiter eingegangen werden und als Ursache für solche Krisen und deren Symptome in Erwägung gezogen werden* [Herv. v. Verf.]. Nach Resch (1997) werden Risikoverhaltensweisen, wie zum Beispiel die Selbstverletzung, bei Jugendlichen als Ausdruck einer Nichtbewältigung von Entwicklungsaufgaben verstanden" (ebd.).
>
> „[…] Insgesamt gibt es deutliche Hinweise dafür, dass selbstverletzendes Verhalten im Rahmen von Adoleszentenkrisen vorkommen kann und auch häufig Symptom einer solchen Krise ist. Dies ist insbesondere bei Mädchen der Fall. In der klinischen Praxis werden solche Krisen meist als Belastungs- oder Anpassungsstörung klassifiziert. Gerade einmaliges oder nur gelegentliches selbstverletzendes Verhalten kann im Jugendalter ein Indiz für das Vorliegen einer solchen Problematik sein" (ebd.: 54f).

---

[49] Es liegt eine Dissertation von Mayrhofer (2011) vor, in der 15 Interviews mit Frauen und Männern im Alter von 16-57 Jahren geführt wurden. Gefragt wurde nach Zusammenhängen zwischen Selbstverletzungen und Suizidalität, ob Selbstverletzungen beeinflusst sind durch Persönlichkeitsstörungen und ob die Handlung sozial vermittelt sei. Eine breiter angelegte qualitative Studie stammt aus den USA von Adler und Adler (2005). Mittels 40 Interviews wurde untersucht, in welcher Weise Menschen, die sich selbst verletzen sozial eingebunden sind.
Es sei an dieser Stelle auf eine vielfach nachgedruckte Version einer Diplomarbeit hingewiesen, in der Experteninterviews geführt wurden über Selbstverletzungen bei jungen Frauen (Teuber 2000). Ein Verdienst der Arbeit ist der Versuch, soziokulturelle Einflüsse wie die gesellschaftlich erwünschten Ausdrucksformen von Aggressionen bei Frauen und die patriarchalen Dominanzverhältnisse zu berücksichtigen (vgl. Kapitel 1.5.1).

Suyemoto (1998) stellt ebenfalls die Frage, inwieweit die Bewältigung von adoleszenten Entwicklungsthemen ausschlaggebend für selbstverletzende Handlungen bei leichten psychischen Störungen ist: „One could hypothesize that the less disturbed individuals would not only be less likely to inpatients but also may have somewhat different dynamics that are even more focused on adolescent developmental issues" (ebd.: 551). Angeschlossen werden kann an dieser Stelle mit King (2003; 2011a), welche im Allgemeinen dafür plädiert, bei körperbezogener Symptomatik in der Adoleszenz die entwicklungstheoretische Perspektive zu berücksichtigen. Denn gerade in der Adoleszenz fungiert der Körper infolge der psychosozialen Anforderungen episodisch als Austragungsort für biografische und adoleszente Konflikte.

Schlussfolgerungen

Im Kapitel zu Selbstverletzungen wurde herausgearbeitet, dass für den Beginn und Höhepunkt der Selbstverletzungen im biografischen Verlauf die Phase der Adoleszenz ausschlaggebend erscheint. Insbesondere scheint das *Krisenpotenzial in der Adoleszenz* mit Blick auf die *puberalen Veränderungen und den psychosozialen Entwicklungsanforderungen* gerade bei weiblichen Adoleszenten bedeutsam für selbstverletzende Handlungen zu sein. Zu den Diskussionen und Hypothesen über mögliche Zusammenhänge zwischen Selbstverletzungen und einer Adoleszenzkrise besteht ein Bedarf an empirisch-sozialwissenschaftlichen Untersuchungen. Angesichts der herausgearbeiteten Forschungslücke wird die vorliegende Untersuchung in Form einer *qualitativen Studie* angelegt mit dem Ziel:

- Einer Analyse der adoleszenzspezifischen Entwicklungsthemen sowie -anforderungen in ihren Krisenpotenzialen und deren mögliche Verbindung zu selbstverletzenden Handlungen.
- Einer Analyse der Bedeutung, welche dem Körper in der Adoleszenz und im Zuge der selbstverletzenden Handlungen zukommt.
- Einer Rekonstruktion der manifesten und latenten Motive für und Funktion von selbstverletzenden Handlungen.
- Einer biografischen Perspektive, durch welche die selbstverletzenden Handlungen in ihrer Genese rekonstruiert werden können.

Die Entwicklungsthemen und -anforderungen sowie Krisenmomente in der Adoleszenz, und welche Bedeutung dabei den puberalen Veränderungen zukommen kann, werden in den beiden folgenden Kapiteln zur ‚Adoleszenz‘ und zum ‚Körper‘ zu erörtern sein.

2 Adoleszenz

Das in Kapitel 1 herausgearbeitete Desiderat einer systematischen Berücksichtigung der adoleszenten Entwicklungsthemen bei selbstverletzenden Handlungen bedarf einer adoleszenztheoretischen Perspektive, die sowohl die psychosozialen und kulturellen als auch die psychodynamischen Dimensionen zu integrieren vermag. Aufgrund des erhöhten Auftretens der Selbstverletzungen im Jugendalter liegt es nahe, über die Entwicklungs- und Transformationsanforderungen hinaus auch die Krisenpotenziale in der Adoleszenz explizit in die Betrachtung und Analyse einzubeziehen.

Dabei wird in der vorliegenden Arbeit die theoretische Konzeption von Adoleszenz nach Vera King (2013) zugrunde gelegt; mit dem vielversprechenden Vorteil, die Phase zwischen Kindheit und Erwachsenensein nicht nur deskriptiv zu erfassen, sondern als

> „eine *potentielle Qualität* dieser Übergangsphase, nämlich ein *psychosozialer Möglichkeitsraum* zu sein, der jene weitergehenden psychischen, kognitiven und sozialen Separations-, und Entwicklungs- und Integrationsprozesse zulässt, die mit dem Abschied von der Kindheit und schrittweisen *Individuierung* im Verhältnis zur Ursprungsfamilie, zu Herkunft und sozialen Kontexten in Zusammenhang stehen" (King 2013: 39, Herv. i.O.).

Die Adoleszenz als Lebensphase stellt ein soziales Konstrukt moderner Gesellschaften dar (vgl. King 2013), welches über den historischen Verlauf variiert. Aufgrund der Ausrichtung an der männlichen Adoleszenz in patriarchalischen Gesellschaftsformen wurden lange Zeit die Besonderheiten der weiblichen Adoleszenz nicht nur vernachlässigt, sondern als Phase der Individuation eingeschränkt. Die weibliche Adoleszenz als eine gesellschaftlich zugestandene Phase stellt eine Errungenschaft im Verlauf des 20. Jahrhunderts dar.

> „Bereits die Vorstellung als solche, daß auch junge Frauen Raum und Zeit für die Möglichkeit von Selbsterforschung und Welterkundung beanspruchen, widerspricht traditionellen oder konventionellen Vorstellungen von Weiblichkeit und hat sich nur mühselig und gebrochen kulturell etabliert. Konventionelle oder traditionelle Weiblichkeitsentwürfe sind vielmehr durch einen unvermittelten Übergang aus der Position des Kindes und der infantilen Abhängigkeit von der Herkunftsfamilie in die Position

© Springer Fachmedien Wiesbaden GmbH, ein Teil von Springer Nature 2019
S. Benzel, *Die Bedeutung des Körpers bei Selbstverletzungen junger Frauen*,
Adoleszenzforschung 9, https://doi.org/10.1007/978-3-658-27947-9_3

der Ehefrau und Mutter gekennzeichnet: ein kurzgeschlossener Übergang vom Kind-*Sein* zum Kind-*Haben*, der die adoleszente Entwicklung überspringt" (King 2000: 58, Herv. i.O.).[50]

Für die Phase zwischen der Kindheit und dem Erwachsensein werden interdisziplinär die Begriffe Jugend, Adoleszenz und Pubertät verwendet, um das Heranwachsen mit den tiefgreifenden und folgenreichen Veränderungen sowie die damit einhergehenden neuen Verantwortungs- und Möglichkeitsformen zu erfassen. Dabei werden unter Pubertät vor allem die körperlichen Reifungsprozesse mit den psychosozialen Implikationen begriffen (vgl. Göppel 2011). Der Begriff Jugend findet alltagssprachlich sowie in gesellschaftlichen Diskursen über Jugend für eine Generation Verwendung. Darüber hinaus ist dieser in der sozialwissenschaftlichen Jugendforschung gebräuchlich, um (institutionelle) Übergänge zwischen Kindheit und Erwachsensein zu bezeichnen (vgl. Stauber/Pohl/Walther 2007). Mit dem Begriff der ‚Adoleszenz' wird insbesondere eine *integrative* Perspektive auf konstitutive psychosoziale Umstrukturierungsprozesse und physische Veränderungen verfolgt mit dem Ziel „die Dimension des Psychischen in die soziologische Analyse einzubeziehen und die soziale Konstituiertheit des Psychischen zu analysieren" (King 2013: 32).

Adoleszente psychophysische und soziale Entwicklungsprozesse verlaufen nicht linear, sondern vielmehr prozessual und dynamisch (vgl. King 2013: 52). Während der Beginn der Adoleszenz gängig mit der Geschlechtsreife gleichgesetzt wird, gelten der Eintritt in die Berufstätigkeit oder die Elternschaft nicht mehr als normative Marker für Endpunkte der Adoleszenz (vgl. Hurrelmann 2012; Olk 1985). Sowohl die Anfänge als auch das Ende erscheinen verschoben und offener – infolge dessen wird die Lebensphase der Adoleszenz in der Moderne in vielerlei Hinsicht auch als entgrenzt begriffen (siehe auch Arnett 2004; Seiffge-Krenke 2012) – zumal unabgeschlossene adoleszente Entwicklungsthemen über den weiteren Lebensverlauf wirksam bleiben können. Entsprechend müsse *„die immer wieder aufgeworfene Frage, wann die Adoleszenz in modernisierten Gesellschaften endet, prozessual, dynamisch und auf die Qualität der Prozesse der Individuation und der Aneignung von Generativität bezogen beantwortet werden [...]"* (King 2013: 244, Herv. i.O.). Schlussfolgernd wird in der vorliegenden Arbeit sowohl auf eine zeitliche Eingrenzung der Adoleszenz nach Alter als auch auf eine phasenspezifische Alterseinteilung der Entwicklungsaufgaben verzichtet.

---

[50] Auswirkungen einer eingeschränkten weiblichen Adoleszenz Ende des 19. und zu Beginn des 20. Jahrhunderts veranschaulicht King (2001) am Beispiel des vornehmlich bei Frauen aufgetretenen Phänomens der Hysterie.

2.1 Psychische und soziale Anforderungen

In der Adoleszenz führen die psychophysischen, neurobiologischen und sozialen Umstrukturierungen und Wandlungen zu veränderten Gefühlsqualitäten und Spannungen, welche von Traurigkeit bis hin zu euphorischen Allmachtsphantasien reichen können (vgl. King 2012a, 2013; Göppel 2011; Streeck-Fischer 1994). Damit gehen auch widersprüchliche und umschlagende Bedürfnisse einher, welche das variationsreiche Spannungsfeld bebildern, in dem sich Jugendliche bewegen: Kindliche Abhängigkeit, verbunden mit dem Wunsch nach Nähe und Fürsorge, können wiederum in teils heftige Abgrenzungsbestrebungen mit dem Bedürfnis nach Unabhängigkeit kippen. Die für diese Phase spezifischen psychischen und sozialen Veränderungen resultieren aus den kognitiven Umstrukturierungen, wie der Dezentrierung (vgl. Piaget/Inhelder 1977), die es den Jugendlichen ermöglicht, multiple Perspektiven einzunehmen (vgl. Fonagy et al. 2004) sowie aus der psychodynamischen und sozialen Umgestaltung der (verinnerlichten) Beziehungen zu den Primärpersonen (vgl. King 2012a: 39).

Der adoleszente Individuationsprozess zeichnet sich nach King (2012a: 39) psychodynamisch durch den idealtypischen Dreischritt von „Trennung, Umgestaltung und Neuschöpfung" aus: Voraussetzung für die Trennung der Adoleszenten ist das Infragestellen der verinnerlichten, teils idealisierten elterlichen Positionen, welches phasenweise bis hin zu einem Angriff derselben reichen kann. Bildlich gesprochen entsteht nun eine Übergangszeit, in der das Alte infrage gestellt wird und neue Beziehungsstrukturen noch nicht hinreichend entwickelt sind. Auf Seiten der Adoleszenten bedarf es einer entwicklungsförderlichen Aggression, um die verinnerlichten Elternfiguren als Autorität mit deren Reichweite ins Wanken zu bringen, wodurch sowohl innerlich als auch äußerlich ein Raum für Erprobungen und Neues geschaffen werden kann. Um neue Wege erkunden zu können, ist es nach King (2012a: 40, Herv. i.O.) notwendig, in eine Art *„Anerkennungsvakuum"* zu treten, in dem Adoleszente zeitweise auf die Zustimmung und Anerkennung ihrer Eltern und darüber hinaus der Erwachsenengeneration insgesamt verzichten. Infolgedessen wird auch die essenzielle Fähigkeit allein sein zu können auf eine neue Weise auf die Probe gestellt. Bei einer Vermeidung können Adoleszente in einer infantilen Position ihren Eltern gegenüber verhaftet bleiben, in einem Modus, der darauf ausgerichtet ist, die elterlichen Spuren nicht zu verlassen, wodurch Individuation folglich erschwert werden kann. Begleitet sein können die Aggressionen gegen die Erwachsenen von Schuld- und Einsamkeitsgefühlen sowie Verlustängsten, die in dem ‚Zwischenraum' von nicht mehr Kind und noch nicht Erwachsen zu sein je nach biografischer Disposition, je nach emotionaler Verfassung und je nach sozialer Situation sich adoleszenztypisch in kreativen Äußerungen bis zu riskanten Handlungen ausdrücken können (siehe auch Stauber 2012; Raithel

2011; Kolip 1997). Der adoleszente Narzissmus mit den einhergehenden Größen-
phantasien und Tagträumen sowie die Peerbeziehungen helfen Jugendlichen diesen ‚Zwischenraum' mit der Entbehrung der vormals elterlich strukturierenden
Position auszufüllen (vgl. Bohleber 2004: 233f; King 2013: 22f). Insbesondere der
adoleszenztypische passager auftretende Rückzug in Phantasiewelten mit Omni-
potenzgefühlen kann vorübergehend das fragile Selbstwertgefühl stabilisieren
(siehe auch Gilligan 1992; Streeck-Fischer 1994).

Die einsetzende Fähigkeit, reflexiv denken zu können, ermöglicht eine veränderte Form der Selbst-Wahrnehmung, die den sich verändernden Körper sowie
das eigene Erleben und Handeln einschließt. Im Lichte der neu erworbenen, reflexiven Kapazität können die eigene Biografie und Kindheitserinnerungen aus einer
neuen Position bewertet und eingeordnet werden. Adoleszente sind jetzt in der
Lage, Affekte elaborierter zu beurteilen und es besteht zugleich die Fähigkeit, von
diesen zurücktreten zu können (vgl. Bohleber 2011: 67).

Darüber hinaus wird sowohl die reale Aufmerksamkeit als auch der imaginierte Blick außerfamilialer Objekte bedeutsam (vgl. Mertens 1996: 131f). Es verändern sich die Gewichtung von Haltungen und Ideale: Die vormals gleichsam
idealisierten Werte und Normen der Eltern verlieren nicht nur an Kraft und Reichweite, sondern werden konterkariert und notwendigerweise infrage gestellt, um
Bestehendes aufzuweichen und Neues entstehen zu lassen (vgl. King 2012a: 39f).
Dagegen avancieren die Wertvorstellungen der Peers beträchtlich – insbesondere
in der Auseinandersetzung mit dem eigenen Selbstbild.

2.2 Identität

Gemeinsamer Fluchtpunkt adoleszenter Entwicklungsthemen ist die (intersubjektive) Auseinandersetzung mit der eigenen Identität. Diese „beinhaltet [...] eine
Position der reflektierenden Selbstbetrachtung – eine Position der Selbsterfor-
schung, Selbstkritik und Selbsterkenntnis" (King 2000: 53f). Identität wird hier
nicht als eine abgeschlossene statische Entität verstanden im Sinne von So-Sein,
sondern als ein andauernder Entwicklungsprozess, der immer auch ein So-Werden
einschließt (vgl. Keupp 2008: 65).

*„In jeder Biographie schält sich heraus, welche zentralen Themen jemand auf seinem
Weg mitnimmt, welche offenen Fragen, Bürden oder Rätsel, hinter denen sich oft familial Unbewältigtes, auch kulturell Ungelöstes und mitunter Traumatisierungen verbergen. Diese zentralen Themen können wir auch als Identitätsthemen bezeichnen.
Doch mindestens ebenso entscheidend wie die Themen selbst sind oft die Ressourcen,
über die jemand verfügt, um biografische Themen produktiv gestalten zu können"*
(King 2012a: 38, Herv. i.O.).

Zwar sind Identitätsprozesse nicht auf die Adoleszenz beschränkt (vgl. Keupp 2002), jedoch wird es erstmals in dieser Phase durch die kognitive Entwicklung möglich, sich mit der eigenen Identität reflexiv auseinanderzusetzen. Das heißt, eine dezentrierte Perspektive einzunehmen und in einer davor noch nicht möglichen Art und Weise über sich nachzudenken (vgl. Bohleber 2011: 67). Erikson verweist dabei auf ein Wechselverhältnis zwischen dem Selbst und der sozialen Umwelt, in dem sich der Identitätsprozess konstituiert (vgl. Erikson 1966). Bohleber (2009) betont in dieser Hinsicht auch die Rolle der frühen Objektbeziehungen bei der Identitätskonstitution: „Es ist eine Spiegelung des eigenen Selbst im Objekt, verbunden mit einem Akt der Anerkennung durch das Objekt. Identität ist insofern stets intersubjektiv begründet und wird als ein solcher spiegelnder Dialog auch verinnerlicht (ebd.: 213)." Fehlt eine solche anerkennende Grundhaltung als Voraussetzung, erfolgt die Identitätsarbeit in der Adoleszenz auf ‚unsicherem Boden'.

> „Identität bezeichnet in diesem Sinne die Kompetenz, in einem dynamischen Konfliktfeld zwischen Selbst und inneren oder äußeren Objekten immer wieder Formen von Kohärenz, Kontinuität und Konsistenz zu erreichen. Dabei handelt es sich um einen stets unabgeschlossenen, interaktiven Prozess, bei dem gleichsam immer wieder neu *intra*psychisch wie *inter*personell eine Balance zwischen Selbst und Objekten hergestellt wird. Identität schließt die Beziehung zum Andern mit ein wie auch die Fähigkeit zur Selbstreflexion" (King 2013: 102, Herv. i.O.).

Die adoleszente Selbst-Reflexion rankt um die drei existenziellen Fragen: Wo komme ich her? Wer bin ich? Wohin gehe ich? (King 2012a: 35). Erstere verweist auf die durch die erworbene reflexive Fähigkeit angestoßene biografische Rückschau im Sinne einer Auseinandersetzung mit der Lebensgeschichte und dem Ursprung. „Erst durch die stetig wachsenden reflexiven Kompetenzen besteht die Möglichkeit, den zurückliegenden Erfahrungen, den Erinnerungen, ihren Affektspuren eine Bedeutung zuzuschreiben" (Salge 2017: 66). Die Frage ‚wer bin ich' erhellt sich im Verhältnis zwischen Introspektion und Außenbetrachtung im Sinne einer Selbstbetrachtung aus dem Blick der anderen. Gleichzeitig drängen sich in diesen Fragen auch kulturelle Vorstellungen und Anforderungen insbesondere hinsichtlich der eigenen Geschlechtsidentität auf. Ergänzt werden kann daher die Frage: ‚Was heißt es, in dieser Gesellschaft eine Frau zu sein und welche Bilder, Erwartungen sowie Möglichkeiten, aber auch Begrenzungen werden damit verbunden'? Die letztgenannte Frage zielt darauf, in Abhängigkeit von vorhandenen psychosozialen Ressourcen „Vergangenes und Gegenwärtiges zu einem neuen Lebensentwurf zu verknüpfen" (King 2011b: 76). Die Identitätssuche in der Adoleszenz ermöglicht entwicklungstheoretisch erstmals die drei zeitlichen Dimensionen der Vergangenheit, Gegenwart und Zukunft produktiv zu verbinden, um Wandlung und Neuschöpfung zu ermöglichen (vgl. King 2012a: 39). Entsprechend kann eine günstig verlaufende adoleszente Transformation als Idealtypus der Entstehung des Neuen figuriert werden, in welcher die identitätsstiftenden Fragen produktiv zu einem Lebensentwurf erarbeitet werden (vgl. King 2013).

Während Erikson noch auf die Momente der „Kontinuität und Gleichheit" (Erikson 1981: 131) in der adoleszenten Identitätsbildung verweist, werden Adoleszente in spätmodernen Gesellschaften konfrontiert mit Anforderungen der Flexibilität und Mobilität sowie einer erhöhten Eigenverantwortung im Spiegel einer gesteigerten und gleichsam verunsichernden Optionenvielfalt (siehe auch Bröckling 2007). Je nach biografischer Disposition und den vorhandenen psychosozialen Ressourcen, können die zunehmende Ungewissheit und Risiken in der Lebensplanung das Erarbeiten eines Lebensentwurfs in unterschiedlichem Maße erschweren oder gar behindern. Auch die von dem Soziologen Hartmut Rosa (2002: 275) konstatierte „Beschleunigung des individuellen Lebenstempos" konterkariert das von Erikson benannte psychosoziale Moratorium (vgl. Erikson 1981: 131) als ein gesellschaftlich zugestandener Schonraum an die Jugend. Anders ausgedrückt kann der ohnehin störanfällige adoleszente Individuationsprozess, welcher Entwicklungszeit und -raum bedarf, durch veränderte gesellschaftliche Anforderungen an familiale Lebensverhältnisse (u.a. zeitliche und räumliche Flexibilisierung), und die gewachsene individualisierte Verantwortungs- und Risikolage zusätzlich erschwert werden (vgl. King/Busch 2012: 9f).

2.3 Krise

Die Adoleszenz beherbergt angesichts der tiefgreifenden und folgenreichen Umstrukturierungsprozesse in vielerlei Hinsicht Krisenpotenziale: Die psychophysischen und sozialen Veränderungen verlaufen in einem Spannungsverhältnis, in welchem infantile Beziehungsformen zu den primären Bezugspersonen in Frage gestellt werden und neue reformulierte Beziehungsstrukturen noch nicht hinreichend etabliert sind. Der kindliche Körper verschwindet zunehmend und die Auseinandersetzung mit dem geschlechtsreif gewordenen Körper ist in Gange. Durch die Transformationsprozesse wird das vormalige kindliche Gleichgewicht labilisiert – es entsteht ein Übergangsraum, welcher insofern als strukturell krisenhaft verstanden werden kann, als dass der Ausgang dieser Entwicklungsphase noch offen ist. Bereits Erikson hat in seinem Stufenmodell der psychosozialen Entwicklung im Lebenslauf den Aufstieg in die jeweils nächste Stufe durch die Klärung einer altersspezifischen Krise verstanden (vgl. Erikson 1966). Dabei ist der für die

Adoleszenz als zentral erscheinende Gedanke angelegt, dass ein günstiger Ausgang der Krise auf ein neues Entwicklungsniveau führt (vgl. Erikson 1981: 91ff). Daran anknüpfend wird in der vorliegenden Arbeit Krise verstanden als

> „Umschlagpunkt [...], in dem aufgrund struktureller Wandlungen die Notwendigkeit entsteht, eine neue Balance herzustellen – eine Neugestaltung, deren Inhalte und Formen eben im Moment des Umschlags noch nicht feststehen, also ‚erarbeitet‘ werden müssen" (King 2003: 326). Die Adoleszenzkrise „ist potenziell Quelle von Neuem wie sie Medium der nachhaltigen Reproduktion des Alten sein kann" (King 2013: 193).

Einen vielversprechenden Ansatz zu dem Potenzial von Krisenerfahrungen aus bildungstheoretischer Perspektive offeriert die Theorie eines transformatorischen Bildungsprozesses von Hans-Christoph Koller (2010: 289). Dabei versteht er Bildungsprozesse als Transformationen des Selbst- und Weltverhältnisses „als Reaktion auf eine bestimmte Art von Krisenerfahrungen [...]". Die Krisenerfahrungen in der Adoleszenz werden von ihm als ein Anlass von Transformationsprozessen des Selbst- und Weltverhältnisses verstanden, „für deren Bewältigung die Figuren des bisherigen Welt- und Selbstverhältnisses nicht mehr ausreichen" (ebd.). Die nicht mehr ausreichenden Bewältigungsformen sowie die noch nicht erarbeiteten neuen Figuren im Sinne von King können als charakteristische Momente der Adoleszenzkrise bezeichnet werden. Der Übergang des ‚nicht mehr‘ und ‚noch nicht‘ impliziert sowohl das Potenzial des Neuen als auch den kritischen Moment der ‚Wiederholungsschleife‘. Bei einem ungünstigen Verlauf unter

> „[...] bestimmten sozialen und psychosozialen Bedingungen können jedoch jene Momente die Oberhand gewinnen, die zur Wiederholung oder die zu Zerstörung treiben – mit den entsprechenden Resultaten konventioneller Ausgänge, in denen das Veränderungspotenzial stillgelegt ist oder in denen die Destruktivität im Verhältnis zu sich oder zu anderen und der umgebenden Welt dominiert" (King 2013: 53).

Momente der Zerstörung und Wiederholung sind jedoch auch den günstig verlaufenden adoleszenten Transformationsprozessen notwendigerweise immanent: Zerstörung im Sinne von Trennung von der Kindheit und dem unwiederbringlichen kindlichen Körper stellen schmerzliche weichenstellende Momente in dem Entwicklungsprozess dar. Ferner beherbergen Momente der Wiederholungen und Reinszenierungen der kindlichen Erfahrungen, insbesondere von solchen, die noch nicht hinreichend verarbeitet sind, die Chance durch das gewonnene reflexive Vermögen im günstigen Fall integriert zu werden (vgl. Bohleber 2011: 64).

Unter einschränkenden psychosozialen Bedingungen können andauernde Wiederholungen jedoch ein destruktives Ausmaß annehmen, in dem Transformation erschwert oder gar verunmöglicht wird. Inwieweit die adoleszente Krise günstig verläuft, hängt auch von dem generativen Vermögen der Eltern ab.

2.4 Generativität

Die psychosozialen Wandlungsprozesse in der Adoleszenz verlaufen nicht nur individuell auf der Seite der Subjekte, wie es in Form der Entwicklungsaufgaben nahegelegt erscheint. Adoleszente Individuationsprozesse sind primordial eingebettet in intergenerationale Verhältnisse. Jugendliche sind insbesondere bei der Ablösung auch auf ein wohlwollendes ‚Los-Lassen' von Elternseite angewiesen. Übermäßige Trennungs- und Verlustängste der Eltern können die Selbstständigkeitsbestrebungen tendenziell behindern und darüber hinaus bei den Adoleszenten Schuldgefühle auslösen die Eltern ‚zu verlassen'. Jugendliche sind auch darauf angewiesen, dass ihre Eltern im Sinne von Winnicott (2012: 101ff) ihnen zur Verwendung stehen für das adoleszente Aufbegehren gegenüber den vormals mächtigen elterlichen Positionen. Erst wenn die infantile Beziehung infrage gestellt werden kann, ohne Ängste die primären Bezugspersonen beispielsweise aufgrund von unsicheren Bindungen zu verlieren, eröffnet sich ein Raum für neue Beziehungsformen zu diesen. Ferner bedarf es von Seiten der Elterngeneration einer haltgebenden Umwelt für das adoleszente Changieren zwischen Liebe und Aggressivität, Abhängigkeit und Autonomie, Trauer und Euphorie sowie Minderwertigkeit und Allmacht. Zugespitzt ist adoleszente Individuation an das Vermögen der elterlichen *generativen Haltung* gebunden, einen *psychosozialen Möglichkeitsraum* für den Wandlungsprozess bereitzustellen (vgl. King 2013). Dabei hängt die generative Fähigkeit auch davon ab, wie Eltern durch die Adoleszenz der eigenen Kinder „mit der eigenen Begrenztheit, mit uneingelösten Wünschen, Identitätsprojekten und Lebensthemen" umgehen können (ebd: 139). Neid und Rivalität gegenüber den aufbrechenden Töchtern, welchen die Optionen für die Zukunft noch offenstehen, können den adoleszenten Möglichkeitsraum einengen. Aus anthropologischer Sicht erscheint die Realität virulent, nun von den eigenen adoleszenten Kindern in der Generationenfolge zunehmend abgelöst zu werden. Dementsprechend hat der „Prozess der Ablösung in der Adoleszenz [...] insofern für beide Seiten im Generationenverhältnis eine ambivalente Bedeutung: Ablösung *von der* erwachsenen Generation läuft in verschiedener Hinsicht auch auf eine von dieser als schmerzlich erlebte Ablösung *der* erwachsenen Generation hinaus" (King 2010a: 15, Herv. i.O.).

In bestimmten vormodernen Gesellschaften wurden diese Ambivalenzen mit ihren schmerzlichen Ausprägungen für beide Generationen in festen Übergangsritualen ausgetragen und vielmals über den Körper kanalisiert sowie eingeschrieben (siehe dazu auch in Kapitel 1 die kulturanthropologische Perspektive auf Selbstverletzungen). Dagegen scheint in modernen Gesellschaften die Individuierung mit ihren Risiken und Unsicherheiten individualisiert. Die Frage, ob ein Ablösungsprozess günstig verläuft, hängt somit wesentlich von der Qualität des *möglichen Entwicklungsraums im Generationenverhältnis* ab:

> „Ablösung lässt sich insofern in einer Dialektik von Generativität und Individuation bestimmen: Generativität, als psychische Kompetenz der Erwachsenen, ermöglicht Individuation der Heranwachsenden; Generativität stellt zugleich eine Fähigkeit dar, die Adoleszente im günstigen Fall im Prozess der Ablösung selbst erlangen" (King 2010a: 16).

Dabei kann unter Generativität auf Seiten der Adoleszenten nicht nur die Elternschaft im engeren Sinne gefasst werden, sondern im übertragenen Sinne „Verantwortung – also psychisch und psychosozial eine Elternposition im Verhältnis zu etwas (und zu anderen) [zu] übernehmen" (King 2012a: 42). Veränderungen und potenzielle Begrenzungen des adoleszenten Möglichkeitsraums im Generationenverhältnis können erfolgen durch transgenerationale Weitergaben von beispielsweise jeweils einschränkenden Geschlechterbedeutungen (vgl. Flaake 2001, 2004a), unverarbeitete Traumatisierungen und Migrationserfahrungen (vgl. Streeck-Fischer 2014; King/Koller 2006).

Im Lichte der Flexibilitäts-, Mobilitäts- und Optimierungsanforderungen in der beschleunigten Gegenwartsgesellschaft (vgl. Rosa 2012; Bröckling 2007; King/Busch 2012) werden für Erwachsene veränderte Normen und Anforderungen zum Maßstab, welche mit Momenten der ‚Jugendlichkeit' vergleichbar erscheinen (vgl. King 2010a: 16f). Die Fähigkeit, sich im Modus des Aufbruchs und der Flexibilität gegenüber der Optionenvielfalt bewegen zu können, erscheint gesellschaftlich gefragt, um in der sich rasch verändernden sozialen Wirklichkeit bestehen zu können (vgl. ebd.). Der Zustand von ‚Jugendlichkeit' im Sinne von verspäteten oder erneuten Aufbrüchen auf Seiten der Elterngeneration verbunden mit dem Modus der Innovationsbereitschaft sich selbst wiederholt neu zu erfinden, um die vielfältigen Optionen von morgen nicht zu verlieren, kann zu generationenverschleiernden Tendenzen führen (vgl. King 2012a: 44f). Die vormals den Jugendlichen vorbehaltende Aufbruchsstimmung wird folglich von der Erwachsenengeneration mitbesetzt. Das in dieser Hinsicht Schwinden der Generationendifferenz kann den adoleszenten Möglichkeitsraum entsprechend gefährden (vgl. ebd.; King/Busch 2012: 18).

2.5 Zusammenfassung

In der Entfaltung einer adoleszenztheoretischen Perspektive, welche vornehmlich an die Konzeption ‚der Entstehung des Neuen' von Vera King (2013) anschließt, wurden wesentliche Entwicklungsthemen und -anforderungen in ihren psychodynamischen, psychosozialen und kognitiven Dimensionen dargestellt und jeweils hinsichtlich ihrer möglichen Konsequenzen für den Individuationsprozess betrachtet. In den Vordergrund wurde das zugrunde liegende Verständnis von Adoleszenz als sozialhistorisch variierendem Möglichkeitsraum gestellt, dessen potenzielle Qualität für Individuationsprozesse sich an seiner Chancenstruktur ausmachen lässt und in spätmodernen Gesellschaften auch durch spezifische Unsicherheiten und Risiken beeinflusst erscheint.

Ablösung und Transformation verlaufen im Verhältnis von Determiniertheit und Emergenz (vgl. King 2013: 53). Das heißt, Identitäts- und Individuationsprozesse sind mit dem eigenen Ursprung, den Objektbeziehungserfahrungen sowie generationalen Tradierungen verknüpft. Gleichzeitig, so konnte gezeigt werden, liegt dem adoleszenten Wandlungsprozess ein konstitutives Krisenpotenzial zugrunde, durch welches je nach inneren und äußeren Ressourcen Entwicklungs-Transformations-, und Bildungsprozesse angestoßen, gehemmt oder auch verhindert werden können.

Deutlich wurde, dass das Potenzial eines Entwicklungsraumes in der Adoleszenz wesentlich von dem Vermögen der Erwachsenengeneration abhängt, eine generative Haltung einzunehmen. Diese wiederum wird von gegenwärtigen gesellschaftlichen Wandlungsprozessen in der Moderne und damit einhergehenden veränderten Anforderungen an die Elterngeneration beeinflusst.

Schlussfolgernd gilt es, die adoleszente Ablösung konsequent in ihrem dialektischen Verhältnis zwischen Individuation und Generativität zu betrachten. Wie in dem anschließenden Kapitel noch auszuführen sein wird, spielt die Bedeutung des Körpers in der Entwicklung über den biografischen Verlauf mit dem Fokus auf der Adoleszenz für den Individuationsprozess im Generationenverhältnis eine herausragende Rolle.

3 Körper

Die in Kapitel 2 ausgeführte adoleszenztheoretische Perspektive mit dem Schwerpunkt auf die psychosozialen Entwicklungsthemen und -anforderungen werden in diesem Kapitel um die körperliche Dimension erweitert. Für die Beantwortung der Frage nach der Bedeutung des Körpers bei jungen Frauen, die sich selbst verletzen, wird ein theoretischer Rahmen angelegt, der sowohl die psychische als auch die psychosoziale und kulturelle sowie phänomenologische Perspektive auf den Körper integriert. Erforderlich für die Fragestellung in der vorliegenden Untersuchung sind daher

> „die psychischen und psychosozialen Bedeutungen und Konnotationen des Körperlichen, wie sie mit der Subjektwertung selbst verknüpft sind, mit den kulturellen Bedeutungen und Praxen in Beziehung zu setzen. Körperlichkeit ist immer schon auf grundlegende Weise mit Abhängigkeit, Angewiesenheit und mit dem unhintergehbaren Eingebettetsein in eine Intersubjektivität verknüpft. Und solche Konnotationen können wiederum je nach individuellem psychischen und sozialen Werdegang sowie nach kulturellen Werten und Normen unterschiedlich bewertet und integriert, angenommen oder verleugnet, bewusst oder unbewusst gehalten werden" (Gerisch/King 2008: 264).

In der hier zugrundeliegenden adoleszenztheoretisch-biografischen Perspektive auf den Körper werden sowohl die psychischen Anforderungen durch die puberalen Veränderungen als auch der ‚Eigensinn‘ (vgl. King 2013: 184) des Körperlichen unter Berücksichtigung sozialer und kultureller Bilder und Vorstellungen von Geschlecht und Körper in den Blick genommen. Genauer wird auf die Bedeutung des Körpers in seiner entwicklungs- sowie adoleszenztheoretischen Dimension im folgenden Kapitel eingegangen.

3.1 Der Körper aus entwicklungstheoretischer Perspektive

Die Bedeutung und der Umgang mit dem Körper im ‚Hier und Jetzt‘ sind Ausdruck intersubjektiver (taktiler) Erfahrungen, die sich über den Lebensverlauf einprägen, jedoch in ihrer Auswirkung zukunftsoffen bleiben und Möglichkeitsgrade

© Springer Fachmedien Wiesbaden GmbH, ein Teil von Springer Nature 2019
S. Benzel, *Die Bedeutung des Körpers bei Selbstverletzungen junger Frauen*,
Adoleszenzforschung 9, https://doi.org/10.1007/978-3-658-27947-9_4

der Transformation einschließen. Die feinen Verästelungen der Körperwahrnehmung sowie des eigenen Körpererlebens haben ihre Wurzeln in den frühen Erfahrungen mit den primären und nahestehenden Bezugspersonen, die besonders nach-
haltig wirken.

> „Verkürzt können wir davon ausgehen, dass sich von Anbeginn die individuelle Bio-
> graphie mit ihren prägenden Objektbeziehungserfahrungen zunächst *als Körper in der
> Zeit*, also als unmittelbare *Körperzeit* in Abhängigkeit zum Anderen zu strukturieren
> beginnt" (Gerisch 2009a: 124, Herv. i.O.).

Beginnend im Mutterleib ist die Entwicklung des menschlichen Körpers konstitutiv intersubjektiv und je nach Alter und biopsychosozialem Entwicklungsstand
von einer mütterlichen und/oder väterlichen Figur graduell abhängig. Dieser Umstand wird von Winnicott treffend ausgedrückt: „'There is no such thing as a baby'
– meaning that if you set out to describe a baby, you will find you are describing
a *baby and someone*" (Winnicott 1954: 137, Herv. i.O.). Vor allem in den ersten
Lebensjahren erscheint die Interaktion zwischen den Bezugspersonen und dem
Kind als eine vorwiegend körperbasierte, die sich im günstigen Fall durch zärtliche
Berührungen beim Stillen, Wickeln oder Baden des Kleinkindes ausdrückt. Eine
filigrane Abstimmung zwischen Kind und der primären Bezugsperson hängt von
dessen Sensitivität ab, die Signale des Kindes zu deuten und adäquat zu reagieren,
um eine somatische Unter- oder Überstimulierung zu vermeiden (vgl. King/Rich-
ter-Appelt 2009: 144; Fonagy et al. 2004). Neben dem zugewandten Blick, der
freundlich-markierenden Stimme sowie der Mimik schaffen in dieser Altersphase
insbesondere die stimulierenden körperlichen Berührungen einen Entwicklungs-
raum, in dem sich das Kind gehalten fühlen kann. Der kindliche Körper ist dabei
sowohl für Mutter und Vater durch die Ernährung, Pflege und Berührung als auch
für das Kind Bezugspunkt.

   Reagiert beispielsweise die Mutter beim Wickeln mit unzureichender Aufmerksamkeit oder gar Ablehnung, wirken sich diese Bindungsantworten auch auf
die Beziehung des Kindes zu seinem Körper aus: Die „Berührung wird zur Botschaft" [*le massage devient un message*] (Anzieu 1991: 59, Herv. i.O.). Diese unausgesprochenen somatisch transportierten und daher vielmals latenten mütterlichen Botschaften vermitteln darüber hinaus nach Flaake (2004b: 47f) auch Geschlechterbilder. Die körperbasierte Interaktion ist immer auch gefärbt von den
Vorstellungen und Phantasien der Mütter und Väter über ihr eigenes Geschlecht
und das andere Geschlecht, über Sexualität, Tabuisierungen und den damit einhergehenden Begrenzungen und Möglichkeiten.

   Zur Ausdifferenzierung des Körperselbst bedarf es einen signifikanten Anderen, aus dessen Blick, Spiegelung und Berührung sich die Körperwahrnehmung
sowie der einzigartige Zugang zum eigenen Körper bilden. Die erste Herauslösung

des Eigenen aus der erlebten Einheit mit der Mutter erfolgt auch durch die Besetzung der eigenen Körperregionen sowie durch Grenzerfahrungen, die vor allem über die Haut via Berührungen vermittelt werden (vgl. Anzieu 1991). Der Säugling erlebt zunächst seine Gliedmaßen wie Arme und Beine als nicht beeinflussbare Objekte der Außenwelt; erst durch die sukzessiv erfahrbare Manipulation von Armen und Beinen kommt es zu einer psychischen Aneignung (vgl. Gerisch 2006: 141). Mit zunehmender Entwicklung überlassen die Eltern die Verantwortung und Versorgung des Körpers dem Kinde. Besonders für die Herausbildung des Körperselbst sind Erfahrungen, welche die eigenen Körpergrenzen markieren, unabdingbar, um sich der leiblichen Präsenz gewiss zu werden und zunehmend Konturen einer Ganzheitsvorstellung zu entwickeln. Im humboldtschen Sinne kann für die ersten Lebensjahre eines Kindes *der Körper* als Tor zur Welt hervorgehoben werden, über den wesentliche Explorationserfahrungen sinnlich vollzogen werden – auf diese Weise sind Körper und Welt „Korrelatbegriffe" (Schilder 1933: 368). In diesem Bild sind Berührungen Mittler zwischen Ich und Welt – zwischen dem Selbst und dem Anderen (vgl. Küchenhoff 2007).

Die Art und Weise wie der eigene Körper erlebt, betrachtet und bewertet wird, ist das Ergebnis der intersubjektiven Körpererfahrungen, die auch als Spuren im Gehirn repräsentiert sind und aus diesen heraus sich das Körperbild als mentale Repräsentation des Körpers formt (vgl. Küchenhoff 2008: 75f).[51] „Das Körperbild ist eine phantasmatische Repräsentation, ist wegen seiner fantasieabhängigen Qualität dynamisch und wandelbar, es ist affektiv hoch aufgeladen" (Küchenhoff/Agarwalla 2012: 19f).

Die in der Wahrnehmung des eigenen Körpers präsenten sowie emotional-aktiven frühen Körper-Beziehungserfahrungen und den damit verbundenen Geschlechterbildern bleiben Ausgangspunkt für die mit zunehmendem Alter und erweitertem Beziehungsradius im Zuge des Sozialisationsprozesses angereicherten Beziehungserfahrungen. Von Berührungen der primären Bezugspersonen erweitert sich der Radius zum Beispiel durch eine Kindertageseinrichtung und später Schule, in denen das Kind unterschiedliche Berührungserfahrungen mit anderen Kindern und Erwachsenen erlebt. Seismographisch werden zukünftige Berührungen mit anderen Personen anhand der Vorerfahrungen eingeordnet, gleichzeitig können Niederschläge der primären Körpererfahrungen auch insbesondere in der Phase des adoleszenten Umbruchs transformiert werden.

---

[51] Das Körper-Gedächtnis reicht dabei bis in die vorsprachliche Zeit zurück (vgl. King/Richter-Appelt 2009: 113; Küchenhoff/Agarwalla 2012: 13).

3.2 Der weibliche Körper in der Adoleszenz

Im Allgemeinen liegt dem adoleszenten psychosozialen Ablösungsprozess zu den (verinnerlichten) primären Bezugspersonen auch eine somatische Dimension zugrunde. „Der Körper repräsentiert die adoleszente Metamorphose im psychophysischen und psychosozialen Umwandlungsprozess, gerade weil er zugleich der materielle und damit unumstößlicher Träger der Verwandlung ist" (King 2013: 52). In der Adoleszenz werden das kindliche Körperbild sowie das zusammenhängende psychische Selbstverständnis durch die körperlichen geschlechtsspezifischen Veränderungen in beunruhigender Weise irritiert. Im Zuge dessen müssen sich Adoleszente ihren Körper auf der psychischen Ebene erst sukzessiv *neu aneignen* (vgl. King 2012b: 33). Wie aus entwicklungstheoretischer Perspektive deutlich wurde, hängt die Art und Weise, wie die puberalen Veränderungen bewältigt und in das Selbstbild integriert werden können, maßgeblich von der Qualität der bisherigen Beziehungserfahrungen mit den primären Bezugspersonen ab. Die Verankerung der primären Objekte im eigenen Körper stellt sich aus phänomenologischer Sicht wie folgt dar:

> *„Die Anderen sind zunächst einmal in den Leib eingeschrieben aufgrund der unhintergehbaren Bezogenheit der eigenen Existenz auf jene, Vater und Mutter, die mich als Tochter oder Sohn hervorgebracht haben.* Leiblichkeit und Geschlechtlichkeit ist damit ebenso unhintergehbar verknüpft mit der *Angst und Ambivalenz*, die sich auf das Erleben von Angewiesenheit und Fremdbestimmtheit richten, wie sie im leiblichen Ursprung selbst repräsentiert sind" (Gerisch/King 2008: 266f, Herv. i.O).

Die psychischen Aneignungsversuche des sich verändernden Körpers bewegen sich folglich in einem Spannungsverhältnis, in dem „der Körper sowohl potenzieller Träger der Individuation ist, insofern Materialisation und Bühne des ›Für-mich-Seins‹, als auch Träger der Generativität, Materialisation und Bühne des ›Von-Anderen-und-für-Andere-Seins‹" (King 2003: 325). Je nachdem, welche Bilder mit dem eigenen Ursprung assoziiert werden und wie die bisherige Beziehungsqualität zu den primären Objekten erlebt wurden, wird das leiblich verankerte Spannungsverhältnis als bedrohlich erlebt. Beispielsweise spielen Vorstellungen der eigenen Erwünschtheit oder Unerwünschtheit eine bedeutsame Rolle für die basale Selbstvergewisserung, in deren Ermangelung es zu einer ontologischen Unsicherheit kommen kann, welche sich wiederum auf den Körper materialisiert und im Umgang mit diesem ausdrückt.

King (2013) versteht mit Bezug auf Bernhard Waldenfels und Hannah Arendt als weitere unhintergehbare Bedeutung und Anforderung, die vom Körper ausgehen und in der Adoleszenz durch die körperlichen Veränderungen einer Wandlung unterliegen, anthropologische Begrenzungen sowie Potenz „wie sie der Leiblich-keit, Natalität – Zeugung, Empfängnis, Geborenwerden – und Sterblichkeit inhä-rent sind und die damit verknüpfte Generationenfolge konstituieren" (ebd.: 190). Die Art und Weise, wie die durch die Transformation des kindlichen Körpers in einen geschlechtsreifen Körper vermittelte Potenz und Begrenzungen gedeutet, verarbeitet, bewältigt oder auch abgewehrt werden, sind psychosozial und kultu-rell geprägt (vgl. ebd.). Anders formuliert gehen ubiquitär vom Körper gleichsam Begrenzungen und Möglichkeiten aus, die subjektiv unterschiedlich ausgestaltet werden und dabei historisch sowie unter den vorherrschenden sozialen und kultu-rellen Vorstellungen variieren können (siehe auch Abraham 2011).

Das Verhältnis zwischen Individuation und Generativität sowie zwischen Er-weiterungs- und Begrenzungserfahrungen eröffnet ein konstitutiv-ontologisches Spannungsverhältnis, welches – und das charakterisiert das Adoleszenzspezifi-sche – durch die körperlichen Veränderungen virulent wird und in dieser Phase in den Vordergrund tritt. Anders ausgedrückt wird der kindliche Leib zum aufdring-lich veränderten Körper, welcher vor dem Hintergrund der leiblich eingeschriebe-nen Bedeutungsaufladungen und den psychischen Integrationsanforderungen la-bilisierend wirkt (vgl. King 2002: 93f). Das nicht mehr kindliche und noch nicht erwachsene Leib-Körper-Verhältnis gerät in dieser Phase in beunruhigender Weise aus dem Gleichgewicht.[52] Es entsteht eine Diskrepanz zwischen dem Leib-Sein und Körper-Haben. Jugendliche erleben den Körper teilweise als nicht mehr kontrollierbar oder gar als fremd (vgl. King 2011a: 83f). Mit Blick auf den Körper manifestiert sich der strukturell krisenhafte Prozess in der Adoleszenz durch den aufdringlich gewordenen Körper, welcher erst psychisch angeeignet werden muss (vgl. King 2002: 93). Im günstigen Fall wird das Leib-Körper-Verhältnis wieder ausbalanciert und der aufdringliche Körper kann auf einem neuen Niveau in ein gewohntes Selbstverständnis zurückgleiten (vgl. Küchenhoff 1987: 290; Walden-fels 2000; King 2002). Die Integrationsanforderung des Körpers kann jedoch auf unterschiedliche Weise verweigert werden, wie beispielsweise bei Jugendlichen in Form der Magersucht, durch welche exponierte Weiblichkeit bekämpft wird und folglich der Körper weiter psychisch aufdringlich bleibt.

Der Eintritt der Menarche

Sowohl biografisch als auch generational einschneidend ist der Eintritt der ersten Menarche. Diese kann mit Stolz und Freude, aber auch mit Schrecken, Ekel und Verunsicherung verbunden sein (vgl. Flaake 2012: 136ff). Mit der Menstruation

---

[52] Aus phänomenologischer Perspektive wird zwischen Leib (›ich bin mein Leib‹) und Körper (›ich habe einen Körper‹) differenziert (vgl. Küchenhoff/Agarwalla 2012: 13f).

wird die generative Potenz möglich, gleichzeitig kann sie beschwerlich und schmerzlich erscheinen und als einschränkend im Alltag erlebt werden (vgl. ebd.). Das individuelle negative Erleben spiegelt auch die teils negativen kulturellen Konnotationen der Menarche als unrein und unhygienisch wider, in denen das Weibliche als schwach abgewertet erscheint (vgl. King 2013: 195).

Wie der Eintritt der ersten Menstruation erlebt wird, hängt nicht nur davon ab, wie vorangegangene Objektbeziehungserfahrungen erlebt werden, sondern auch vom Umgang der Elterngeneration mit dem nun generativen Körper der Tochter. In der Beziehung zur Tochter können bei den Müttern die eigenen, insbesondere unerfüllten adoleszenten Wünsche, Enttäuschungen sowie Begrenzungserfahrungen virulent werden. Je nachdem wie mit diesen umgegangen wird, können Mütter die neuen lustvollen Freiheitsgrade der Tochter wohlwollend und unterstützend begleiten oder aber diesen begrenzend und missgünstig gegenüberstehen:

> „Der Körper der Tochter trifft dann – trotz oft entgegengesetzter bewusster Intentionen – eher auf einen kritischen denn bestätigenden Blick der Mutter, ein aktives sexuelles Wünschen und Wollen der Tochter wird dann eher begrenzt denn ermutigt, und die körperliche Verbundenheit zwischen Mutter und Tochter findet ihren Ausdruck im gemeinsamen negativen Erleben und Leiden an der Regelblutung. Gesellschaftliche Schönheitsvorstellungen und Definitionen der Menstruation finden sich in solchen Mustern ebenso wie Bilder weiblicher Sexualität, sie erhalten ihre Bedeutung jedoch durch die spezifischen Dynamiken in der Mutter-Tochter-Beziehung" (Flaake 2004b: 55).

Psychodynamisch werden insbesondere zwischen Mutter und Tochter die Themen von Abschied und Ablösung auf einer neuen Ebene bedeutsam. Der geschlechtsreife Körper der Tochter, mit der Möglichkeit nun selbst potenziell generativ werden zu können, markiert auf der einen Seite die Generationengrenzen neu. Auf der anderen Seite wird der Körper durch die sexuelle Reife dem der Mutter ähnlich (vgl. Flaake 2004b: 48f). Das Mädchen befindet sich nach Gerisch (2006: 151ff) in einem Dilemma: Einerseits wird sie der Mutter ähnlicher, andererseits befindet es sich in einer Phase der Abgrenzung und Trennung. Je nachdem wie günstig vorangegangene Separationsprozesse zwischen Mutter und Tochter verlaufen sind, wird der körperliche Verweis auf die Mutter als bedrohliche Nähe erlebt. Der Körper als unumstößlicher Bezug zur Mutter kann dann stellvertretend für diese zum Ziel der Aggressionen werden.

Flaake (2004b, 2001) hat in einer qualitativen Studie differenziert herausgearbeitet, wie elterliche Vorstellungen verbunden mit gesellschaftlichen Bildern von Weiblichkeit und Männlichkeit im Sinne von Körperlichkeit und Sexualität den Eintritt der Menstruation der Tochter beeinflussen. In Bezug auf die Väter beschreibt sie beispielsweise negative Umgangsmuster der Distanzierung von den Töchtern, welche auf eine Abwertung des menstruierenden Körpers beruhen.

> „Wenn die bei Vätern durch die zur Frau werdende Tochter ausgelösten Gefühle nicht in entlastenden Erwachsenenbeziehungen und durch von der Tochter abgegrenzte Bewältigungsstrategien aufgefangen werden können, entsteht eine Verführung, in der Tochter das eigene als bedrohlich Erlebte zu bekämpfen und abzuwehren. Sexuelle Wünsche und Fantasien werden dann in den Körper der Tochter verlegt und dort in Schach zu halten versucht. Solche Stabilisierungsversuche können anknüpfen an gesellschaftliche Bilder weiblicher Körperlichkeit und Sexualität" (Flaake 2004b: 51f).

Bei der Adoleszentin gibt die Menstruation den Anstoß, sich auf eine neue Art und Weise mit der eigenen Geschlechtsidentität auseinanderzusetzen. Dabei gilt es auf psychischer Ebene den sich öffnenden Körper mit der neu gewonnenen Potenz, aber auch Verletzbarkeit sukzessiv anzueignen und den Menstruationszyklus in ein neues Selbstverständnis zu integrieren. Ausschlaggebend für den Integrationsprozess sind unterstützende und ermöglichende elterliche Figuren, welche eigene Unsicherheiten sowie unerfüllte Wünsche auf der Paarebene verhandeln statt mit der Tochter auszutragen (vgl. King 2013: 214).

Neben dem familialen Umfeld kommt den weiblichen Peers als Gleichgesinnte eine bedeutende Rolle bei der Verarbeitung der Menstruation zu. Sie wirken als Orientierungsrahmen, was beispielsweise durch das Vergleichen im Klassenverband hinsichtlich des Menstruationsbeginns deutlich wird. Diesbezüglich kann die Gleichaltrigengruppe sowohl unterstützend wirken, indem die Fremdheits- und Aneignungserfahrungen geteilt werden, als auch belastend sein, insbesondere bei einer im Vergleich früh- oder spät einsetzenden Menstruation.

Sexualität

Angetrieben durch das Erwachen des sexuellen Begehrens gewinnen äußere Objekte sowohl in der Phantasie als auch real eine neue Bedeutung. Zu Beginn der adoleszenten Sexualität bewegt sich diese noch im Verhältnis zwischen den kindlichen Liebesbeziehungen zu den primären Bezugspersonen und ersten sexuellen Erfahrungen mit Peers (vgl. King 2012b: 33f). Je unsicherer die Generationenschranken sind, desto bedrohlicher kann das eigene sexuelle Begehren erlebt werden.

In der Adoleszenz entsteht eine neue Art des Angewiesenseins auf andere, welche nicht nur psychosozial neu ausgelotet werden muss, sondern entsprechend in dem Körper über das sexuelle Begehren in einer neuen Qualität verankert wird. Der Körper als Quelle der sexuellen Lust verweist real sowie phantasmatisch auf eine neue Dimension der Abhängigkeit von Anderen. Gleichzeitig kann der Körper nun Ziel und Ort des Begehrens von anderen werden. Liebe, Aufmerksamkeit und Zuwendung können nun auf einer anderen Ebene erfahren werden. Dagegen können bei unsicheren Selbstgrenzen Verschmelzungsphantasien eine Angst vor dem Selbstverlust auslösen. Insbesondere bei der psychischen Aneignung des weiblichen geschlechtsreifen Körpers, erlangt der konstitutive Bezug auf den eigenen Ursprung und die neue potenzielle Fruchtbarkeit, phantasmatisch eine große Bedeutung.

> „In diesem Sinne ist die psychische Repräsentanz des weiblichen genitalen Körpers zugleich ein genuiner Entwurf des Objektbezugs: psychischer (oft auch realer) Raum eines potenziell neuen Ursprungs, ein virtuell oder phantasmatisch den Penis aufnehmender und virtuell ein Kind empfangener, nährender und gebärender. So wird die junge Frau in der Adoleszenz damit konfrontiert, dass ihr Körper und ihr innerer Raum – phantasmatisch – vom Objekt durchdrungen sind – eine potenzielle Quelle und Grundlage von Potenz wie auch von Angst und Zerstörung" (King 2003: 333).[53]

Besonders deutlich wird die neue Form der Aushandlung von Selbst- und Körpergrenzen in der phantasmatischen Ausgestaltung des mit großer Bedeutung aufgeladenen ersten Geschlechtsverkehrs. Je nachdem, wie vorangegangene Selbstabgrenzungen erlebt wurden, je nachdem, wie die inneren Objekte besetzt sind, kann der Geschlechtsverkehr die ohnehin bestehende Unsicherheit verstärken bis hin zu einem Gefühl der Angst vor Verletzung und Schmerzen, welche verbunden sind mit dem Reißen des Hymens.

Flaake (2002: 165) verweist mit Bezug auf Simone de Beauvoir auf die „Verletzungsmacht" von Jungen und Männern und die „Verletzungsoffenheit" bei Mädchen. In der Phase der puberalen Veränderungen würden männliche Jugendliche versuchen ihre Unsicherheiten über die Abwertungen und Verobjektivierungen des weiblichen Körpers als Sexualobjekt zu stabilisieren. Entsprechende Muster sind auch in den Familiendynamiken mit patriarchalen Strukturen aufzufinden:

> „(…) geschlechtsübergreifend werden im Verhältnis zwischen Eltern und adoleszenten Kindern erotische und aggressive, von Neid, Eifersucht und Rivalität gespeiste Empfindungen virulent, die mittels projektiver und kontrollierender Verarbeitungen abzuwehren versucht werden können. Sexuelle Empfindungen, Verführung und Rivalität können in grenzüberschreitenden Kommentaren und Einmischungen zum Ausdruck kommen und die selbstregulative Aneignung des sexuellen adoleszenten Körpers auf verstörende Weise behindern" (King 2003: 338).

---

[53] Zu einer ausführlichen Darstellung der Aneignung der weiblichen Genialität in der Adoleszenz siehe auch King (1999) sowie Gerisch (2009b).

Inwieweit die körperlichen Veränderungen und die Sexualität der adoleszenten Töchter als eine generationale Grenze respektiert und anerkannt werden, hängt auch von der elterlichen Verarbeitung der eigenen Adoleszenz und den Begrenzungen ab. Ungelöste Konflikte und Verletzungen können sich durch Neid und Rivalität in der Beziehung zur Tochter ausdrücken und sich eingrenzend für diese auswirken (vgl. King 2003). Ob die Sexualität in einem produktiven Sinne angeeignet werden kann, hängt im Wesentlichen davon ab, welche innerlichen und äußerlichen Ressourcen sowie intergenerationalen Möglichkeitsräume zur Verfügung stehen, um die puberale Reifung zu bewältigen (vgl. King 2013: 205). Dagegen kann der sich verändernde Körper durch die Menstruation und das erwachte sexuelle Begehren in Verbindung mit der neuen Angewiesenheit auf außerfamiliale Objekte zur Kontrolle und Abwehr führen, welche gegen den Körper als vermeintliche Ursache gerichtet werden (vgl. King 2003).

3.3 Der Körper in der Adoleszenz als Austragungsort für Konflikte

Für die Adoleszenz spezifisch ist ein grundlegendes Spannungsverhältnis zwischen dem reifenden Körper und der noch kindlichen Psyche. Die körperlichen Veränderungen lösen auf psychischer Ebene eine Integrationsanforderung aus, die jedoch aufgrund der kindlichen psychischen Verfassung noch nicht eingelöst werden kann (vgl. King 2003). „Die in vielerlei Hinsicht kindliche Psyche ›reibt sich‹ zunächst noch an ihrer geschlechtsreif herangewachsenen körperlichen Erscheinung (…)“ (King 2012b: 33). Um die Diskrepanz – oder anders formuliert – die Lücke zu kompensieren, greifen Adoleszente sowohl auf unterschiedliche (kreative) Körperinszenierungen zurück, in denen der Körper manipuliert oder verhüllt wird, als auch auf riskante somatische Praktiken wie selbstverletzende Handlungen. Die Trennung von dem kindlichen Körper und den infantilen Liebesobjekten kann zu Ängsten und Widerständen führen. Je bedrohlicher die schmerzlichen Trennungsanforderungen sowie die geschlechtsspezifischen körperlichen Veränderungen erlebt werden, desto mehr wird der Körper bearbeitet und attackiert. Dabei scheint die Verwendung des Körpers in der Bewältigung geschlechtsspezifisch zu variieren.

Internalisierende und externalisierende Bewältigungsformen

Statistisch betrachtet neigen Mädchen und Frauen tendenziell zu internalisierenden Bewältigungsformen wie Essstörungen oder selbstverletzenden Handlungen. Jungen und Männer tendieren eher zu externalisierenden Formen wie aggressives und gewalttätiges Handeln, riskantes Verhalten im Straßenverkehr sowie Risikosportarten (vgl. Gerisch/King 2008; King 2003, 2010b; Raithel 2011).[54] Die empirischen Befunde lassen sich mit theoretischen Ansätzen erklären, die auf psychischer Ebene mit den geschlechtsspezifischen Anforderungen in der Aneignung des Körpers verbunden sind und auf gesellschaftlicher Ebene mit kulturellen geschlechtsspezifischen Bildern korrespondieren.

> „Es kann davon ausgegangen werden, dass diese unterschiedlichen Ausrichtungen auch mit unterschiedlichen verkörperten Bildern von sexueller Intimität und Hingabe zusammenhängen, die zudem kulturell geschlechtstypisiert werden" (King 2003: 331). „Da die sexuelle Verschmelzung *im* weiblichen Körper und Innenraum stattfindet, sind auch die Abgrenzungsbemühungen bei weiblichen Adoleszenten stärker auf den Körper selbst, auf die Kontrolle der im Innern lokalisierten Triebhaftigkeit und – abstrakt formuliert – auf eine Beherrschung der Objekte im Körper ausgerichtet" (King 2003: 333, Herv. i.O.).

Aus dieser Sicht werden Ängste und Unsicherheiten, ausgelöst durch die körperlichen Veränderungen und das sexuelle Begehren, in einer geschlechtsdifferenten Art und Weise zu kontrollieren oder abzuwehren versucht. Mädchen versuchen entsprechend tendenziell Kontrolle über die Dinge auszuüben, die in ihren Körper gelangen, wie es bei den Essstörungen versinnbildlicht ist. Jungen versuchen dagegen eher Objekte in der sozialen Umwelt zu kontrollieren. Bedeutsam ist dabei, wie der Körper besetzt und in Dienst genommen wird. „Daraus resultiert die zentrale Frage: Wofür steht der Körper, und wie und in welcher Weise wird er zum Austragungsort intrapsychischer Konflikte?" (Gerisch 2009b: 68).

> „Dies hat zur Folge, dass auch destruktive Tendenzen zu Körperkontrolle umso größer sind je weniger Raum den Mädchen im psychischen und sozialen Sinn zur Verfügung steht, um ihre Selbstanteile zu stärken, mit Größenphantasien und Grenzüberschreitungen zu experimentieren, narzisstische Befriedigung und Ruhe in sich zu finden – kurz gesagt: einen adoleszenten Entwicklungsspielraum zur Verfügung zu haben. Je schwerer die Selbstabgrenzung und Selbstbehauptung fallen, je weniger Möglichkeiten und Ressourcen der expansiven Selbst-Stabilisierung in der Adoleszenz gegeben sind, umso eher wird der Körper selbst zum Konfliktfeld" (King 2003: 333f).

---

[54] Die geschlechtstypischen Verarbeitungsformen scheinen sich auch in dem tendenziell höheren Anteil von Frauen in psychotherapeutischen Versorgungseinrichtungen und dem höheren Anteil von Männern in Gefängnissen widerzuspiegeln.

Dabei werden auf dem adoleszenten Körper nicht nur biografisch-generationale Konflikte ausgetragen, sondern ebenso geschlechtsspezifische in der Auseinandersetzung und Konfrontation mit gesellschaftlichen Zuschreibungen und Codierungen.

3.4 Körper, Peers und Jugendkulturen

Die psychische Aneignung des sich verändernden Körpers sowie die Bedeutung und der Umgang mit diesem sind, wie ausgeführt wurde, verbunden mit der unhintergehbaren leiblichen Bezogenheit und mit kulturellen und sozialen Körper- und Geschlechterbedeutungen. Insbesondere die Körperwahrnehmung ist eingebettet in gesellschaftliche, soziale und kulturelle Vorstellungen von Körper und Geschlecht, die zudem milieuspezifisch variieren können. Ein für die Adoleszenz entscheidender Verbindungs- und Aushandlungsraum in der Auseinandersetzung mit Geschlechter- und Körperbilder sowie mit der eigenen Geschlechtsidentität und Sexualität stellen Freundschaften, die Peergroup sowie Jugendkulturen da.

> Jugendliche „[…] brauchen einen intermediären Raum, in dem mit Bedeutungen, Normen und Vorstellungen gespielt, Geschlechter- und Körperbilder ausgehandelt, mit der veränderten Körperlichkeit und der sich herausbildenden sexuellen Geschlechtlichkeit mit Geschlechterzuschreibungen und Geschlechtervorstellungen experimentiert werden kann – einen Raum, in dem Fantasien, Wünsche und den Heranwachsenden Eigenes zur Sprache kommen können" (Schubert 2012: 162).

Jugendkulturelle Räume können im günstigen Falle Entwicklungsräume für die Auseinandersetzung mit dem Körper bieten. Innerhalb von jugendkulturellen Szenen wird bekanntlich mit dem Körper gespielt, er wird kreativ oder schockierend verkleidet, erotisch betont und wieder regressiv kindlich hergerichtet (vgl. King 2013: 198). Den Körper ins Spiel zu bringen, ihn in einer bestimmten Art und Weise in Szene zu setzten sowie Grenzen auszuloten stellen Formen und Versuche dar, sich den veränderten Körper anzueignen (vgl. Stauber 2004, 2014; Helfferich 1994). Dies vollzieht sich konstitutiv *im Verhältnis* zu anderen, dem anderen Geschlecht sowie zu gesellschaftlichen Vorstellungen von Körper und Geschlecht. Jugendkulturen sind von „Geschlechterverhältnissen geprägt und zugleich Ort der Neukonstruktion von Geschlechterbedeutungen, eingebettet in soziale Ungleichheitsverhältnisse und diese teils transformierend, teils reproduzierend" (King 2013: 228). Darüber hinaus können Praktiken in Jugendkulturen sowie bestimmte Interaktionsformen in Freundschaftsbeziehungen „als Äquivalente für Initiationsrituale in modernen Gesellschaften angesehen werden, bei denen Körper, Geschlecht und Sexualität angeeignet werden" (King 2011a: 89). Bei Mädchen scheint die geschlechtshomogene Gruppe insbesondere als *„Ort und Medium der sexuellen und geschlechtlichen Initiation [...]"* zu fungieren (King 2013: 257, Herv. i.O.). Kommunikativ durchgespielt werden hier Werte und Normen zu Beziehungsformen und Sexualität. Sensible Phasen der Beziehung zu Jungen wie beispielsweise die Kontaktaufnahme, Krisen oder das Beenden einer Beziehung werden innerhalb der Gruppe erörtert; dabei nehmen Mädchen untereinander eine beratende Rolle ein, stehen je nachdem tröstend oder ermunternd zur Seite, kurzum können im günstigen Falle eine unterstützende Umwelt bieten (vgl. King 2013: 258). Auch Gefühle wie Neid und Rivalität werden verhandelt. In innigen Mädchenfreundschaften werden zudem intime Themen wie der Entwurf des ersten Mals detailliert in möglichen Varianten durchgespielt, verbunden mit Sehnsüchten und Ängsten – quasi in der Vorstellung unter geschützten Bedingungen ‚geprobt'.

> „Die Entwicklung von sexueller Sozialität und von Sublimierungsfähigkeiten – vor dem Hintergrund dessen, was im Kontakt mit anderen an sexuellen Praktiken zulässig, möglich, annehmbar, erregend und befriedigend ist – kann nicht allein in der individuellen selbstbezogenen Befassung mit dem Körper hergestellt werden" (Schubert 2012: 164).

Je nachdem wie unterstützend die Freundschaften erlebt werden, können sie eine stabilisierende Form in der Verarbeitung der vom Körper ausgehenden Anforderungen darstellen oder aber destruktive Formen unterstützen. Peerbeziehungen und jugendkulturelle Räume stellen eine wesentliche Dimension dar in der Aneignung des weiblichen Körpers, der Erprobung von Geschlechterentwürfen und der Auseinandersetzung mit den verbundenen sozialen und kulturellen Geschlechter- und Körperbildern.

3.5 Zusammenfassung

In diesem Kapitel konnte gezeigt werden, dass die Frage, welche Bedeutung dem Körper in der Adoleszenz zukommen kann, davon abhängt, wie Beziehungserfahrungen über den biografischen Verlauf verarbeitet werden und wie viel innerlicher und äußerlicher Entwicklungsspielraum in der Generationenspanne den Adoleszenten für die Aneignungsprozesse des sich verändernden Körpers zur Verfügung steht. Die Auseinandersetzung mit dem sich verändernden weiblichen Körper verläuft konstitutiv in einem Spannungsverhältnis von Individuation und Generativität, wie es sich leiblich-körperlich materialisiert. Insbesondere in der Begegnung und der Auseinandersetzung mit den noch fremden körperlichen Veränderungen können sich bisherige Beziehungsspuren mit aktuellen adoleszenztypischen Konfliktlagen verstärken und zuspitzen. Der entwicklungsbedingte aufdringlich gewordene Körper arriviert zu einem Austragungsort, auf dem intrapsychische, generationale sowie geschlechtsspezifische Konflikte reinszeniert und zu bewältigen versucht werden. Einschränkungen der Entwicklungs- und Möglichkeitsräume können aufgrund von familialen Dynamiken erfolgen, in welchen den Mädchen beispielsweise ungleiche Freiräume zustehen oder diese durch generationenverschleiernde Tendenzen an ihrer Ablösung gehindert werden. Freundschaftsbeziehungen, Peergruppen und Jugendkulturen können dabei im günstigen Fall einen Raum bieten, in welchem die Aneignung des weiblichen geschlechtsreifen Körpers in Verbindung einer interaktiven Auseinandersetzung mit vorherrschenden Geschlechterbildern unterstützt wird. Dabei können Vorstellungen und Codierungen von Geschlecht und Körper sowohl reproduziert als auch spielerisch in Frage gestellt sowie neue Formen ins Spiel gebracht werden. Mit Blick auf erste sexuelle Erfahrungen scheinen insbesondere bei weiblichen Adoleszenten Mädchenfreundschaften und -gruppen bedeutsam zu sein, in denen die damit einhergehenden Möglichkeiten und Begrenzungen real sowie in der Imagination ausgelotet und kollektiv verarbeitet werden können.

En bloc kommt, angesichts der leiblichen Bezogenheit auf Andere sowie den Objektbeziehungserfahrungen, dem Körper genuin eine *bestimmte* und darüber hinaus in der Adoleszenz durch die körperlichen Veränderungen und die psychischen Integrationsanforderungen eine *herausragende Bedeutung* zu, welchen diesen geradezu prädestiniert, zu einem Austragungs- und Bewältigungsort für biografische und geschlechtsspezifische Konflikte zu werden. Der sich auf dem Körper materialisierte adoleszente Transformationsprozess erscheint dabei in seiner krisenhaften Struktur potenziell zwischen produktiven und destruktiven Ausprägungen zu pendeln. Ob ein günstiger Verlauf möglich sein wird, hängt, wie nun deutlich geworden ist, von der Qualität des Möglichkeitsraumes ab, welcher sich wesentlich in der Dialektik zwischen Individuation und Generativität aufspannt.

4 Präzisierung der Fragestellung

Vor dem Hintergrund der theoretischen Kontextualisierung sowie dem Desiderat einer adoleszenztheoretischen und biografischen Perspektive mit dem Fokus auf den Körper bei jungen Frauen mit selbstverletzenden Handlungen ergeben sich folgende Fragestellungen, die es im Rahmen dieser Arbeit empirisch zu untersuchen gilt.

Dabei lautet die erkenntnisleitende Hauptfragestellung: „Welche Bedeutung hat der Körper für junge Frauen mit selbstverletzenden Handlungen?"

Operationalisierung der Fragestellung:

1. Welche psychische und soziale Bedeutung hat der weibliche Körper in Beziehung zur Biografie?
2. Wie werden die puberalen Veränderungen erlebt? Wie wird die adoleszenzspezifische Anforderung, sich mit dem verändernden Körper auseinanderzusetzen, von den jungen Frauen zu bewältigen versucht?
3. Welche Funktionen haben selbstverletzende Handlungen und welche Bedeutung kommt dem Körper dabei zu?
4. Wie beeinflussen kulturelle Geschlechter- und Körperbilder die psychische und soziale Bedeutung des weiblichen Körpers?

In dem anschließenden Kapitel werden das gegenstandsadäquate qualitative Forschungsdesign sowie der Forschungsprozess intersubjektiv nachvollziehbar dargestellt.

© Springer Fachmedien Wiesbaden GmbH, ein Teil von Springer Nature 2019
S. Benzel, *Die Bedeutung des Körpers bei Selbstverletzungen junger Frauen*,
Adoleszenzforschung 9, https://doi.org/10.1007/978-3-658-27947-9_5

5 Qualitatives Forschungsdesign

Für die erkenntnisleitende Fragestellung nach der Bedeutung des Körpers (Umgang und Erleben) sowie der Funktion der selbstverletzenden Handlungen im biografischen Verlauf sind Prozesse und Wandlungen ausschlaggebend. Diese können nicht durch hypothesenprüfende Verfahren in ihrer Komplexität erfasst werden. An dieser Stelle bedarf es für die Erkenntnisgewinnung eine größere Offenheit gegenüber dem Forschungsgegenstand. Quantitative Studien zu Selbstverletzungen (Schulstichproben, klinische und epidemiologische Studien) versuchen vor allem Aussagen über Häufigkeitsverteilungen zu treffen. In Form eines hypothesengeleiteten Vorgehens werden signifikante Korrelationen und Kausalitäten zwischen vordefinierten Variablen und selbstverletzenden Handlungen zu ermitteln versucht. Qualitative Forschung ist dagegen geleitet von dem Prinzip der Offenheit (vgl. Hoffmann-Riem 1980; siehe auch Steinke 1999: 35f) im Forschungsprozess, die sich zwar auf theoretische und empirische Vorannahmen beruft, jedoch keine dezidierten Hypothesen formuliert, um diese zu prüfen oder Erkenntnisse unter diese subsumiert. Im Gegensatz zu tendenziell begrenzten, identifizierten Variablennetzen erlaubt eine qualitative Forschungsstrategie komplexe Handlungszusammenhänge und -strukturen zu erfassen (vgl. Rosenthal 2015: 13f). Mittels einer qualitativen Untersuchung können der Umgang mit dem Körper und die selbstverletzenden Handlungen in ihren Bedeutungsdimensionen für die jungen Frauen in unterschiedlichen situativen und sozialen Bezügen beleuchtet und auf Zusammenhänge untersucht werden. Infolgedessen wird die vorliegende Untersuchung in der rekonstruktiven Sozialforschung verortet.

In Kapitel 5 wird der Forschungsprozess (Datenerhebung und -auswahl sowie Erhebungs- und Auswertungsmethode), die Auswahl der gegenstandadäquaten Methode sowie die Reflexion der Rolle Forscherin begründet und intersubjektiv nachvollziehbar dargestellt (vgl. Steinke 1999).

5.1 Verortung in der rekonstruktiven Sozialforschung

Rekonstruktive Sozialforschung basiert auf der Annahme, dass Subjekte bereits ihr Erleben sowie ihre soziale Wirklichkeit deuten. Diese

© Springer Fachmedien Wiesbaden GmbH, ein Teil von Springer Nature 2019
S. Benzel, *Die Bedeutung des Körpers bei Selbstverletzungen junger Frauen*,
Adoleszenzforschung 9, https://doi.org/10.1007/978-3-658-27947-9_6

„hat eine besondere Sinn- und Relevanzstruktur für die in ihr lebenden, denkenden und handelnden Menschen. In verschiedenen Konstruktionen der alltäglichen Wirklichkeit haben sie diese Welt im voraus gegliedert und interpretiert […] (Schütz 1971 [1932]: 6). „Die Konstruktionen, die der Sozialwissenschaftler benutzt, sind daher sozusagen Konstruktionen zweiten Grades: es sind Konstruktionen jener Konstruktionen, die im Sozialfeld von den Handelnden gebildet werden […]" (ebd.: 7).

Anders formuliert *re*konstruieren die Forscherinnen methodisch kontrolliert die Sinnkonstruktionen der Subjekte. Ausgangspunkt sind nicht nur Bedeutungs- und Handlungsrelevanzen, welche in dem Selbstverständnis und Selbstbild der Subjekte liegen, sondern auch jene, welche darüber hinausgehen: „Weil die Handelnden nie genau wissen, was sie tun, hat ihr Tun mehr Sinn, als sie selber wissen" (Bourdieu 1987 [1980]: 127).[55] Entsprechend wird angenommen, dass dem Umgang mit dem Körper und den selbstverletzenden Handlungen mehr Sinn zugrunde liegt, als den jeweiligen jungen Frauen bewusst ist. Dabei handelt es sich sowohl um einen latenten Sinn auf psychischer Ebene als auch um einen impliziten Sinn, in welchem soziales Wissen über gesellschaftliche Bilder zu beispielsweise Geschlecht und Körper wirksam ist. Jene latente Ebene entzieht sich einer quantitativen Forschungslogik sowie einer direkten Befragung der jungen Frauen; sie muss in ihrer Beziehung zur manifesten Ebene erst rekonstruiert werden. Die Rekonstruktion der Sinnebenen erfolgte in der vorliegenden Untersuchung mittels Fallrekonstruktionen, welche „auf die empirische *Strukturerschließung* menschlicher Lebenspraxis, auf das Erkennen der einer sozialen Erscheinung (›Fall‹) zugrundeliegenden Struktureigenschaft gerichtet" ist (Kraimer 2000: 23, Herv. i.O.).

Eine biografische Perspektive

Vor dem Hintergrund der Notwendigkeit selbstverletzende Handlungen und die Bedeutung des Körpers bei jungen Frauen nicht nur situativ und auf die Funktion reduziert zu betrachten, wurde eine biografische Perspektive gewählt. Diese ermöglicht, die Selbstverletzungen in ihrer Entstehung, Wiederholung und Transmission im Zusammenhang mit verarbeiteten Beziehungserfahrungen und den puberalen Veränderungen zu rekonstruieren.

Das Wort Biografie entstammt aus dem Griechischen und bedeutet ‚Leben‘. Im Gegensatz zum Lebenslauf als ein institutioneller Ablauf wird die Biografie als das ‚erlebte Leben‘ verstanden (vgl. Rosenthal 2009). Die Lebensgeschichte erweist sich „als ein vom Subjekt hervorgebrachtes Konstrukt, das als eine Einheit

---

[55] Zu einer weiterführenden und differenzierten Auseinandersetzung mit dem latenten Sinn bei Pierre Bourdieu siehe King (2014).

die Fülle von Erfahrungen und Ereignissen des gelebten Lebens zu einem Zusammenhang organisiert" (Marotzki 2012: 179). Der Zusammenhang entsteht durch Bedeutungs- und Sinnzuschreibungen des Subjekts mit dem Blick auf das eigene Gewordensein (vgl. ebd.). „Dabei ist zu betonen, dass sich sowohl die individuelle Geschichte eines Menschen als auch der deutende Rückblick auf die Vergangenheit und die Art und Weise der gegenwärtigen Präsentation der Vergangenheit aus der Dialektik zwischen Individuen und Sozialem konstituiert" (Rosenthal 2009: 61). Ein biografischer Zugang ermöglicht folglich, die Verarbeitung und Auslegung der individuellen Lebensgeschichte in ihren sozialen und gesellschaftlichen Bezügen zu rekonstruieren (vgl. Klein 2008: 56).

5.2 Das narrativ-biografische Interview

Die biografische Perspektive wurde methodisch durch das narrative Interview nach Fritz Schütze umgesetzt (vgl. Schütze 1983). Der Vorteil der Erhebungsmethode besteht darin, die Handlungs- und Bedeutungsrelevanzen sowie die subjektiven Sinn- und Orientierungsstrukturen über den zu interessierenden Forschungsgegenstand hinaus – im Kontext der Lebensgeschichte – einzubeziehen. Die Konzeption des Interviews knüpft an die alltägliche Erzählkompetenz an und ist so angelegt, dass den Befragten ein größtmöglicher Raum eröffnet wird, um ihre Lebensgeschichte an den eigenen Relevanzen orientiert zu erzählen. Die Interviewten sollen die Möglichkeit erhalten, längere Erzählungen zu generieren und aufrechtzuerhalten, die folglich zur Entfaltung der Erfahrungsaufschichtungen und deren Zusammenhänge im sozialen Kontext führen. In Anlehnung an einen idealtypischen Ablauf des in zwei Phasen gegliederten narrativen Interviews (vgl. Rosenthal 2015: 170ff), wurde in der vorliegenden Studie wie folgt vorgegangen:

1. Die erste Phase bildet die *Erzählaufforderung* durch die Interviewerin, auf welche die *Stegreiferzählung* der jungen Frau folgt. An dieser Stelle wird der Interviewten der Raum eröffnet, um autonom und relevanzorientiert ihre Lebensgeschichte zu erzählen. Die Interviewerin hält sich dabei zurück und bekundet ihre Aufmerksamkeit durch das aktive Zuhören mittels Interjektionen („mh, mhm").
2. Die zweite Phase wird durch das *immanente Nachfragen eingeleitet*. Dabei werden weitere erzählauffordernde Fragen zur *Haupterzählung* gestellt – insbesondere zu Lücken, angedeuteten, aber nicht weiter ausgeführten Erzählinhalten oder auch Inkonsistenzen. Im daran anschließenden *exmanenten Nachfrageteil* werden vorab gebildete Erzählaufforderungen gestellt, die durch das jeweilige Forschungsinteresse geleitet sind.

Den *Interviewabschluss* bildet in der vorliegenden Untersuchung ein Kurzfragebogen, in dem objektive Daten abgefragt werden. So kann vermieden werden, dass wesentliche Daten ausbleiben, die während des Interviews ausgelassen wurden. Leitend für die Erstellung des Kurzfragebogens sind die theoretischen und empirischen Hintergründe zu Selbstverletzungen, Körper und Adoleszenz. Beispielsweise sind für die Bedeutung des Körpers in der Jugend riskante Handlungen relevant, die zudem empirisch signifikant häufig mit Selbstverletzungen auftreten (vgl. Kapitel 1). Besonders gewährleistet der Fragebogen, den Beginn, das Ende sowie die Frequenz der selbstverletzenden Handlungen zu erheben.[56]

Interviewverlauf

In der vorliegenden Untersuchung erfolgte vor jedem Interview gemäß der „informierte[n] Einwilligung" (Hopf 2012: 591ff) eine Aufklärung über den Datenschutz, das Vorgehen bei der Anonymisierung, die Verwendung des Interviews sowie eine Einführung über die Interviewart (lebensgeschichtliches Interview)[57]. Die ersten Minuten des Zusammentreffens wurden von der Forscherin durch einen Smalltalk versucht aufzulockern. Inhaltlich ging es in der Regel um den Weg zu dem jeweiligen Interviewort, ob beispielsweise das Gebäude und der Raum gut zu finden waren usw.

Da bei dem Phänomen der Selbstverletzungen belastende Erfahrungen zu erwarten waren, wurde vor Beginn der Erzählaufforderung explizit auf die Freiheit hingewiesen, Fragen nicht beantworten zu müssen. Um das Sicherheitsempfinden und das Einflussvermögen der jungen Frauen in der Interviewsituation zu betonen und zu stärken, wurde den Frauen angeboten, das Aufnahmegerät auf Wunsch zu jedem Zeitpunkt auszuschalten und das Interview zu unterbrechen.[58] Vor diesem Hintergrund wurde versucht, eine Vertrauensgrundlage herzustellen. Das Aufnahmegerät wurde direkt vor der Erzählaufforderung eingeschaltet. Den jungen Frauen wurde jeweils die gleiche *Erzählaufforderung* gestellt:

---

[56] In dem Kurzfragebogen wurden soziodemographische Daten abgefragt, Daten zu Selbstverletzungen und zum Körper (Menstruationsbeginn, Tattoos, Piercings, Einnahme von Medikamenten), riskante Verhaltensweisen (Zigaretten- und Alkoholkonsum, Drogen, Diäten/Essstörungen). Für die Sampleauswahl waren Daten zu möglichen psychischen Diagnosen sowie Beratungs- und Therapieerfahrungen bedeutsam. Obgleich durch den Interviewaufruf junge Frauen mit sexuellen Übergriffen/Gewalterfahrungen ausgeschlossen waren, wurde die Frage in dem Kurzfragebogen gestellt, um sicher zu gehen, dass die jungen Frauen dieses Ausschlusskriterium nicht übersehen haben.
[57] Bei minderjährigen jungen Frauen wurde eine zusätzliche schriftliche Einverständniserklärung für die Interviewteilnahme von den Erziehungsberechtigten vorausgesetzt.
[58] Keine der jungen Frauen hat diese Möglichkeit in Anspruch genommen.

„Ich möchte dich bitten, mir deine gesamte Lebensgeschichte zu erzählen, alle Erlebnisse, die dir einfallen. Du kannst dir so viel Zeit nehmen, wie du möchtest, ich werde dich erst einmal nicht unterbrechen und nur einige Notizen machen, auf die ich später zurückkommen werde. Du kannst ganz weit vorne anfangen und alles erzählen, was dir einfällt, auch das, was dir unwichtig erscheint. Erzähl einfach mal bis heute". [59]

Die Notizen dienen als Merkhilfe für Erzählinhalte oder Auslassungen, auf die im exmanenten Teil eingegangen werden soll. Dabei werden die Stichwörter nicht als bereits vorgenommene Interpretationen notiert, sondern in der Sprache der Interviewten verfasst. Beispielsweise verwenden junge Frauen mit Selbstverletzungen häufig Begriffe wie Ritzen, Schneiden oder Schnippeln. Die Wendungen der Interviewten wurden in den Interviews übernommen, um möglichst nah an der jeweiligen Selbstpräsentation zu bleiben. Bedeutsam während des gesamten Interviewverlaufs ist das Nachfragen in Form von erzählgenerierenden Fragen (vgl. Rosenthal 2015: 175ff; Helfferich 2011: 180). Abweichungen eines derart eingeübten Interviewstils seitens der Forscherin geben oft Hinweise auf eine fallspezifische Interviewdynamik.

Die vorab gebildeten Fragekomplexe für den exmanenten Frageteil implizieren folgende Themenbereiche: Familiale Beziehungen, Selbstverletzungen und Körper (puberale Veränderungen und der Körper in Beziehungen zu anderen).[60] Anschließend wurde auch nach dem Motiv für die Teilnahme gefragt, mit dem Ziel, Erwartungen und Vorstellungen der jungen Frauen über das Interview oder die Untersuchung zu erfahren.

Da bei jungen Frauen mit Selbstverletzungen belastende Lebensgeschichten zu erwarten sind, wurde am Ende des Interviews eine Frage nach positiven Erinnerungen gestellt. Erst nach der Erhebung des Kurzfragebogens wurde das Aufnahmegerät abgeschaltet.

Die forschungsethischen Prinzipien werden umgesetzt durch die „informierte Einwilligung" (Hopf 2012: 591ff) (Aufklärung über Datenschutzbestimmungen, Anonymisierung und Verwendung der Daten) und der Maßgabe der „Nicht-Schädigung" (ebd.: 594ff), nach welchem die Interviewten vor Gefahren und Nachteilen sowie Beeinträchtigungen geschützt werden. Entsprechend wurde die Interviewsituation in Erwartung der belastenden Biografien zum Schutz der Interviewten nach Rosenthal (2015) und Helfferich (2011) gestaltet. Ferner wurden in Vorbereitung auf die Erhebung Beratungsstellen für Frauen in der jeweiligen Stadt eruiert, um gegebenenfalls nach dem Interview bei Bedarf den Interviewten eine konkrete Anlaufstelle vermitteln zu können.

---

[59] Die Erzählaufforderung wurde im Fall Mareike (vgl. Kapitel 6.1.) sequenzanalytisch rekonstruiert.
[60] Die Generierung der Fragen im exmanenten Teil erfolgte in Anlehnung an Helfferich (2011: 182ff).

Transkription

Die beiden angewendeten hermeneutischen Methoden (vgl. Kapitel 5.3) fokussieren das Verhältnis zwischen Erzählinhalt und -art, welches eine sorgfältige Transkription, als eine erste Annäherung an das Interviewmaterial in der Auswertung voraussetzt[61]. In der Transkription der geführten Interviews wurde auf orthographische Regeln und Satzzeichen verzichtet. Vielmehr wurde das Ziel angestrebt, den Sprachduktus der Interviewten nachzuzeichnen. Der Text ist entsprechend durch die, auch sehr kurzen, Pausen gegliedert. Ferner sind Betonungen, Wortabbrüche und jegliche Interjektionen („mh, hm, mhm") protokolliert. Für die Interviewdynamik sind auch jeweils die Anteile des gerade nicht Sprechenden ausschlaggebend. Darüber hinaus sind Redeüberschneidungen sowie Unterbrechungen durch Sprecherwechsel kenntlich gemacht. Auf die affektive Grundierung einer Narration verweisen Lautäußerungen wie beispielsweise ein hörbares Ein- und Ausatmen, ein Lachen oder Weinen sowie eine zittrige Stimme. Gemäß der intersubjektiven Überprüfbarkeit erfolgt die protokollierte Nachzeichnung der Erzählung rein auf deskriptiver Ebene als Basis für die anschließende interpretative Fallrekonstruktion. Der Datenschutz und die Gewährleistung der Anonymität wurden umgesetzt durch die Veränderung aller personenbezogenen Daten (Namen, Orte, Institutionen usw.), welche auf die Identität der jungen Frauen verweisen könnten.

5.3 Auswertungsprozess: Kombination aus szenischem Verstehen und objektiv hermeneutischer Sequenzanalyse

Die Datenanalyse erfolgte mittels sozialwissenschaftlicher Hermeneutik, in deren Zentrum das Sinnverstehen von Lebensäußerungen steht. Ausgangspunkt ist die Annahme einer sinnhaften Welt oder sozialen Wirklichkeit (vgl. Lorenzer 1970, 1986). Zur Erforschung der Bedeutung des Körpers bei weiblichen Adoleszenten mit selbstverletzenden Handlungen bedarf es einer gegenstandsangemessenen Methode (vgl. Steinke 1999: 38ff), die zum einen die auf den Körper reinszenierten Verletzungen rekonstruiert und zum anderen den dahinterliegenden verborgenen Sinn zu beleuchten vermag. Das szenische Verstehen (vgl. Lorenzer 1970, 1986) als psychoanalytisch-sozialwissenschaftliche Methode zielt sowohl auf die Rekonstruktion des manifesten als auch auf die Aufdeckung des latenten Sinns in den Handlungsstrategien und den präsentierten Lebensentwürfen (vgl. König

---

[61] Die Transkriptionsregeln wurden in Anlehnung an Rosenthal (2015: 100) und Bohnsack (2010: 236) erstellt.

1997: 215f).[62] Mit dem Potenzial des szenischen Verstehens kann die „Doppelbödigkeit" (König 2008: 25) von selbstverletzenden Handlungen erschlossen werden, die sich einerseits in den (latenten) leiblichen Einschreibungen von Konfliktverhältnissen im biografischen Verlauf und andererseits in den vielfältigen, durch die Verletzungen offenkundigen Bedeutungsdimensionen des Körpers als Austragungs- und Bewältigungsort bei weiblichen Adoleszenten widerspiegelt.

Die Analyse der Interviews erfolgte durch eine Triangulation (vgl. Flick 2011), bei der das szenische Verstehen (vgl. Lorenzer 1970, 1986) mit der objektiv hermeneutischen Sequenzanalyse (vgl. Oevermann et al. 1979) kombiniert wird. Anstatt die methodologischen sowie erkenntnistheoretischen Differenzen der beiden hermeneutischen Methoden zu unterstreichen, wird in der vorliegenden Untersuchung das Potenzial eines produktiven „Ergänzungsverhältnisses" (Kerschgens 2007: 242; siehe auch Jung/Müller-Doohm 1993: 25f)[63] hervorgehoben. Vorteilhaft können dabei die Schwächen der jeweiligen Methoden durch die Stärken der jeweils anderen Methode kompensiert werden. Der Kritik einer unzureichenden intersubjektiven Nachvollziehbarkeit im Zuge des szenischen Verstehens kann durch die Anwendung der Sequenzanalyse entgegengewirkt werden. Das szenische Verstehen ermöglicht dagegen eine methodisch kontrollierte Reflexion der Rolle der Forscherin im Forschungsprozess allgemein sowie eine erkenntnisgewinnende Rekonstruktion der Interviewdynamik im Besonderen. Ferner verspricht gerade eine Kombination beider Methoden eine „Erweiterung der Erkenntnis", die weiterführt als eine bloße wechselseitige Validierung der Ergebnisse (Flick 2012: 318).

Das essenzielle gemeinsame Moment beider Verfahren besteht in der Rekonstruktion einer latenten Sinnebene, welche über das Selbstverständnis der Subjekte hinausgeht, *im Verhältnis* zu einem manifesten Sinn, das heißt zugänglichen, bewussten Intentionen, Wahrnehmungen und Handlungsbedeutungen. Vor dem Hintergrund der jeweiligen Methodologie wird erstere jedoch unterschiedlich begriffen (siehe auch Kerschgens 2007). Die Objektive Hermeneutik geht von einer latent strukturalen Ebene aus (vgl. Oevermann et al. 1979) und im Zuge des szenischen Verstehens wird von einer latent dynamischen Ebene ausgegangen (vgl. Lo-

---

[62] Ursprünglich wurde das szenische Verstehen als eine psychoanalytische Verfahrensmethode von Lorenzer (1970, 1986) modifiziert und in die Sozial- und Kulturwissenschaft als Tiefenhermeneutik übertragen. Als eine Methode in der psychoanalytischen Psychotherapie werden unter Anwendung des szenischen Verstehens Mitteilungen, Träume und Erinnerungen des Analysanden als Inszenierung von bewussten und unbewussten Lebensentwürfen verstanden. „Das szenische Verstehen vermag verdrängte Lebensentwürfe bewusst zu machen, weil der Analytiker die Mitteilungen des Analysanden über die sich zwischen ihnen als szenisch entfaltete Beziehungssituation erschließt, wie sie sich im Zusammenspiel von Übertragung und Gegenübertragung entfaltet" (König 2008: 19f).
[63] Zu den Differenzen der beiden Methoden siehe König (1993) und Oevermann (1993).

renzer 1970, 1986). In der vorliegenden Untersuchung erfolgte sowohl die Rekon-struktion der latenten Struktur eines Falles in Anlehnung an die Sequenzanalyse als auch eine Annäherung an die latente Dynamik von Interaktionsfiguren[64] durch das szenische Verstehen.

Vorgehen bei der Fallrekonstruktion

Im Rahmen der tiefenhermeneutischen Interpretationen (vgl. Lorenzer 1986; Leit-häuser/Volmerg 1979; Morgenroth 2010: 45ff) gehen dem szenischen Verstehen zwei Auswertungsschritte voraus: das logische Verstehen, mit welchem rekonstru-iert werden soll, *was* inhaltlich auf der manifesten Ebene gesagt wird, und das psychologische Verstehen, welches das Augenmerk darauf richtet, *wie* etwas ge-sagt wird (vgl. Leithäuser/Volmerg 1979). Diese beiden Arbeitsschritte werden im Rahmen der vorliegenden Untersuchung durch die Sequenzanalyse (vgl. Oever-mann et al. 1979) ersetzt. Dabei soll das Potenzial des streng am Text ausgerich-teten sequenziellen Verfahrens genutzt werden, um eine intersubjektive Nachvoll-ziehbarkeit zu garantieren.[65] Die Dialektik von Erzählform und -inhalt (vgl. King 2004: 51) mündet auf der Ebene des szenischen Verstehens in die Frage: Welchen Sinn macht es für das Subjekt, in dieser Art und Weise etwas zu erzählen? (vgl. Morgenroth 2010: 55). Das Spezifikum eines Falles bildet sich gerade in der je-weiligen Verschränkung von Inhalt und Form der erzählten Lebensgeschichte ab (vgl. King 2004: 51).

Objektiv hermeneutische Sequenzanalyse

Der erste Auswertungsschritt der transkribierten biografisch-narrativen Interviews erfolgt in Anlehnung an die Sequenzanalyse als eine Kernoperation der Objekti-ven Hermeneutik (vgl. Oevermann et al. 1979). Diese wird im Folgenden theore-tisch ausgeführt, eine exemplarische Anwendung des sequenzanalytischen Vorge-hens wird im Fall Mareike (vgl. Kapitel 6.1) dargestellt.

Ziel der Untersuchung ist die Rekonstruktion der psychosozialen Bedeutung des Körpers aus einer biografischen Perspektive im Fall von jungen Frauen mit Selbstverletzungen. Die Anwendung der Sequenzanalyse zielt auf die Rekonstruk-tion einer sinnhaften, fallspezifischen Struktur, durch welche sich der Umgang mit

---

[64] Der Begriff der Figur verweist auf eine bestimmte übergreifende Gestalt von Interaktionsformen.
[65] Siehe auch Kerschgens (2009).

dem Körper und der jeweiligen Funktion der selbstverletzenden Handlungen sowohl vor dem Hintergrund der biografischen Ausgangslage als auch im biografischen Verlauf erschließen lassen.

Zentral angenommen wird in der objektiv hermeneutischen Sequenzanalyse, dass sich das Besondere eines Falles durch die Strukturlogik als Ausdruck einer bestimmten Selektionsweise von Lebenspraxis zeigt, welche durch Sprache konstituiert ist und entsprechend in Texten abgebildet werden kann (vgl. Wernet 2009: 17). Die spezifische Selektionspraxis erfolgt demnach nicht zufällig, sondern ist in ihrer Bedeutung sinnhaft für den jeweiligen Fall. Die Bedeutungsstrukturen eines Falles umfassen dabei sowohl die subjektiv-intentionale Ebene, als auch die Ebene der objektiv latenten Sinnstrukturen, welche über das Selbstbild, das heißt die Perspektive und die intentionalen Entscheidungen der Subjekte hinausgeht (vgl. Oevermann et al. 1979).

Die Rekonstruktion der fallspezifischen Entscheidungen aus einem sozialen Raum regelerzeugter Handlungsmöglichkeiten wird als Sequenz von Selektionen betrachtet. Dabei wird das Besondere eines Falles gerade durch die nicht gewählten Handlungs- oder Äußerungsmöglichkeiten charakterisiert (vgl. Wernet 2009: 15ff).

Anwendung der Sequenzanalyse

Vor dem Hintergrund einer Kombination mit dem szenischen Verstehen erfolgte eine Anwendung des sequenzanalytischen Verfahrens wie folgt: Mittels der Sequenzanalyse wurde die Abfolge der fallspezifischen Selektionspraxis unter Berücksichtigung der nicht realisierten Optionen rekonstruiert. Dabei wurden zunächst unter Vernachlässigung des Kontextes plausible Lesarten der jeweiligen Sequenz (Äußerung) gebildet, welche einen Möglichkeitsraum eröffnen, aus dem folglich durch die Interpretation weiterer Sequenzen sukzessiv eine fallspezifische Struktur herausgeschält werden kann (vgl. Oevermann et al. 1979). Bei der Bildung von Lesarten der jeweiligen Sequenz blieb die anschließende Sequenz noch unberücksichtigt. Die künstliche Ausblendung des Fortlaufs im Transkript ermöglichte an den jeweiligen sequenziellen Schnittstellen gedankenexperimentelle Fortschreibungen des Textes, welche im nächsten Schritt mit der tatsächlich anschließenden Sequenz kontrastiert werden, um die Selektionspraxis zu rekonstruieren. In der vorliegenden Untersuchung wurden die gedankenexperimentellen Weiterführungen an Stellen des Sprecherwechsels oder bei irritierenden Sequenzverläufen durchgeführt, da sowohl Irritationen als auch Interaktionswechsel ertragreiche Wegweiser für die spezifischen Entscheidungsmuster eines Falles darstellen.

Das Fragen nach sinnlogischen Lesarten einer Äußerung erschöpft sich darin, umfassend jene Lesarten zu bilden, die mit dem Text, und zwar ausschließlich mit dem Text, vereinbar sind („Extensivität" versus „Sparsamkeit") (Wernet 2009: 33ff).

Der Bedeutungsexplikation von Sequenzen liegt das Prinzip der „Wörtlichkeit" (Wernet 2009: 23) zugrunde, welche eine ständige Bewährung der Lesarten am Text sichert. Ferner besteht das Potenzial einer wörtlichen Interpretation, die Art und Weise, wie über etwas gesprochen wird, systematisch zu rekonstruieren. Ein Augenmerk liegt dabei auf Wiederholungen, Wortabbrüchen oder Versprechern, die auf den latenten Sinngehalt verweisen oder Unaussprechliches verschleiern, wie unter den Ausführungen zu Abwehrformen noch zu erläutern sein wird.

Bei bestimmten Sequenzen, welche durch die Bildung der Lesarten in ihrer Bedeutungsexplikation unzureichend erschlossen werden konnten, oder eine Schärfung der Bedeutung ausstand, hat sich eine gedankenexperimentelle kontextfreie Interpretation als ertragreicher Kunstgriff im Auswertungsprozess erwiesen. Dabei wurden Kontexte generiert, in denen die Äußerung sinnhaft denkbar ist. Erst durch diese Operation kann die Bedeutung der Äußerung in ihrer Dissonanz mit dem ursprünglichen Kontext geschärft werden (vgl. Wernet 2009: 21f).

Mittels der Entfaltung von Lesarten konnte über die fallspezifische Selektionspraxis die Struktur des Falles rekonstruiert werden. Entsprechend bildet die Fallstruktur in den Kapiteln der Falldarstellungen (6.1-6.6) jeweils den Abschluss.

Szenisches Verstehen

Während mittels der Sequenzanalyse die Genese einer Fallstruktur der textuell vorliegenden Lebensgeschichte rekonstruiert wird, liegt der Ertrag und das Augenmerk des szenischen Verstehens für die Untersuchung auf der Rekonstruktion von Interaktionsformen, die als ‚Szenen' gefasst werden. Das szenische Verstehen als sozialwissenschaftliche Methode zielt darauf, „[...] die Beziehungssituation der Subjekte zu ihren Objekten und die Interaktionen der Subjekte zu verstehen" oder anders formuliert auf die „*Interaktion der Subjekte mit ihrer Mitwelt und Umwelt*" (Lorenzer 1970: 107, Herv. i.O.).

Die versprachlichten und in Textform abgebildeten szenischen Interaktionen verweisen auf Objektbeziehungserfahrungen, die über das Selbstverständnis und die Wahrnehmung sowie die Intentionen der Subjekte hinausgehen und hier als latente Beziehungs*dynamiken* begriffen werden. Die Beziehungserfahrungen werden in dem Sinne als dynamisch verstanden, als dass sie auf ein innerpsychisches

Erleben verweisen, in welchem (divergierende) Bedürfnisse, Abhängigkeiten, Autonomiebestrebungen, Affekte usw. in Beziehungen zu anderen dynamisch sind und entsprechend im Verhältnis ausbalanciert werden müssen. Die Psychodynamik sei veranschaulicht am Beispiel von dem Verhältnis zwischen Autonomiewünschen und Abhängigkeit als typisches Entwicklungsthema für die Adoleszenz. Jugendliche stehen in einem psychischen Spannungsverhältnis zwischen einer noch kindlichen Angewiesenheit und Autarkiebedürfnissen. Dabei werden beispielsweise die Bestrebungen nach Autonomie von gleichzeitiger Trennungsangst durchkreuzt, die sowohl im Verhältnis zu den verinnerlichten Bildern der Eltern als auch zu den realen Beziehungen mit diesen stehen. Handelt es sich beispielsweise um Eltern, welchen es schwerfällt, ihre Kinder loszulassen und ihnen den nötigen adoleszenten Freiraum zu gewähren, kann die Ablösung psychodynamisch mit Schuldgefühlen den Eltern gegenüber einhergehen. Die Dynamik impliziert in diesem Fall psychisch auseinanderstrebende Bedürfnisse von Autonomie und Angewiesenheit, die verbunden sind mit Angst und Schuldgefühlen sowie mit möglichen elterlichen latenten Botschaften einhergehen, sich nicht von diesen zu entfernen. Es entsteht eine innerpsychische Dynamik von konfligierenden Bestrebungen und Affekten, welche mit realen Beziehungsdynamiken zu den primären Beziehungspersonen zusammenhängt. Die Psychodynamik wird demnach verbunden mit und beeinflusst durch soziale Beziehungen und der sozialen Wirklichkeit verstanden.[66] In den transkribierten Interviews konnte die hier verstandene Psychodynamik mittels des szenischen Verstehens der fallübergreifenden Interaktionsfiguren rekonstruiert werden.[67]

Die Art und Weise, wie Beziehungserfahrungen zu anderen erlebt und gestaltet werden, ist verbunden mit den primären Beziehungserfahrungen, welche sich im Verlauf der Sozialisation durch weitere Beziehungsformen zu einem Beziehungsnetz aufspannen. Wie in den Kapiteln 2 und 3 deutlich wurde, erhält der Körper durch die Entwicklung der reflexiven Fähigkeit in der Adoleszenz und die puberalen Veränderungen eine erhöhte Aufmerksamkeit und folglich eine größere Bedeutung. Deutlich wurde auch für die Fragestellung nach der psychosozialen Bedeutung des Körpers ein Zusammenhang von verarbeiteten Beziehungserfahrungen über den biografischen Verlauf und dem Erleben sowie dem Umgang mit dem (puberalen) Körper. Das szenische Verstehen von Interaktionen ermöglicht diese Zusammenhänge nicht nur zu rekonstruieren, sondern szenenübergreifend zueinander ins Verhältnis zu setzen. Bei den vorliegenden Fallauswertungen liegt

---

[66] Siehe auch Bürgin (2004: 246) in Kapitel 1.5.
[67] In der vorliegenden Untersuchung wird von einer Psychodynamik und psychosozialen Dynamik ausgegangen, welche als latent begriffen wird, da sie über das Selbstbild sowie die bewusst zugänglichen Motive und Ziele der Subjekte hinausgehen (siehe auch Gerner 2013: 139).

der Schwerpunkt des szenischen Verstehens entsprechend auf drei Interaktionsebenen:

1. Der Ebene der erzählten Interaktionen von Beziehungsdynamiken, wie beispielsweise die Beziehung zwischen Mutter und Tochter
2. Der Ebene von erzählten Umgangsweisen mit dem Körper (u.a. Selbstverletzungen) im Sinne einer Interaktionsform mit dem Körper
3. Der Ebene der Interviewdynamik zwischen Forscherin und der Interviewten als Interaktionsform

Es handelt sich um eine analytische Trennung von sonst verwobenen Interaktionsformen, welche Hinweise geben auf szenenübergreifende Beziehungs- und Handlungsfiguren. Die Integration der drei Ebenen eröffnet im Lichte einer adoleszenztheoretischen Perspektive die Möglichkeit, sowohl Wiederholungen von Interaktionsformen in diversen Beziehungen (Eltern, Partner, Peers etc.) als auch Grade der Transformation zu rekonstruieren. Die szenischen Interaktionsebenen sind eingebettet in die jeweilige erzählte Biografie, durch welche auch das Verhältnis von Individualität und Sozialität exponiert wird. Die Ebene der Umgangsweisen mit dem Körper als eine Interaktionsform kann sowohl im Zusammenhang der Beziehungserfahrungen betrachtet werden, als auch in Bezug auf das implizite Wissen von Geschlechter- und Körperbildern und deren jeweilige fallspezifische Bedeutung.

Ausschlaggebend für die Ebene der Interviewdynamik ist, wie die Intervieweten die Forschungssituation besonders im Verhältnis zur Forscherin wahrnehmen, deuten und ausgestalten (vgl. King 2004: 59). Das Interviewgespräch wird als sozialer Interaktionsraum verstanden, in dem die Interviewten ihre Beziehungserfahrungen in die Interaktion mit der Forscherin einbringen (vgl. Günther 2008).[68] Gerade die Art und Weise, wie sich die Interviewte im Verhältnis zur Forscherin und der erlebten Interviewsituation ‚inszeniert‘, ermöglicht Zugänge auf die fallspezifischen Interaktionsmuster. Die Interaktionsdynamik zwischen der Forscherin und den interviewten jungen Frauen wurde szenisch rekonstruiert auf der Basis der Interviewtranskripte und unter Einbezug von Feldprotokollen.[69] „Die Art und Weise, *wie* Forschungsteilnehmer die Forschung deuten und gestalten, stellt dann ein wesentliches Datum der Fallstruktur (unter anderen) dar, das wesentlich dazu

---

[68] Auf die Rolle der Forscherin im Interview wird in Kapitel 5.4 (Reflexion der Forscherin im Forschungsprozess) näher eingegangen.

[69] An dieser Stelle besteht ein Unterschied zu der tiefenhermeneutischen Verfahrensweise, in welchem die affektive Teilhabe der Forscherin an der Szene in Verbindung einer Auswertungsgruppe als Resonanzkörper, den Zugang auf die latente Ebene bilden (vgl. u.a. König 2008: 38 und Morgenroth 2010: 45ff).

beitragen kann, die übrigen rekonstruierten Momente der Fallstruktur zu validieren" (King 2004: 51, Herv. i.O.).

Abwehr – oder das Unaussprechliche

Beiden hermeneutischen Verfahren ist die Rekonstruktion des Ausgeschlossenen und Unaussprechlichen in den textbasierten sprachlichen Äußerungen gemein. Eine Form, um sich von beispielsweise etwas Schmerzhaftem in der bewussten Wahrnehmung und dem Erleben zu distanzieren, stellt die Abwehr dar. Die Abwehr ist ein ubiquitäres Phänomen, durch welche unangenehme, belastende oder gar bedrohliche Affekte aus dem Bewusstsein ferngehalten werden. Dabei sind die Abwehr und der Abwehrvorgang den Subjekten in der Regel nicht bewusst. Beispielsweise können belastende, schmerzvolle Beziehungserfahrungen *banalisiert* werden, um Leid, Wut sowie Trauer abzuwehren, sodass diese weniger spürbar und damit erträglicher werden (vgl. Mentzos 2017: 45). Abwehrformen sind folglich Schutzmechanismen, durch die das Subjekt *versucht* schwer Erträgliches zu bewältigen. Abwehrformen können hilfreiche Formen der Alltagsbewältigung darstellen, etwa wie der Humor über wiederkehrende frustrierende Büroarbeiten. Sie können jedoch auch unterschiedliche, destruktive Ausmaße für die eigene Verfassung annehmen, wie beispielsweise die für die vorliegende Untersuchung bedeutsame Abwehrform der Wendung von Aggressionen gegen das eigene Selbst. Die Verkehrung der Aggression kann graduell von Selbstvorwürfen bis hin zu den selbstverletzenden Handlungen reichen.

Die Abwehrformen, wenn einmal rekonstruiert, fungieren als eine bedeutsame Brücke zur latenten Sinnebene.[70] Umgekehrt stellen Abwehrformen Verschleierungen oder Verhüllungen des latenten Sinngehalts dar. Gewöhnlich handelt sich in transkribierten Interviews um einige wiederkehrende und folglich für den Fall typische Formen der Abwehr.

Anwendung des szenischen Verstehens und der Sequenzanalyse in Kombination

Die Fallrekonstruktionen erfolgten auf Basis der transkribierten Interviews unter Berücksichtigung der Feldprotokolle mit dem Ziel, sowohl die latent-dynamischen Interaktionsfiguren (szenisches Verstehen) als auch die latente Fallstruktur (Sequenzanalyse) zu rekonstruieren.

---

[70] Zu den klassischen Abwehrformen siehe Anna Freud (1986): „Das Ich und die Abwehrmechanismen."

Das Potenzial der kombinierten Anwendung der beiden Methoden liegt in der Annäherung an Interaktionen durch sowohl sequenziell zerlegte Texteinheiten als auch durch die szenische Perspektive, mit welcher die Interaktionsfiguren in ihrer Entfaltung in den Blick genommen werden und darüber hinaus szenenvergleichend ins Verhältnis gesetzt werden können. Der erste Schritt zu dem latenten Sinngehalt einer Szene erfolgte über die sequenzanalytische Rekonstruktion, an welche die szenische Rekonstruktion anschließt, mit dem besonderen Augenmerk auf die Rolle der Forscherin und das Sich-ins-Verhältnissetzen der Interviewten zu dieser.

Eine hohe Bedeutung in der Fallrekonstruktion kommt der Initialszene als Schlüsselszene zu, da sich in dieser bereits zu Beginn des Interviews „eine grundlegende Figur des Gesprächs zeigt" (Kerschgens 2009: 79; siehe auch Gerner 2013: 141). „In der Regel klingt das Leitmotiv des gesamten Interviews in der Eingangspassage an" (Bude 1988, zitiert nach Helfferich 2011: 141). Entsprechend wurde bei der Fallrekonstruktion jeweils am Anfang des Interviews (Erzählaufforderung) mit der sequenzanalytischen und szenischen Rekonstruktion begonnen und soweit in der Stegreiferzählung fortgefahren, bis Lesarten sich in der Struktur wiederholen und keine neuen Erkenntnisse versprechen. An diesem Punkt wurde eine erste vorläufige Fallstrukturhypothese formuliert, welche anschließend mit weiteren, für die Fragestellung relevanten Szenen (bedeutsame Beziehungen, Körper und Selbstverletzungen) kontrastiert und gegebenenfalls modifiziert wurde. Im Hinblick auf die Interaktionsformen konnten szenenvergleichend Wiederholungsmomente sowie transformatorische Tendenzen freigelegt werden. Die Ergebnisüberschneidungen in der Anwendung der beiden Methoden nach der jeweiligen Rekonstruktion einer Szene ermöglichten zugleich eine gegenseitige Validierung.

In den Fallauswertungen lag bei den transkribierten Interviews ein besonderes Augenmerk auf den Sprecherwechseln in Szenen, die relevant sind, um sowohl Handlungsselektionen zu rekonstruieren als auch die Interviewdynamik zu explorieren. Ferner gelten gerade Irritationen, Abbrüche (im Wort und längeren Sequenzen), Wiederholungen, Stockungen, Pausen sowie Wortbilder oder Versprecher als ertragreiche Wegweiser für den latenten Sinngehalt einer Szene. Inkonsistenzen im Text sind „besondere Bedeutungsträger" (Leithäuser/Volmerg 1979: 166), da sie auf das Ausgeschlossene, das Unaussprechliche verweisen. Die Frage lautet demnach nicht nur, *was wie erzählt* wird, sondern auch, *was nicht erzählt* und damit ausgelassen wird.

Objektive Daten, wie beispielsweise Alter und Bildungsstand, wurden auch in ihrer subjektiven Deutung im Rahmen der sequenzanalytischen und szenischen Rekonstruktion in die Auswertung einbezogen. Vor dem Hintergrund der Fragestellung konnten Daten über die Selbstverletzungen, wie der Beginn und das Ende sowie variierende Frequenzen über den Verlauf, mit den einsetzenden puberalen Veränderungen oder anderen Ereignissen, wie dem Beginn oder dem Ende einer Partnerschaft ertragreich ins Verhältnis gesetzt werden. Derartige zeitliche Zusammenhänge konnten mit der Fallstruktur kontrastiert werden.

Maßgeblich im Prozess der Datenauswertung waren kollegiale Interpretationsgruppen, in denen die Fallrekonstruktionen diskursiv validiert wurden, um einseitige Deutungen zu vermeiden und eine intersubjektive Nachvollziehbarkeit herzustellen (vgl. Steinke 1999).

Typenbildung

Ziel der Untersuchung ist es, verallgemeinerungsfähige Aussagen zu treffen über die Bedeutung des Körpers (Erleben und Umgang) bei jungen Frauen mit selbstverletzenden Handlungen. Während auf der Ebene der Fallrekonstruktion noch das Fallspezifische im Vordergrund steht, liegt das Augenmerk im nächsten Forschungsschritt auf dem Typischen eines Falles. Jeder Fall impliziert bereits das Allgemeine im Besonderen:

> „Fallstrukturen sind also Gebilde, die in einem dialektischen Zusammenhang tatsächlich ein Allgemeines und ein Besonderes zugleich der Art sind, daß darin beide Momente einander notwendig bedingen: ohne diese Allgemeinheit kein Besonderes und ohne diese Besonderung kein Allgemeines der praktischen Vernunft" (Oevermann 2000: 124).

Bei der Typenbildung wurde in der vorliegenden Untersuchung entsprechend an der Fallstruktur angesetzt, in welcher die fallspezifischen Interaktionsfiguren inbegriffen sind. In Form der jeweiligen Fallstruktur werden „auch generalisierungsfähige Erkenntnisse über die Fallstrukturen von – in der Regel höher aggregierten – sozialen Gebilden gewonnen, in denen der analysierte Fall Mitglied ist, denen er zugehört oder in die er sonstwie eingebettet ist" (Oevermann 2000: 125).

Der Vorteil einer Typenbildung besteht darin „die Originalität der Einzelfälle zu erhalten und gleichzeitig Theorie und Empirie zu verbinden" (Haas/Scheibelhofer 1998: 1). Das heißt, die Handlungsmuster wie die Selbstverletzungen bleiben in ihrem biografischen Bezug bestehen, im Gegensatz zu einer rein thematischen fallübergreifenden Gruppierung, welche beispielsweise ausschließlich die Funktion der Selbstverletzungen fokussieren würde.

In Form einer gedanklichen Abstraktion durch das minimale und maximale Kontrastieren der Fallstrukturen wurden überindividuelle, generalisierbare (Bewältigungs-)Muster mit biografischem Bezug herausgearbeitet (vgl. Kelle/Kluge

2010). Die Vergleichsachse stellte dabei die Forschungsfrage sowie in dieser Untersuchung eine adoleszenztheoretisch-biografische Perspektive dar. Innerhalb der Fallstrukturen wurde ein kontrastierender Vergleich von maximalen Unterschieden in Bezug auf die Fragestellung vorgenommen. Der minimale Vergleich dient dazu „die Dimensionen entlang derer ein Typus konstruiert wird, genau auszuloten: Abgrenzungen zu anderen Typen rücken dabei ins Zentrum der Analyse [...]" (Haas/Scheibelhofer 1998: 20).

„Inhaltlich trägt diese Konstruktion den Charakter einer Utopie an sich, die durch gedankliche Steigerung bestimmter Elemente der Wirklichkeit gewonnen ist" (Weber 1988 [1922]: 190). Weber spricht bei dieser Konstruktion von einem „Idealtypus" (ebd.), welcher in der Empirie so nicht vorgefunden werden kann. Der Idealtypus steht folglich „zwischen Empirie und Theorie" (Kelle/Kluge 2010: 83). Er ist zwar in der empirischen Realität verankert, jedoch können durch die Übersteigerung von Merkmalen generalisierbare Muster sozialer Wirklichkeit gewonnen werden (vgl. ebd.: 83). Dabei umfasst ein Typus „gleichartige Fälle unabhängig davon, wie häufig diese auftreten" (Rosenthal 2015: 80). Entsprechend kann ein Typus durch einen Fall repräsentiert sein und vise versa ein Fall mittels dem kontrastierenden Verfahren zur Typenbildung dienen.

5.4 Reflexion der Forscherin im Forschungsprozess

Qualitative Forschung im Allgemeinen und insbesondere die Anwendung des szenischen Verstehens fordern die Reflexivität der Forscherin im Forschungsprozess als ein Gütekriterium von Wissenschaftlichkeit (vgl. Steinke 1999). Quantitative Studien erklären a priori eine Trennung zwischen Subjekt und Objekt, um mögliche, sogenannte subjektive Einflüsse auf den Forschungsgegenstand zu kontrollieren und zu eliminieren. Jegliche Verbindung des Forschers zu dem Objekt wird als Störfaktor aufgefasst. Dagegen wird in der qualitativen Forschung die Forscherin als Teil der sozialen Wirklichkeit begriffen, die sie erforscht (vgl. Steinke 1999). Das hermeneutische Verstehen von sozialer Welt setzt zwei Bezugspunkte voraus: das Subjekt und die soziale Wirklichkeit, welche in einem verschränkten sozialen, kulturellen und historischen Verhältnis verstanden werden (vgl. Kümmel 1965). Jene Verschränkung des Subjekts mit dem Forschungsgegenstand wird entsprechend nicht als eine zu beseitigende Störquelle aufgefasst, sondern als mögliches Erkenntnismittel (vgl. Devereux 1984).

Die Verwobenheit zwischen der Forscherin und dem Gegenstand bedarf folglich einer methodischen Reflexion über den gesamten Forschungsprozess. Bereits die soziale und theoretische Verortung der Forscherin sowie Forschungsdesign und -frage definieren den Forschungsgegenstand und beleuchten diesen unter einem bestimmten Licht. King (2004) plädiert daher mit Rekurs auf Pierre Bourdieu für eine systematische reflexive Hermeneutik, in der „jeglicher Fall konsequent als *Fall in der Forschung* reflektiert wird (…)" (ebd.: 51, Herv. i.O.). Ein besonderes Augenmerk liegt dabei auf der Rolle der Forscherin im Erhebungsprozess.

Reflexion der Forscherin während des Interviews

Während bei der Erläuterung der Anwendung des szenischen Verstehens der Fokus vor allem auf den Interviewten und ihrer Selbstpräsentation in der Beziehung zur Forscherin lag, liegt hier der Schwerpunkt auf der Rolle der Forscherin. Das Interviewgespräch als eine soziale Interaktion wird sowohl durch die Interviewte als auch durch die Forscherin vor dem Hintergrund der jeweiligen Biografie und der sozialen Situierung gestaltet (vgl. Günther 2008)[71].

Wie deutlich wurde, stellt die Initialszene einen Aushandlungsprozess über die jeweiligen Rollen als Forscherin und Interviewte dar. Insbesondere die Eingangsszene eines jeden Interviews ist geprägt von einer strukturellen Unsicherheit für die Interviewte. Die vergleichsweise offene Aufforderung, die Lebensgeschichte zu erzählen, ist in der Regel trotz vorausgegangener Aufklärung über die Interviewart eine überraschende und anspruchsvolle Aufgabe. In der vorliegenden Untersuchung sind die meisten jungen Frauen von einem Frage-Antwort-Stil zu ihren selbstverletzenden Handlungen ausgegangen, welcher eher an ein strukturiertes Leitfadeninterview erinnert. Ferner haben sie in der Regel nicht erwartet, dass ihrer Lebensgeschichte ebenfalls eine große Bedeutung in dem Interview beigemessen wird.

Die konstitutiv-strukturelle unsichere Anfangssituation ist auch die Folge eines hierarchisch angelegten Verhältnisses, in welchem die Forscherin in der Position der Interviewführung steht und die junge Frau in der Rolle als Erzählerin ihrer Lebensgeschichte. Zugleich ist die Forscherin auf die Interviewte angewiesen, da diese von Interesse ist für ihre Forschungsfrage.

---

[71] Zur Analyse der Forschungsbeziehung als Erkenntnisgewinn siehe auch Prochnau (2010) und Tietel (2001) sowie Burgermeister (2019) zur Anwendung einer tiefenhermeneutischen Analyse der Interviewdynamik im Fall von Selbstverletzungen bei einem jungen Mann.

Reflexion der Forscherin im Forschungsprozess

Den Fall als einen Fall in der Forschung zu verstehen, bedeutet die eigenen Vorkenntnisse, welche den Zugang zu dem Fall bedingen, zu reflektieren. Die Auseinandersetzung mit dem Phänomen der Selbstverletzungen erfolgte über die theoretische Vertiefung, den Austausch mit Expert*innen aus unterschiedlichen Berufsfeldern (Beratungsstellen und Psychotherapeut*innen) sowie über Internetquellen, beispielsweise durch die Sichtung von privaten Homepages, auf denen auch Bilder über Wunden und Narben der jungen Frauen veröffentlicht werden. Ferner besuchte die Forscherin Seminare an einem Ausbildungsinstitut für angehende (Kinder- und Jugendlichen-)Psychotherapeut*innen zum Thema Selbstverletzungen, in denen auch Kasuistiken diskutiert wurden.

Das sinnhafte Verstehen der selbstverletzenden Handlungen als ein methodisch kontrolliertes Fremdverstehen (vgl. Helfferich 2011: 84) legt eine Reflexion der Momente der eigenen Nähe und Fremdheit zur Zielgruppe nahe. Da es sich bei dem Sample um junge Frauen handelt, besteht hinsichtlich des Geschlechts eine Nähe, die das Forschungsgespräch in Hinblick auf die teils intimen Fragen zu Körper und Sexualität erleichtert. Angenommen werden kann im Vergleich zu einem männlichen Interviewer eine geringere Hemmschwelle, über jene Themen zu sprechen. Ferner bestand eine intuitivere Nachvollziehbarkeit bei den puberalen Veränderungen, was die Fragestellungen zu dem Themenschwerpunkt im Interview erleichtert (im Kontrast zu beispielsweise den puberalen Veränderungen bei männlichen Interviewten). Ebenfalls besteht eine Nähe zwischen dem Bildungsstand der ausgewählten Interviewpartnerinnen, welche alle Abitur haben und zumindest ein Studium begonnen haben. Fremdheitserfahrungen und Irritationen während der Interviews, bei der Kontaktaufnahme oder Verabschiedung wurden in den Feldprotokollen als Reflexionsinstrument der Forscherin dokumentiert.

Feldprotokolle

Die Anfertigung von Feldprotokollen nach jedem Interview (vgl. Kerschgens 2009: 85f) ist ein Mittel, um sowohl die Rolle der Forscherin in der jeweiligen Forschungssituation zu reflektieren als auch den jeweiligen Fallprozess als eine szenische Abfolge zu rekonstruieren (Zustandekommen des Interviews, Begegnung, Interview und Verabschiedung). Im Grunde genommen stellt bereits die erste Kontaktaufnahme die Eröffnungsszene dar, in der die Selbstpräsentation in Beziehung zur Forscherin oder dem Forschungsprojekt beginnt. Wie stellt sich die junge Frau vor in Bezug auf einen Interviewaufruf, welcher gezielt junge Frauen adressiert, die sich selbst verletzen? Wie gestalten sich die Kontaktaufnahme und die Terminvereinbarung für ein Interview? Erkenntnisreich ist auch die Zeitspanne nach dem Interview inklusive der Verabschiedung. Oftmals hatten die jungen Frauen noch Fragen zu dem Forschungsprojekt, zum Stand der Erhebung oder waren interessiert an ersten Ergebnissen. Aufschlussreich waren auch die Antworten nach dem Befinden im Anschluss an das Interview. Einige der jungen Frauen äußerten beispielsweise die Befürchtung, während des Interviews weinen zu müssen.

Während in den transkribierten Interviews lediglich das Auditive protokolliert wurde, konnten in den Feldprotokollen auch *visuelle Eindrücke* während des Interviews festgehalten werden. In Anbetracht der Fragestellung ist die Beschreibung des *Erscheinungsbildes* der jungen Frauen als körperliche Dimension der Selbstinszenierung bedeutsam. Beispielsweise hat eine der jungen Frauen ein Accessoire getragen, welches ihre Zugehörigkeit zu einer bestimmten jugendkulturellen Szene markiert. Eine andere Interviewte trug ihre Haare in einer bestimmten Art, wie sie für einen Charakter in einem Spielfilm typisch war und welcher im Interview als bedeutsam thematisiert wurde.

Erkenntnisversprechend für die Interviewdynamik sind zudem die *Eindrücke und Affekte der Interviewerin* während und im Anschluss an das Interview. Wie wurde die Atmosphäre wahrgenommen? Hat sich diese im Verlauf des Interviews an bestimmten Stellen verändert? Wie wurde die Interviewte wahrgenommen? Gab es *Irritationen oder Auffälligkeiten*? Gab es Momente von Unsicherheit? Welche Affekte löste die Interviewte bei der Forscherin über den Interviewverlauf aus? Welche *Erwartungen und Vorstellungen* hatte die Forscherin vor dem Hintergrund der Kontaktaufnahme oder bereits geführter Interviews an und über die junge Frau?

Die Feldprotokolle, in welchen die Interviewdaten (Dauer, Kontext), das Zustandekommen sowie die Eindrücke und Affekte der Interviewerin aufgeführt wurden, stellen ein wesentliches Datum für die intersubjektive Reflexion der Rolle der Forscherin dar.

5.5 Sampling

Im Gegensatz zu hypothesenprüfenden Verfahren im Kontext der quantitativen Forschung, welche einen eindeutigen Auswahlplan für das Sample verlangen, erfolgte die Fallauswahl hier gemäß dem „theoretische[n] Sampling" (Glaser/Strauss 2010: 61ff). Zugrunde lag diesem ein parallel verlaufender Prozess der Datenerhebung und -auswertung zugunsten der Offenheit gegenüber dem Forschungsgegenstand. Vor dem Hintergrund einer adoleszenztheoretischen Perspektive auf das Phänomen der Selbstverletzung als sensibilisierende, konzeptionelle Ausgangslage (vgl. ebd.: 62; Strübing 2014: 29) wurde die Erhebungsphase mit einer größtmöglichen Offenheit begonnen. Erst sukzessiv im Zuge erster Auswertungen wurden die Auswahlkriterien für weitere Interviews verfeinert. Ein solch phasenorientiertes offenes Vorgehen bietet sich gerade bei einer Zielgruppe an, zu welcher der Zugang als erschwert eingeschätzt wird.

Samplezugang und -auswahl

Die Rekrutierung der Interviewpartnerinnen verlief über Aushänge in Beratungsstellen und -zentren, Jugendhilfeeinrichtungen sowie an diversen Universitäten und über ein deutschlandweit verbreitetes Onlineportal. Insgesamt wurden 18 Interviews geführt. Da die Erfolgsaussicht, Mädchen und junge Frauen mit Selbstverletzungen für ein Interview zu gewinnen, schwer einschätzbar war, wurde zu Beginn eine breite Altersspanne auf den Aushängen angegeben sowie zunächst keine Ausschlusskriterien. Im Zuge der sukzessiven erfolgreichen Erhebung wurden jedoch sehr schnell Auswahlkriterien eingeführt und weiter ausdifferenziert. Aufgrund der Forschungslücke (siehe Kapitel 1.8.) wurden bei weiteren Interviewaufrufen junge Frauen mit sexuellen Gewalterfahrungen ausgeschlossen. Dagegen wurde explizit darauf hingewiesen, dass auch Frauen mit weniger häufigen selbstverletzenden Handlungen gesucht werden. Ferner wurde das Alter auf die Höchstgrenze von 25 Jahren festgelegt, sodass sich die jungen Frauen mit hoher Wahrscheinlichkeit noch in der Studienphase befinden.[72] Ausschlaggebend für die gewählte Altersgrenze war zudem die Erfahrung einer zu großen zeitlichen Distanz sowohl zu den puberalen Veränderungen als auch zu den selbstverletzenden Handlungen in den ersten geführten Interviews. Eingeschlossen wurden sowohl junge Frauen, bei denen die Selbstverletzungen akut waren, als auch jene, bei denen diese bereits in der Vergangenheit liegen.

Samplebeschreibung

Gemäß der herausgearbeiteten Forschungslücke erfolgte aus den 18 geführten und ausgewerteten Interviews eine sukzessive Auswahl von sechs Fällen für die Feinanalyse, die auf folgenden Überlegungen basiert: Ausgehend von dem Desiderat der Studien über junge Frauen ohne sexuelle Gewalterfahrungen sowie über junge Frauen aus nicht-klinischen Populationen, wurden vor allem Interviewte ausgewählt, welche tendenziell ohne Beratungs- oder Therapieangebote ihre

---

[72] Die Adoleszenz als Phase mit einem Alter einzugrenzen, widerspricht den theoretischen und empirischen Befunden von bis in die Erwachsenheit andauernden adoleszenzspezifischen Entwicklungsthemen (vgl. Kapitel 2). Jedoch erscheint eine Altersgrenze für die Vergleichbarkeit der Fälle notwendig.

selbstverletzenden Handlungen beendet haben (trifft auf fünf Fälle zu). In einem Fall wurde eine professionelle Hilfe in der Jugend für einen kurzen Zeitraum in Anspruch genommen, die jedoch vorzeitig beendet wurde. Im Gegensatz zu den anderen Fällen kann in diesem Fall keine eindeutige Aussage getroffen werden, ob die selbstverletzenden Handlungen zum Zeitpunkt des Interviews beendet waren, da die letzte Selbstverletzung etwa drei Wochen vor dem Interviewtermin stattgefunden hatte. Bei diesem Fall handelt es sich jedoch im Vergleich zu den restlichen zwölf erhobenen Interviews, bei denen die jungen Frauen teils mehrjährige Therapien sowie Klinikaufenthalte angaben, um eine sehr kurze Inanspruchnahme von Beratungsangeboten. Für die Auswahl dieser sechs Fälle spricht darüber hinaus eine vergleichbare Altersspanne, die von 20 bis 23 Jahren reicht. Damit ist nicht nur die altersspezifische Ausgangslage vergleichbar, sondern auch der zeitliche Abstand auf die puberalen Veränderungen im Kontrast zu beispielsweise 16-jährigen Interviewten, die sich noch in der Pubertät befinden.

Alle sechs ausgewählten jungen Frauen meldeten sich auf den Aufruf, der auf einer Onlineplattform veröffentlicht wurde. Da das Portal vornehmlich von Student*innen oder Abiturient*innen genutzt wird, setzt sich das Sample entsprechend aus Studentinnen zusammen. Alle sechs Frauen befanden sich in der Phase des Bachelorstudiums. Zwei der jungen Frauen haben zum Zeitpunkt des Interviews ihr Studium abgebrochen und befanden sich in der Orientierungsphase für alternative Studienfächer oder Ausbildungsmöglichkeiten.

Der Bildungsstand der Eltern variiert: In zwei Fällen haben beide Eltern einen akademischen Abschluss (ein Vater ist selbstständig). In vier Fällen können die Eltern als Angestellte dem Dienstleistungssektor zugeordnet werden (ohne akademischen Abschluss), wobei in zwei Fällen die Väter selbstständig sind. Die wenigen Fälle unter den 18 geführten Interviews mit einem Haupt- oder Realschulabschluss wurden aufgrund der Inanspruchnahme von teils langen und wiederholten therapeutischen Maßnahmen und entsprechend weiteren diagnostizierten psychischen Störungen und Symptomen ausgeschlossen. Die möglichen Auswirkungen der Samplezusammensetzung von ausschließlich Abiturientinnen werden im Ergebnisteil diskutiert.

Die nachfolgende Tabelle stellt eine Übersicht der Sampleauswahl dar. Die einzelnen Fälle werden anhand des Alters chronologisch aufgelistet. Außerdem sind die wesentlichen Sozialdaten (Name, Alter, Bildungsabschluss) genannt. Zu den Selbstverletzungen sind der Beginn und das Ende aufgeführt. Aufgrund eines empirisch naheliegenden zeitlichen Zusammenhangs von dem Beginn der Selbstverletzungen mit dem Eintritt der Menstruation ist das Alter derselben ebenfalls erwähnt.

Tabelle 3:   Sampletabelle

Name	Alter	Schulab-schluss	Beginn und Ende der Selbstverletzungen im Alter von	Beginn der Menstruation im Alter von
Mareike	20	Abitur	17-18 Jahren	14 Jahren
Lisa	20	Abitur	13-14 Jahren	12 Jahren
Sophia	20	Abitur	15 Jahren	15 Jahren
Marlene	22	Abitur	14/15-22 Jahren	13 Jahren
Svenja	23	Abitur	14-17 Jahren	12/13 Jahren
Christina	23	Abitur	14/15-18/19 Jahren	12 Jahren

Da die sechs ausgewählten Fälle bereits ein heterogenes Spektrum hinsichtlich des Forschungsdesiderats abdecken, wurde auf weitere Interviewerhebungen verzichtet.

6 Ergebnisse der Fallrekonstruktionen

In der Präsentation der sechs Fallrekonstruktionen besteht die Herausforderung zwischen einer detaillierten, intersubjektiv nachvollziehbaren Darstellung des Auswertungsprozesses einerseits und einer ‚leserfreundlichen‘, ergebnisfokussierten Begrenzung derselben auf der anderen Seite. Diesem Spagat wird versucht insofern gerecht zu werden, als dass drei der sechs Fälle (Mareike, Lisa und Svenja) relativ ausführlich dargestellt sind. Die Präsentation der anderen drei Fälle (Marlene, Christina und Sophia) erfolgt ergebniszentriert und ist entsprechend gerafft. In allen Fällen sind die Rekonstruktionen mit ausgewählten Interviewzitaten belegt, um insbesondere die Nachvollziehbarkeit bei den ergebniszentrierten Rekonstruktionen zu gewährleisten. Das methodische Vorgehen (Sequenzanalyse und szenisches Verstehen) wird exemplarisch im Fall Mareike anhand der Initialszene veranschaulicht.

Im Lichte der erkenntnisleitenden Fragestellung sind die Falldarstellungen durch folgende Hauptkapitel untergliedert: Jeder Rekonstruktion steht ein biografisches Kurzportrait voran, welche den Lebenslauf anhand der objektiven Daten wiedergibt, die teilweise durch subjektive Deutungen der Interviewten ergänzt werden (z.B. Abbruch des Studiums, da es nicht den inhaltlichen Erwartungen entsprach). Die rekonstruierte Fallstruktur und die fallübergreifenden Beziehungsdynamiken werden sukzessiv in den Falldarstellungen präsentiert und beinhalten folgende Schwerpunkte: biografische Ausgangslage, familiale Beziehungen, Körper sowie Selbstverletzungen. Jede präsentierte Fallrekonstruktion endet mit der Fallstruktur, in welcher die fallübergreifenden Beziehungsdynamiken ebenfalls Eingang finden.

In den Falldarstellungen sind die zitierten Interviewauszüge durch doppelte Anführungsstriche gekennzeichnet. In Abgrenzung dazu sind Metaphern oder umgangssprachliche Wendungen in einfachen Einführungsstrichen gehalten.

6.1 Mareike – „des is auf jeden Fall nichts wovor ich Angst habe"

Interviewkontext

Mareike ist zum Zeitpunkt des Interviews 20 Jahre alt. Das Interview dauert insgesamt zwei Stunden und 45 Minuten.

6.1.1 Biografisches Kurzportrait

Mareike wächst als Einzelkind in einem Dorf auf. Ihre Eltern sind beide Akademiker, die Mutter ist als Ärztin und der Vater als Betriebswirt tätig. Das erste Lebensjahr wird Mareike von ihrer Mutter versorgt. Bis zum Eintritt in den Kindergarten wird sie von unterschiedlichen Tagesmüttern betreut. Anschließend übernimmt ihr Vater die Betreuung und ist fortan von zu Hause aus beruflich tätig. Ihre Mutter arbeitet zu dieser Zeit bis spätabends.

Mareike schließt das Abitur mit einer sehr guten Note ab. Das anschließende Studium in Archäologie bricht sie nach einem Semester ab. Zum Zeitpunkt des Interviews erwägt sie einen Studienfachwechsel zu Kunstgeschichte. In diesem Fach besucht sie bereits vereinzelt Kurse.

Selbstverletzendes Verhalten: Mareike verletzt sich einmalig im Alter von 14 Jahren. Ihre regelmäßigen Selbstverletzungen beginnen im Alter von 17 Jahren für die Dauer von circa einem Jahr mit der Frequenz von etwa ein- bis zweimal wöchentlich. Mareike verletzt sich mit einem Messer an den Beinen. Sie nimmt keine therapeutische Behandlung oder Beratungsangebote in Anspruch, um die Selbstverletzungen zu beenden. Von diesen absehen konnte sie ihrer Begründung nach durch die Entdeckung von Sport als ein Ersatzmittel. Mareike lässt ihre Eltern in Unkenntnis über ihre Selbstverletzungen, da sie diese nicht in Sorge versetzen möchte.

6.1.2 Initialszene

Ein besonders ertragreicher Interviewausschnitt für das Verständnis des Aushandlungsprozesses ist die Initialszene, die bei der Erzählaufforderung beginnt und im Fall Mareike nach der Stegreiferzählung noch einmal fortgesetzt wird. Daher wird im Folgenden der Erzählstimulus als Auslöserfolie für Mareikes Reaktion sowohl sequenzanalytisch rekonstruiert als auch unter Anwendung des szenischen Verstehens interpretiert.

Realisierte Erzählaufforderung im Fall Mareike:[73]

> I: „Dann würd ich dich bitten mir deine gesamte <u>Lebensgeschichte</u> zu erzählen *((lacht))* ((lachen)) also alle Erlebnisse die dir <u>einfallen</u> (.) und du kannst dir auch so viel Zeit nehmen wie du möchtest und ich werd dich erst mal nicht unterbrechen und werd mir einige Notizen machen auf die ich dann später wieder zurückkommen werd (.) *mhm* und ähm du kannst <u>ganz ganz ganz</u> weit vorne anfangen (.) und alles erzählen was dir <u>einfällt</u> und auch Dinge die dir als unwichtig erscheinen (.) erzähl einfach mal bis <u>heute</u>"

Die realisierte Erzählaufforderung weist kleine Abweichungen von der originären auf, welche vor dem Hintergrund der Interviewdynamik als fallspezifisch bedeutsam gelten und daher in der anschließenden Rekonstruktion explizit gemacht werden. Die Forscherin weicht gleich zu Beginn durch das Adverb „dann" ab, welches sowohl eine Anknüpfung darstellt als auch etwas Neues einleitet. Das Adverb kann hier verstanden werden als eine Art von Überleitung von der Einführung über die Art des Interviews, die Vorgehensweise bei der Anonymisierung bis hin zu dem ‚offiziellen' Beginn des Interviews: der Erzählaufforderung für die Lebensgeschichte. Nach dem Übergangs- und Einleitungswort erfolgt ein Konjunktiv „würd", durch welchen eine Möglichkeitsform angekündigt wird. Die anschließende Sequenz beginnt mit dem Personalpronomen „ich", welches für die Person der Interviewerin steht und als Ausgangspunkt fungiert, von welchem aus ein Du durch dessen Akkusativ „dich" adressiert wird. Deutlich wird ein zaghafter Interaktionsaufbau, welcher von der Interviewerin ausgeht und in eine Bitte mündet. Eine Bitte stellt eine kulturell höflich formulierte Aufforderung dar, welche einerseits potenziell ausgeschlagen werden kann, andererseits jedoch auf ein dahinterliegendes wichtiges oder gar dringliches Bedürfnis verweisen kann, durch welches eine Ablehnung nicht nur unhöflich, sondern auch als nicht hilfsbereit gelten könnte. Der explizit formulierten Bitte liegt somit ein gewisser höflich eingebetteter Zugzwang inne.

Das Reflexivpronomen „mir" in Verbindung mit dem nahtlos anschließenden Pronomen „deine" bekräftigt den persönlichen Bezug zwischen den zwei Interaktionspartnerinnen und stellt zugleich Nähe her. Durch das Adjektiv „gesamt" wird eher eine umfassende Lebensgeschichte erwartet. Die „Lebensgeschichte" setzt sich aus Erfahrungen und Ereignissen zusammen, welche zu einer kohärenten Geschichte durch die jeweilige Erzählerin relevanzorientiert geformt wird. Im Gegensatz zu einem ‚Lebenslauf', welcher insbesondere die institutionelle Laufbahn wie Kindergarten, Grundschule, weiterführende Schule etc. anvisiert, werden bei

---

[73] Die Transkriptionslegende befindet sich im Anschluss an das Literaturverzeichnis.

einer Lebensgeschichte darüber hinaus Erlebnisse, deren affektive Dimension sowie Wahrnehmungen und Bewertungen in eine für die Erzählende sinnergebende Geschichte verwoben. Das Verb „erzählen" eröffnet potentiell längere narrative Passagen. Im Gegensatz zu dem Ausdruck ‚berichten', welches in beruflichen oder öffentlichen Kontexten Gebrauch findet, können wiederholt Erfahrungen, Affekte sowie Wahrnehmungen und Einschätzungen aus dem privaten Bereich angesprochen werden. Mareike reagiert an dieser Stelle mit einem Lachen, welches als ein verlegenes Lachen gedeutet werden kann im Sinne einer Überforderung mit der Aufgabe, ihre gesamte Biografie zu erzählen. Es könnte sich jedoch auch um ein Lachen handeln, welches die Aufforderung ins ‚Lächerliche' zieht und damit eine Unmöglichkeit der Bewältigung dieser signalisiert oder eine Abwertung derselben[74]. Die Forscherin antwortet ihrerseits ebenfalls mit einem Lachen. Die Reaktion kann als Zeichen der Unsicherheit, der Verbindung und des Verständnisses gedeutet werden.

Das Wortpartikel „also" schließt an das Lachen als eine Unterbrechung im Redefluss an und impliziert gleichzeitig eine erläuternde Überleitung. Der Ausdruck „alle Erlebnisse" umfasst quantitativ die Gesamtheit von Erlebnissen, welche Mareike potentiell einfallen. Erlebnisse werden sinnlich affektiv erfahren und sind kognitiv verbunden mit Wahrnehmungs- und Bewertungsprozessen. Erlebnisse durchlaufen eine Art von subjektiven Wahrnehmungs- und Verarbeitungsfilter, welche veränderbar sind. Anders ausgedrückt handelt es sich bei Erlebnissen nicht um eine Art von ‚objektiver' Wiedergabe eines Ereignisses, wie etwa bei einer Kameraaufnahme, sondern um die verarbeitete Erzählung derselben. In der Sequenz wurde das Verb „einfallen" relevanzsetzend betont, welches zur freien, spontanen Erzählung im Hier und Jetzt einlädt und damit vorgefertigte Erzählskripte ausschließt. In Verbindung mit den einfallenden Erlebnissen wird durch das Reflexivpronomen „dir" Mareikes zentrale Position unterstrichen.

Die nächste Konkretisierung in der Erzählaufforderung wird durch die Konjunktion „und" als ein verbindendes Element eingeleitet. Das Verb „können" verweist auf eine Möglichkeit und folglich auf einen Entscheidungsspielraum im Gegensatz zu den Verben ‚sollen' oder gar ‚müssen'. Mittels des in der ursprünglichen Frage nicht vorkommenden Adverbs „auch" wird etwas Zusätzliches oder gar eine Steigerung angekündigt, die sich auf die zeitliche Dimension: „so viel Zeit nehmen wie du möchtest" bezieht und damit ein Angebot impliziert. Der offerierte Zeitraum ist einerseits an Mareikes Bedarf ausgerichtet, andererseits steht dieser im Verhältnis zu dem prinzipiell begrenzten Interviewrahmen.

Über die verbindende Konjunktion „und" wird der Zusatz angekündigt, Mareike „erst mal" nicht zu unterbrechen. Ein Ausdruck, welcher auf einen zeitlich

---

[74] An dieser Stelle kann noch nicht beantwortet werden, um welche Art von Lachen es sich handelt.

begrenzten Rahmen deutet, in dem Mareike eine Narration ermöglicht wird. Deutlich wird die angekündigte Zurückhaltung der Forscherin für einen gewissen Zeitraum, in welchem Mareike uneingeschränkte Aufmerksamkeit erhält, um ohne Unterbrechung ihre Lebensgeschichte erzählen zu können.

Die konspezifische Konjunktion „und" leitet das Tun der Interviewerin während Mareikes Stegreiferzählung ein. Dabei handelt es sich um „einige Notizen", die sie macht. Das Zahlwort „einige" deutet auf eine kleine unbestimmte Menge. Der Begriff „Notizen" dient in unterschiedlichen beruflichen Kontexten als Merkhilfe und Dokumentation. An dieser Stelle wird mit dem Verweis auch implizit auf das Interview als semiöffentliches Interesse im Rahmen eines laufenden Forschungsprojektes verwiesen. Notizen sind zudem Ausdruck einer Selektionspraxis, bei der anhand bestimmter Kriterien aus einem laufenden Informationsfluss Relevanzen gesetzt werden, auf welche die Interviewerin zu einem späteren Zeitpunkt wieder zurückkehrt. Mareike klinkt sich an dieser Stelle in Form einer Interjektion „mhm" ein, welche als ein Verstehen der bis dato explizierenden Ausführung sowie als Zustimmung interpretiert werden kann.

Die Ergänzung gerät durch die den Redefluss unterbrechende Interjektion „ähm" der Forscherin ins Stocken. Die Verzögerung kann als eine Reaktion auf die vorangegangene Interjektion von Mareike gedeutet werden. Die Sequenz „du kannst" weist auf eine optionale Möglichkeit hin, nachfolgend betont durch die dreimalige Ausführung von „ganz", einen möglichst frühen Zeitpunkt in ihrer Lebensgeschichte als Beginn zu wählen. Die fallspezifische Wiederholung des Wortes „ganz" charakterisiert die Interviewinteraktion an dieser Stelle: Die Art und Weise, wie die Forscherin Mareike bittet, „ganz ganz ganz weit vorne an[zu]fangen", erinnert an den Umgang mit einem Kind. Folglich wird der Forscherin eine mütterliche Rolle zuteil.

Bei der wiederholten Aufforderung alles zu erzählen, was Mareike einfällt, wird durch die Betonung der Einfälle das Gewicht auf die freie, im Sinne einer nicht vorbereiteten Narration gelegt. Die Offenheit bezieht sich nicht nur auf ein Sich-Einlassen zu Beginn des Interviews, sondern auch auf eine Offenheit für aufkommende Einfälle von Erlebnissen sowie geweckte Erinnerungen während der Erzählungen im Verlauf des Interviews. Die von der originären Frage abweichende Ergänzung „und auch Dinge" zu erzählen, welche unwichtig erscheinen (im Gegensatz zu: „auch das was dir unwichtig erscheint"), fällt durch den Begriff „Dinge" auf, welcher im Kontrast zu „Erlebnisse" auf affektlose, nicht näher bezeichnete Sachverhalte verweist. Auch der Ausdruck, Dinge zu erzählen, „die ihr als unwichtig erscheinen", deutet auf Sachverhalte, welche Mareike als nicht wichtig wahrnimmt. Folglich wird der Fokus, gänzlich alles zu erzählen, was ihr einfällt, verstärkt. Die Relevanzsetzung erfolgt demnach durch die Einfälle während des Interviews.

In der Aufforderung wird abschließend durch das Verb „erzählen" erneut eine kohärente Erzählung der Lebensgeschichte betont. Der Ausdruck „erzähl einfach mal" unterstellt eine leichte, problemlos zu lösende Aufgabe. Ferner kann ein Ansporn darin gelesen werden. Gleichzeitig setzt die Interviewerin voraus, dass Mareike die notwendige Kompetenz besitzt, um diese Anforderung zu bewältigen. Die Sequenz „bis heute" verweist auf einen Erzählverlauf von einem in der Vergangenheit liegenden Anfang und einem Ende, welches in der Gegenwart liegt. Darüber hinaus wird durch den Aufforderungscharakter der Sequenz das Zeichen für einen Sprecherwechsel eingeläutet.

Resümierend kann anhand des Erzählstimulus ein Verhältnis rekonstruiert werden, in welchem die Interviewerin einerseits sukzessiv Nähe herstellend Mareike ‚mütterlich' adressiert. Andererseits spricht sie diese als aktive und kompetente Gestalterin ihrer Lebensgeschichte an. Die Erzählaufforderung rückt Mareike mit ihrer Lebensgeschichte ins Zentrum der vollen Aufmerksamkeit.

Für die Fallspezifika gelten gerade Sprecherwechsel als signifikant, da sich die Fallstruktur besonders anhand der Antwortselektionen der Erzählerin ertragreich rekonstruieren lässt. Das Interesse liegt daher auf Mareikes Reaktion auf den offenen Erzählimpuls.

Mareike antwortet auf den Erzählstimulus wie folgt:

> M: „Okay das finde ich unglaublich schwierig *mhm* (..) ich mein ich bin jetzt <u>zwanzig Jahre</u> alt und (.) ich glaube ich könnte auch zwanzig Jahre lang erzählen (.) *mhm* also muss ich ja jetzt schon n bisschen rausfiltern *mhm* ähm interessieren Sie auch (.) Daten also wollen Sie so was wie das Geburtsdatum wissen?"

Sequenzanalytische Rekonstruktion

Die Antwort von Mareike erscheint widersprüchlich. Ihr „okay" kann als ein Signal gelesen werden, die Erzählaufforderung verstanden zu haben und als eine Art von Einverständniserklärung. Jedoch führt sie weiter aus, dass sie es „unglaublich schwierig" findet. Ihre große Schwierigkeit kann sich auf verschiedene Bereiche des Erzählstimulus beziehen: Die gesamte Lebensgeschichte zu erzählen sowie alle Erlebnisse, die ihr einfallen, oder ganz weit vorne zu beginnen und bis heute zu erzählen, oder auch die Dinge zu erzählen, die ihr als unwichtig erscheinen. Statt einen für sie schwierigen Part zu benennen, rekurriert sie betonend auf ihr Alter: „ich mein ich bin jetzt <u>zwanzig Jahre</u> alt und". Die Sequenz „ich mein" leitet eine Erläuterung für die Schwierigkeit ein. Der Kontext in dem die gesamte Sequenz Sinn ergeben würde, wäre beispielsweise eine Eltern-Kind-Interaktion beziehungsweise eine Auseinandersetzung, worauf der Ausdruck „ich mein" als Standpunktvertretung gedeutet werden kann. Als weitere Erzählzweige nach dem „und" sind dann vorstellbar „und ich bin kein Kind mehr", oder „und ich bestimme und entscheide selbst", oder „und ich muss dir/euch nicht mehr alles erzählen". Der gemeinsame Fluchtpunkt der Lesarten ist die Betonung der Unabhängigkeit, Abgrenzung und Selbstbestimmtheit einer jungen erwachsenen Frau. Bezogen auf die Interviewdynamik kann der Rekurs auf das Alter sowohl eine Abgrenzung von dem in dem Erzählstimulus mütterlich wirkenden Sprachstil der Forscherin markieren als auch ihre Selbstbestimmung, nur das zu erzählen, was sie möchte. Mareike verbalisiert diesen Standpunkt gegenüber der Interviewerin nicht direkt, sondern fährt fort wie folgt: „ich glaube ich könnte auch zwanzig Jahre lang erzählen" – sofern sie alles erzählen würde. Durch eine konkretistische Interpretation der Erzählaufforderung verdeutlicht Mareike, dass sie die Fragestellung in der erwünschten Ausführlichkeit nicht beantworten kann und schlussfolgert: „also muss ich ja jetzt schon n bisschen rausfiltern". Diese ebenfalls logische Konstruktion scheint ein Hilfsmittel darzustellen, ihre Bedürfnisse nach Selbstbestimmung und Kontrolle auszudrücken, möglicherweise auch als Schutz, um nicht direkt mitteilen zu müssen, dass sie bestimmte Dinge nicht erzählen möchte oder kann. Durch das Wort „bisschen" wird das von ihr angekündigte rausfiltern abgeschwächt beziehungsweise reduziert, was tendenziell eine Bereitschaft zur Erzählung signalisiert. Im Gegensatz zu den möglicherweise spontan einfallenden Erlebnissen steht der Filter sinnbildlich für Kontrolle sowie Selbstbestimmtheit als eine Bedingung für ihre erzählte Lebensgeschichte.

Mareike schließt an mit „ähm interessieren Sie auch". Durch den Frageansatz vollzieht Mareike eine Wendung von ihren Bedürfnissen und Bedingungen hin zu den Interessen der Forscherin. Interaktionsdynamisch fällt auf, dass Mareike die Interviewerin siezt, obgleich ihr vor Beginn des Interviews das Du angeboten wurde. Dieser Rückgriff auf eine markierte Unterscheidung deutet auf eine Hierarchisierung hin, im Sinne einer Unterordnung ihrerseits (die Interviewerin duzt Mareike). Daraus kann auch eine Distanzierung von der Forscherin gefolgert werden. Auf die begonnene Frage nach den Interessen der Forscherin folgt ein angebotenes Beispiel: „Daten also wollen Sie so was wie das Geburtsdatum wissen?" Die offene Einladung ihre Lebensgeschichte zu erzählen, möchte Mareike beantworten, indem sie interessanterweise Daten anbietet und sich gleichzeitig vergewissern möchte, ob diese relevant sind für die Forscherin. Daten in einem Lebenslauf machen im Kontext eines Vorstellungsgespräches oder in quantitativen Fragebogenuntersuchungen Sinn. Es wurde in der Erzählaufforderung jedoch breit nach Erlebnissen gefragt. Demgegenüber stellen Daten, wie das Geburtsdatum, Ankerpunkte dar, die Sicherheit geben bei einem offen gehaltenen Erzählstimulus.

Daten sind zudem emotionslos und verlässlich, eben harte Fakten, welche auch die besagte Distanzierung zwischen der Forscherin und Mareike unterstreicht.

Resümierend reagiert Mareike zunächst mit einer Überforderung, ihre Lebensgeschichte zu erzählen. Ihre konkretistische Auslegung führt zu einer unerfüllbaren Anforderung, woraus sie eine selbstbestimmte sowie kontrollierte Erzählung durch den Filter ankündigt, in der ihr die Macht der Entscheidung über die Erzählinhalte obliegt. Mareike versucht sich folglich von der mütterlichen Haltung der Forscherin zu distanzieren und abzugrenzen. Interessanterweise kippt die selbstbestimmte Figur, indem sich Mareike der Forscherin durch das Siezen unterordnet und sich an deren Interesse ausrichtet, um die Anforderungen zu erfüllen. Zugespitzt entsteht ein antagonistisches Interaktionsgefüge von Unterordnung versus Selbstbestimmung und Kontrolle.

Es stellt sich nun die Frage, wie die Interviewerin reagieren wird, ob sie sich auf den ‚Datentrichter' gegenüber der von ihr erwarteten Offenheit einlässt? Auf Mareikes Frage nach der Relevanz der Daten antwortet die Interviewerin wie folgt:

> I: „Alles *oder* ((gleichzeitig gesprochen)) was dir einfällt was du <u>erzählen</u> möchtest"

Sequenzanalytische Rekonstruktion

Die Interviewerin antwortet auf Mareikes Frage ohne eine Pause, wodurch es zu Überschneidung des Gesprochenen kommt. Die unmittelbare Reaktion verweist auf eine affektiv geprägte Situation. Das „oder" von Mareike schließt noch an die Frage an, ob das Geburtsdatum relevant ist „oder" vielleicht andere Daten wie beispielsweise der Geburtsort. Damit öffnet sie ihre geschlossene Frage nach dem Geburtstag für weitere Antwortmöglichkeiten seitens der Forscherin. Mit der Antwort alles zu erzählen, was ihr einfällt, bleibt die Interviewerin bei einer größtmöglichen Offenheit in der Erzählaufforderung, gleichzeitig signalisiert sie Mareike durch die Aussage „was du erzählen möchtest" die bei ihr liegende Entscheidungsmacht für den Inhalt, den sie erzählen möchte, somit auch die Entscheidung hinsichtlich der Daten. Nach dieser Antwort folgt ein Sprecherwechsel und Mareike beginnt ihre Stegreiferzählung. Dabei ist die erste Sequenz erhellend für die bis dato ausgeführten Deutungen der Interviewdynamik:

> M: „Okay gut fangen wir ganz am Anfang an ((lacht)) *mh* also /ich bin °*gerne*°
> ((gleichzeitig gesprochen)) am: xx.xx.xxxx[75] geboren *mh* (..)"

---

[75] Mareike benennt das genaue Geburtsdatum mit Tag, Monat und Jahreszahl.

Sequenzanalytische Rekonstruktion

Die Sequenz „okay gut fangen wir ganz am Anfang an" kann als Zustimmung gedeutet werden, der so offen formulierten Erzählaufforderung zu folgen, sich einzulassen und sogar am „Anfang zu beginnen". Auffällig ist ihre Verwendung des Personalpronomens „wir", bezogen auf sich und die Interviewerin. An dieser Stelle scheinen eine Übereinkunft und eine Verbindung erfolgt zu sein. Der unterbrechende Ausspruch „gerne" seitens der Interviewerin kann als affektive Reaktion im Sinne einer positiven Verstärkung auf das jetzt gerade frisch entstandene Arbeitsbündnis gedeutet werden. Überführt man die simultane Sprechweise in eine lineare Wort-für-Wort Anordnung, entsteht folgende Sequenz: ‚ich bin gerne am xx.xx.xxxx geboren'. Aus dieser Komposition resultiert eine Lesart, in der das für Mareike passive Moment ihrer Geburt durch die Beteiligung der Forscherin transformiert wird, im Sinne einer Geburt, bei der sie auch aktiv mitwirkt und durch das Wort „gerne" von der Forscherin als erwünscht begrüßt wird.

Der Beginn am Lebensanfang über das Geburtsdatum kann als ein Kompromiss der Aushandlung gedeutet werden zwischen dem Beginn ‚ganz weit vorne' in ihrer Lebensgeschichte und ihrem Rekurs auf Daten als Anhaltspunkt, der ihr Sicherheit zu spenden scheint. Insgesamt bleibt an dieser Stelle noch offen, ob und wenn ja, was Mareike aus ihrer Lebensgeschichte ‚rausfiltert'.

Der Aushandlungsprozess gliedert sich im Fall Mareike in zwei Teile. Der zweite Teil folgt im Anschluss an die Stegreiferzählung und wird folglich als zur Initialszene zugehörig betrachtet und nahtlos anschließend rekonstruiert.[76] Mareikes begonnene Stegreiferzählung dauert 25 Minuten und endet mit folgender Sequenz:

> M: „Ja und jetzt sitz ich hier ((lacht)) (..........) ich weiß nich ich hab so was wie wie Liebesleben und so was jetzt ausgelassen war des richtig? /oder ((zitternd))"

Sequenzanalytische Rekonstruktion

Mareike erfüllt die Anforderung der Erzählaufforderung, ihre Lebensgeschichte bis in die Gegenwart zu erzählen. Mit „ja und jetzt sitz ich hier" ist sie an dieser Stelle scheinbar aus der Vergangenheit leibhaftig durch den Verweis auf das Sitzen im Hier und Jetzt angekommen. Die Aussage könnte auch einen kausalen Zusammenhang implizieren: wegen des Verlaufs ihrer Lebensgeschichte mit den einhergehenden Selbstverletzungen jetzt hier zu sitzen, das heißt an diesem Interview

---

[76] In der Auswertung wurde entsprechend dem sequenziellen Prinzip die Stegreiferzählung rekonstruiert mit der daraus folgenden Feststellung einer zweigeteilten fallspezifischen Initialszene.

teilnehmen zu können. Ihr Lachen kann als Verlegenheitslachen gedeutet werden, im Sinne eines Signals, fertig zu sein mit ihrer Selbstpräsentation und nicht zu wissen, was jetzt vonseiten der Interviewerin erwartet wird, aber auch eine Unsicherheit, wie und ob die Interviewerin die bisherige Erzählung bewertet und ob sie ihren Erwartungen und der Erzählaufforderung entsprochen hat. Es entsteht eine verhältnismäßig lange Pause von zehn Sekunden. Mareike schweigt und die Interviewerin ergreift nicht gleich die Initiative. Die Aussage „ich weiß nich" kann als ein Ausdruck der Unentschlossenheit gedeutet werden, dem ein innerer Aushandlungsprozess vorangegangen sein könnte, ob sie der Interviewerin den Hinweis auf das in der Stegreiferzählung ausgesparte Liebesleben geben möchte. Auch die vorangegangene Pause steht vor diesem Hintergrund in einem anderen Licht und kann in dieser Verbindung als eine ‚stille Zeit' der Abwägung betrachtet werden, in der die Interviewerin verbal noch nicht miteinbezogen wurde. Die Wiederholung von „wie" bildet eine Verzögerung und schiebt das eigentliche Thema somit zeitlich noch um ein kleines Wort hinaus. Der Grund könnte Unsicherheit und Scham sein, da es sich um ein intimes Thema handelt. Die Weiterführung „und so was" weist noch auf etwas anderes Unausgesprochenes hin, möglicherweise ein anderes intimes Thema. Sie hat ihr Liebesleben und mehr „jetzt ausgelassen". Mit der Zeitangabe „jetzt" wird auf die Gegenwart verwiesen und gleichzeitig bleibt offen, ob in der Zukunft ihr Liebesleben auch unausgesprochen bleiben wird. Mareike fährt fort mit: „war des richtig/ oder" ((zitternd)). Die Frage irritiert, da sie eigentlich – so kann vermutet werden – die Antwort bereits kennt. Die Interviewerin bittet sie in dem Erzählimpuls, ihre gesamte Lebensgeschichte zu erzählen, die das Liebesleben logischerweise impliziert. Vor diesem Hintergrund wirkt die vorangegangene explizite Aussage „ich weiß nich" auch wie ein naives Unwissen und kann folglich auch als eine Provokation gelesen werden. Führt man den Satz „war des richtig/ oder ((zitternd)) konsequent zu Ende, müsste es eigentlich heißen: „war des richtig oder falsch". Es wird ein Dilemma sichtbar: auf der einen Seite scheint es, als ob sie das Thema Liebesleben nicht erzählen möchte oder kann, andererseits weiß sie um die Erwartung der Interviewerin alles zu erzählen, was ihr einfällt. Das zittrige „oder" verweist auf Angst, die sich darauf beziehen kann, etwas falsch zu machen oder womöglich die Interviewerin zu enttäuschen. Die Interviewerin antwortet ohne Pause mit einer Einladung, auch über das Liebesleben zu sprechen, woraus sich folgender Dialog entwickelt:

> I: „Du kannst gern auch noch darüber /erzählen
> M: Ist ((gleichzeitig gesprochen)) das relevant?
> I: mh
> M: Ich weiß nich ich find des so n bisschen privat
> I: s deine Entscheidung
> M: Okay dann würde ich lieber nicht darüber reden

I: mh (.) okay des war ja jetzt schon einiges (.) ähm (........)
M: Is des nich <u>schwierig</u>? (.) wenn man sich so n ganzen Brocken anhört dann so was:
da raus zu picken was irgendwie wichtig is
I: mh ja ich hab mir ja Stichwörter gemacht (°*mh*°) zu denen ich dich jetzt noch näher
fragen (*okay*) würde wenn das okay is? *mh"*

Sequenzanalytische Rekonstruktion

Formal ist der Interviewabschnitt gekennzeichnet durch einen raschen und teilweise überschneidenden Sprecherwechsel, der ein Zeichen für eine weniger be-
dachte, sondern eher spontane und affektiv geprägte Interaktion darstellt. Inhaltlich vergewissert sich Mareike erneut, ob ihr Liebesleben relevant sei, und als die
Interviewerin dies mit der Interjektion „mh" bejahend bestätigt, erwidert sie, dass
es „so n bisschen privat" sei und schmälert dadurch die Privatsphäre hinsichtlich
ihres Liebeslebens. „Bisschen privat" ist ein widersprüchlicher Ausdruck, gewöhnlich ist etwas entweder privat oder nicht. Im Lichte der vorangegangenen
Sequenzen kann die Aussage auch Mareikes Ambivalenz ausdrücken, der Er-
zähleinladung entsprechen zu wollen und gleichzeitig (noch) Hemmungen zu haben, von diesem sehr persönlichen Thema zu erzählen.

Die Interviewerin verweist in ihrer Antwort auf Mareikes Entscheidungsfrei-
heit mit „s deine Entscheidung". Im Kontrast zu der Aussage: ‚die Entscheidung
liegt bei dir, du kannst darüber sprechen, musst aber nicht', verweist der sehr
knappe Hinweis auf eine Anspannung bei der Interviewerin. Mareike reagiert zustimmend. Sie nimmt die Entscheidungsmöglichkeit wahr und verbalisiert, nicht
über ihr Liebensleben sprechen zu wollen. Die Verneinung kann auch als eine Reaktion auf die angespannte knappe Antwort der Interviewerin gedeutet werden.
Auffällig ist der Konjunktiv „würde", der eine Unentschlossenheit und Offenheit
mitschwingen lässt, ob sie tatsächlich nicht im Interview darüber sprechen wird
oder aber auf eine Unsicherheit verweist, eine klare und eindeutige Verneinung
auszusprechen. Die Interviewerin respektiert durch ihr „okay" Mareikes Entscheidung und würdigt die bisherige Stegreiferzählung als „des war ja jetzt schon einiges". Nach dem Ergebnis des Aushandlungsprozesses nicht über das Liebesleben
zu sprechen, wäre an dieser Stelle erzähldynamisch die Interviewerin am Zug, den
exmanenten Frageteil einzuleiten. Stattdessen folgt eine kurze Pause mit einer anschließenden Interjektion „ähm" gefolgt von einer langen Pause. Die Verzögerung
verweist darauf, dass die Interviewerin sich neu sortieren muss, Zeit braucht, um
sich zu reorientieren, um mit einer Frage fortzufahren.

Interessanterweise ergreift Mareike an dieser Stelle das ‚Zepter' und stellt der
Interviewerin die nächste Frage ob „des nich schwierig" ist? Sie dreht damit das
Rollenverhältnis um und erkundigt sich fürsorglich, fast schon mütterlich. Es

könnte auch als eine Art ‚Wiedergutmachung' im Sinne eines Beziehungsangebots gedeutet werden für die Entscheidung, nicht über ihr Liebesleben zu sprechen. Mit Blick auf die Schwierigkeit und den „Brocken" entsteht ein Bild eines unförmigen Erzähl-Brockens wie aus Stein oder Erde und einer pickenden Forscherin. Die Konsistenz des Brockens hat Mareike durch ihre Erzählung geformt und bestimmt. Undefinierbar und offen bleibt an dieser Stelle, um welches Material es sich handelt und ob eine Transformation im Verlauf des Interviews möglich ist. Ein Brocken ist unabhängig des Materials gefühlslos, besteht dieser nur aus Stein, ist er auch noch leblos – ein interessantes Bild für die Selbstpräsentation in Form der Eingangserzählung als Lebensgeschichte. Ein Brocken hat eine äußere sichtbare Schicht und ein Inneres, welches zum einen unsichtbar und zum anderen nicht leicht zugänglich ist, somit geschützt vor äußeren Einflüssen. Mit dem Brocken könnte jedoch auch ihre Lebensgeschichte als ein für sie nicht leicht zu verdauender Brocken gemeint sein, der ihr schwer im Magen liegt und für die Interviewerin daher eine Herausforderung darstellen könnte.

Die Forscherin geht mit ihrer Antwort in den Frageteil über und ergreift wieder die Interviewführung. Folglich lässt sie sich nicht auf den Rollentausch oder eine ‚Bemutterung' ein. Sie leitet den nächsten Teil des Interviews mit einem Konjunktiv „fragen würde" und der anschließenden Frage „wenn das okay ist?" ein, womit sie Mareike einen Handlungsraum anbietet und diesen zugleich unterstreicht.

Szenische Rekonstruktion

In der Initialszene als eine Schlüsselszene für die Interaktionsdynamik zwischen Interviewten und Forscherin (vgl. Gerner 2013: 141) drückt sich der Aushandlungsprozess aus. Ein erster Zugang zu dem latenten Gehalt der Szene erfolgte durch die vorangegangene sequenzanalytische Rekonstruktion als ein akribisches Verfahren am protokollierten Text entlang. Die szenische Rekonstruktion erlaubt darüber hinaus die Dynamik der Interaktion als ganze ‚Szene' zu erfassen, in welcher der Forscherin eine durch die Objektbeziehungsmuster der Interviewten jeweils fallspezifische „Rolle" zuteil wird, anhand derer sich typische Interaktionsmuster rekonstruieren lassen, die szenenvergleichend im Fallverlauf kontrastiert werden können. Durch das Potenzial des szenischen Verstehens kann die Rolle der Interviewerin und das sich ins Verhältnissetzen von Mareike zu dieser methodisch kontrolliert reflektiert werden.

Auf die latente Ebene weist das Symbol des Filters. Vor dem Hintergrund von Unsicherheit steht der Erzählfilter für die teils affektiv angespannte *interaktionale Aushandlung von Kontrolle, Selbstbestimmung und Entscheidungsmacht.*

Die daraus folgende Distanz kippt andererseits in eine Annäherungsbewegung, welche über die *Unterordnung* erfolgt, mit dem Versuch die Anforderungen der Forscherin zu erfüllen.

Interessanterweise avanciert das Liebesleben zu einem zentralen Thema in der Aushandlungsdramaturgie, welches in dem von Mareike angekündigten Erzählfilter hängenbleibt. In der Art und Weise, wie das Liebesleben von Mareike in die Interaktion eingeführt wird, erlangt es eine noch größere Bedeutung. Mareike inszeniert ihr Liebesleben als ein ‚benanntes Geheimnis', um welches zum einen Unsicherheit, zum anderen jedoch auch Macht sowie Kontrolle zirkulieren. Die augenscheinlich hohe Relevanz des Liebeslebens wird zwar als solche eingeführt in die Interaktion, jedoch gleichzeitig verwehrt Mareike der Interviewerin weitere Ausführungen. Die Doppelbödigkeit der Inszenierung um das Liebesleben hat daher auch ein provokantes Moment durch Mareikes Wissen um die Bitte der Forscherin, ihre gesamte Lebensgeschichte zu erzählen. Darüber hinaus verweist das Thema Liebesleben auf Intimität und Begehren, aber auch auf Verletzbarkeit. Aus dieser Perspektive kann Mareikes Verneinung auch als ein Schutz gegenüber der Interviewerin gedeutet werden.

Das entstandene Arbeitsbündnis, in welchem die Forscherin symbolisch Mareikes Geburt sowie den Beginn der Lebensgeschichte in der Rolle einer ‚guten Mutter' begrüßt, endet im übertragenen Sinn bei einem schwer zu verdauenden Brocken als Selbstpräsentation, verbunden mit einem möglichen Wunsch an die Interviewerin, Mareike damit anzunehmen. Der Brocken symbolisiert die besagte äußere Schutzhülle für ein Inneres, welches geschützt sowie nicht sichtbar und unzugänglich ist – folglich auch für die Interviewerin nicht. Vor diesem Hintergrund der Gefühls- oder gar Leblosigkeit des Brockens wäre das ausgesparte Liebesleben der einzig vitale Bereich in Mareikes Leben.

Resümierend kann eine durch Unsicherheit geprägte Kippfigur von einerseits Selbstbestimmung und Kontrolle und andererseits Unterordnung, Anpassung und Verletzbarkeit rekonstruiert werden. Im Kontrast zu einer im übertragenen Sinn äußeren gefühlslosen Schicht als Hülle, welche ein Inneres vor äußeren bedrohlichen Einflüssen schützt, steht die Sexualität für Lebendigkeit und Intimität. Die Dramaturgie um das Liebesleben erscheint sowohl provokant als auch Neugier und Interesse weckend.

Vorläufige Hypothesen einer Fallstruktur

Eine erste Hypothese entsteht aus der Verbindung des Liebeslebens mit der Art und Weise, wie dieses von Mareike im Interview eingeführt wird: Zu prüfen ist, ob Mareikes Liebesleben (Beziehung zu Partnern inklusive Sexualität) geprägt ist von den Themen der Kontrolle, Selbstbestimmung, Macht und (Un-)Sicherheit einerseits sowie Unterordnung, Anpassung und Verletzbarkeit andererseits. Da sich in der Interviewdynamik als einer sozialen Interaktion ebenfalls vergleichbare Tendenzen manifestieren, soll als zweite Hypothese untersucht werden, ob die Themen sich auch in anderen erzählten Beziehungsszenen, wie mit den Eltern und Freunden, wiederholen. Als dritte Hypothese gilt es zu beleuchten, ob Mareikes Beziehung zu ihrem Körper und der Umgang mit diesem sowie die selbstverletzenden Handlungen auch durch eine entsprechend antagonistische Dynamik gekennzeichnet sind.

Doch zunächst soll anhand der bereits begonnenen Lebensgeschichte aus der Stegreiferzählung als eine zentrale erkenntnisversprechende Interviewstelle die biografische Ausgangslage von Mareike rekonstruiert werden.

6.1.3 Biografische Ausgangslage

Im Anschluss an die exemplarisch ausführlich illustrierte Vorgehensweise der Methodentriangulation, wird die sequenzielle und szenische Rekonstruktion in der weiteren Fallrekonstruktion gerafft dargestellt.

Wie in der Initialszene ausgeführt, wählt Mareike ihren Geburtstag als Eintritt in ihre Lebensgeschichte. Nach dem Datum ihrer Geburt kommt Mareike logischerweise auf ihre Eltern als Urheber dieser zu sprechen. Diese führt sie jedoch nicht wie zu erwarten auf der Beziehungsebene ein, sondern verortet sie im gesellschaftlichen Raum über den aktuellen beruflichen Status. In den Ausführungen beruft sich Mareike durch die Nennung ihres Geburtsdatums und den Beruf ihrer Eltern vor allem auf Fakten, welche Sicherheit und Struktur bieten. Zu erwarten wären im Folgenden weitere Ausführungen zu ihren Eltern, welche über die objektiven Daten hinausgehen. Mareike jedoch wechselt die Perspektive[77]:

> M: „Ja also ich bin auf m Dorf aufgewachsen (.) *mh* damals war des alles noch ziemlich grün (.) das is es jetzt leider nich mehr weil da so viel gebaut wurde (.) *mhm* ähm (..) ja also ich war auch früher sehr sehr viel draußen (.) *mhm* hab (.) eigentlich jeden Tag draußen gespielt (.) Sachen gebaut (.) *mhm* im Schlamm gebadet ((lacht)) (...) und ja ich bin Einzelkind"

---

[77] Die szenische Rekonstruktion erfolgt an dieser Stelle erst im Anschluss an den nächsten Interviewauszug. Es hat sich im Auswertungsprozess als ertragreich herausgestellt, nahtlos anschließende, vergleichsweise kurze Interviewauszüge in der szenischen Rekonstruktion zusammenzufassen.

Sequenzanalytische Rekonstruktion

Das inhaltliche und zeitliche Passungsverhältnis erfährt an dieser Stelle einen Bruch. Inhaltlich verlässt sie an diesem Punkt ihre Eltern im Hier und Jetzt und kehrt zeitlich in die Vergangenheit zurück. Infolgedessen bleiben die Eltern blass. Durch den Fortlauf ihrer Erzählung mit „ja also ich bin auf'm Dorf aufgewachsen" versetzt sich Mareike von der Gegenwart in die Vergangenheit. Als einen lokalen Ankerpunkt wählt sie das Dorf aus, in dem sie aufgewachsen ist. Gedankenexperimentell könnte sie jetzt über das Aufwachsen sprechen, über Erfahrungen in ihrer Kindheit oder bedeutsame Menschen. Mareike jedoch illustriert eine zeitliche Veränderung in Relation zur Gegenwart, „damals war des alles noch ziemlich grün". Das Bild eines Dorfes im Grünen mutet idyllisch, ursprünglich sowie unberührt an und kann als Metapher für ihre Kindheit interpretiert werden. Anschließend skizziert Mareike die angedeutete Transformation über den Zeitverlauf „das is es jetzt leider nich mehr weil da so viel gebaut wurde". Die Passivkonstruktion spricht von einem für sie nicht beeinflussbaren Wandel des originären, malerischen Dorfes. Durch die Wendung „leider" wird deutlich, dass sie die Wandlung als bedauerlich empfindet. Das heißt, die Veränderung wird als negativ wahrgenommen. An dieser Stelle wären jetzt weitere Ausführungen über die von ihr bedauerte Wandlung zu erwarten. Statt mit einer Vertiefung fortzufahren, verortet Mareike sich selbst draußen in den Bereich der negativen Veränderungen. Der Bereich „draußen" erlangt durch die dreifache Verstärkung entsprechend eine große Bedeutung. Alternativ hätte sie auch erzählen können, sie war sehr viel zu Hause und folglich bei ihrer Familie. Entsprechend stellt sich an dieser Stelle die Frage nach Familienmitgliedern und anderen Personen, die sie im Folgenden einführen könnte. Stattdessen konkretisiert Mareike ihre Ausführung mit „hab (.) eigentlich jeden Tag draußen gespielt (.)" womit der Ort außerhalb des familialen Zuhauses einmal mehr betont wird. Nachdem bis dato noch keine Familienmitglieder aufgetaucht sind, können spätestens jetzt zumindest Spielpartner*innen eingeführt werden. Statt andere, bedeutsame Personen einzuführen, zählt Mareike schöpferische, sinnlich-taktile Aktivitäten auf und erscheint dabei – wie insgesamt im sequenziellen Verlauf deutlich wurde – alleine. Das Alleinsein und die Selbstverortung außerhalb des familialen Bereichs stehen sequenziell betrachtet im Zusammenhang mit der von Mareike bedauerten Wandlung. In Bezug auf ihr Aufwachsen könnte Mareike im Folgenden von Erinnerungen oder Anekdoten mit ihren Eltern aus dieser Zeit erzählen oder Erlebnisse mit anderen Kindern. Stattdessen bekundet Mareike: „und ja ich bin Einzelkind". Es entsteht abermals ein Bruch, indem sie sich erneut auf die affektlose Ebene der Fakten begibt und hier auch nochmals ihre Einsamkeit hervorhebt. Zusammenfassend ist der Interviewabschnitt gekennzeichnet durch die Abwesenheit von jeglichen anderen Menschen.

Szenische Rekonstruktion

Manifest evoziert ihre Schilderung ein malerisches Bild einer glücklichen, sorglosen Kindheit, einhergehend mit einer Naturverbundenheit. Die idyllische Bebilderung des Dorfes kann jedoch als eine Abwehr von Einsamkeit infolge abwesender Eltern gedeutet werden.

Narrativ fällt eine durch wiederholte längere Pausen kontrollierte Erzählweise auf. Interaktionell klinkt die Interviewerin sich vergleichsweise häufig durch Interjektionen in Mareikes Erzählung ein. Entsprechend nimmt die Forscherin an dieser Stelle eine präsente affektiv teilhabende Rolle ein. Anders ausgedrückt reagiert die Forscherin bedingt durch die fallspezifische Interviewdynamik wie eine gute, resonanzspendende Figur. [78]

Resümierend erscheint Mareike insbesondere in Anbetracht von abwesenden Eltern, aber auch jeglicher anderer Personen, seit der Kindheit alleine und einsam. Es entsteht ein Bild, in dem Mareike unverbunden scheint, was mit einer Ich-Zentrierung einhergeht. Sinnliche Erfahrungen, Kreativität sowie produktive Schöpfung werden außerhalb der familialen Sphäre möglich – diese können jedoch auch als Abwehr für die Einsamkeit gedeutet werden.

Anhand der folgenden Szene, welche zwei Zeilen später an der Kindergartenzeit ansetzt, soll Mareikes Kränkungserfahrung angesichts der Ablehnung aufgrund ihres Geschlechts durch Jungen rekonstruiert werden:

M: „Hab da dann auch n paar Freunde gehabt (.)°*mhm* °eigentlich überwiegend Jungs (.) aber das hat sich dann geändert ähm (.) als die Schule anfing weil die Jungs dann der Überzeugung waren Mädchen sind doof (.) *mhm* und man kann nicht mit denen spielen was mich persönlich ziemlich getroffen hat muss ich sagen (.) *mhm* fands n bisschen unfair *mhm* (..........)"

Sequenzanalytische Rekonstruktion

Im sequenziellen Verlauf werden nun erstmals Beziehungsqualitäten angesprochen. Die bedeutungsvolle Verbindung zu anderen Kindern („Freunde") wird hier über das Geschlecht („überwiegend Jungs") gezogen. Die benannte Haltung der Jungen „Mädchen sind doof", differenziert zwischen den Geschlechtern, indem das weibliche Geschlecht durch das Adjektiv „doof" als nicht intelligent, eingeschränkt sowie uninteressant und langweilig abgewertet wird. Die Abwertung des

---

[78] Die Rolle der Forscherin wird in den jeweiligen Szenen insofern reflektierend dargestellt, als dass sie Erkenntnisse über die Beziehungen der Interviewten verspricht.

weiblichen Geschlechts erscheint weiter mit dem Spiel verknüpft, welches als
sonst verbindende und Nähe herstellende Tätigkeit unter Kindern nicht mehr möglich wird. Die Zurückweisung aufgrund ihres Geschlechts hat Mareike als ganze
Person verletzt („getroffen"). Die anschließende Wendung „muss ich sagen" unterstreicht ihre Enttäuschung. Die Coda „fands n bisschen unfair" banalisiert dagegen die vorangegangene verletzende Zurückweisung.

Szenische Rekonstruktion

Latent beginnt die Szene mit dem zentralen Thema von Nähe, welches anhand der
Freundschaft symbolisiert wird. Die Ausrichtung auf vor allem Jungen als Spielpartner scheint schien für Mareike im Kindergarten attraktiver zu sein als das Spiel
mit Mädchen. Die Kränkung aufgrund der Zurückweisung durch die Jungen im
Kindergartenalter irritiert zunächst. Abstrahiert erscheint Mareike erheblich verletzt und abgelehnt aufgrund ihrer Geschlechtszugehörigkeit. Die Verletzung
durch die Jungen resultiert demnach auch durch das Gewahrwerden des eigenen
Geschlechts als unveränderliche Differenz. Ohnmacht, Verletzungsoffenheit sowie Abwertung scheinen verbunden mit dem weiblichen Geschlecht, während sie
von Freundschaftsbeziehungen und der Nähe der Jungen abhängig ist, denen folglich wiederum eine Machtposition zuteil wird. Die Kränkung und das Empfinden
von Ungerechtigkeit über die Ablehnung durch die Jungen resultieren aus der Unmöglichkeit, die Ursache – ihr Geschlecht – nicht ändern zu können.

*Resümierend kann eine verletzende sowie Zurückweisung durch Jungen auf-
grund ihres weiblichen Geschlechts rekonstruiert werden. Das weibliche Geschlecht scheint assoziiert mit Verletzungsoffenheit sowie Abwertung, welche zu
der Ablehnung der freundschaftlichen Nähe durch die von ihr präferierten Jungen
als Spielpartner führt. Die zurückgewiesene Nähe erscheint als eine Ablehnung
ihrer ganzen Person.*

*Schlussfolgernd konnte eine vulnerable biografische Ausgangslage rekon-
struiert werden, in der Mareike alleine sowie gekränkt zurückbleibt.*

6.1.4   Familiale Beziehungen

Vor dem Hintergrund der biografischen Ausgangslage und der aus dem Aushandlungsprozess generierten Hypothesen soll im Folgenden die Qualität der familialen Beziehungen rekonstruiert werden. Eine tendenzielle Abwesenheit der Mutter
zieht sich durch die Eingangserzählung, in welcher sie außer in Bezug auf ihre
berufliche Position explizit nur in folgender Szene Erwähnung findet:

M: „Also das war eigentlich schon seit der Grundschule so dass ich sehr gerne Computer gespielt hab dafür is mein Vater auch n bisschen verantwortlich ((lacht)) (.) *mh* der hat irgendwann das Computerspiel X mit nach Hause gebracht (.) das is n RPG (.) wo man so n Charakter steuern kann und Monster tötet und so (.) *mh:* und das haben wir dann immer zusammen gespielt aber meine Mutter durfte nichts davon wissen weil (.) ich immer <u>viel</u> zu /spät im Bett war dadurch ((lachend)) (.) *mh* und sie is halt immer um halb elf nach Hause gekommen (.) von der Arbeit also ziemlich spät und ich wusste immer genau wenn ich ihr Auto gehört hab dann musst ich ganz schnell in /mein Bett rennen ((leicht lachend)) *mhm* (..)"

Sequenzanalytische Rekonstruktion

Bereits im Grundschulalter hat Mareike freudig und mit Vergnügen („sehr gerne") Computer gespielt. Die väterliche Verantwortung dafür wird von Mareike abgeschwächt („bisschen") dargestellt. Die Auswahl des Spiels deutet mehr auf die väterlichen Interessen als auf die einer Grundschülerin, welche alleine eher nicht eine solche Idee entwickeln würde noch Zugriff darauf hätte.[79] Der Ausdruck „zusammen gespielt" verweist im Gegensatz zu ‚gegeneinander gespielt' auf ein Bündnis im Kampf gegen einen äußeren Feind. Der spielerische Charakter ist von einer ‚Als-ob-Wirklichkeit' geprägt, welche zu einer Verharmlosung der Gewalthandlungen beiträgt. Es erscheint nicht nur ein mögliches Bündnis in der virtuellen Welt im Kampf gegen das Böse, sondern darüber hinaus eine heimliche Verschwörung gegenüber der Mutter. Die Verschwiegenheit vor der Mutter wird mit Bezug auf die späte Uhrzeit dargestellt und nicht mit dem Spiel. Mareike bewertet die Ankunft der Mutter zu Hause als sehr spät und erscheint gleichzeitig dieser gegenüber passiv-resigniert („sie is halt"). Das Wissen um die Ankunft ihrer Mutter läutet eine logische Konsequenz ein – die Trennung vom Vater. Die abendliche Nähe zu diesem sowie das Computerspiel scheinen nur durch das Eintreffen der Mutter unterbrochen zu werden.

Szenische Rekonstruktion

Latent entsteht ein Bild von Intimität zwischen Vater und Tochter unter Ausschluss der Mutter, welche zu stören scheint. Die Nähe ist gekoppelt an gewalttätige Inhalte in einer Scheinwelt, die nach dem Jugendschutzgesetz für unter 16-

---

[79] Entgegen dem textimmanenten sequenzanalytischen Vorgehen wird das folgende recherchierte Kontextwissen zu dem Computerspiel bereits an dieser Stelle erkenntnisversprechend eingebracht: Das Spiel ist aufgrund von Gewalthandlungen erst ab 16 Jahren freigegeben.

jährige nicht freigegeben ist. Deutlich wird hier die Vernachlässigung der Fürsorge zugunsten des väterlichen Interesses bei der Freizeitgestaltung.

Der Vater betrachtet seine Tochter im Grundschulalter als gleichwertige Spielpartnerin, mit der er wie mit einer Erwachsenen oder zumindest Jugendlichen zu später Stunde noch spielen kann. Auffallend ist auch die väterliche Auswahl eines Spieles für ein Mädchen im Grundschulalter. Inhaltlich sind die Handlungen auch determiniert von sogenannten männlich zugeschriebenen Motiven wie Kampf, Stärke, Gewalt, Töten und Sieg, welche in der Regel nicht mit den Interessen und Vorlieben eines jungen Mädchens korrespondieren und vielmehr auf einen Jungen als Spielpartner verweisen. Das väterliche Interesse verweist auf eine affirmative Haltung gegenüber den männlich attribuierten Kampfidealen in den Spielinhalten, welche folglich für Mareike ein Identifikationsmodel darstellen können.

Die Nähe zu dem Vater erscheint einerseits durch die abwesende Mutter intensiviert und erhält durch die Verheimlichung dieser gegenüber sowie durch das öffentliche Spielverbot für unter 16-jährige eine zweifach verbotene Dimension. Die heimliche Verschwörung mit dem Vater zugunsten des verbotenen Spiels wird von Mareike auch mit Stolz und Freude erzählt, wie sie geschickt bei der Anfahrt des Autos der drohenden Entdeckung durch die Mutter zu entkommen vermag. Die Mutter erscheint durch den Vater und Mareike hintergangen, indem ihr glaubhaft gemacht wird, dass ihre Tochter zu der späten Stunde bereits im Bett liege. In dieser Szene stellt die Mutter einen Störfaktor dar, welcher zur Trennung zwischen Vater und Tochter führt.

Der Ausdruck „bisschen" bagatellisiert die väterliche Verantwortung für die zumutende und mögliche überfordernde Konfrontation mit den Gewalthandlungen und der Vereinnahmung gegenüber der Mutter.

Resümierend kann ein geheimes konspiratives Bündnis zwischen Vater und Tochter gegenüber der Mutter als Störende und Hintergangene rekonstruiert werden. Die Zweisamkeit von Vater und Tochter besteht aus einem Kampf gegen ein böses Drittes. Dabei wird das Generationenverhältnis aufgehoben. Mareike wird als junges Mädchen zugunsten der väterlichen Interessen zu einer Spielpartnerin für diesen. Die väterliche Verantwortungslosigkeit wird von Mareike bagatellisierend abgewehrt.

Eine Ausrichtung an den väterlichen Interessen vor dem Hintergrund mangelnder Abgrenzungsmöglichkeiten bei einer abwesenden mütterlichen Figur deutet auf eine Identifikation mit den männlich attribuierten und vom Vater bejahten Kampfmotiven als Inhalt des Spiels – möglicherweise gleich einem erwünschten

Sohn.[80] Für Mareike könnte der Eindruck entstehen lieber ein Junge zu sein, um den männlich konnotierten Interessen des Vaters, aber auch der anderen Jungen aus der vorangegangenen Szene, zu entsprechen.

Beziehung zur Mutter

Vor dem Hintergrund der Nähe zum Vater und der Abwesenheit der Mutter soll die Beziehung von Mareike zu dieser anhand der folgenden Szene weiter ausdifferenziert werden. Mareike äußert, sie habe den Eindruck, wenig gemeinsame Interessen mit ihrer Mutter zu haben, und diese würde sie nicht verstehen, was sie anhand des anschließenden Beispiels veranschaulicht:

> M: „Zum Beispiel wenn (..) ich jetzt sagen würde okay was was soll denn überhaupt Sinn ergeben zu machen auf dieser Welt (.) *mhm* und dann meint sie ja ich bin Ärztin ich finde das is ne sinnvolle Tätigkeit und dann würde ich zu ihr sagen ja aber guck mal wir haben Überbevölkerung und du rettest <u>noch</u> mehr Leben und dadurch werden wieder irgendwelche Leute <u>sterben</u> (.) °*mhm*° weil (.) einfach irgendwann nicht mehr genug Ressourcen da sein werden"

Sequenzanalytische Rekonstruktion

Das Beispiel leitet Mareike durch den Konjunktiv „würd" ein, welche die gestellte grundlegende Frage nach einem sinnergebenden Handeln als hypothetisch markiert. Sinnergebende Handlungen zeichnen sich durch ein Ziel aus, sie sind zweckgerichtet und werden als wertvoll empfunden. Auffallend dabei ist die fehlende Frageintonation, welche die Sequenz eher als einen Standpunkt wirken lässt als eine Frage. Der Ausdruck „was soll denn überhaupt" liest sich in einem anderen Kontext verzweifelnd-resignierend im Sinne von ‚was soll denn überhaupt helfen bei der Krankheit', aber auch verärgert wie beispielsweise ‚was soll denn überhaupt dieses Benehmen'. Ärger und verzweifelte Resignation beziehen sich auf die Frage, was Sinn ergibt „zu machen auf dieser Welt". Das hypothetische Beispiel leitet über zur mütterlichen Haltung, die sich in der Antwort „ja ich bin Ärztin" ausdrückt und nicht in einem Konjunktiv formuliert ist. Die sinnstiftende Tätigkeit der Mutter bezieht sich auf ihren Beruf. An dieser Stelle wird deutlich, welchen Schwerpunkt die Mutter setzt im Vergleich zu der alternativen Aussage: ‚ja

---

[80] Sowohl die Ausrichtung an den väterlichen Interessen als auch das Übergehen eines Mindestalters nach dem Jugendschutzgesetzt wiederholen sich im Interview an verschiedenen Stellen wie beispielsweise bei der Film- und Buchauswahl.

ich bin Mutter'. Mareike führt ihre Reaktion auf die mütterliche Antwort erneut im Konjunktiv aus („dann würde ich zu ihr sagen"), wodurch der Als-ob-Charakter des Gesprächs gekennzeichnet wird. Der anschließende Ausdruck „ja aber guck mal" mutet wie eine Ansprache an ein uneinsichtiges Kind an, welchem etwas eigentlich Selbstverständliches erklärt werden muss im Sinne von ‚ja aber guck mal, wenn du keine Jacke anziehst wirst du frieren'. Diese Kausalität wird mit Blick auf die ärztliche Tätigkeit, Leben zu retten, übertragen und entwertet diese folglich. Mareike erläutert der Mutter mittels des Bildes der Überbevölkerung eine Bedrohungslage, in der die Ressourcen im Verhältnis zum Bedarf zu knapp sind. Vor dem Hintergrund der von Mareike eröffneten Problematik wird die sinnvolle ärztliche Tätigkeit der Mutter in eine destruktive Handlung verkehrt.

Szenische Rekonstruktion

Die eindrückliche, scheinbar rational logische Konstruktion mutet zynisch an und verweist latent auf mögliche destruktive Auswirkungen einer unzureichenden mütterlichen Versorgung. In dem interaktionalen Szenario kann der Konjunktiv als eine Art Schutz fungieren, welche die Möglichkeitsform des Gesprächs betont. Mareike kann sich folglich distanzieren von der schmerzlichen Mangelerfahrung, ihrer Resignation sowie ihrer Verzweiflung. Gleichzeitig kann durch den narrativen Konjunktiv auch eine die Mutter beschützende Haltung interpretiert werden, indem sie diese nicht direkt angreift und konfrontiert.

Die Frage an die Mutter über eine sinngebende Handlung auf dieser Welt verweist auf einen existenziellen Zweifel an einem Sinn, welcher zu der Verzweiflung und Resignation führt. Gleichsam wird eine vorwurfsvolle Haltung der für sie bestehenden Realität deutlich, von der sie enttäuscht erscheint.

Die Priorisierung des Arztberufs gegenüber dem Muttersein führt zu der basalen Frage für Mareike, welchen Sinn es für sie macht auf dieser Welt zu sein. Darüber hinaus werden im Zuge der ärztlichen Tätigkeit die Behandlung sowie Versorgung, im Sinne von fürsorglicher Aufmerksamkeit sowie Unterstützung beim Heilungsprozess, in erster Linie anderen Menschen zuteil und nicht der eigenen Tochter. Vor diesem Hintergrund erscheint die mangelnde ontologischsinngebende mütterliche Haltung für Mareikes Existenz die Entwicklung einer eigenen sinnvollen und zielführenden Tätigkeit zu erschweren. Pointiert kann ein Mangel in der mütterlichen Fürsorge und Bedeutsamkeit freigelegt werden, welcher Mareikes Sinn, überhaupt auf dieser Welt zu sein, in Frage zu stellen scheint.

Zugespitzt drückt sich Mareikes Entwertung sowie Enttäuschung gegenüber ihrer Mutter in dem Bild der lebensrettenden Mutter vor dem Hintergrund der

Überbevölkerung aus. Außer der Verkehrung der helfenden Tätigkeit in eine destruktive, gar bedrohliche und zerstörende Handlung, kann Mareikes Mangelerleben sowie eine bedrohliche Angst freigelegt werden. Sie scheint nicht nur die ärztliche Autorität ihrer Mutter anzuzweifeln, sondern auch den Status ihrer Mutter als solche. Sie wertet die Fähigkeit der Mutter, logisch zu denken, eher ab und degradiert diese auf einen niederen Status durch die Ansprache als ein Kind. Daneben kann auch eine aufklärerische sowie schützend-behütete Haltung gegenüber der Mutter interpretiert werden.

Resümierend kann eine enttäuschte sowie resignierte Einstellung von Mareike dem Leben gegenüber rekonstruiert werden, oder zugespitzt ein Zweifel am Sinn der eigenen Existenz. Dieser basiert auf einer tendenziell fehlenden sinnstiftenden, ontologischen Bedeutung als Kind für die eigene Mutter. Vor dem Hintergrund zweifelt Mareike grundlegend an einer zielführenden sinnergebenden Tätigkeit. Deutlich wird eine resignierte Enttäuschung ihrer Erwartungen an die Erfüllung der Rolle ihrer Mutter, welche die ärztliche Tätigkeit, das heißt die Versorgung und Unterstützung anderer Menschen, priorisiert. Gerade die mütterliche Ausrichtung auf andere beherbergt für Mareike destruktive Auswirkungen. Aufgrund der Mangelerfahrungen kann bei ihr eine Angst und Verzweiflung mit bedrohlichem Ausmaß gedeutet werden. Mareike wertet einerseits degradierend ihre Mutter ab und zweifelt deren ärztliche Autorität an, andererseits kann eine die Mutter schützende Tendenz ausgemacht werden, welche die Generationenverhältnisse tendenziell verkehrt.

Beziehungsdynamik zwischen Vater und Tochter

Die Beziehung zum Vater soll anhand der anschließenden Szene vor dem Hintergrund von dessen zunehmenden Aggressionen in Mareikes Jugendalter ausdifferenziert werden:

> M: „(..) m: also er is dann zunehmend unausgeglichen gewesen (.) *mhm* er hatte dann diese Aggressionsausbrüche (.) *mhm* und er hatte mal zu uns gesagt ja entweder aggressiv oder depressiv das könnt ihr euch aussuchen (.) *mhm* weil er meint entweder er stopft es in sich <u>rein</u> *mhm* /oder er lässt es raus ((zittrig)) *mhm* /aber er=er ((gestottert)) is nich in der Lage da irgendwie so ne Balance zu finden (.) *mhm* (..) <u>ja</u>: es gab Tage an denen haben wir uns gut verstanden und dann konnte des aber sofort wieder umschlagen (.) *mhm* das war dann wirklich schwierig weil (.) ich nie wusste wenn ich jetzt Zeit mit ihm verbring streiten wir uns dann wieder *mhm* und es gab eigentlich kaum Möglichkeiten dem aus dem Weg zu gehen *mhm* (.) hm (.) weil man eben (.) es gibt Dinge da weiß man die kann man nich sagen (.) *mh* sonst verletzt man eine Person

aber bei ihm <u>konnte</u> man das einfach nich sagen (.) *mh* da konnte <u>alles</u> was man sagt ihn verletzen (.) *mhm* ohne dass man das einschätzten kann (.) *mhm* (...) *°hm°* (..) *°hm°*"

Sequenzanalytische Rekonstruktion

Mareike spricht von ihrem Vater als „zunehmend unausgeglichen". Dies bezieht sich auf die psychische Verfassung als ein Ungleichgewicht der Emotionen im negativen Sinne, welche zu „Aggressionsausbrüche[n]" führen. Demnach handelt es sich um gesteigerte schädigende Aggressionen, welche verbunden sein können mit Feindseligkeit und Ablehnung, verbalen oder physischen Angriffen sowie mit Machtausübungen. Bei den Auswirkungen der Aggressionen scheinen Mareike und ihre Mutter gemeinsam betroffen („uns"). Die Wahl zwischen den zwei Extrempolen „aggressiv oder depressiv" impliziert die Wahl zwischen feindlichem Angriff oder einer niedergeschlagenen negativen Stimmung. Mareike konkretisiert die beiden Extreme: „entweder er stopft es in sich <u>rein</u> *mhm* /oder er lässt es raus ((zittrig))". Die in dem Entweder-oder-Modus formulierten Positionen beinhalten keine emotionalen Zustände dazwischen. Etwas in sich ‚reinstopfen' evoziert ein Ich als Behältnis, in welches tendenziell etwas grob sowie nachdrücklich hineingestopft wird und zur Depression führt oder alternativ rausgelassen wird, womit sinnlogisch die Aggressionsausbrüche gemeint sind. Diese scheinen bei Mareike ein Zittern auszulösen, welches an dieser Stelle, wie auch das anschließende Stottern, als Angst gedeutet werden kann. Dem Vater fehle die Fähigkeit unter den Umständen einen Ausgleich für die Extreme zwischen schädigendem Angriff und Niedergeschlagenheit zu finden.

Es gab einzelne Tage, an denen Mareike sich mit ihrem Vater verstanden hat. Im Umkehrschluss kann schlussgefolgert werden, dass das Nicht-Verstehen sich auf den größeren Zeitraum zu beziehen scheint. In Verbindung mit dem Verstehen steht das Umschlagen der väterlichen Stimmung, welches durch das Adverb „sofort" als unmittelbar bedrohlich erscheint. Die Passivkonstruktion „des" verweist auf ihr Ausgeliefertsein gegenüber dem direkten Umschlagen in eine andere Stimmung. Für Mareike erscheint die Schwierigkeit insbesondere in der mangelnden Vorhersagbarkeit eines erneuten Streits zu liegen. Der Ausdruck „wenn ich jetzt Zeit mit ihm verbringe" zeugt von einer bewussten Entscheidung, in welcher bereits die Möglichkeit eines Streits berücksichtigt wird. Die Option, einem Streit mit dem Vater aus dem Weg zu gehen, erscheint eher gering („eigentlich"). Demnach bestand kaum eine Möglichkeit für Mareike, sich zu schützen. In den nächsten Sequenzen fällt auf, dass Mareike das Pronomen „man" wiederholt verwendet, welches einerseits auf eine distanzierte Verallgemeinerung weist und andererseits erneut eine Passivität hervorhebt. Die Generalisierung bezieht sich auf die Regel eines vorhersagbaren Wissens um die verletzenden Punkte bei einer Person, welche bei ihrem Vater aufgehoben erscheint. Mareike ist folglich tendenziell ohnmächtig einem willkürlich erscheinenden Vater ausgeliefert, dessen Reaktion an keine vorhersagbare Einschätzung für sie geknüpft ist: „da konnte alles was man sagt ihn verletzten *mhm* ohne dass man das einschätzten kann". Unter der väterlichen Willkür erscheint Mareike gleichzeitig auch als die Verantwortliche, welche ihren Vater zu verletzten scheint. Die Szene bezieht sich allgemein auf die Vergangenheit, jedoch fällt auf, dass Mareike mit dem Wort „kann" im Präsens endet, wodurch ein Gegenwartscharakter der väterlichen Willkür interpretiert werden kann.

Szenische Rekonstruktion

Die väterliche Bekundung einer vermeintlichen Entscheidung zwischen Aggression und Depression verweist auf einen destruktiven sowie strafenden Angriff Mutter und Tochter gegenüber. Die scheinbare Wahl mutet zynisch an und erinnert an die ‚Wahl zwischen Pest und Cholera', welche eine positive Auswahlmöglichkeit ausschließt, da beide Krankheiten letztendlich tödlich enden können. Die Alternativlosigkeit zeugt von einer quälenden Haltung gegenüber Mareike und ihrer Mutter, in der es keine väterliche Verantwortung zu geben scheint.

Latent wird die Interaktionsdynamik von einer väterlich quälend-strafenden sowie beherrschenden und willkürlichen Aggression dominiert. Den plötzlichen und explosiven Stimmungsumbrüchen erscheint Mareike hilflos und schutzlos ausgeliefert. Der Vater evoziert eine für Mareike von Alternativlosigkeit geprägte bedrohliche Beziehungsdynamik, in der sie angegriffen und verletzt wird. Die Lage spitzt sich durch die väterliche Einnahme der Opferrolle zu, welche Mareike unweigerlich in die Situation der Verletzenden bringt. Allein die explosive Atmosphäre erscheint als eine Qual. Im Lichte eines kindlichen Abhängigkeitsverhältnisses und einer in der Szene abwesenden schützenden Mutter, scheint Mareike durch eine aggressiv-bedrohliche Beziehungsdynamik der väterlichen Beherrschung ausgeliefert.

Es entsteht eine Ohnmacht, die Mareike in zweifacher Hinsicht als Erleidende zurücklässt. Mareike ist sowohl den väterlichen Aggressionsausbrüchen ausgeliefert, als auch dessen Verkehrung von Verantwortung und Schuld. Anders ausgedrückt erscheint sie sowohl mit der Verletzungsohnmacht als auch mit der Macht und Schuld assoziiert.

Die Ungewissheit sowie die nicht vorhersehbaren umschlagenden Modi stellt Mareike als „wirklich schwierig" dar – ein banalisierender Ausdruck für eine eher unkontrollierbare bedrohliche Situation, die folglich von Mareike bagatellisierend abgewehrt wird. Die internalisierte Schuld kann ebenfalls als eine Abwehr der väterlichen Schuld und Verantwortung gedeutet werden.

Die Szene zeichnet sich durch das manifeste Fehlen von Affekten aus. Nur das Zittern verweist auf die Angst und Bedrohung. In diesem Lichte können die Interjektionen von der Interviewerin am Ende der Szene als Resonanz im Sinne eines affektiven Mitschwingens sowie als eine Sprachlosigkeit angesichts des Ausmaßes der väterlichen Aggressionen und Mareikes ohnmächtiger Lage interpretiert werden.

Resümierend konnte eine quälend-bestrafende Interaktionsdynamik ausgehend vom Vater rekonstruiert werden, in der Mareike ohnmächtig seinen willkürlichen Aggressionen ausgeliefert erscheint. Sein Kontrollverlust sowie die Dominanz gestalten eine angespannte und beängstigende sowie verletzende Beziehungsdynamik für Mareike, der sie ohnmächtig – auch in Ermangelung einer schützenden Mutter – ausgeliefert scheint. Eine derart bedrohliche, ausweglose Lage scheint zu der Internalisierung der väterlichen Verletzungsmacht und dessen Schuld zu führen. Das bedrohliche Ausmaß wird von Mareike bagatellisierend abgewehrt. Darüber hinaus werden in Form der Schuldzuweisung die väterliche Verantwortung sowie die eigenen Verletzungen eher abgewehrt.

Hypothese einer Fallstruktur zu den familialen Beziehungen

Die aus der Initialszene generierten Hypothesen hinsichtlich der Interviewdynamik, welche geprägt erscheint von *Kontrolle, Selbstbestimmung, Macht und Unsicherheit einerseits sowie Unterordnung und Anpassung* anderseits, spiegelt sich ebenfalls in den familialen Beziehungen wider. Im Folgenden sollen die gewonnenen Hypothesen weiter ausdifferenziert und als eine an dieser Stelle noch vorläufige Fallstrukturhypothese zugespitzt werden.

Pointiert kann eine Beziehung zwischen Vater und Tochter rekonstruiert werden, in der die Mutter nicht nur ausgeschlossen, sondern hintergangen und als störend erscheint. Aufgrund der kindlichen Abhängigkeit besteht eine Vulnerabilität hinsichtlich der anpassenden Identifikation mit dem als männlich attribuierten Kampfmotiv, welches den väterlichen Interessen entspricht und auf den möglichen Wunsch ein Junge zu sein verweist, um diesen Interessen zu entsprechen. Dagegen werden von Vater und Tochter das Weibliche eher als störend abgewehrt – folglich auch Mareikes Geschlecht als Mädchen. In diesem Zusammenhang kann auch die zunächst irritierende, ausgeprägte Kränkung der abweisenden Jungen aufgrund von Mareikes Geschlecht verstanden werden.

Die Mutter fehlt als schützende Figur. In der Beziehung zu ihrem Ehemann scheint sie dessen Aggressionen und Depressionen ebenso ausgeliefert wie ihre

Tochter. Mareike scheint der väterlich aggressiv-explosiven Willkür nicht nur schutzlos und ohnmächtig ausgesetzt, sondern mit dessen Schuldzuweisungen konfrontiert.

Mareikes Zweifel an einem Sinn für ihr Leben verweist auf ihre mangelnde sinnstiftende ontologische Bedeutsamkeit als Kind ihrer Mutter, die ihren Beruf als Ärztin priorisiert. Mareike bleibt mit einer Angst, im bedrohlichen Ausmaß nicht genügend emotional versorgt zu werden, allein auf sich gestellt zurück. Resigniert und enttäuscht wertet sie die Mutter in ihrer ärztlichen Autorität ab.

Vorrangiger Abwehrmechanismus ist eine Bagatellisierung der leidauslösenden Beziehungserfahrungen. Die Identifikation mit dem Vater scheint zu Schuldgefühlen zu führen.

6.1.5 Körper

Vor dem Hintergrund der bis dato rekonstruierten biografischen Ausgangslage stellt sich die Frage, wie die Macht- und Ohnmachtverhältnisse in den familialen Beziehungserfahrungen sowie die tendenzielle Abwehr des Weiblichen Mareikes Erleben des puberalen Körpers und den Umgang mit demselben beeinflussen. Anhand ausgewählter Szenen zur Bedeutung des Körpers soll die bereits gewonnen Fallstrukturhypothese weiter ausdifferenziert und angereichert werden.

Ausprägung der sekundären Geschlechtsmerkmale:

> M: „m: also bei mir hat des n bisschen später angefangen als beim Durchschnitt (.) *mh* (...) also bei den Brüsten erinner ich mich nur noch daran wie <u>nervig</u> das war (.) weil /ja ((leicht lachend)) vorher hat da einfach hat einen da nichts behindert (.) *mhm* und dann hat des angefangen weh zu tun (.) *mhm* als die gewachsen sind und dann war da auf einmal was was st- irgendwie im Weg war auch wenn es nur wenig war *mhm* (..)“

Sequenzanalytische Rekonstruktion

Mareike beginnt über ihre körperlichen Veränderungen im Vergleich zu anderen zu sprechen („Durchschnitt"). Die Herleitung „bei den Brüsten" wirkt durch das Fehlen eines Possessivpronomens distanziert. Ihre Erinnerung bezieht sich eher auf ein negatives Erleben, welches als betont lästig, störend und unangenehm („nervig") ausgedrückt wird. Dagegen werden von ihr keine positiven Vorstellungen mit der Brustentwicklung assoziiert. Mareike bricht die Sequenz ab, welche sich auf die Zeit vor der Brustentwicklung bezieht: „vorher hat da einfach". Anschließende potentielle Weiterführungen beziehen sich erstens auf das Erleben, wie beispielsweise „vorher hat da einfach nichts gestört, nichts weh getan", „…alles gestimmt oder gepasst", sowie zweitens auf das Aussehen: „… alles gut ausgesehen". Gemeinsamer Fluchtpunkt ist eine Kongruenz zwischen dem Erleben *und* der Wahrnehmung des Körpers sowie den Vorstellungen darüber. Infolge kann das Wachstum der Brüste, als explizit weibliche Markierung, auf einen Bruch der basalen Übereinstimmung zwischen Körpererleben und -wahrnehmung deuten. Vor dem Wachstum der Brüste „hat einen da nichts behindert", im Umkehrschluss behindern diese jetzt. Durch das Verb „behindern" wird ausgedrückt, dass etwas hemmt, stört oder aufhält. Das Brustwachstum als behindernd zu erleben kann sich beispielsweise auf Sportarten beziehen, bei denen ein kleiner Brustumfang vorteilhafter ist, da dieser die Beweglichkeit weniger einschränkt. Bei Kampfsportarten beispielsweise muss ein Brustschutz hingegen getragen werden, um Verletzungen der schmerzempfindlichen weiblichen Brust durch Tritte und Schläge vorzubeugen.

Deutlich wird zudem eine tendenzielle Trennung der Brüste von ihrem Selbst, als störend, hemmend oder gar einschränkend. Das Pronomen „einen" verweist verbaliter auf eine Person oder eine Verallgemeinerung und kann als erneute Distanzierung gedeutet werden. Es folgt eine abermalige Distanzierung („des") mit dem Verweis auf das schmerzliche Wachstum. Der folgende Ausdruck „und dann war da auf einmal was" verweist auf die nun wahrnehmbaren Brüste, welche für Mareike unaussprechlich bleiben. Die Sprachlosigkeit deutet wiederholt auf die distanzierte Verdinglichung als eine Form der Abwehr und kann als Zeichen einer Bedrohung für Mareike interpretiert werden. Prägnant wird an dieser Stelle ihre Ohnmacht gegenüber der für sie plötzlich wahrnehmbaren körperlichen Veränderung. Die anschließende Sequenz „was st-" führt abermals zu einem Abbruch. Sinnlogisch zu Ende gedacht kann es sich um das Verb ‚stören' handeln, mit welchem ausgedrückt wird, dass ein Zustand oder Fortgang beeinträchtigt oder unterbrochen wird. Dieser kann sich bei Mareike auf den kindlichen Körper beziehen, bei welchem vorher das besagte Übereinstimmungsempfinden ihres Erlebens und der Wahrnehmung des Körpers vorhanden war und nun durch das Brustwachstum gestört wurde. Mareike konkretisiert, dass ihre Brüste auf eine Art und Weise „im Weg" waren. Wörtlich führt ein Weg zu einem Ziel, in eine Richtung, die folglich erschwert wird oder gar nicht weiterverfolgt werden kann. Das Stören bezog sich nicht auf die von ihr als klein bewertete Größe der Brüste, sondern scheint sich bereits auf deren Wachstum an sich zu beziehen.

Szenische Rekonstruktion

Auf der latenten Ebene wird Mareikes vorrangiges Erleben der Ausweglosigkeit dem Brustwachstum gegenüber deutlich. Sie stellt diese insbesondere als störend und unangenehm dar. Der sequenzanalytisch rekonstruierte Bruch zwischen einem einst kongruenten selbstverständlichen Erleben und der beginnenden Brustentwicklung kann als Dissonanz interpretiert werden, zwischen dem vormals psychischen Erleben des kindlichen Körpers und der Brustentwicklung als eine unabänderliche Konfrontation mit dem explizit weiblich gewordenen Körper.

Funktionalisierend werden die wachsenden Brüste von Mareike als behindernd abgewertet. Das ‚im Weg stehen' als Bild deutet auf eine bereits eingeschlagene Spur, welche nun erschwert wird weiter zu gehen. Diese kann sich bezogen auf den Körper symbolisch auf die Spur des kindlichen Körpers beziehen, welche mit einem sexuierten weiblichen Körper nicht mehr weiterverfolgt werden kann.

Die distanzierte sowie verdinglichte narrative Figur lässt die Brüste als Körperteil leb- und affektlos sowie abgeschnitten vom Selbsterleben erscheinen. Über das negative Erleben der Brustentwicklung hinaus führt die Wahrnehmung der für Mareike plötzlich prominent erscheinenden Körperpartien zu einer Entfremdung von denselben.

Resümierend stellt die unausweichliche Konfrontation mit der Brustentwicklung bei Mareike einen Bruch zwischen einem vormals kongruenten selbstverständlichen Erleben des kindlichen Körpers und dem weiblich gewordenen, zunehmend sexuierten Körper dar. Die schmerzvolle Brustentwicklung wird von Mareike nicht nur als störend und äußerst unangenehm erlebt, sondern als behindernd abgewertet. Die distanzierte Verdinglichung der weiblichen Brüste im Sinne einer Entfremdung kann als Abwehr der bedrohlichen unumgänglichen Weiblichkeit im Zuge der puberalen Veränderung gedeutet werden.

Nahtlos an das Erleben der Brustentwicklung schließt Mareike narrativ mit dem *Einsetzen der Menstruation* an:

> M: „Und als ich die Regel gekriegt hab fand ich das super nervig und super eklig (.) *mhm* aber im Vergleich zu andern war ich da wirklich noch gesegnet weil ich eigentlich gar keine Schmerzen hatte (.) *mhm* und ja sehr wenig Blutung (.) *mh* des is aber auch mehr geworden im Laufe der Jahre (.) *mhm* aber seit ich die Pille durchnehme habe ich das sowieso alle nur noch alle drei Monate (.) *mh* und des is echt ne Entlastung (.)"

Sequenzanalytische Rekonstruktion

Mareike attribuiert die Regel als „super nervig und super eklig". Das äußerst Störende und Lästige mündet durch den ebenfalls starken Ekel als ein Empfinden von Abneigung in eine ausgeprägte Aversion und Ablehnung ihrer eigenen Menstruation. Die wiederholte Verwendung des Präfixes „super", kann verbaliter als Verstärkung der Abneigung und dem verbundenen Widerwillen der Menstruation gegenüber interpretiert werden. Mit Blick auf andere weibliche Peers, wird das eigene stark negative Erleben abgewiegelt, gar verkehrt: „war ich da wirklich noch gesegnet". Der Segen verweist ebenfalls auf etwas Äußeres, eine unbekannte mächtige Instanz, die Mareike Gnade zuteilwerden lässt – auch in Bezug auf die Schmerzen, da sie „eigentlich gar keine" hatte. Verbunden mit den eher wenigen Schmerzen fällt zudem ihre Blutung sehr gering aus. Mareike kündigt eine Wandlung im Verlauf der Jahre an, die sich durch den Artikel „des" sowohl auf die Zunahme der Schmerzen als auch auf die Blutung beziehen kann, welche logischerweise auch den Ekel und das Unangenehme verstärken. Die stärkere Blutung sowie die einhergehenden Schmerzen werden durch die konstante Einnahme der Pille als Verhütungsmittel bis in die Gegenwart auf einen Dreimonatszyklus reduziert, welcher bei ihr zu einer erlebten Entlastung führt.

Szenische Rekonstruktion

Die tiefe Abneigung gegen die eintretende Menstruation verweist latent auf eine eher grundsätzliche Ablehnung jeglicher Weiblichkeit. Das Motiv des Ekels kann auf eine Angst vor Unreinheit und Schmutz hinweisen und daraus folgernd zu einem Schamgefühl führen. Die Scham wiederum als solches kann als eine Reaktion auf die Entblößung der von ihr abgelehnten Weiblichkeit durch die Menstruation gedeutet werden.

Der Eintritt der Menstruation steht zunächst für ein in der Regel überraschendes, unkontrollierbares Ereignis. Eindrücklich kontrolliert Mareike ihre Ohnmacht gegenüber der unabänderlichen Regelblutung durch die Einnahme der Pille. Die eigentliche Entlastung besteht in der Handlungsmächtigkeit gegenüber dem Körper durch die Reduktion der Blutung auf nur viermal jährlich.

Von anderen Mädchen grenzt sich Mareike mit dem Segen als etwas Übernatürliches ab, durch welchen sie zunächst bewahrt wurde vor starken Schmerzen und Blutungen und folglich nicht gänzlich dem schwächenden Leiden ausgesetzt erscheint. Der anschließend verstärkte Blutaustritt wurde von Mareike durch die Pille kontrolliert eingedämmt. Im Gegensatz zu den anderen weiblichen Peers versucht sich Mareike dem ‚schwachen, erleidenden weiblichen Geschlecht' zu entziehen. Infolgedessen kann die Referenz auf andere weibliche Peers als eine Abgrenzung von denselben interpretiert werden, welche sie eher zu etwas Besonderem avancieren lässt.

Resümierend kann eine starke Ablehnung einhergehend mit Ekelgefühlen gegenüber der eintretenden Menstruation als Symbol des fruchtbaren, sexuierten weiblichen Körpers rekonstruiert werden. In Form der Kontrolle des natürlichen Zyklus wird die störende Menstruation auf ein Minimum reduziert. Mareike wendet durch diese Manipulation ihr ‚Erliegen' gegenüber den körperlichen Wandlungen in einen handlungsmächtigen Kontrollgewinn um. Sie versucht die natürliche körperliche puberale Entwicklung zu beherrschen. Zugespitzt besteht ein Kampf um die Kontrolle ihres weiblich werdenden Körpers. Abgewehrt werden durch die narrative Figur der Banalisierung Schmerz und Verletzbarkeit aufgrund der mit Scham verbundenen Menstruation, als eine körperliche Einschreibung und Expression des als scheinbar schwachen und verletzbaren Weiblichen. Darüber hinaus grenzt sich Mareike stilisierend als besonders von anderen weiblichen Peers ab, da sie a priori weniger erleidend ausgeliefert scheint und zudem den natürlichen Blutausstritt zu beherrschen weiß.

Anhand der anschließenden Szene soll Mareikes Dilemma zwischen ihrer Ablehnung der sich entwickelten Brüste und der hohen Bedeutsamkeit derselben für die Peers rekonstruiert werden:

> M: „Was ich auch ganz komisch fand war dass des mit den Brüsten bei den Mädchen in meiner Klasse irgendwie so n Wettrennen war (.) *mh* und das is irgendwie ja (.) dass man sich irgendwie dafür schämen musste wenn man nich so große Brüste hatte und das zum Beispiel eh Sonja ganz toll war weil sie so große Brüste hatte (.) *mhm* und irgendwie haben alle n <u>Aufstand</u> gemacht und sich für mich gefreut als ich das erste Mal mit nem BH in die Schule gekommen bin und da dachte ich auch so ganz ehrlich müsst ihr /jetzt ((zittrig)) alle darauf /<u>hinweisen</u> ((lauter)) *mhm*"

Sequenzanalytische Rekonstruktion

Mareike erscheint es seltsam sowie ihren Vorstellungen nicht entsprechend, dass unter den Mädchen in der Klasse ein Wettrennen besteht, welches sich auf den Brustwachstum bezieht. Bei einem Wettrennen handelt es sich um einen körperbasierten Konkurrenzkampf, welcher aufgrund von Leistung entsprechend der schnellsten Geschwindigkeit entschieden wird. Dementsprechend besteht bei den Mädchen ein Konkurrenzkampf, welcher sich sowohl auf die Geschwindigkeit des

Wachstums beziehen kann als auch auf die Größe im Vergleich. Nach der anschließenden Sequenz „und das is irgendwie ja" erfolgt ein Bruch. Weitere Lesarten führen zu einem negativen Gefühl oder Erleben wie beispielsweise „und das is irgendwie ja schwierig", „…schlimm" oder „…kaum auszuhalten gewesen".

Die Wettkampflogik in der Klasse evoziert ein Schamgefühl für eine nicht entsprechende Leistungsfähigkeit, die sich folglich bei Mareike auf eine im Vergleich zu ihren Klassenkameraden verzögerte Brustentwicklung oder einen kleineren Brustumfang bezieht. Scham stellt ein ubiquitäres Grundgefühl dar, welches aus dem Bewusstsein resultiert, versagt zu haben hinsichtlich sozialer Erwartungen sowie gegenüber Norm- oder Moralvorstellungen. Weiter verweist das Schamgefühl auf eine Entblößung und Verlegenheit durch Verletzung der körperlichen und psychischen Intimsphäre. Auffallend ist der Zwang sich zu schämen, welcher durch das Verb „müssen" ausgedrückt wird und auf einen starken, unausweichlichen Druck verweist, welcher keine Alternativen zuzulassen scheint. Im Vergleich zu einem Wettkampf kann die Unterlegenheit gegenüber dem Gegner jedoch nicht durch vermehrte Leistung oder Training ausgeglichen werden. Hier entscheidet der nicht beeinflussbare Körper über Sieg und Niederlage. Benannt wird die Mitschülerin Sonja als ein Beispiel, verbunden mit der Interjektion „eh" als ein jubelnder Ausruf. Folglich steht diese im Mittelpunkt aufgrund ihrer vergleichsweise großen Brüste. Sie wird von anderen bewundert und gilt als unglaublich und großartig. Anders ausgedrückt entscheidet der Brustumfang scheinbar über die Beliebtheit in der Klassengemeinschaft unter den Mädchen. Insgesamt haben die Mädchen einen „Aufstand gemacht". Der explizite Verweis auf den Büstenhalter durch die anderen Mädchen in der Klasse, unter einer stark emotional aufgeladenen Stimmung („Aufstand gemacht"), führt bei Mareike zu einer Bloßstellung und Beschämung, auf welche das Zittern verweist. Die vermeintliche Freude aller anderen Mädchen unterstreicht folglich ihre Unterlegenheit diesen gegenüber, welche in eine ohnmächtige Verzweiflung mündet: „ganz ehrlich müsst ihr /jetzt ((zittrig)) alle darauf /hinweisen ((lauter))". Die laute Intonation kann als Zeichen der Empörung für die Entblößung gedeutet werden. Auffallend ist Mareikes Alleinsein gegenüber den anderen Mädchen.

Szenische Rekonstruktion

Die Unterlegenheit im Wettkampf um den größten Brustumfang unter den Mädchen in der Klasse verweist latent auf das Leiden von Mareike und ihre Handlungsohnmacht. Ihre Unterlegenheit aufgrund des im Vergleich zu geringen Brustumfangs wird durch die erniedrigende Bloßstellung unter den Mädchen im Klassenverband zugespitzt. Mareike erscheint der Verletzung ihrer Intimsphäre ausgeliefert.

Die Beschämung und Wehrlosigkeit beruht auf einer als ungenügend erlebten Weiblichkeit im Gegensatz zu den anderen Mädchen. Große Brüste als Symbol für Reife, Sexualität und attraktive Weiblichkeit werden in diesem Klassenverband anerkennend als Aufmerksamkeitsmagnet unter den Mädchen assoziiert. Im Umkehrschluss wird ein verzögertes Wachstum oder ein im Verhältnis kleinerer Brustumfang degradiert. Die Ausrichtung an derartigen Idealen im Klassenverband reproduziert gesellschaftlich wirkmächtige, stereotype Bilder über Weiblichkeit, an denen Mareike in einem unbeeinflussbaren Wettkampf scheitert und öffentlich dafür bloßgestellt wird.

Die zweite Dimension der Bloßstellung verweist auf die Scham, im Vergleich nicht genug Leistung erbringen zu können und folglich den anderen unterlegen zu sein.

Resümierend konnte rekonstruiert werden, dass die soziale Anerkennung als Mädchen mit der Entsprechung gesellschaftlich vorherrschender stereotyper Bilder über Weiblichkeit verbunden scheint. Die Entsprechung dieser Vorstellung ist unter den Peers mit einem Konkurrenz- und Leistungsprinzip verknüpft, welches der Eigenlogik der körperlichen Entwicklung widerspricht. Die Wirkmächtigkeit dieser Vorstellungen und deren Reproduktion im Klassenverband führen bei Mareike zu einer Beschämung nicht genügen zu können.

Die Auseinandersetzung mit den geschlechtstypischen Erwartungen ihrer Peergroup soll anhand folgender Szene weiter ausdifferenziert werden:

M: „Dass alle gesagt haben du bist irgendwie komisch (.) *mhm* was bist du denn für n Mädchen spielst Computerspiele du gehst Boxen (.) °*mhm*° (.) das ist doch kein Mädchen? (.) *mhm* und dass Leute halt irgendwie davon (.) ja negativ überrascht sind (.) *mh* das hat mich auch bis jetzt mein ganzes Leben verfolgt"

Sequenzanalytische Rekonstruktion

Mareike präsentiert sich durch die Wahrnehmung anderer, in denen sie gängigen Vorstellungen und Erwartungen an ein Mädchen zu widersprechen scheint. Aufgrund der direkten Ansprache „du bist" kann sich das Sonderbare auf Mareikes gesamte Person beziehen, auf ihr Verhalten, ihr Aussehen oder ihre Charaktereigenschaften. Anschließend wird das Komische, den Erwartungen widersprechende, in einer Frage zugespitzt. Die Frage ist mit einer befremdlichen Irritation verbunden, welche tendenziell negativ attribuiert ist, wie an dem kontrastierenden

Beispiel deutlich wird: „was bist du denn für eine Lehrerin, vergibst keine Hausaufgaben". Die Irritation entsteht durch eine allgemein anerkannte Erwartung: Eine typische und folglich gute Lehrerin vergibt Hausaufgaben zur Vertiefung des Unterrichtsstoffes. Die allgemein geteilte Entsprechung führt zu einer positiven Bewertung. Folglich scheint Mareike den typischen gesellschaftlich-kulturellen Erwartungen an ein Mädchen nicht zu entsprechen, was ihre Stellung als ein Mädchen kritisch in Frage stellt. Anders ausgedrückt erscheint Mareike nicht dem Passungsverhältnis zwischen dem biologischen Geschlecht und den damit verbundenen soziokulturellen Vorstellungen und Bildern zu entsprechen. Die Widersprüche liegen in Mareikes Freizeitbeschäftigungen, welche als männlich konnotiert betrachtet werden können. Insbesondere das Boxen ist als eine Sportart mit sogenannten männlich attribuierten Eigenschaften wie Macht, Stärke und Mut, mit Vorstellungen von Gewalt und Sieg sowie einem muskulös durchtrainierten Körper assoziiert. Computerspiele, wie Kampf- oder Kriegsspiele, in welchen die Inhalte durch jene Einstellungen dominiert sind, gelten ebenfalls als männlich konnotiert. Mareikes Präferenz solcher Freizeitbeschäftigungen legt eine affirmative Identifikation mit den männlich attribuierten Eigenschaften nahe. Ergo erscheint Mareikes Affinität zu männlich attribuierten Aktivitäten im Widerspruch zu den kollektiv geteilten sozialen Erwartungen in Bezug auf ihr Geschlecht zu stehen. Die von Mareike imitierte Frage „das ist doch kein Mädchen" referiert auf eine allgemeine gesellschaftlich geteilte Vorstellung von einem Mädchen. Folglich wird bei Mareike diese basale Zuschreibung als Angehörige des weiblichen Geschlechts in einem bestimmten Alter nicht nur in Frage gestellt, sondern sogar abgesprochen. Andere sind „davon" in einer ablehnenden Weise erstaunt. Das Adverb „davon" als von einer Sache ausgehend oder verursacht, bezieht sich auf den Widerspruch der männlich attribuierten Aktivitäten und Erwartungen an ein Mädchen. Das Partikel „halt" verweist auf Mareikes resigniertes Ausgeliefertsein diesen gegenüber, was an dem Beispiel „das is halt so" verdeutlicht werden kann. Die Ablehnung aufgrund eines den Erwartungen widersprechenden Verhaltens hinsichtlich ihres Geschlechts, folgt Mareike zeitlich betrachtet ihr „ganzes Leben" bis in die Gegenwart. Wiederholt wird durch das Verb „verfolgen" ihr passives Ausgeliefertsein manifest. Das „ganze Leben" umfasst wörtlich den frühestmöglichen Zeitpunkt nach der Befruchtung der Eizelle oder der Geburt bis zum Zeitpunkt des laufenden Interviews. Das heißt, Mareike präsentiert sich so, als ob sie bereits von Beginn ihres Lebens an durch ihr Geschlecht als Mädchen Ablehnung bei anderen hervorgerufen habe.

Im Anschluss an weitere ausgeführte Beispiele als lästig erlebter geschlechtstypischer Erwartungen schildert sie wenige Zeilen später die daraus folgende Konsequenz für sich:

> M: „Und in der Pubertät war des dann auch wirklich so dass ich dadurch ((tieferes
> Einatmen)) <u>ja</u> mein eigenes Geschlecht in Frage gestellt hab"

Im Zuge der puberalen Veränderungen stellte Mareike aufgrund der Abwertungen
ihr „eigenes Geschlecht in Frage". Interessanterweise bezieht sich das Infragestellen, im Sinne von anzweifeln, ausschließlich auf das biologische Geschlecht im
Kontrast zu den männlich assoziierten Verhaltensweisen, die sie alternativ in
Frage hätte stellen können. Die Pubertät, in der sich gerade der kindliche Körper
zu einem explizit weiblichen, sexuierten Körper entwickelt, wird von Mareike als
Ausgangspunkt deklariert. Die Sequenz „dass ich dadurch" kann sich sinnlogisch
sowohl auf die körperlichen Veränderungen als auch auf die irritierenden Ablehnungen beziehen. Hinter der Fragwürdigkeit des eigenen Geschlechts verbirgt sich
die Frage: Bin ich überhaupt ein Mädchen? Oder anders ausgedrückt: Bin ich nicht
eigentlich ein Junge?

Szenische Rekonstruktion

Mareikes Selbstinszenierung als den gesellschaftlichen Bildern und Vorstellungen
eines Mädchens widersprechend verweist latent auf eine erlebte grundlegende Ablehnung ihres weiblichen Geschlechts und der von ihr präferierten männlich attribuierten Eigenschaften, mit denen sie sich identifiziert und welche im Widerspruch zu den gesellschaftlichen Erwartungen an ein Mädchen stehen.

Das Entscheidende liegt in dem Bruch des besagten Passungsverhältnisses
zwischen dem biologischen Geschlecht und den kulturellen Codierungen desselben. Der Widerspruch führt zu der Ablehnung durch andere über die Stilisierung
als seltsam und befremdlich bis zu dem Infragestellen ihres biologischen Geschlechts.

Mareike übernimmt den Zweifel aus der sozialen Umwelt gerade zu einem
Zeitpunkt im biografischen Verlauf, in dem sich der kindliche Körper durch die
puberalen Veränderungen zu einem ausdrücklich weiblichen verändert. Der durch
die Ausprägung der sekundären Geschlechtsmerkmale und das Eintreten der
Menstruation weiblich werdende Körper vertiefen den Bruch und vergrößern die
Widersprüche, nicht mehr nur für andere, sondern auch in ihrem Selbsterleben.
Deutlich wird eine mächtige Wirksamkeit von sozialen geschlechtsspezifischen
Erwartungen in einer vulnerablen Phase der puberalen Veränderungen, die bis in
das Selbsterleben von Mareike hineinreichen.

Resümierend führen bei Mareike im Lichte der abweisenden Anderen die pu-
beralen Veränderungen, welche den weiblichen Körper exponieren, zu einem
Zweifel an ihrem Geschlecht. Die gesellschaftlichen Vorstellungen über Mädchen

reichen wirkungsmächtig bis in das leiblich-affektive Erleben sowie die Körper-
wahrnehmung und irritieren Mareike in verstörender Weise hinsichtlich ihrer ei-
genen Geschlechtszugehörigkeit. Gleichzeitig besteht eine lange biografische
Spur zurück an den Lebensbeginn, seit welchem Mareike in ihrer Wahrnehmung
nicht den erwünschten Erwartungen aufgrund ihres Geschlechts entspricht.

Anhand der folgenden Szene soll Mareikes gegenwärtige Einstellung zu ihrem
Geschlecht rekonstruiert werden:

> M: „Ich hab dann auch ne Phase gehabt wo ich so Jungsklamotten getragen hab (.) *mh*
> um des auszuprobieren ob ich mich darin besser fühle (.) *mhm* ich hab eigentlich ge-
> merkt dass es mir ziemlich <u>egal</u> is also es mir (.) egal ob ich männlich oder weiblich
> bin ich möcht einfach als Person gesehen werden /*mhm* und ((gleichzeitig)) und nich
> als Geschlecht"

Sequenzanalytische Rekonstruktion

Die sichtbare Inszenierung als Junge verweist auf eine Erwartung oder ein inneres
Gefühl, eigentlich ein Junge zu sein. Aus der Erfahrung folgert Mareike, dass es
für sie unerheblich ist, ob sie „männlich oder weiblich" ist. Die beiden Adjektive
können sich sowohl auf das biologische Geschlecht beziehen als auch auf die Haltung, das Aussehen und Verhalten sowie Präferenzen und Einstellungen, die gesellschaftlich entsprechend erwartet werden. Mareikes Wunsch bezieht sich darauf, als Person, das heißt als Mensch oder Individuum „gesehen" zu werden. Das
Verb „sehen" verweist über die visuelle Wahrnehmung hinaus auf ein Erkannt-
werden, als etwas Besonderes gesehen zu werden in Verbindung mit Aufmerksamkeit und Interesse oder auch im Sinne von Fürsorglichkeit: „sieh bitte nach
den Kindern". Gemein ist den aufgefächerten Lesarten eine Sehnsucht, überhaupt
wahrgenommen und im Sinne eines einzigartigen Menschen anerkannt und wert-
geschätzt zu werden. Der Gegensatz besteht für Mareike in dem Gesehenwerden
„als Geschlecht", womit entsprechende soziale Zuschreibungen und Erwartungen
verbunden sind. Auffallend ist eine von Mareike vollzogene Trennung von Person
und Geschlecht. Folglich scheint für sie das Geschlecht ausschlaggebend zu sein
für eine Entindividualisierung verbunden mit typischen Erwartungen sowie Zuschreibungen, welche den eigenen Interessen, Gefühlen sowie Wünschen widersprechen. Anders ausgedrückt scheint die Zugehörigkeit zu einem Geschlecht entscheidend zu sein für die Anerkennung oder aber für die Ablehnung ihrer gesamten Person.

Szenische Rekonstruktion

Die Auseinandersetzung mit der Geschlechtszugehörigkeit verweist latent auf den basalen Wunsch nach Anerkennung unabhängig von Erwartungen und Zuschreibungen, welche mit ihrem Geschlecht verbunden werden. Das Verkleiden als Junge kann als ein Ringen zwischen Anpassung an soziale Vorstellungen einerseits und Individualität andererseits interpretiert werden. Die Gleichgültigkeit der Geschlechtszugehörigkeit kann als ein Verblassen derselben vor dem Hintergrund ihres Anerkennungswunsches gedeutet werden. Anders ausgedrückt besteht der eigentliche Konflikt nicht mit ihrer Geschlechtsidentität, sondern mit den sozialen Erwartungen von anderen, welche an ihr biologisches Geschlecht als Mädchen geknüpft sind. Zugespitzt scheint eine Anerkennung für sie als junge Frau schwer möglich zu sein.

Resümierend kann ein Kampf um ein Passungsverhältnis zwischen dem basalen Wunsch einer konstitutiven Anerkennung für das ‚Genau-so-und-nicht-anders-Sein' und den geschlechtsspezifischen sozialen Erwartungen rekonstruiert werden.

Hypothese einer Fallstruktur zur Bedeutung des Körpers

Bestätigt werden können die aus der Initialszene gewonnenen Hypothesen hinsichtlich Mareikes Umgangs mit dem Körper und ihr Erleben der puberalen Veränderungen, welche verbunden sind mit *Kontrolle, Selbstbestimmung, Macht und Unsicherheit einerseits sowie Unterordnung und Anpassung* andererseits. Aus der biografischen Ausgangslage heraus wiederholt sich die *Kränkungserfahrung aufgrund der Zurückweisung wegen ihres weiblichen Geschlechts* und der *äußeren, sozialen Erwartungen.* Im Folgenden sollen diese Erkenntnisse weiter ausdifferenziert werden, um eine an dieser Stelle noch vorläufige Fallstruktur zur Bedeutung des Körpers zu generieren.

Die puberalen Veränderungen stellen bei Mareike einen Bruch zwischen einem kongruenten selbstverständlichen Erleben des kindlichen Körpers und dem explizit weiblich werdenden Körper dar. Weiblichkeit wird assoziiert mit Schwäche und bildet einen Angriffspunkt im Kampf um Stärke und Überlegenheit. Insbesondere das Brustwachstum stellt ein Index für Schmerz, Ohnmacht sowie Erleiden und Verwundbarkeit dar, von welchen Mareike sich bis zur Entfremdung zu distanzieren versucht.

Den einsetzenden puberalen Veränderungen steht Mareike zunächst erleidend gegenüber. Die Eindämmung der Menstruation kann als transformative Figur von erleidender Ohnmacht in kontrollierte Beherrschung gedeutet werden: Mareike grenzt sich damit auch von den Peers ab. Mittels der Stärke wird versucht, die eigene Person aufzuwerten. Gleichzeit kann erlebte Schwäche und Verletzbarkeit abgewehrt werden.

Das körperliche unaufhaltsame Hervortreten der Weiblichkeit durch die Brustentwicklung und die Menarche lösen bei Mareike Scham aus, welche auf die für sie erlebte Verwundbarkeit und Schwäche des weiblichen Geschlechts deuten. In diesem Bild behindern die Ausprägung der sekundären Geschlechtsmerkmale sie im Kampf um Stärke und Überlegenheit als eine Immunisierung gegenüber Verletzbarkeit.

Gerade die von ihr abgelehnte Weiblichkeit stellt unter den Peers die Voraussetzung für die soziale Anerkennung als Mädchen dar. Gesellschaftlich vorherrschende Weiblichkeitsbilder, welche einen großen Brustumfang als attraktiv erachten, werden in dem Klassenverband aufgegriffen und als Referenzrahmen für soziale Anerkennung geltend gemacht. Interessanterweise wird der schulische Leistungskontext nicht nur auf eine natürliche unbeeinflussbare körperliche Entwicklung transferiert, sondern sogar einer Wettkampflogik, welche a priori konkurrenzbasiert und siegesorientiert ist, unterworfen. Im Gegensatz zu schulischen oder sportlichen Leistungen, für welche geübt oder trainiert werden kann, handelt es sich um einen Konkurrenzkampf der nicht steuerbaren sowie nicht steigerungsfähigen puberalen Veränderungen. Anders ausgedrückt wird sogar die natürlich körperliche Entwicklung einem konkurrenzbasierten Leistungsduktus unterworfen, von welchem Beliebtheit und Anerkennung innerhalb der weiblichen Peers abhängen. Mareikes geringer Brustumfang führt im Vergleich zu einer Beschämung. Szenenübergreifend deutet sich für Mareike eine aporetische Lage an: Das von ihr auf der einen Seite abgelehnte Wachstum der Brüste wird auf der anderen Seite eine unabdingbare Voraussetzung für die soziale Anerkennung als Mädchen unter Mädchen. Anders formuliert wird die eigene Ablehnung ihrer Weiblichkeit durch die soziale Demütigung der Peers potenziert. Zugespitzt realisiert sich die für sie bedrohte Schwäche und Verwundbarkeit durch das Brustwachstum gerade aufgrund einer vergleichsweise zu geringen Ausprägung derselben. Die Bloßstellung durch die Peers bezieht sich sowohl auf den expliziten Verweis auf den geringen Brustumfang im Vergleich als auch auf die Niederlage im Leistungsvergleich. Den durch die Mädchen vermittelten gesellschaftlichen Vorstellungen, kann Mareike sich nicht entziehen. Die Scham verweist auf ihr erlebtes Unvermögen den Erwartungen zu entsprechen, welches zu einer Erniedrigung führt.

Darüber hinaus entziehen Mareike die als männlich kulturell codierten Eigenschaften von Macht, Stärke, Kampf, Überlegenheit sowie Schmerztoleranz, mit denen sie sich identifiziert, die soziale Anerkennung als ein Mädchen. Die gesellschaftlichen Vorstellungen und Erwartungen an ein Mädchen, welchen sie nicht entspricht, reichen wirkungsmächtig bis in ihr leiblich-affektives Erleben, welches Zweifel an ihrem Geschlecht auslöst. Das Passungsverhältnis von biologischem Geschlecht und der sozialen Ausgestaltung derselben durch männlich konnotierte Eigenschaften widerspricht den sozialen Erwartungen, was Zurückweisung, Erniedrigung sowie Ablehnung zur Folge hat. Das mangelnde Passungsverhältnis verfolgt sie bereits ihr ganzes Leben. Anders ausgedrückt kann sie je nach Kontext nicht den Erwartungen an einen Jungen entsprechen und sie kann nicht die Erwartungen an ein Mädchen erfüllen. Kränkende Zurückweisungen und Ablehnungen, beginnend im Kindergarten, führen zu Mareikes eigentlichem Wunsch nach einer basalen ontologischen Anerkennung ihrer Selbst als ‚So-und-nicht-anders'.[81]

Der weiblich puberale Körper entblößt auf eine tragische Weise die Doppelstruktur von Ablehnung und fehlender konstitutiver Anerkennung aufgrund ihres Geschlechts, die sich wie ein roter Faden durch den biografischen Verlauf zieht. Anders ausgedrückt besteht ein Kampf um eine basale ontologische Anerkennung, die mit ihrem Geschlecht und den sozialen Erwartungen verknüpft erscheint.

6.1.6   Selbstverletzungen

Wie aus dem biografischen Kurzportrait zu entnehmen ist, verletzt sich Mareike das erste Mal einmalig im Alter von 14 Jahren. Die regelmäßigen Selbstverletzungen beginnen im Alter von 17 Jahren und dauern circa ein Jahr an. Mareike webt bereits in der Eingangserzählung ihre erste Selbstverletzung ein, indem sie diese nach Alter chronologisch in die Narration einordnet:

M: „(....) ja jetzt bezogen auf Selbstverletzung also ich glaub mit vierzehn war das auch so um den Dreh rum (.) dass ich das erste Mal mich geschnitten hab um des auszuprobieren (.) *mh* wie das is einfach so aus Neugier (.) *mhm* und hab gemerkt dass ich da eigentlich (.) ähm (.) ne ziemlich hohe Toleranz (war) also (.) ich kann mich einfach so verletzen ohne da so große Hemmung zu haben (.) *mh* und mir hat des auch keiner <u>geglaubt</u> (.) in der Schule weil irgendwie kam das Thema mal auf so ja: Schmerz oh das is ja voll schlimm (.) *mh* und ich könnte mich niemals selbst schneiden und wir hatten irgendwie so n abgebrochenes Stück Kugelschreiber (.) *mh* so n Metallding und dann mein ich ja wieso is doch nichts dabei und hab mir das dann in Finger gerammt bis s geblutet hat (.) *mhm* und ja (.) des war irgendwie so (..) ich weiß nich ich hab mich <u>gewundert</u> dass es bei andern nich so is dass die sich das nich trauen

---

[81] Mareikes Wunsch, angenommen zu werden, taucht bereits im Kontext der Initialszene auf. In der Interaktion mit der Forscherin deutet Mareikes fürsorgliches Nachfragen zu dem schwer verdaulichen „Brocken" als Selbstpräsentation auch auf den Wunsch, mit ihrer Lebensgeschichte von der Forscherin angenommen zu werden.

(.) *mhm* weil des is ja wirklich nur n bisschen Blut (.) *mhm* und tut nur n kleines bisschen <u>weh</u> es is ja nich schlimm"

Sequenzanalytische Rekonstruktion

Mareike lokalisiert ihre erste Selbstverletzung zeitlich circa im Alter von 14 Jahren. Die Art und Weise der Einführung ihrer Verletzung erinnert an ein formales Gespräch, bei dem ein Interesse an ihrer Selbstverletzung besteht, womit implizit auf den Forschungskontext verwiesen wird. Der Ausdruck „das erste Mal" ist bekannt als Synonym für den ersten Geschlechtsverkehr. Im Jugendalter wird vor allem eine besondere Erfahrung von etwas Neuem betont, wie auch beispielsweise „das erste Mal" an einer Zigarette zu ziehen oder Alkohol zu trinken. Der erste Koitus ist sowohl phantasmatisch als auch in der Umsetzung begleitet von Neugier und dem erwachten sexuellen Begehren sowie gleichzeitig assoziiert mit Unsicherheiten und Ängsten, auch wegen der möglich einhergehenden Schmerzen bei der Verletzung des Hymens. Essenz der Lesarten ist eine körperbasierte grenzüberschreitende erste Erfahrung in die Welt der Erwachsenen, insbesondere die einer Frau, welche aufregend fremd, beängstigend und anziehend zugleich sein kann, verbunden mit einem ungewissen sowie unkontrollierbaren Ausgang.

Mareike bezieht ihr erstes Mal auf sich „geschnitten" zu haben. Sich zu schneiden impliziert normalerweise eine unfreiwillige, nicht intentionale Handlung, ein Versehen, welches in der Regel als schmerzlich und unangenehm empfunden wird. An dieser Stelle entsteht eine Irritation über das freiwillige, absichtliche Zufügen von Schmerz „um des auszuprobieren", ein Ausdruck, der wiederum für die Lesart der Exploration von Grenzerfahrungen im Jugendalter spricht. Die Motivation des „auszuprobieren", knüpft an die Lesart einer neuen transzendierten Erfahrung an, gleichzeitig liegt dieser Erfahrung etwas naiv-kindliches zugrunde, das wiederum im Widerspruch zu dem Akt des Schneidens als eine schmerzhafte Verletzung des Körpers steht. Das Ausprobieren von Neuem als eine Handlungsmotivation für das Sich-Schneiden kann je nach Handlungskontext graduell riskant hinsichtlich der möglicherweise noch nicht abschätzbaren Konsequenzen sein, worin auch die euphorische Aufregung liegt, welche typisch ist für die riskanten Handlungen in der Jugend.

Mareike erzählt, sie habe sich das erste Mal geschnitten, um „des auszuprobieren (.) mh wie das is einfach so aus Neugier". Diese Sequenz unterstreicht einerseits geradezu die kindliche Unbefangenheit, welche eklatant im Kontrast zu dem vorsätzlichen Schneiden steht. Andererseits verbirgt sich an dieser Stelle hinter der Ummantelung des Schneidens mit „einfach so" eine provokante Banalisierung, gespeist aus ihrer dargestellten Naivität. Durch die beschwingte Art des Erzählens verniedlicht sie das Schneiden und verharmlost damit die vorsätzliche Verletzung ihres Körpers. Mareike hat „gemerkt", dass da „eigentlich (.) ähm (.) ne ziemlich hohe Toleranz (war)". Das Adverb „eigentlich" deutet an dieser Stelle auf eine Wirklichkeit im Unterschied zu ihrer Vorannahme oder zu Annahmen von anderen wie zum Beispiel der Interviewerin. Das Verb „gemerkt" drückt eine erfahrungsbasierende Erkenntnis aus, verbunden mit einer hohen Toleranz gegenüber etwas, das in dieser Sequenz noch offenbleibt. Assoziiert werden kann damit etwa eine hohe Toleranz gegenüber Alkohol oder Drogen, die wiederum auf jugendliche Risikoverhaltensweisen verweisen würden.

Mareike fährt weiter fort: „ich kann mich einfach so verletzen ohne da so große Hemmung zu haben". Sie umhüllt ihre Verletzung erneut kindlich-naiv, scheinbar unschuldig im Sinne von bewusst nicht-wissend. Erst durch den deutlichen Kontrast der selbst zugeführten Körperverletzung zu der lockeren, banalen Umrahmung von „einfach so" entrückt diese der Norm und arriviert zu etwas demonstrativ Besonderem. Gesteigert wird die Außergewöhnlichkeit durch das Deklarieren der Verletzung als ein ‚Können' im Sinne einer positiv konnotierten Leistung: „ich kann mich einfach so verletzen ohne da so große Hemmung zu haben". Durch die Benennung der sonst üblichen Hemmungen vor einer selbst zugefügten Verletzung unterstreicht Mareike ihre aufsehenerregende Fähigkeit. In diesem Sinne entwirft sie eine Kunst mit Vorführcharakter, welche darin besteht, stark und mutig zu sein wie eine Heldin, ohne Angst zu haben vor Verletzungen und Schmerz. Gemein ist den vorangegangenen Lesarten eine durch Banalisierung provokativ-schockierende Inszenierung ihrer Verletzung als Attraktion und Leistung.

Mareike erzählt weiter: „und mir hat des auch keiner <u>geglaubt</u> (.) in der Schule weil irgendwie kam das Thema mal auf so ja: Schmerz oh das is ja voll schlimm (.) mh und ich könnte mich niemals selbst schneiden". Als Kontext und Referenzpunkt nennt sie die Schule und offensichtlich Mitschüler und Mitschülerinnen, deren Ansichten über Schmerz im Gegensatz zu ihren augenscheinlich divergieren. Indem Mareike ihre Mitschüler als schmerzempfindlich imitiert, die sich niemals selber schneiden könnten, grenzt sie sich einerseits von ihnen ab, hebt ihre Einzigartigkeit empor und betont gleichzeitig jedoch durch deren Stimmen wie „ja voll schlimm" Schmerz ist. Durch den Kontrast zu anderen und deren Ungläubigkeit erhält das Selbst-Schneiden, das Aushalten von Schmerz und infolgedessen auch sie als Person eine imponierendere Stellung.

Mareike fährt fort wie folgt: „und wir hatten irgendwie so n abgebrochenes Stück Kugelschreiber (.) mh so n Metallding und dann mein ich ja wieso is doch nichts dabei und hab mir das dann in Finger gerammt bis s geblutet hat". In Form der Aussage „ja wieso ist doch nichts dabei" verkleidet Mareike weiter ihre Verletzung als unbedenklich und unschädlich, wodurch sie sich explizit von ihren Mitschülern und deren Aussagen zur Schmerzempfindlichkeit abgrenzt. Ihre Darstellung der Handlung „hab mir das dann in den Finger gerammt bis s geblutet hat" verweist darauf, dass es nicht mit einem Mal „rammen" getan war, bis das Blut sichtbar wurde. „Rammen" als wuchtige und gewalttätige Handlung einhergehend mit dem Blut wird hier als Zeichen von Schmerztoleranz, Stärke und Macht auf Kosten ihrer körperlichen Unversehrtheit inszeniert. Mareike hat die Macht andere, insbesondere im Rahmen des Interviews auch die Interviewerin, zu schockieren. Die anderen Schüler sind gezwungen zuzuschauen, worin ein quälender Aspekt liegt. Bei dem performativen Akt klaffen Inhalt und die banalisierende Erzählweise in Form einer Verharmlosung des Schneidens in verstörender und schockierender Weise auseinander. Naiv und unbedarft bekundet Mareike ihre Verwunderung über den Unterschied „des war irgendwie so (..) ich weiß nich ich hab mich <u>gewundert</u> dass es bei andern nich so is dass die sich das nich trauen (.) mhm". Auffallend ist die Art, wie Mareike über den Unterschied zwischen sich und den anderen spricht. Sie hätte auch die Möglichkeit gehabt zu schweigen, sich zu schämen oder in Sorge darüber zu geraten. Dagegen wird eine Ich-bezogene Perspektive deutlich: Sie hat sich gewundert, dass es bei den andern nicht so ist wie bei ihr und nicht vice versa, das heißt vorstellbar wäre auch eine Verwunderung, dass es bei ihr nicht so ist wie bei den anderen.

Mareike schließt wie folgt an: „Weil des is ja wirklich nur n bisschen Blut (.) *mhm* und tut nur n kleines bisschen weh es is ja nich schlimm". Die verniedlichende fast schon tröstende Verhüllung der Selbst-Verletzung, durch die Satzpartikel „bisschen", „kleines bisschen" und „nicht schlimm" erinnert an eine Mutter, die ihr Kind nach einer Verletzung versucht zu trösten und zu beruhigen. Jedoch wird dabei paradoxerweise die vom Kind empfundene emotionale Aufregung verniedlicht und damit das Kind mit seinem Schmerz nicht ernst genommen und diesem sogar eine andere Wahrnehmung oder Realität vorgetäuscht, womit folglich eine mögliche darunterliegende Not weder realisiert noch gelindert werden kann. Anders ausgedrückt scheint sich Mareike selbst zu beruhigen, indem sie die eigene Verletzung banalisiert.

Szenische Rekonstruktion

Markant fallen in der gesamten Szene die Selbstverletzung und die Art und Weise, wie darüber erzählt wird, auseinander. Durch die Banalisierung der selbstverletzenden Handlung gewinnt diese geradezu an Dramatik. Paradoxerweise verblasst durch diese bei Mareike der Schmerz der Verletzung. Schlussfolgernd kann eine latente schmerzabwehrende Figur der provokativen Banalisierung rekonstruiert werden, welcher auch verhindert den eigenen Schmerz ernst zu nehmen.

Auf der latenten Ebene dienen die Mitschüler in der demonstrativ inszenierten Selbstverletzung als Sprachrohr für ihren Schmerz: „Schmerz oh das is ja voll schlimm". Folglich kann sich Mareike als stark und machtvoll erleben. In Form des banalisierten Schmerzes ist sie diesem überlegen und gewinnt an Macht.

Mareike erscheint in der Szene über die banalisierte Selbstverletzung wie auf einer Bühne als einzigartig und besonders. Durch den Mut und die Stärke, Schmerz zu tolerieren, versucht sich Mareike als tapfere Heldin zu inszenieren. Die Selbst-Markierung als außergewöhnlich oder gar faszinierend vollzieht sie masochistisch durch die Verletzung auf Kosten ihrer körperlichen Unversehrtheit.

Interaktional werden die Mitschüler und die Forscherin zu Prototypen des Einfach-Gewöhnlichen, von denen sie sich absetzt, um zu imponieren und herauszuragen. Die Szene lässt sich figural in zwei Seiten aufteilen: Auf der einen Seite steht sowohl *alleine* Mareike als auch Mareike *alleine* mit einem blutenden Finger, und auf der anderen Seite, die überraschten und geschockten Mitschüler sowie die Interviewerin. Sie werden ‚gezwungene' Zuschauer, welche mit der unvermittelten selbstverletzenden Handlung konfrontiert werden. Ohnmacht sowie Handlungsunfähigkeit liegen in dieser Szene auf Seiten der Mitschüler sowie interaktionsdynamisch bei der Interviewerin. Mareike erreicht eine mächtige, die anderen schockierende sowie quälende Position. Der Masochismus der selbstverletzenden Handlung impliziert in dieser Szene ebenso ein machtvolles Moment.

Augenscheinlich inszeniert sich Mareike als Heldin mit Attributen wie Mut, Stärke und dem Aushalten von Schmerz, die im Kreise ihrer Mitschüler an einen Initiationsritus erinnern, durch welchen sie über Schmerz und Blut erhaben wirkt. Sich das erste Mal zu schneiden stellt bei Mareike eine transzendierende Erfahrung dar, durch welche sie ihre Körper- und Schmerzgrenzen exploriert und kontrolliert sowie selbstbestimmt überschreitet. Die selbstverletzende Handlung in der Gruppe als eine Initiation kontrastierend zu den geteilten jugendspezifischen Praktiken, wie beispielsweise der erste Alkoholkonsum oder das Ziehen an einer Zigarette, stellt eine ungewöhnliche Praxis dar, durch welche sich Mareike von anderen Schülern abhebt. Interessanterweise wird die Figur einer Initiation umgedreht, welche in der Regel auf einer gemeinsam geteilten Praxis basiert, auch um ein Zugehörigkeitsgefühl zu etablieren oder zu stärken. Stattdessen versucht Mareike durch ihre Stärke und ihr Leistungsvermögen, die in der Macht über dem Schmerz liegen, sich von den anderen abzugrenzen und als besonders zu präsentieren.

Der Beginn der Szene ist gekennzeichnet durch „das erste Mal" und endet mit der Coda von ein „bisschen Blut". Das Blut kann einerseits Stärke bedeuten, den Schmerz übertrumpft zu haben. Andererseits kann es, wie bereits sequenzanalytisch rekonstruiert, gerade im Kontext von ‚dem ersten Mal' als Symbol für Verwundbarkeit gedeutet werden, welche durch die ‚stolze Selbstverletzung' verbunden mit Macht und Kontrolle abgewehrt wird.

Resümierend konnte in der Szene eine provokative Banalisierung als Abwehr von Schmerz und Angst rekonstruiert werden. Verhindert wird zudem ein Anerkennen des eigenen Leids. Die selbstverletzende Handlung vor Zuschauern dient der Selbstinszenierung als außergewöhnlich sowie faszinierend. Darüber hinaus kann die Selbstverletzung als verkehrte Initiation interpretiert werden, in der das Motiv der Zugehörigkeit zu einer Gemeinschaft umgedreht wird in eine Abgrenzung von einer gewöhnlichen Allgemeinheit, wodurch Mareike in eine außergewöhnliche selbstbezogene Position arriviert.

Das Sujet des ersten Mals symbolisiert die weibliche Verwundbarkeit sowie Unsicherheit, welche Mareike durch die stolze und mutige sowie schmerztolerierende Ausführung der Verletzung ihres Körpers in Stärke und Macht, als männlich zugeschriebene Eigenschaften, transformiert. Die Schmerztoleranz und der Mut zur Verletzung des eigenen Körpers werden als besondere Leistungsfähigkeit stilisiert.

Die Handlungsfigur der Selbstverletzung verweist in dieser Szene auf zwei Seiten einer Medaille: die Seite der Verletzung des Körpers sowie eine Seite, durch welche die Zuschauer sowie die Interviewerin in eine hilflose, gequälte Position degradiert werden. Das gemeinsame Moment der beiden Seiten stellt die Aggression dar.

Die mütterliche Antwort auf Schmerz

Die bereits angedeutete bagatellisierende Haltung von Mareike ihrem Schmerz gegenüber soll anhand der Reaktion ihrer Mutter auf Mareikes Schmerz weiter ausdifferenziert werden:

> M: „Ich hab mir auch mal aus Versehen in den Finger geschnitten und das dann selbst genäht (.) *mh* und meine Mutter ist fast ausgerastet (.) *mhm* aber ich weiß nich in Filmen machen die das auch immer (.) *mh* und dann dacht ich ich könnte das ja auch mal selbst zusammennähen weil das wirklich ziemlich tief war und nich zugegangen is *mhm* und dann meinte sie /du bist dumm du musst doch n richtigen Faden dafür nehmen (.) so n Nähfaden der wächst doch ein wenn das heilt ((lauter)) und dann musst ich ihn am nächsten Tag wieder rausziehen (.) *mhm* (...) ja"

Sequenzanalytische Rekonstruktion

Bei dieser Verletzung handelt es sich um eine nicht intendierte Schnittwunde am Finger, welche durch Unachtsamkeit („aus Versehen") erfolgte. Deutlich wird eine autarke und handlungsmächtige, aber auch autodestruktive Wundversorgung. Das Nähen einer Wunde gilt als heilungsförderliche Maßnahme, welche üblicherweise von einer qualifizierten Ärztin, teils auch unter Narkose durchgeführt wird. Ohne jegliche Qualifikation nimmt Mareike an dieser Stelle die Rolle einer Ärztin ein. Die eigenmächtige Versorgung der Wunde kann durch folgende Botschaft verdeutlicht werden: ‚ich brauche meine Mutter nicht, ich kann meine Verletzungen selbst versorgen'. Gleichzeitig wird deutlich, dass Mareike eben nicht in der Lage ist, eine adäquate Wundversorgung zu leisten.

In der nächsten Sequenz wird die Reaktion der Mutter als „fast ausgerastet" geschildert. Ein umgangssprachlicher Ausdruck, mit welchem ein drohender Verlust der emotionalen Selbstkontrolle aufgrund eines Ereignisses beschrieben wird, anders ausgedrückt: ‚die Nerven zu verlieren'. Die folgende Sequenz wird durch die Konjunktion „aber" als ein Einwand oder auch eine der Erwartung widersprechende Ergänzung eingeleitet, welche Mareike mit einer offenen Ahnungslosigkeit beginnt: „ich weiß nicht". Verbaliter bleibt der Bezugspunkt für das Nicht-Wissen zunächst offen. Dieses könnte sich einer Lesart entsprechend auf die Motivation für das Sich-selbst-Nähen beziehen. Darüber hinaus macht der Ausdruck in Situationen einer direkten Frage Sinn, wie etwa im Schulkontext oder in einer Eltern-Kind-Interaktion, in welcher das Kind beispielsweise nach einer unvernünftigen, nicht nachvollziehbaren Handlung nach dem Grund gefragt wird. Dieses antwortet mit „ich weiß nicht", da es selbst die eigene Motivation nicht zu benennen vermag. Eine andere Lesart wäre eine Resignation den Eltern gegenüber, in der sich das Kind einer Erklärung entzieht, da es ohnehin kein Verständnis erwartet. Die dritte Lesart wäre ein provokantes Verhalten, in dem sich das Kind als naiv und unwissend gibt. Der gemeinsame Fluchtpunkt der Lesarten deutet auf eine resignierende, ratlos wirkende Äußerung, welche auch provoziert. Gleichzeitig richtet Mareike die damit einhergehende Aggression durch das Sich-selbst-Nähen, als eine Verletzung der Haut im Dienste der Wundversorgung, auch gegen sich. In der anschließenden Sequenz rekurriert sie auf die fiktionale Welt der Filme, in denen „das" Nähen von Wunden praktiziert wird. Der naiv anmutende Verweis spitzt die angekündigte Provokation weiter zu. Mareike „dachte" (im Sinne von überlegen), dass sie ja auch fähig sei, die Wunde „selbst zusammen[zu]nähen". Aufgrund der Banalisierung wirkt die Nachahmung umso schockierender. Das Nähen der eigenen Schnittwunde wird als eine selbstverständliche Konsequenz von Mareike dargestellt. Die Autoaggression sowie die provozierende Aggression werden dabei bagatellisiert. Das imitierende Ausprobieren verweist erneut durch das Partikel „selbst" auf die Autonomie der Wundversorgung, bei der Mareike auf niemanden angewiesen zu sein scheint. Sie begründet die nachahmende Intervention mit dem bedrohlichen Ausmaß ihrer Verletzung, welche „wirklich ziemlich tief war und nich zugegangen is". Die Wendung „nicht zugegangen" zu sein verweist auf andere Maßnahmen der Wundversorgung, welche scheinbar angesichts der Tiefe erfolglos waren. Von dem bedrohlichen Ausmaß der Wunde kehrt Mareike narrativ zurück zu der mütterlichen Reaktion, welche laut von ihr imitiert wird. Entgegen der Erwartung einer sehr erschrockenen sowie besorgt-fürsorglichen Mutter beginnt die mütterliche Antwort in Form der Abwertung von Mareikes Intelligenz und Fähigkeit „du bist dumm". Es folgt eine zurechtweisende Erläuterung, die sich auf den „richtigen Faden" bezieht, welcher verpflichtend für das Nähen einer Wunde am Körper ist. Anschließend antizipiert die Mutter die schädliche Konsequenz der fehlerhaften Selbstbehandlung: „so n Nähfaden der wächst doch ein wenn das heilt". Mareike war gezwungen den Faden „am nächsten Tag wieder rauszuziehen". Ihrer Darstellung gemäß wurde die Wunde nicht von der Mutter versorgt, der schädliche Faden blieb entsprechend über Nacht im Körper.

Szenische Rekonstruktion

Latent wird durch die Figur einer aggressiv-provokativen Banalisierung die eigentliche Not ihrer bedrohlichen, tiefen Verletzung verbunden mit ihrer Hilflosigkeit stark verharmlost sowie bagatellisierend abgewehrt.

Die aggressive Provokation mit dem unübersehbaren Aufforderungscharakter deutet auf Mareikes Wunsch, die Mutter wenigstens als Ärztin zu erreichen, um ihr eine adäquate Behandlung ihrer bedrohlichen Verletzung zu gewähren. Die Mutter wird als Ärztin adressiert, deren Berufsethos sie zur Ersten Hilfe in Not verpflichtet. Diese reagiert weder einer Mutter entsprechend noch als Ärztin umfassend fürsorgend. Außer einer belehrenden, verärgerten Anweisung sowie einer beschämenden Abwertung lässt sie Mareike mit der Verletzung sowie der möglichen schädlichen Auswirkung ‚mutterseelenallein'.

Das Bild einer selbst genähten Wunde erscheint symbolisch als mehrdimensional:

Die von Mareike übernommene Rolle einer Ärztin wirkt in Ermangelung jeglicher Qualifikation auch machtvoll sowie provokativ der Mutter gegenüber. Mareike stellt sich auf die gleiche Stufe wie ihre Mutter mit der Botschaft: ‚sieh her, ich brauch dich nicht'. Zugleich spiegelt die destruktive Selbstbehandlung eine insuffiziente, ja sogar schadende mütterliche Resonanz in Notsituationen wider.

Angesichts einer derartigen Verletzung erstaunt das fehlende Blut, welches im Gegensatz zu der fiktionalen Einbettung eine reale Verletzung symbolisiert. Das Blut scheint zu bedrohlich als expliziter Verweis auf die leibhafte Verwundung, auch als Symbol für die mütterliche Verletzung, und wird folglich abgewehrt. In diesem Zusammenhang bleiben auch erwartbare Affekte wie Angst und Panik unbenannt. Der Verweis auf die Filmwelt kann auch als eine Verharmlosung der Verletzung gedeutet werden.

Resümierend symbolisiert die selbst genähte Wunde die als insuffizient erlebte mütterliche Fürsorge, welche eine destruktive, bedrohliche Verletzung hinterlässt. Dabei wird Mareikes Abhängigkeit verkehrt in eine autarke, durch Stärke und Mut geprägte Selbstversorgung mit autodestruktivem Charakter. Die Aggression wird statt gegen die Mutter gegen den eigenen Körper gerichtet. Die verzweifelte Hoffnung, die Mutter zumindest in der Rolle als Ärztin zu erreichen, bleibt unerfüllt. Die vermeintlich machtvolle ärztliche Intervention von Mareike wertet ihre Mutter sowohl als Mutter als auch in ihrer ärztlichen Autorität ab. Die mütterliche verärgerte sowie abwertende Reaktion aufgrund von Mareikes vermeintlichen Leistungsunvermögens lässt sie einsam und beschämt zurück. Die Figur der Banalisierung führt zu einer schockierenden Dramatisierung, durch welche Affekte wie Angst und die bedrohliche Not der Verletzung, aber auch die Aggression bagatellisierend abgewehrt werden. Der Schmerz als leibliche Empfindung scheint ebenfalls als zu bedrohlich, um noch spürbar werden zu können, und wird durch die Figur der Fiktion verharmlost.

Schmerz und Lust

Anhand der folgenden Szene soll die Verbindung von Schmerz und Lust für Mareike rekonstruiert werden. Nach der anfänglichen Verneinung in der Initialszene, nicht über das Liebesleben sprechen zu wollen, führt Mareike das Thema Sexualität erstmals interessanterweise in Zusammenhang mit Schmerz ein. Auf die Frage der Interviewerin, welche Bedeutung dieser für sie habe, antwortet Mareike zunächst:

M: „((Atmet tief aus)) s schwierig (.) also des is auf jeden Fall nichts wovor ich Angst habe (.) *mhm* (.........) also ich finde auch ähm Schmerz kann (.) unter bestimmten Umst-ständen und auf bestimmte Weise auch angenehm sein *mhm* (..) es is auch zum Beispiel so wenn ich ((tieferes Ausatmen)) keine Ahnung wenn ich irgendwo Schmerzen hab (.) und dann schlag ich mir irgendwo anders drauf dann geht das an der anderen Stelle <u>weg</u> (.) *mh* also dann is das dadurch so n bisschen kontrollierter *mhm* (....)“

Sequenzanalytische Rekonstruktion

Mareike leitet die Antwort mit einem tiefen Ausatmen als affektive Grundierung der verbundenen Schwierigkeit ein. An dieser Stelle bleibt jedoch noch offen, auf was sich diese bezieht: Ist die Frage nach der Bedeutung von Schmerz für sie inhaltlich schwierig? Fällt es ihr schwer, darüber zu sprechen oder die Bedeutung von Schmerz zu beschreiben? Mareike fährt in Form eines Ausschlussverfahrens fort, indem sie ausführt, keine Angst davor zu haben. Angst als erster Referenzpunkt kann als eine übliche oder normale Reaktion in Verbindung mit Schmerzen gedeutet werden, die sie ausschließt und damit möglicherweise andeutet, dass es sich bei ihr anders als üblich, anders als im ‚Normalfall' verhält. Gleichzeitig bleibt die Angst durch deren Benennung als ‚Schatten' des Schmerzes bestehen. Im Anschluss an eine lange Pause, die als Unsicherheit, Scham oder Zeit des Abwägens betrachtet werden kann, führt Mareike aus, dass Schmerz unter bestimmten Umständen und auf eine bestimmte Weise angenehm sein kann. Auffällig ist die Wiederholung des Wortes „bestimmt" als eine aktive gerichtete und kontrollierte Handlung, die sich auf die Gestaltung des Kontextes und die Art und Weise von Schmerz bezieht, was folglich für sie zu einem angenehmen Erleben führt. Mareike präzisiert ihre Ausführung durch ein Beispiel: „keine Ahnung wenn ich irgendwo Schmerzen hab (.) und dann schlag ich mir irgendwo anders drauf dann geht das an der anderen Stelle <u>weg</u>". Indem sie sich schlägt, erzeugt sie einen ‚Stellvertreter-Schmerz', um den eigentlichen Schmerz zu tilgen, dessen Ursprung hier im Dunkeln bleibt. In diesem Sinne ‚versorgt' Mareike den einen Schmerz durch das Zufügen eines anderen Schmerzes, dessen Intensität und Ort sie bestimmen kann, um sich möglicherweise als handlungsmächtig zu erleben. Sie transformiert durch das Selbst-Schlagen den originären Schmerz in einen repräsentativen Schmerz, der „dadurch so n bisschen kontrollierter" wird. Der Verweis auf einen kontrollierten Schmerz erfolgt in Abgrenzung zum ursprünglichen, als nicht kontrollierbar erlebten Schmerz – so die logische Schlussfolgerung. Es stellt sich die Frage, ob die erlebte Kontrolle und/oder das Verschwinden des ursprünglichen Schmerzes durch den stellvertretenden Schmerz das eigentlich Angenehme für sie ist. Nach einer Pause geht ihre Antwort auf die Frage nach der Bedeutung von Schmerz nahtlos weiter wie folgt:

M: „Ja ich würd schon sagen ich bin so n bisschen masochistisch veranlagt *mhm* (.....) also mein bester Freund hat auch immer gesagt dass im Gehirn wohl (.) ähm (.) die Bereiche für Schmerz und Lust ziemlich nah beieinander liegen stimmt das? (.) *m::* (.) ich weiß es nich des is nur was was er gesagt hat *mhm* (.) °hm° (...) ich weiß nich ob das wirklich hilfreich is /oder ((zittrig)) wichtig aber bei mir is das auch sexuell so dass (.) ich manchmal Schmerzen ganz gerne °mag° °mh° (.) °ja° (.) also (.) ich weiß

nich meinen jetzigen Freund hab ich als wir miteinander geschlafen haben total überfordert (.) *mh* weil ich nich wusste dass er noch Jungfrau war *mhm* /weil ((zittrig)) er
mir das irgendwie verheimlicht hatte (.) *mhm* und ich ihn dann drum gebeten hab mich
zu <u>schlagen</u> (.) *mhm* (.) ja da war er auch etwas verwundert *mhm* aber er hat sich dran
gewöhnt *mhm* (..) *mh*"

Mareike fährt fort mit „ich bin so n bisschen masochistisch veranlagt", eine Rede-
wendung, in der eine Art genetische Konstitution statt einer Eigenverantwortung
ursächlich gemacht wird. Masochismus kann sowohl selbstquälerische Handlungen als auch sexuelle Befriedigung durch Schmerz, Demütigung und Qual implizieren. Durch den Verweis auf einen Freund führt sie hier nun explizit die Verbindung von Schmerz und Lust auf einer abstrakt-fachlichen Ebene ein, gemeinsam
mit der einhergehenden Frage nach der Evidenz an die Interviewerin. Als diese
mit einer zögernden Interjektion: „m::" reagiert, benennt Mareike ihre Unkenntnis
und betont, dass die Information über eine räumliche Nähe der Bereiche von Lust
und Schmerz im Gehirn auf den Freund zurückgehe. Für eine Verunsicherung
durch das Zögern der Interviewerin spricht die Verdopplung von „was was er gesagt hat". Mit der theoretischen Ebene von Lust und Schmerz öffnet Mareike die
Tür einen Spalt für die Interviewerin, um über ihre eigene Sexualität zu sprechen.
Ihre Äußerung erscheint von Unsicherheit und eventuell Scham begleitet, möglicherweise auch bezüglich einer für sie nicht einschätzbaren Reaktion seitens der
Interviewerin, die sich in Mareikes Zittern und in ihrer lauten Überlegung, ob „das
wirklich hilfreich is oder wichtig" ist, manifestieren. Die Nähe von Schmerz und
Lust wird von Mareike auf ihre Sexualität bezogen, in welcher sie „manchmal
Schmerzen ganz gerne °mag°". Das Adjektiv „ganz" kann als Verstärkung der
freudigen Bereitwilligkeit von „gerne" gelesen werden. Zugespitzt deutet die Lesart in Richtung eines lustvoll sexuell befriedigenden Schmerzempfindens. Nach
der ebenfalls leisen, verbindenden sowie ein Verstehen signalisierenden Interjektion von der Interviewerin fährt Mareike fort mit dem Ausdruck „also (.) ich weiß
nich". Verbaliter handelt es sich um eine Unwissenheit gegenüber einer Sache,
welche auch schützen kann vor möglichen Konsequenzen. Eine andere Lesart
wäre eine verunsicherte, einleitende Abschwächung der anschließenden Ausführung. Gemein ist beiden Lesarten eine Schutzhaltung mit antizipierender Abmil-
derung einer Konsequenz aufgrund der Unwissenheit. Die nähere Ausführung, auf
welche Art und Weise Mareike Schmerz angenehm empfindet, führt sie über ihren
aktuellen Freund ein, indem sie von seiner „totalen Überforderung" auf ihren
Wunsch, sie bei ihrem ersten Geschlechtsverkehr zu schlagen, spricht und von ihrer Unkenntnis von seiner Jungfräulichkeit. Die mit der Virginität einhergehende
Unsicherheit wird durch den ungewöhnlichen Wunsch zugespitzt, dem eigenen
Partner durch Schläge Schmerzen zuzufügen. Zugleich besteht für den Freund die
Möglichkeit einer Transformation der Unsicherheit in Macht und Dominanz. Die

Reaktion des Freundes beschreibt Mareike verniedlichend als „etwas verwundert", wie bei einem Kind, welches mit etwas Fremden konfrontiert wurde, und weiter mit „aber er hat sich dran gewöhnt". Sich an etwas gewöhnen, das heißt mit etwas vertraut zu machen oder sich mit etwas abzufinden durch eine wiederholte Erfahrung, deutet auf einen Anpassungsprozess an die sexuelle Praxis, welche ursprünglich nicht von dem Freund ausgeht, sondern von Mareike.

Szenische Rekonstruktion

Auf der manifesten Ebene wird Mareike von ihrem Freund dominiert und übernimmt selbst den masochistischen Part in der Szene. Latent kann jedoch auch eine Dominanz und Macht bei ihr rekonstruiert werden: In Verbindung von ihren eingangs skizzierten „bestimmten Umständen" könnte der Freund als ein Umstandsfaktor gemeint sein, den sie bestimmt, das heißt den sie dazu bringt, ihr in einer von ihr „bestimmten Weise" Schmerz zuzufügen. So kann hier die von Mareike auf die latente Ebene verschobene Delegation ihres dominierenden Selbstanteils an den Freund freigelegt werden, der diesen Part quasi ‚ihr zuliebe' erfüllt. Der Schmerz ist dann für sie lustvoll, so kann resümiert werden, wenn sie beide Seiten des Ensembles in ihrer sexuellen Praxis kontrollierend inszeniert – den sexuell masochistischen und den delegierten dominanten Part. Lustbereitend ist demnach nicht nur der von ihr auf der manifesten Ebene benannte Masochismus, sondern die inszeniert-kontrollierte Interaktion mit dem auf die latente Ebene verschobenen dominanten, sadistischen Teil, den ihr Freund aktional ausführt.

Mit Rekurs auf die gesamte Antwort zur Bedeutung von Schmerz benennt Mareike zwei Beispielszenen für einen angenehmen Schmerz, die im Folgenden in Relation analysiert werden. Einmal empfindet sie Schmerz durch das Sich-selbst-Schlagen angenehm, da an anderer Stelle der Schmerz folglich verschwindet und sie Kontrolle gewinnt. Die andere Szene zeichnet sich ebenfalls durch einen kontrollierten Schmerz aus, der nicht nur angenehm ist, sondern auch als sexuell erregend empfunden wird. Beiden Szenen ist neben dem Schmerz nicht nur die Kontrolle und (Handlungs-)Macht als verbindendes Moment gemein, sondern auch in janusköpfiger Anordnung zweier Selbstanteile (masochistisch versus sadistisch), die in der ersten Szene somatisch versinnbildlicht sind durch das Schlagen: Der Körper ist sowohl Adressat der Schläge als auch Werkzeug zur Ausführung. In der zweiten Szene wird das Ensemble der beiden Selbstanteile durch ‚zwei Körper' interaktional repräsentiert, die kontrollierende Verbindung wird aktional durch die sexuelle Praxis inszeniert. Die Aggression als ein weiteres, szenenübergreifendes Merkmal richtet Mareike ebenfalls in der ersten Szene durch das Schlagen direkt gegen sich und in der zweiten Szene indirekt durch die Schläge des

Freundes. Zur Bedeutung des Schmerzes in Verbindung mit der sexuellen Erregung wird folgende Hypothese aufgestellt:

Der kontrollierte Schmerz, den Mareike sexuell erregend findet, kann als eine versuchte Beherrschung und Vereinigung der gegensätzlichen, möglicherweise sonst konfligierenden Selbstanteile gedeutet werden, die sie an ihrem Körper vollzieht. Der Körper beziehungsweise die Körper wäre(n) hier das Signifikant, ein Verbindungsglied, in den die beiden Selbstanteile einerseits suspendiert und andererseits kontrolliert werden können – vorstellbar auch im Sinne einer Entlastung für Mareike. Durch die bestimmten Umstände und die bestimmte Weise, in der der Schmerz inszeniert wird, erlangt sowohl der devot masochistische Teil Befriedigung als auch der dominierende. Indem Mareike den Schmerz als erregend empfindet, beherrscht sie ihn wie in der ersten Szene und raubt ihm sogar seine Bedrohung – „es ist auf jeden Fall nichts wovor ich Angst habe". Sofern sie den Schmerz beherrscht, beherrscht sie auch die Angst vor diesem, welche folglich für sie nicht spürbar zu sein scheint.

Resümierend wird die Angst vor dem Schmerz durch dessen Beherrschung abgewehrt. Der Schmerz selbst wird dann als angenehm oder erregend empfunden, wenn er kontrolliert werden kann. Die intendierte Zufügung eines stellvertretenden Schmerzes ermöglicht sowohl das Verschwinden des originären Schmerzes als auch Kontrolle zu erlangen. Die Selbstverletzung durch das Schlagen sowie die sexuelle Praxis repräsentieren den masochistischen und dominierenden Selbstanteil. Durch die kontrollierte Befriedigung beider Selbstanteile in der sexuellen Praxis mit dem Freund wird der Schmerz sexualisiert und somit beherrscht. Die Befriedigung beider Selbstanteile sowie der kontrollierte, sexualisierte Schmerz stellen das eigentlich Erregende für Mareike dar. Ihre Aggression richtet Mareike gegen sich und sie versucht diese ebenfalls durch die sexuelle Praxis im Dienste der Erregung zu beherrschen.

Mareike erzählt im Interview über einen sexuellen Übergriff, den ihre Mutter in der Kindheit erlebte, und grenzt ihre sexuelle Praxis explizit davon ab:

M: „Und wenn ich mich eben jetzt entscheide dass ich möchte dass mir jemand Schmerzen zufügt oder gewalttätig gegenüber mir is °*mhm*° dann is das <u>meine</u> Entscheidung (.) *mhm* dann hab ich das völlig unter Kontrolle (.) *mhm* (.) aber es würde nie passieren ohne dass ich das will"

Sequenzanalytische Rekonstruktion

Das von Mareike doppelt verstärkte, vorausgesetzte „Entscheiden" als eine be-dachte Wahl und bestimmter Entschluss für etwas verdeutlicht durch den Bezugs-punkt der Personal- und Reflexivpronomen eine selbstbestimmte Entscheidung ei-nes handlungsmächtigen Subjekts. Das bewusste Entscheiden bezieht sich sogar zuerst auf ihren Wunsch an sich, „dass ich möchte". Die nächste Entscheidungs-stufe beinhaltet den Wunsch, dass ihr „jemand Schmerzen zufügt oder gewalttätig gegenüber" ist. Im Vordergrund steht zunächst eine unbestimmte Person („je-mand" im Gegensatz zu beispielsweise ihrem Freund), wodurch eine allgemein-gültige Aussage von ihr getroffen wird. Mareike trifft selbstbestimmt die Wahl für eine Person, die ihr Schmerzen im Sinne von psychischem und physischem Leid zufügt. Gewalt kann ebenfalls psychisch oder physisch ausgeübt werden und geht einher mit einer zumindest in der Situation machtvollen Position des Gewalttäti-gen. Jedoch bewahrt sich Mareike durch die bewusste Entscheidung neben dem erleidenden Moment ihre Handlungsmacht. Das betonte Pronomen in Verbindung mit der Entscheidung unterstreicht die für Mareike bedeutsame Entscheidungs-macht. Gesteigert wird die Macht durch eine gänzliche Kontrolle als eine überprü-fende, beaufsichtigende bis hin zu herrschaftlich gewalttätigen Position. Etwas „völlig unter Kontrolle" zu haben spitzt die Macht erneut zu, welche sich in aller Konsequenz auch auf die Person bezieht. Den Schmerz sowie die Gewalt ganz unter Kontrolle zu bringen, gelingt nur unter der Prämisse die ausübende Person ebenfalls zu kontrollieren, anders ausgedrückt diese zu dominieren. Ergänzend zu der totalen Kontrolle äußert Mareike „es würde nie passieren ohne dass ich das will". Die Sequenz wird durch ein Konjunktiv eingeleitet, als eine Art von Mög-lichkeitsform, welche nie, das heißt zu keinem Zeitpunkt und unter keinen Um-ständen passieren würde. Die Möglichkeit, dass ihr Wunsch oder Wille unberück-sichtigt bleibt, würde demnach unter keinen Umständen eintreten. Der totale Aus-schluss einer nicht beeinflussbaren Zufügung von Schmerz und Gewalt, welche auf realistischer Ebene nicht vorhersagbar ist, mutet folglich eher wie ein Mantra an.

Szenische Rekonstruktion

Mareikes Antwort kann manifest als eine Abgrenzung von den mütterlichen Ohn-machtserfahrungen im Zuge des sexuellen Übergriffs gelesen werden. Der latente Gehalt verweist jedoch auf die Gewalt sowie den Schmerz als ein gemeinsam ge-teiltes Verbindungsmoment zwischen Tochter und Mutter. Eine Differenz besteht dabei in der Macht-Ohnmacht-Relation. Während die Mutter als Kind ohnmächtig

Personen ausgeliefert war, entscheidet sich Mareike bewusst mit aller Macht zu dominieren, um den Schmerz sowie die gewalttätige Handlung gänzlich unter Kontrolle zu behalten. Mareikes explizite Abgrenzung von einer möglichen, nicht kontrollierbaren, ihrem freien Willen entzogenen Schmerz- oder Gewalteinwirkung kann als eine Abwehr von gerade dieser Bedrohung gedeutet werden. In Form einer totalen Kontrolle über die gewaltausübende Person kann sie auch die damit verbundene Angst beherrschen.

Szenenübergreifend hatte für die Mutter der sexuelle Übergriff traumatische Auswirkungen, während Mareike in ihrer sexuellen Praxis den Schmerz sowie die gewalttätigen Handlungen als erregend erlebt aufgrund des signifikanten Unterschieds der Macht und Kontrolle. Mareike erlebt einerseits wie die Mutter den Schmerz und die Gewalt, andererseits grenzt sie sich von dieser aufgrund der Entscheidungsgewalt ab.

Anhand einer weiteren Szene soll die Funktion der Selbstverletzung für Mareike weiter ausdifferenziert werden:

> M: „m: also später war des ja wirklich um diesen Adrenalinschub zu kriegen (.) °*mhm*° (....) /ja des war wirklich immer wenn ich dieses Gefühl gekriegt hab dass ((zittrig)) (.) ich irgendwie so durch durch <u>Öl</u> gehen muss (.) *mhm* und gar nicht voran komm und irgendwie alles so schleimig is und ich wie in so nem Kokon eingehüllt bin dann hab ich das gemacht und dann (.) *mhm* is das so bisschen (.) aufgebrochen (.) *mhm* (.) *mh* (.)"

Sequenzanalytische Rekonstruktion

Zu einem späteren Zeitpunkt verletzt sich Mareike, um den Adrenalinschub zu erhalten. Das Stresshormon Adrenalin ist verantwortlich für die Mobilisierung von Energiereserven, die Mareike als einen „Schub" bezeichnet, das heißt als eine vorstoßende Kraft. Im Anschluss an die kognitive Einschätzung des Effektes ihrer Selbstverletzung begibt sich Mareike auf die affektive Ebene. Zitternd äußert sie sich dann verletzt zu haben, wenn sie ein bestimmtes Gefühl „gekriegt" habe. Das Verb „kriegen" verweist auf die Passivkonstruktion in Verbindung mit dem Gefühl. Dabei scheint es sich um eine negative Emotion zu handeln, die verbunden ist mit dem ausgelösten Zittern, welches sowohl als Angst vor dem Verbalisieren des Affekts gedeutet werden kann als auch auf die Angst, diesem ausgeliefert zu sein. Die Formulierung ‚durch Öl zu gehen' kann als eine Folge des Gefühls gelesen werden. Anhand der stockenden Wiederholung von „durch durch" spiegelt sich das Passungsverhältnis von Erzählform und -inhalt wider. ‚Durch Öl zu gehen' erscheint kaum möglich; gleichsam der narrativen Wiederholung von

„durch" wird der Schritt, das Durchgehen, verlangsamt oder führt zu einem Stocken. Die Konsistenz von Öl bietet keinen Halt für den Schritt, im Gegenteil, es wird ein größerer Aufwand sowie Kraft abverlangt, um überhaupt das Gleichgewicht halten zu können und sich durch das Öl zu bewegen. Mareike verweist durch das Verb „müssen" auf eine Alternativlosigkeit. Sie unterliegt dem Gefühl, dem Zustand der drohenden Immobilität, welche sich in der folgenden Sequenz des nicht Vorankommens realisiert. Auf irgendeine Art und Weise erlebt Mareike „alles", das heißt sowohl die physische als auch die psychosoziale Umwelt, als „schleimig". Konkret beschreibt das Adjektiv „schleimig" eine klebrige, zähflüssige und feuchte Masse, welche im Kontrast zu dem Öl das Festkleben an einer Stelle verdeutlicht. Im übertragenen Sinn verweist das Adjektiv auch auf ein negatives Verhalten, welches durch Heuchelei oder falsche Freundlichkeit gekennzeichnet ist und folglich ebenfalls keine Orientierung und Halt bietet. Anknüpfend vergleicht Mareike weiter ihren Zustand mit einem „Kokon", in den sie „eingehüllt" ist. Originär besteht ein Kokon als Gehäuse aus einem Sekret, welches Insekten sowohl zum Schutz ihrer Eier erbauen als auch für ein bestimmtes Stadium der Verpuppung, wie beispielsweise bei Schmetterlingen. Gemein sind beiden Bedeutungen ein Stadium der minimalsten Beweglichkeit sowie eine Abschottung gegenüber anderen Lebewesen – anders ausgedrückt: einer sozialen Isolation und Einsamkeit. Aus diesem Gefühlszustand heraus hat sich Mareike mit der Konsequenz verletzt, dass der verschlossene Kokon ein wenig „aufgebrochen", das heißt mit Gewalt geöffnet wird.

Szenische Rekonstruktion

Die bereits sequenzanalytisch rekonstruierte Metapher des Öls deutet latent sowohl auf eine innere Haltlosigkeit als auch auf eine fehlende haltgebende soziale Umwelt. Um im Bild des Öls zu bleiben, zeugt die Handlungseinschränkung, welche durch das Sujet des Kokons verstärkt wird, von einer Art kräftezehrender Lähmung. Der Kokon als ein Zustand völliger Isolation von der sozialen Außenwelt hat eine Schutzfunktion, welche Entwicklung und Neues fördert. Bei Mareike scheint dieser jedoch jeglichen Fortschritt zu behindern. Die destruktive Auswirkung des Kokons impliziert neben der gänzlichen Einsamkeit durch das stark eingeschränkte Handlungsvermögen eine drohende Lebensunfähigkeit. Jegliche Lebendigkeit wird eingeschränkt, alle Sinnesfunktionen werden begrenzt. Ausschlaggebend ist Mareikes Ohnmacht diesem Gefühlszustand gegenüber. Die Selbstverletzung wirkt wie ein verzweifelter Akt, ein Rest an Handlungsfähigkeit zu mobilisieren, die verschlossene Hülle mit Gewalt zumindest einen Schlitz weit zu öffnen, um sich durch die Energiezufuhr wiederzubeleben.

Resümierend kann ein Gefühlszustand der Hilflosigkeit und Einsamkeit in Ermangelung eines psychischen sowie sozialen Halts rekonstruiert werden. Eine erlebte Immobilität sowie die Einschränkung ihrer Sinneswahrnehmung gefährden jegliche Handlungsgrundlage. Die Abschottung von der Außenwelt entzieht das Gefühl der Lebendigkeit. Insgesamt steht Mareike diesem Zustand ohnmächtig gegenüber. Die selbstverletzende Handlung stellt scheinbar einen alternativlosen, gewalttätigen Akt der Wiedererlangung ihrer Handlungsfähigkeit dar, um zumindest ein Stück weit die psychische Hülle für das Leben außerhalb zu öffnen. Anders ausgedrückt wird der psychische Kokon über den Einschnitt in den Körper, gewissermaßen als rettende Maßnahme, aufgebrochen.

6.1.7 Fallstruktur

Gleichsam eines roten Fadens zieht sich durch Mareikes Biografie eine fehlende konstitutive Anerkennung durch beide Eltern: Die mangelnde sinnstiftende ontologische Bedeutung als Kind ihrer Mutter führt zu einem existenziellen Zweifel am Sinn für ihr Leben. Die fehlende ontologische Anerkennung beider Eltern, welche im Fall des Vaters mit ihrem Geschlecht verbunden erscheint, spitzt sich zu einer vulnerablen biografischen Ausgangslage zu. Vor diesem Hintergrund erscheint Mareike als ein einsames Kind.

Die abwertende Zurückweisung durch Jungen beim Übergang in die Grundschule führt zu einer persönlichen Kränkung, da diese auf die konstitutive Verwundbarkeit der fehlenden Anerkennung als Mädchen trifft. *Das weibliche Geschlecht ist für Mareike folglich assoziiert mit mangelnder Anerkennung, Verwundbarkeit sowie Abwertung und Zurückweisung.*

Zum Vater besteht in der Kindheit eine generationenverschleiernde Beziehung, in welcher die Mutter ausgeschlossen bleibt. Die Verflüssigung der Generationengrenzen, das Hintergehen der Mutter und der Verstoß gegen das Jugendschutzgesetz spitzen sich zu einer *väterlich missbräuchlichen Figur zu.* Die väterliche Verantwortung wird von Mareike *banalisierend abgewehrt.* Männlich attribuierte Eigenschaften wie Stärke, Schmerztoleranz und Siegeswille werden affirmativ anerkannt. Dagegen wird das Weibliche, so auch die Mutter, von Vater und Tochter als störend abgewehrt.

Die zunehmenden Aggressionsausbrüche des Vaters führen zu einer zugespitzt quälend-dominanten Interaktionsdynamik, in welcher er Mareike bestraft. Die väterliche Verkehrung der Verantwortung und Verletzungsmacht internalisiert Mareike in dem für sie ausweglosen Szenario. Das bedrohliche Ausmaß wird von Mareike bagatellisiert und die väterlich missbräuchliche Verantwortungsverlagerung durch ihre Übernahme der Schuld abgewehrt.

Es fehlt eine schützende sowie ausreichend emotional versorgende und haltgebende Mutter, mit bedrohlich-destruktiven Folgen für Mareike. Die Mangelerfahrung sowie eine unerreichbare Mutter lösen Angst und Verzweiflung aus. Die versagende Mutter wird von Mareike enttäuscht und resigniert abgewertet. Gleichzeitig besteht eine situativ schützende Haltung dieser gegenüber.

Das Erleben der und der Umgang mit den puberalen Veränderungen

Die mangelnde ontologische Anerkennung durch die Eltern stellt eine konstitutive Verwundbarkeit als Ausgangslage für die puberalen Veränderungen dar. In diesem Lichte führen die puberalen Veränderungen zu einem Bruch zwischen dem selbstverständlichen Erleben des kindlichen Körpers und dem Erleben des explizit weiblich werdenden Körpers. Mareikes Erleben der unvermeidbaren puberalen Veränderungen ist geprägt von einem handlungsohnmächtigen Erleiden diesen gegenüber. Körperliche Expressionen ihrer Weiblichkeit durch die Brustentwicklung und die Menarche werden abgelehnt. Die Ausprägung der sekundären Geschlechtsmerkmale entblößen für Mareike die für sie mit dem weiblichen Geschlecht verbundene schmerzliche Verwundbarkeit und Schwäche und beschämen sie. *Der erlebte Kontrollverlust im Zuge der körperlichen Veränderungen wird durch die Beherrschung derselben zu bewältigen versucht.* Der Ekel sowie die Schmerzen als leibliche Referenzen auf die weibliche Geschlechtsreife werden unterdrückt, was zu einer *Entfremdung führt*.

Mareikes Ablehnung des Weiblichen führt zu einer aporetischen Lage: Während Mareike die puberalen Veränderungen bekämpft, stellen gesellschaftlich stereotype Weiblichkeitsbilder den Referenzrahmen als Voraussetzung für soziale Anerkennung und Zugehörigkeit als Mädchen unter Mädchen dar. Die körperlichen Veränderungen sind infolgedessen für Mareike mit Scham verbunden, welche auf ein vermeintliches Ungenügen als Mädchen in der Gesellschaft verweist. Die biografisch früh zurückreichende fehlende ontologische Anerkennung, welche auch mit ihrem Geschlecht verbunden erscheint, wiederholt sich in unterschiedlichen sozialen Kontexten über die Biografie hinweg: Entweder wird Mareike zurückgewiesen, da sie kein Junge ist, oder sie wird degradiert, da sie bestimmten sozialen Erwartungen an Mädchen nicht genügt. *Deutlich wird folglich ihr basaler Wunsch nach einer konstitutiven Anerkennung ihres Selbst.*

Mareike trägt ihren Kampf um Anerkennung auf dem Körper und gegen den Körper aus. Der weiblich puberale Körper entblößt die Ohnmacht, als Mädchen nicht zu genügen. Das Fehlen einer konstitutiven Anerkennung, welche ihr geschlechtsbedingt verwehrt wird, spitzt sich durch die vorherrschenden wirkungsmächtigen gesellschaftlichen Erwartungen zu.

Der Körper steht bei Mareike für den Kampf um eine ontologische Anerkennung als junge Frau und für die Immunisierung gegen Verletzbarkeit sowie Ohnmacht.

Selbstverletzung

Im Kontrast zu der beschämenden Szene der öffentlichen Bloßstellung durch die weiblichen Peers verkehrt die erste selbstverletzende Handlung die weiblich assoziierte Verwundbarkeit durch die stolze und schmerztolerierende Ausführung der Verletzung. Im Ringen um soziale Anerkennung fungiert die selbstverletzende Handlung vor Zuschauern wie eine Selbstinszenierung als außergewöhnlich sowie faszinierend. Auch hier wird die Figur des Aufsehen erregenden und im Mittelpunkt stehenden Mädchens mit dem größten Brustumfang verkehrt. Der weibliche Körper als Schwachstelle wird durch die Schmerztoleranz als Leistungsvermögen in Szene gesetzt. Ferner stellt die Selbstverletzung unter Peers eine verkehrte Initiation dar, in der das Motiv der Zugehörigkeit zu einer Gemeinschaft umgedreht wird in eine Abgrenzung von einer gewöhnlichen Allgemeinheit als außergewöhnlich und einzigartig. In dieser selbstreferenziellen Initiation drückt sich jedoch auch ihre Einsamkeit aus.

In der Figur der ersten Selbstverletzung finden sich bereits Anzeichen *eines masochistischen Moments als auch eines dominanten,* durch welche die geschockten Zuschauer in eine hilflose gequälte Position degradiert werden. Das verbindende Moment stellt die Aggression dar. Im Zuge der Selbstverletzung werden von Mareike provokant und schockierend die *Angst und der Schmerz abgewehrt.*

Gleichzeit wird das Sujet ‚des ersten Mals' als Symbol für die weibliche Verwundbarkeit sowie die Angst vor einem eindringenden Männlichen durch die Selbstverletzung und der hohen Toleranz von Schmerz zu verkehren versucht. Anders ausgedrückt wird der männlichen Potenz, als möglich schmerzhaft eindringend, eine ‚Unverwundbarkeit' gegenübergestellt. In diesem Sujet stellt Mareike sowohl die eindringende Verletzende dar als auch – repräsentiert durch den Körper – die Verwundete. *Wiederholt wird die Wendung von einem passiv-verwundeten in ein aktiv-verletzendes Subjekt.* Der Körper symbolisiert sowohl die Verwundbarkeit als auch die Destruktivität.

Markant sind die zeitliche Nähe der ersten Selbstverletzung und der Eintritt der Menstruation im Alter von 14 Jahren. Im Gegensatz zu der unkontrolliert eintretenden sowie unumgänglichen Regelblutung wird das Blut durch die Selbstverletzung vorsätzlich herbeigeführt. Die schmerzerzeugende, erleidende Regelblutung wird durch eine schmerztolerante, intendierte Blutung reinszeniert, jedoch mit dem entscheidenden Unterschied, den Körper zu beherrschen, indem das Blut eigenmächtig hervorgebracht wird.

Die selbstgenähte Wunde symbolisiert die insuffiziente mütterliche Fürsorge. Durch das provokante Selbstnähen der bedrohlichen Verletzung kommuniziert Mareike ihrer Mutter, bei der Versorgung nicht auf diese angewiesen zu sein. Deutlich erscheint eine autarke destruktive Selbstfürsorge. Die Aggression wird statt gegen die Mutter gegen den Körper gerichtet. Die Figur der Banalisierung führt zu einer schockierenden Dramatisierung, durch welche Affekte wie Angst und die bedrohliche Not der schmerzlichen Wunde, aber auch die Aggression bagatellisierend abgewehrt werden.

Mareike empfindet im Zuge der selbstverletzenden Handlung den Schmerz als angenehm, da der originäre Schmerz verschwindet und sie Kontrolle erlangt. In der von ihr bestimmten sexuellen Praxis mit ihrem Freund erlebt Mareike den Schmerz, ausgelöst durch dessen Schläge in ihrem Auftrag, nicht nur als angenehm, sondern darüber hinaus als sexuell erregend. Sowohl ihr masochistischer als auch ihr dominierender Selbstanteil erlangen Befriedigung durch die Sexualisierung des Schmerzes, mit welcher dieser beherrscht werden kann. Das eigentliche Erregende in der von ihr dominierten sexuellen Praxis stellt für Mareike sowohl die Kontrolle des sexualisierten Schmerzes als auch die durch den Freund ausgeführte Aggression dar. In der schmerzbasierten sexuellen Praxis werden Momente aus den Beziehungserfahrung mit dem Vater wiederholt, mit dem entscheidenden Unterschied der Verkehrung der aggressiven Willkür und ihrer Ohnmacht in Macht, Kontrolle sowie Beherrschung. Den Schmerz aus der psychischen Verletzung durch den Vater wird in einem somatischen Schmerz in der sexuellen Praxis wiederholt. Die Angst vor dem Schmerz sowie die Aggression werden durch deren Sexualisierung beherrschend abgewehrt.

Bemerkenswert an der sexuellen Praxis sind der Schmerz sowie die Gewalt als wiederholendes und verbindendes Moment mit der Mutter und deren erlebten sexuellen Übergriff. Zugleich grenzt sich Mareike von dieser durch die Verkehrung der Ohnmacht in Macht ab.

Durch die sexuelle Praxis bleibt Mareike mit ihren Eltern verbunden. Die Abgrenzung oder gar Ablösung sind durch die wirkungsmächtige leibliche Einschreibung von schmerzlichen Ohnmachtserfahrungen erschwert.

Auch die bedrohliche psychische Einsamkeit, welche sich durch den Kokon versinnbildlicht, wird via Verletzung am Körper als rettende Maßnahme aufgebrochen, um den Zugang zur inneren und äußeren Lebendigkeit wieder zu erlangen.

Im Fall Mareike steht der Umgang mit dem Körper für die verletzenden Ausprägungen einer fehlenden ontologischen Anerkennung sowie die geschlechtsgebundenen, auch transgenerational tradierten Macht- und Ohnmachtverhältnisse, welche durch die puberalen Veränderungen sowie gesellschaftlich vorherrschenden Weiblichkeitsbilder zugespitzt werden. *Die Grundfigur besteht in einer Verkehrung von Handlungsohnmacht in Handlungsmacht durch Beherrschung.* Auf dem Körper werden durch die Selbstverletzungen und die sexuelle Praxis ohnmächtige (transgenerationale) Beziehungserfahrungen einerseits reinszeniert, andererseits fungiert der Körper als transformatives Objekt der Ohnmacht in Macht. Das wiederholte Zittern während des Interviews als Ausdruck der Angst kann als ein leiblicher Durchbruch der Affekt-Kontrolle und körperlichen Beherrschung gedeutet werden.

Die Banalisierung von Leid und Schmerz als Abwehr hat insbesondere bei den Selbstverletzungen einen dramatisierenden Effekt, die das Selbst als faszinierend erscheinen lässt.

Resümierend steht der Umgang mit dem Körper im Fall Mareike für den Kampf um eine ontologische Anerkennung und die Würde einer jungen Frau.

6.2 Lisa – „das war dann irgendwie das Tröstende"

Methodisch äquivalent zum Fall Mareike wurde auch im Fall Lisa vorgegangen. Bei der Falldarstellung von Lisa wird diese detaillierte Vorgehensweise, wie auch bei den anschließenden Fällen, nicht mehr in aller Ausführlichkeit demonstriert. Im Dienste der Nachvollziehbarkeit werden die signifikanten Interviewauszüge, welche sequenzanalytisch rekonstruiert sowie unter Anwendung des szenischen Verstehens interpretiert wurden, als Belege für die herausgearbeitete Fallstrukturhypothese herangezogen.

Interviewkontext

Lisa ist zum Zeitpunkt des Interviews 20 Jahre alt. Das Interview dauert insgesamt vier Stunden.

6.2.1 Biografisches Kurzportrait

Lisa wird als erstes Kind ihrer Eltern in einer deutschen Großstadt geboren. Als sie acht Jahre alt ist, wird ihr Bruder geboren. Ihre Mutter, eine studierte Photographin, ist Hausfrau und macht ihren Beruf zum Hobby. Lisas Vater ist als Politologe angestellt. Ihr jüngerer Bruder besucht zum Zeitpunkt des Interviews ein Gymnasium.

Lisa wird in ihrer Kindheit oft von ihren Großeltern betreut. Während der Grundschulzeit besucht sie bis circa 16.00 Uhr einen Hort und in der Gymnasialzeit ist sie in einer der Schule angehörenden Nachtmittagsbetreuung untergebracht.

Im Alter von 15 Jahren wird Lisa ungeplant schwanger von ihrem damaligen, gleichaltrigen Freund. Zu einer Trennung von dem Vater kommt es nach der Geburt. Trotz der Geburt, Pflege und Betreuung ihrer Tochter Hannah absolviert sie mit Unterstützung ihrer Eltern, Lehrer*innen und Freundinnen das Abitur innerhalb der Regelschulzeit mit einem sehr guten Notendurchschnitt.

Nach dem Abitur verlässt Lisa das Elternhaus, um ein Studium in Ernährungswissenschaften in einer anderen Stadt aufzunehmen. Zum Interviewzeitpunkt befindet sie sich im vierten Semester. Ihre fünfjährige Tochter besucht eine Kindertagesstätte. Lisa ist seit einem Jahr mit ihrem Partner liiert.

Selbstverletzendes Verhalten: Mit circa 13 Jahren beginnt Lisa sich für circa ein Jahr mit einer Frequenz von zwei- bis dreimal wöchentlich mit einer Nadel an den Armen und Beinen selbst zu verletzen. Sie nimmt diesbezüglich keine Beratung oder Therapie in Anspruch. Beendet hat sie die Selbstverletzungen unter Einwirkung ihrer Freundinnen. Gleichzeitig fällt das Ende der Selbstverletzungen in den Zeitraum der ersten sexuellen Beziehung zu einem Jungen.

6.2.2 Initialszene

Die Erzählaufforderung wird nicht mehr gänzlich rekonstruiert, sondern das Augenmerkt liegt hier auf den wesentlichen erkenntnisversprechenden Abweichungen von der ‚Standardfrage'.

Realisierte Erzählaufforderung im Fall Lisa:

> I: „Also ich würde dich bitten mir deine <u>Lebensgeschichte</u> zu erzählen (.) alle Dinge die dir einfallen (.) ähm du kannst dir auch so viel Zeit nehmen wie du jetzt <u>brauchst</u> (.) und äh du kannst ganz ganz weit vorne anfangen in deiner Lebensgeschichte (.) alles was dir einfällt äh erzählen auch Dinge wo du denkst hm die sind unwichtig des is alles okay (.) und fang einfach mal an bis heute"

Sequenzanalytische Rekonstruktion

Bemerkenswert bei der realisierten Erzählaufforderung ist die Sequenz „(.) ähm du kannst dir auch so viel Zeit nehmen wie du jetzt <u>brauchst</u>", im Gegensatz zu der originären Formulierung ‚du kannst dir so viel Zeit nehmen wie du möchtest'. Die Wendung „brauchst" verweist auf ein Bedürfnis, welches im Zusammenhang steht, die eigene Lebensgeschichte einem interessierten und aufmerksamen Anderen im Rahmen des Interviews zu erzählen.

Szenische Rekonstruktion

Mit Blick auf Lisas Bedürfnis wird an dieser Stelle auf die Antwort der Frage nach der Interviewteilnahme szenisch Bezug genommen. Ihre Motivation, an dem Interview teilzunehmen, begründet Lisa unter anderem mit der Gelegenheit, ihre Lebensgeschichte erzählen zu können, einhergehend mit einem für sie anschließenden Reflexionspotential. Ihr Bedürfnis, bei voller Aufmerksamkeit und großem Interesse über das eigene Gewordensein zu erzählen, manifestiert sich auch in der vergleichsweisen langen Interviewdauer von circa vier Stunden.

    Resümierend kann ein *Bedürfnis oder zugespitzt eine Bedürftigkeit* bei Lisa rekonstruiert werden, die sich auf ein Interesse an ihr und eine Aufmerksamkeit für sie beziehen sowie auf das Sprechen und Nachdenken über sich selbst mit einem Gegenüber.

6.2.3 Biografische Ausgangslage

Im Lichte der Erzählaufforderung stellt sich die Frage, wie Lisa beginnen wird, ihre Lebensgeschichte zu erzählen.

> L: „/Okay ((lachend)) ähm (.) ja ich wurde xxxx[82] geboren (.) *mh* ((schmatzt)) ähm ich glaub es war ne Hausgeburt hat mir meine Mutter erzählt (.) äh damals haben wir in einer (.) s- sehr kleinen Wohnung gewohnt ähm meine Eltern hatten sich auch kurz vorher erst <u>kennengelernt</u> (.) und ähm ((schmatzt)) die: (.) also ich kam schon nach nem Jahr oder so und äh °*mh*° am Anfang war ich mit meiner Mutter noch <u>alleine</u> ich weiß nicht ob mein Vater auch bei meiner Geburt da war ich glaub schon ((tiefes Einatmen)) aber meine Eltern haben sich immer gestritten und waren getrennt sind wieder zusammengekommen getrennt zusammengekommen *mh* (.) ((schmatzt)) des war die ersten drei Jahre ging das so (.) meines Lebens ((tieferes Einatmen))"

---

[82] Lisa benennt die Jahreszahl.

Sequenzanalytische Rekonstruktion

Lisa reagiert auf die Erzählaufforderung affirmativ, indem sie sich sowohl lachend reziprok mit der Forscherin verbindet als auch mit der faktischen Nennung ihres Geburtsjahrs das Angebot der Forscherin aufgreift, ihre Lebensgeschichte ganz vorne zu beginnen. Lisas Aufregung, ihre Anspannung und Unsicherheit manifestieren sich in ihrem wiederholten, den Redefluss verzögernden Schmatzen sowie den Interjektionen, die sich auf die strukturelle Verunsicherung (ausgelöst durch den herausfordernden Erzählstimulus) sowie auf die vor ihr liegende Narration ihrer Lebensgeschichte zu beziehen scheinen.

Das Bild einer möglichen Hausgeburt und die unspezifische Datierung ihrer Geburt vernebeln die genauen Umstände derselben. Eine Hausgeburt stellt angesichts einer hohen Anzahl von Geburten in Krankenhäusern eine erwähnenswerte Besonderheit dar. Das Bild einer Hausgeburt ist verbunden mit einer traditionell-familialen und originären sowie sicherheitsspendenden Umgebung in einem geräumigen Haus, im Gegensatz zu einem sterilen, unpersönlichen Kreißsaal, welcher auch mit Notfällen assoziiert ist. Umgekehrt kann es zu einer Hausgeburt auch in zeitlicher Not kommen mit einhergehender Lebensbedrohung, insbesondere bei einer zu großen Distanz zur nächsten Klinik. *Folglich steht das Bild der Hausgeburt sowohl für familiale Sicherheit als auch für eine bedrohte Geburt in einer Notsituation.*

Lisa verortet die Hausgeburt, deren Ursache offenbleibt, in eine sehr kleine Wohnung. Unbestimmt bleibt das von ihr eingeführte „wir". Alternativ hätte Lisa beispielsweise von sich und ihrer Mutter oder ihrem Vater erzählen können, womit im Vergleich zu einem „wir" eine personale Differenzierung bereits stattgefunden hätte. *Demzufolge deutet das „wir" zu diesem Zeitpunkt auf eine nicht ausdifferenzierte Entität.*

Das Bild einer sehr kleinen Wohnung mit einem inkludierten, nicht ausdifferenzierten „wir" konterkariert nicht nur die entfaltete Lesart einer selbstbestimmten Geburt in einem komfortablen, großräumigen Haus. Die kleine Wohnung spricht für knappe wirtschaftliche Verhältnisse.

In ihrer Narration fährt Lisa fort mit „ähm meine Eltern hatten sich auch kurz vorher erst kennengelernt (.)". Erstmals werden die Eltern eingeführt und damit folglich auch implizit ihr Vater. Das „kurz vorher" kann sich sowohl auf die Zeugung als auch auf die Geburt beziehen, woraus sich die Schlussfolgerungen ziehen lassen, *dass Lisa zum einen ein nicht geplantes Kind ist* und zum anderen in ihrer Darstellung *die Vaterschaft ihres Vaters in Frage gestellt wird.*

Mit der Betonung, ihre Eltern hätten sich auch erst kurz vorher kennengelernt, spitzt Lisa sequenziell durch die Aufzählung der Umstände ihrer Geburt eine sowohl räumlich-wirtschaftliche beengende Situation zu, in der ein noch nicht bestimmtes ‚wir' wohnt, als auch die Unsicherheit durch die nebulösen Umstände der Hausgeburt.

In der anschließenden Sequenz konkretisiert Lisa ihre Ausführung über das Kennenlernen ihrer Eltern kurz vorher: „(.) und ähm ((schmatzt)) die: (.) also ich kam schon nach nem Jahr oder so", womit die Lesart der zeitlichen Relation mit der Zeugung im Sinne einer vergleichsweisen kurzen Kennenlernphase von folglich circa drei Monaten sowie die ungeplante Schwangerschaft evident werden. Die Hervorhebung, dass Lisa „schon" nach einem Jahr kam, verweist auf sie als ein *Kind, welches eigentlich zu früh gekommen ist.*

Der narrative Fortlauf ist weiter von Unsicherheit und Zögern geprägt: „und äh °mh° am Anfang war ich mit meiner Mutter noch <u>alleine</u> ich weiß nicht ob mein Vater auch bei meiner Geburt da war ich glaub schon ((tiefes Einatmen))". Das vormalige zu einer Einheit verschmolzene ‚wir' wird jetzt einerseits ausdifferenziert in Lisa und ihre Mutter, andererseits bilden sie angesichts der Unsicherheit über die väterliche Präsenz bei der Geburt nun eine neue Einheit in dem von ihr betonten ‚Alleinsein'. Nebulös und mit Unsicherheit verbunden bleibt auch die Beziehung ihrer Eltern. Ihr ‚Glaube' an die Anwesenheit des Vaters bei ihrer Geburt kann als Nichtwissen gedeutet werden, aber auch im Sinne eines Wunsches nach einer Vereinigung des Elternpaars interpretiert werden.

Im Anschluss führt Lisa weiter aus: „aber meine Eltern haben sich immer gestritten und waren getrennt sind wieder zusammengekommen getrennt zusammengekommen *mh* (.) ((schmatzt))". Vor dem Hintergrund ihres kindlichen Wunsches eines vereinten Elternpaares macht die Konjunktion „aber" als Ausdruck einer gegensätzlichen Realität Sinn, welche aus kontinuierlicher Disharmonie sowie repetitiver Trennung und wiederholtem Zusammenfinden besteht. Die fragile, von Diskontinuität geprägte familiale Situation wird von Lisa in einen zeitlichen Rahmen eingebettet: „des war die ersten drei Jahre ging das so (.) meines Lebens ((tieferes Einatmen))". Die Sequenz bis zur kurzen Pause bezieht sich auf die ersten drei Lebensjahre als eine in der Vergangenheit abgeschlossene Phase. Jedoch gliedert sie nach der Pause die ersten Jahre in ihr gesamtes Leben ein, sodass die Auswirkungen auf *ihr Leben* verdeutlicht werden.

Die weitere Erzählung rankt iterativ um das frühe Alleinsein mit ihrer Mutter, den getrennt lebenden Eltern mit dem folglich abwesenden Vater, welcher, so offenbart sie, eine „andere Freundin" (L.: 24) zu dieser Zeit gehabt hatte. Lisas Eltern haben ihr „immer erzählt dass äh (.) sie eigentlich nur wegen mir dann auch f- an der Beziehung gearbeitet haben und dann wieder also zusammengeblieben sind bis heute sie sind immer noch zusammen" (L.:24-25). Die elterliche Beziehungsmotivation beruht demnach auf dem Umstand eines gemeinsamen Kindes, entsprechend fungiert Lisa als ein Beziehungskitt. Die ihr auferlegte Verantwortung kann zur Schuld werden und zugleich erhält ihr Dasein eine hohe Bedeutsamkeit.

Szenische Rekonstruktion

Auf die latente Ebene verweist, wie bereits sequenzanalytisch rekonstruiert, das Sujet der Hausgeburt, welche im Fall Lisa eine Notsituation symbolisiert, in der gar die Geburt bedroht scheint. Jedoch kann die Hausgeburt sinnbildlich auch für den Wunsch nach einer heimisch sowie behütet eingebetteten Geburt stehen.

Die genauen Umstände der Hausgeburt, ihrer Geburt, scheinen für Lisa vernebelt zu sein. Ferner schützt der fallspezifische narrative Modus der ‚Vernebelung' Lisa sowohl vor dem schmerzlichen, nicht mehr einzulösenden Wunsch nach einer eingebetteten Geburt in einem familial beständigen Kontext als auch vor einer bedrohlichen Geburt in einem konflikthaften und unsicheren elterlichen Beziehungsgefüge. In der fraglichen Hausgeburt erscheint die Mutter in ihrer Aussage als nicht verlässlich.

Der Interviewauszug ist formal durchzogen von den Redefluss unterbrechenden Interjektionen (ähs und ähms), welche als Gelenke der Narration fungieren sowie Unsicherheit und – bildlich ausgedrückt – die mühsame Annährung an ihren Ursprung ausdrücken. Gleichsam einer Geburtshelferin scheint Lisa narrativ ihre eigene Geburt zu begleiten versuchen. Sie ringt darum, eine plausible Ursprungsszene zu konturieren, die jedoch mit Unsicherheiten behaftet bleibt und dadurch fragil und brüchig erscheint.

Für die von Lisa anvisierten ersten drei Lebensjahre kann eine Mutter-Tochter-Bindung freigelegt werden, deren Grenzen wenig ausdifferenziert sind, was sich in dem unbestimmten „wir" ausdrückt. Durch das Bild der sehr kleinen Wohnung und des abwesenden Vaters wird diese Entität weiter zugespitzt.

Bestätigt werden kann hier die sequenzanalytische Rekonstruktion, in der aus der fraglichen Anwesenheit des Vaters bei Lisas Geburt ein latenter Wunsch nach diesem sowie nach einer intakten Familie freigelegt werden kann. Zugespitzt manifestiert sich hier der Wunsch nach einem Ursprung aus einem vereinten Elternpaar. Demgegenüber steht eine Geburt, welche durch die elterlichen Konflikte bedroht sowie in Verbindung mit einer fraglichen Vaterschaft ihres Vaters erscheint.

Die nächste um ihren Ursprung und die ersten drei Lebensjahren zirkulierende Zuspitzung spiegelt sich in der konflikthaften, von Trennung und Wiederannäherung gekennzeichneten Paarbeziehung ihrer Eltern, die schlussendlich aufgrund ihres Kindes fortgeführt wird.

Resümierend wird aus der Verbindung der Initialszene und dem ausschlaggebenden Beginn der Stegreiferzählung eine vorläufige Hypothese der Fallstruktur formuliert: *Die rekonstruierte biografische Ausgangslage ist beeinflusst von einer konflikthaften und unbeständigen elterlichen Beziehungskonstellation, welche gar die ungeplante Geburt bedroht. Im übertragenen Sinne wurde Lisa zu früh in diese Beziehung geboren. Lisa erscheint als Kind ihrer Eltern verantwortlich für das Fortbestehen der Paarbeziehung. Die dreijährige Phase der Trennung und Wiederannäherung des elterlichen Paares ist gerahmt von einer engen Mutter-Tochter-Bindung und einem tendenziell abwesenden Vater.*

6.2.4 Familiale Beziehungen

Um die begonnene Fallstrukturhypothese auszudifferenzieren und weiterzuentwickeln werden ausgewählte Szenen herangezogen, anhand derer Lisas Beziehungen zu ihren Eltern und Großeltern veranschaulicht werden. Bezeichnend für das Verhältnis von Lisa zu ihrem Vater und die andauernde konflikthafte Beziehung ihrer Eltern ist der folgende Interviewauszug:

> L: „°Ja° V- zu meinem Vater ((lacht)) /weiter ((lachend)) äh (.) er is sehr äh (.) autoritär und da hab ich glaub ich auch meine ganze Kindheit sehr drunter gelitten °mhm° also sehr äh (.) äh extrovertiert und ähm (.) meine Eltern haben sich auch /v- ((zittrig)) an die Zeit an die ich mich erinnern kann eigentlich jeden Tag gestritten °mhm° (.) und äh wenn dann b-bin ich abends eingeschlafen indem ich mir die Ohren zugehalten hab und versucht hab einzuschlafen °mh° während die sich gestritten haben (.)"

Sequenzanalytische Rekonstruktion

Lisa charakterisiert ihren Vater zögerlich stockend als sehr autoritär. Die Wendung „autoritär" impliziert ein hierarchisches Gefälle, eine unbedingte Ausrichtung an dem Denken und Handeln der autoritären Person verbunden mit Gehorsam. Der autoritäre Charakter ihres Vaters erfährt überdies durch das Adverb „sehr" eine Steigerung. Lisa habe – so glaubt sie – ihre ganze Kindheit sehr darunter gelitten. Das Verb ‚glauben' eröffnet eine Unsicherheit mit mehreren Bezügen, die sich einerseits auf ihr Erinnerungsvermögen an die Kindheit beziehen kann oder auch auf die zeitliche Betonung der „ganzen" Kindheit. Ein weiterer Referenzpunkt wäre andererseits ihr Leiden, bei welchem sie sich hinsichtlich der Evidenz unsicher wäre. In Relation zum vorangegangen Interviewauszug manifestiert sich an dieser Stelle ihre konstitutive Verunsicherung.

Lisa führt stockend eine weitere Charaktereigenschaft ihres Vaters ein („extrovertiert"), die wiederholt durch das Wortpartikel „sehr" gesteigert wird. Extrovertiert meint eine interaktional nach außen gerichtete Haltung, durch welche der autoritäre Charakterzug des Vaters, wie im weiteren sequenziellen Verlauf deutlich wird, für Lisa verstärkt wird. Das Zittern in der Erzählung von den konflikthaften elterlichen Auseinandersetzungen in der von ihr erinnerten Kindheit verweist auf ihre Angst.[83]

Nahtlos erzählt Lisa weiter von dem Ausmaß der elterlichen Konflikte:

> L: „m:: und meine Mutter meinte da kann ich mich aber nich mehr gut dran erinnern dass mein Vater dann wohl das auch sehr oft an mir ausgelassen hat und mich angeschrien hat und äh (.) ich darunter wohl sehr gelitten hab woran ich mich aber eigentlich nich mehr erinnern kann °mh° ((tiefes Einatmen)) äh ich nur mich an Situationen erinnern kann die dann wo ich=wo ich schon n bisschen älter war <u>wo</u> ich mich daran erinnern kann (.) und äh (.) zu dem Zeitpunkt hab ich halt gedacht das des is auch normal wäre /dass ((lachend)) Väter sich so aufregen und hab damit halt einfach gelebt"

Sequenzanalytische Rekonstruktion

Zögerlich überlegend leitet Lisa die Äußerung ihrer Mutter ein, welche jedoch durch ein „aber" hinsichtlich des nicht mehr guten Erinnerns ihrerseits als abgeschwächt erscheint oder gar in Frage gestellt wird. Formal sticht das Adverb „wohl" heraus, welches als ‚vermutlich' interpretiert werden kann und sich sowohl auf das mangelnde Erinnerungsvermögen als auch auf ein Misstrauen der Mutter gegenüber beziehen kann. Inhaltlich fehlt ein Bezugspunkt für den Ärger, die Wut und den Groll, den ihr Vater an Lisa und „auch" an der Mutter abreagiert hat – im Sinne einer verschobenen Adressierung („auslassen"). Im Verhältnis zur Mitteilung ihrer Mutter kann sich Lisa kaum („eigentlich") an das Leiden unter dem Vater erinnern. Mit Blick auf die ersten Erinnerungen beschreibt sie die väterlichen Ausbrüche durch ihre vormals kindliche Vorstellungswelt als Normalität. Gleichzeitig nimmt sie durch das „aufregen", welchem auch eine jugendliche Coolness immanent ist, die Bedrohlichkeit. Aus der Sicht einer jungen Erwachsenen kann sie retrospektiv darüber lachen – mit einem anderen Referenzrahmen wohl wissend, dass dies keine normale (im Sinne auf alle Väter zutreffende) Beziehungs- und Interaktionsform darstellt. Lisa bilanziert „damit halt einfach gelebt" zu haben – ein Ausdruck für ein unabänderliches Erleben, welches besonders

---

[83] Da es sich im Folgenden um drei direkt aufeinanderfolgende Interviewauszüge handelt, erfolgt die szenische Rekonstruktion und das Resümee im Anschluss an den letzten Auszug.

durch die Wortpartikel „halt einfach" emotional noch verstärkt wird, indem sie auf die immanente Ohnmacht und Lähmung verweist.

Auffällig ist die erstmals als eigene Person auftauchende Figur der Mutter, welche selbst den Aggressionen ihres Mannes ausgeliefert erscheint und Lisa folglich seit frühester Kindheit nicht geschützt hat.

Unmittelbar anschließend konkretisiert Lisa, wie schutzlos und ohnmächtig sie den Aggressionen des Vaters ausgeliefert war:

> L: „Und äh (.) ja und dann wars aber immer so dass also ich dann angefangen hab zu weinen und dann weggegangen bin als er fertig war mich anzuschreien °*mhm*° weil ich halt nie gelernt hab mich dagegen zu wehren oder irgendwas also ich hab ((tieferes Einatmen)) m: bis heute traue ich mich nich ihm irgendwie was entgegenzusetzen"

Sequenzanalytische Rekonstruktion

Das wiederholte konspezifische „und äh" kündigt strukturlogisch eine weitere Steigerung der Belastungen für Lisa an. Heraus ragt die zeitliche Bestimmung von „immer", welche sich auf jegliche Situationen ohne Ausnahme bezieht. Aufgrund der Aggression und Macht des Vaters ist es Lisa nicht möglich sich zu entziehen. Ihre Trauer und ihr Schmerz scheinen die Aggressionen des Vaters nicht zu mildern („dann bin ich weggegangen als er fertig war"). Die Beschreibung offenbart ihre Ohnmacht auf der einen Seite und auf der anderen Seite die Macht ihres Vaters. Anschließend folgt eine kausale Begründung von Lisa: Durch die Aussage, nie gelernt zu haben sich gegen die Macht und Schreie ihres Vaters zu wehren, kann angenommen werden, dass sie hier ihre Mutter adressiert. Diese schützt sie weder vor den verbalen lautstarken Angriffen noch lebt sie Lisa vor, auf welche Art und Weise sie sich schützen könnte. Wortident erscheint Lisa als die Ursache: „weil ich halt nie gelernt habe", und folglich gibt sie sich auch die Schuld, sich nicht gegen ihren Vater behaupten zu können. Nach dem tiefen Einatmen als ein möglicher Ausdruck der belastenden Erzählung, konstatiert Lisa „m: bis heute traue ich mich nich ihm irgendwie was entgegenzusetzen" – ein Faktum, das zeitlich unverändert von der Vergangenheit bis in die Gegenwart reicht. Deutlich wird an dieser Stelle ihre bestehende Hilflosigkeit und Ohnmacht gegenüber der väterlichen Autorität.

Szenische Rekonstruktion

Auf der latenten Ebene ist der Interviewausschnitt in seiner Gesamtheit dramaturgisch aufgebaut durch eine Steigerung der leidvollen Belastungen für Lisa durch eine konflikthafte familiale Beziehungsdynamik, die bestimmt ist von einem hierarchischen Vater-Tochter-Gefälle. Mit fortlaufendem Erzählfluss spitzen sich die täglichen Belastungen und das Leid für Lisa durch die lautstarken elterlichen Konflikte, verbunden mit den autoritär-extrovertierten Persönlichkeitszügen ihres Vaters, zu. Darüber hinaus kann eine abwesende Mutter freigelegt werden, welche Lisa von frühester Kindheit an nicht ausreichend schützt vor den aggressiven verbalen Angriffen des Vaters, denen sie ebenso ausgeliefert scheint wie ihre Tochter. Die Mutter geht in der elterlichen Konfliktdynamik als eigenständige Person unter.

Lisa konturiert das Bild eines weinenden Kindes, welches hilflos und ohnmächtig ihrem Vater ausgeliefert ist. Die väterliche bedrohliche Autorität und die fehlende schützende Mutter reichen bis in die Gegenwart. Lisa kann sich vor Angst noch immer nicht gegen ihren Vater wehren oder gar behaupten.

Resümierend ist Lisas Beziehung zu ihrem Vater von frühster Kindheit bis in die Gegenwart von einem Machtgefälle geprägt, einhergehend mit einem für Lisa leiderzeugendem Potenzial durch Gehorsam und Strenge. Auf der elterlichen Beziehungsebene dominieren lautstarke Wortgefechte, die Lisa ängstigen und denen sie schutzlos ausgeliefert ist. In ihren kindlichen Bedürfnissen erscheint sie alleine, d.h. von den Eltern nicht wahrgenommen. Die Belastung wird von Lisa narrativ abzuschwächen versucht.

Das Fehlen einer schützenden Mutter wird deutlich, da diese selbst dem väterlichen Ärger und Aggressionen ausgeliefert ist. Der Vater reagiert seine Wut und Aggressionen an Mutter und Tochter ab.

Die nicht ausreichend verfügbare Mutter

Der anschließende Interviewauszug illustriert die emotionale und zum Teil psychische Abwesenheit der Mutter und deren Konsequenzen für Lisa:

> L: „Wenn ich irgendwas von ihr <u>wollte</u> oder irgendwas erzählen wollte oder so dann nee jetzt grad nich und oh ich kann grad nich ich kann grad nich denken ich hab grad so viel und ähm ((schmatzt)) also ganz oft dieses (.) ja m: dass sie nich /<u>kann</u> ((lauter)) hat sie mir ganz oft gesagt und das sie grad nich sa=so viele Dinge gleichzeitig und ja ja <u>später</u> und (.) ja aber später is das <u>Gefühl</u> mein Drang ihr was zu erzählen halt nich mehr /da ((lauter)) °mhm° und ähm ich möcht ihr das /jetzt ((lauter)) erzählen warum kann sie mir denn nich <u>jetzt</u> zuhören so und ((tiefes Einatmen)) m: (.) ja (..) also des (.) sie mir ganz oft des Gefühl gegeben gehabt /Moment ((lauter)) ich bin grad zuerst

(.) äh ich bin grad mit mir beschäftigt ich <u>kann</u> grad nich oder ((tieferes Einatmen)) ähm (.) ((schmatzt)) ich muss grad das und das /machen ((lauter)) und (.) sie nich mal irgendwie dann abends von sich aus einfach noch <u>zu mir</u> gekommen is sich <u>zu mir</u> gesetzt hat und <u>so</u> also so wars <u>gar nich</u> halt °*mhm*° sondern nur wenn ich irgendwie von der Schule komme dann vielleicht schon mal /ja wie gehts dir? ((lauter)) oder so oder hier ich hab dir Mittagessen gemacht des war aber nur sehr früh also ich hab sehr früh schon ((tieferes Einatmen)) äh auch für mich selbst gekocht und so oder meine Mutter war dann in der <u>Dunkelkammer</u> und hat halt entwickelt"

Sequenzanalytische Rekonstruktion

In dem Ausdruck ihrer Bedürfnisse gegenüber der Mutter wird der Nachdruck durch das wiederholte Verb „wollte" im Vergleich zu ‚möchte' deutlich. In dem für Lisa ausschlaggebenden Moment verweigert sich jedoch die Mutter mit der Begründung, dass sie zeitlich unpassend adressiert wird. Der vielfach in Varianten wiederholte Ausdruck „ich kann grad nicht", verdeutlicht, wie unmöglich es der Mutter erscheint angesichts eigener Einschränkungen und Überlastungen auf die Bedürfnisse ihrer Tochter einzugehen. Die emotionale Unverfügbarkeit der Mutter zeigt sich besonders in einem mangelnden Auffangen und Halten von Lisas Erlebtem und den verbundenen Affekten, die sich in dem Gefühl und „Drang ihr was zu erzählen" manifestieren. Der Drang drückt die implizite affektive Dringlichkeit Lisas aus, etwas zu erzählen, was akut ist: „ich möchte ihr das /jetzt ((lauter)) erzählen". Mit ihrer Not trifft Lisa offenbar auf eine Mutter, die von ihrem eigenen desolaten Befinden absorbiert ist, dass sie weder einen innerlichen noch äußerlichen Raum für Lisa zu Verfügung hat. In diesen Situationen gibt sie ihren eigenen Bedürfnissen den Vorzug und vertröstet Lisa auf einen späteren Zeitpunkt, statt sich ihrer Tochter in dem Moment von Bedürftigkeit anzunehmen. In der Frage „warum kann sie mir denn nich <u>jetzt</u> zuhören" manifestiert sich Lisas verzweifeltes Unverständnis gegenüber der abweisenden mütterlichen Reaktion auf ihre Bedürftigkeit.

Lisas Bewältigungsform der Mangelerfahrungen drückt sich in dem Bild eines für sich kochenden Kindes aus und verweist auf eine frühe Autarkie, während die Mutter in der häuslichen Dunkelkammer beschäftigt ist.

Szenische Rekonstruktion

Der Interviewauszug ist affektiv aufgeladen: durch das wiederholte Lautwerden, das tiefe Einatmen sowie die diversen Betonungen scheinen sich Lisas Unverständnis, Ärger sowie Traurigkeit und Verzweiflung über die sie vernachlässigende Mutter auszudrücken.

Latent entsteht ein Bild eines vernachlässigten Kindes, dessen Mutter keinen Austausch sowie Resonanz- und Verarbeitungsraum ihrer akuten Emotionen und alltäglichen Erlebnisse bietet und folglich Lisas bedrängende Not ins Leere läuft. Die Beziehungsqualität zwischen Mutter und Tochter gestaltet sich als konflikthaft, geprägt von divergierenden Bedürfnissen nach Nähe, Aufmerksamkeit und emotionaler Teilhabe an Erlebtem auf Lisas Seite im Gegensatz zu ihrer Mutter, die nach Ruhe und Abgeschiedenheit trachtet. Lisa scheint ihre Mutter durch alltägliche kindliche Bedürfnisse zu stören. Daraus folgt nicht nur eine Vernachlässigung, sondern eine Zurückweisung durch die Mutter, welche auf Kränkungserfahrungen bei Lisa verweist. Darüber hinaus erscheint ein mangelndes Interesse an Lisas Lebenswelt.

In Ermangelung einer mütterlich fürsorglichen Figur legt insbesondere die abendliche Szene Lisas Einsamkeit, Verletzlichkeit sowie Schutzlosigkeit bloß. Den Mangel an Zuwendung versucht Lisa durch eine vorzeitige Selbstständigkeit zu bewältigen.

Die Qualität der Mutter-Tochter-Beziehung wird durch eine überfordernde, zurückgezogene sowie tendenziell desinteressierte und abweisende Mutter beeinträchtigt. Die mütterliche Vernachlässigung und Zurückweisung lösen Kränkung sowie Wut und Unverständnis aus. Die kindlichen Grundbedürfnisse nach Nähe, Vertrautheit, emotionaler Resonanz und Fürsorge bleiben von der Mutter unbeantwortet oder werden gar abgewehrt. Zurück bleibt ein ungeschütztes, vulnerables und einsames Kind, welches in eine verzweifelte frühzeitige Autarkie flieht.

Der Figur einer vernachlässigenden Mutter und der eines autoritär-aggressiven Vaters steht eine innige Beziehung zu den liebevollen Großeltern gegenüber:

> L: „Ja die waren halt irgendwie für mich (.) wie Ersatzeltern glaub ich schon (.) also ich hab viel Zeit mit denen verbracht und ich glaub auch für sie war ich total also (.) die haben mich unglaublich doll geliebt und die ham sich so viel Mühe gegeben und sind /klar ((lauter)) sie hatten immer für mich Zeit und waren immer da und auch jetzt noch bin ich so deren Schatz irgendwie und ((tieferes Einatmen)) ähm ja meine Oma hat mich oder mein Opa von der Schule abgeholt haben wir zusammen Mittag gegessen da gabs immer total leckeres Essen und ((tieferes Einatmen)) extra für mich oder Fannekuchen oder weiß ich nich und äh manchmal durft ich da auch Fernseh gucken

und zu Hause hat ich ja keinen das fand ich auch dann ganz toll und ((tieferes Einatmen)) meine Oma hat mir aber auch gesagt nee das und das möchte sie nicht dass ich das gucke weil sie das total doof fand und verblödend und das durft ich dann nicht gucken"

Sequenzanalytische Rekonstruktion

Die Großeltern werden von Lisa als eine Art „Ersatzeltern" dargestellt. Ersetzt wird in der Regel eine Person beispielsweise in einer beruflichen Position aus Mangel an Kompetenz oder aufgrund von Abwesenheit („zu Hause hat ich ja keinen"). Bedeutsam für die Beziehung zu den Großeltern scheint deren zeitliche Verfügbarkeit gewesen zu sein. Die Qualität der Beziehung ist von einer ungewöhnlich starken Liebe zu Lisa geprägt. Eine weitere Beziehungsqualität besteht in der Mühe der Großeltern, die als Anstrengung sowie Aufwand interpretiert werden kann und auf die selbstverständliche, unbegrenzte Zeit und dauernde Verfügbarkeit derselben verweist. Auch gegenwärtig erlebt Lisa sich auf eine Art und Weise als deren „Schatz" im Sinne einer bedeutsamen Kostbarkeit – ein geliebtes, besonderes Kind. Die großelterliche Fürsorge ist sowohl auf Lisas Alter als auch auf ihre Bedürfnisse abgestimmt, wie das gemeinsame Mittagessen veranschaulicht, welches eigens nach ihren Vorlieben zubereitet wird. Die gelegentliche Erlaubnis, ausgewählte Fernsehprogramme schauen zu dürfen, weist auf eine kindgerechte, sorgende sowie schützende und fördernde Erziehung.

Szenische Rekonstruktion

Auf der latenten Ebene verweist das Bild der Ersatzeltern, wie bereits sequenzanalytisch rekonstruiert, auf die (emotional) abwesenden Eltern. Der Ausdruck „wie Ersatzeltern" referiert auf eine Als-ob-Wirklichkeit, in der auf eine andere Realität gedeutet wird, in welcher die Großeltern ihre Eltern nicht gänzlich ersetzen können, im Sinne alle Mangelerfahrungen ausgleichen zu können.

Es entsteht ein Bild von einem ausgesprochen fürsorglichen und liebevollen Verhältnis zu ihren Großeltern in der Kindheit. Die Befriedigung von Lisas kindlichen Bedürfnissen scheint im Mittelpunkt zu stehen. Die Beziehung ist geprägt von emotionaler Aufmerksamkeit und ständiger Verfügbarkeit der beiden Erwachsenen. Die Alltagsgestaltung ist an den kindlichen Bedürfnissen von Lisa ausgerichtet. Das gemeinsame Mittagessen, welches auf ihren Geschmack abgestimmt ist, symbolisiert die Nähe und Vertrautheit, welche den elterlichen Mangelerfahrungen entgegenwirkt. Der Fernseher versinnbildlicht durch die großmütterliche

Auswahl des Programmes eine schützend und zugleich entwicklungsfördernde Umgebung, die Lisa in ihrem Elternhaus fehlt.

In der Szene differenziert Lisa zeitlich. Die Funktion der Ersatzeltern sowie die Befriedigung der kindlichen Bedürfnisse erscheinen in der Vergangenheit. Für die Gegenwart konstatiert Lisa, dass sie noch immer auf eine Art und Weise wie ein Schatz für ihre Großeltern sei. Interpretiert werden kann ihre hohe Bedeutsamkeit für die Großeltern und das erlebte Gefühl, in besonderer Weise geliebt zu sein, als affektive Spuren einer schützenden, fürsorglichen sowie nährenden Beziehung.

Resümierend konnte die liebevolle, fürsorgliche sowie nährende und entwicklungsfördernde Beziehung zu den Großeltern den Mangelerfahrungen der elterlichen Beziehung entgegenwirken. Die protektiven Beziehungserfahrungen, in denen Lisas kindliche Grundbedürfnisse Berücksichtigung finden, können als Ressource gedeutet werden.

Vorläufige Hypothese einer Fallstruktur zu den familialen Beziehungen

Die bis dato herausgearbeitete Fallstrukturhypothese aus der Initialszene wird nun im Lichte der vorausgegangenen Rekonstruktion der familialen Beziehungen ausdifferenziert und erweitert.

Die biografisch fragile Ausgangslage von Lisa ist in ihren ersten drei Lebensjahren geprägt von einer konflikthaften sowie von Diskontinuitäten geprägten elterlichen Beziehungsdynamik, welche die ungeplante Geburt bedroht und bei Lisa eine grundlegende Unsicherheit zurücklässt. Als Ursache für die Fortführung der elterlichen Beziehung erscheint Lisa als bedeutsam und gleichzeitig als schuldig für die elterlichen Konflikte. Die Mutter-Tochter-Bindung ist zu Beginn tendenziell eng, da der Vater als Dritter durch seine wiederholte Abwesenheit fehlt. Der Vater zeichnet sich durch seine autoritäre, aggressive Position aus, welcher Lisa schutzlos und ohnmächtig ausgeliefert ist. Ihr Leiden verstärkt sich durch eine Mutter, die Lisa nicht schützen kann, sondern den destruktiven Vater erduldet und teils sogar passive Zuschauerin ist. Lisa wird von der Mutter sowohl durch die physische als auch durch die mangelnde emotionale Verfügbarkeit vernachlässigt und darüber hinaus zurückgewiesen. Die Mutter kann Lisa weder eine fürsorglich haltgebende Interaktion, noch eine adäquate Reaktion auf ihre drängenden basalen Bedürfnisse im Alltag anbieten. Lisa versucht den Mangel mit einer frühen Selbständigkeit zu bewältigen. Die emotional nährenden sowie fürsorglichen Beziehungserfahrungen zu den liebevollen, verfügbaren Großeltern stellen gegenüber den kränkenden Mangelerfahrungen in der Beziehung zu den Eltern eine ausschlaggebende protektive Ressource dar.

6.2.5 Körper

Die herausgearbeitete biografische Ausgangslage, geprägt durch die konflikthaften familialen Beziehungsdynamiken, die abwesende und zurückweisende Mutter sowie den aggressiv-autoritären Vater, bedingen Lisas Umgang mit dem sich verändernden puberalen Körper. Dies wird im Folgenden anhand von Schlüsselszenen zur Menarche, der Entwicklung der sekundären Geschlechtsmerkmale sowie zur Sexualität und Schwangerschaft veranschaulicht werden.

Die erste Menstruation:

> L: „Also ich mein meine eine Freundin äh eigentlich meine beste Freundin damals die mir aber auch so viel Kummer bereitet hat weil sie ganz oft immer sauer auf mich war und dann mich irgendwie ignoriert hat ((lacht)) /des war auch ne ganz lange Leidensgeschichte mit ihr aber ((lachend)) (.) aber trotzdem meine beste Freundin die hatte schon ihre Tage ((tieferes Einatmen)) und äh ich m:eine andere Freundin die k- die beiden die kannten sich irgendwie schon von klein auf ich war ja erst irgendwie mit zehn dann nach Stadt X gezogen und bin dann mit denen dann zusammen in die gleiche Klasse gekommen (.) und ((räuspert sich)) ich glaub des war als wir dann äh ((schmatzt)) auf Klassenreise waren in der siebten Klasse oder so (.) denke ich mal ich glaub da war ich dann (.) zwölf denk ich mal °mh° genau und da äh (..) hats hawar ich dann glaub da hab ich dann meine Tage bekommen und war dann ganz aufgeregt und oh Gott was mach ich denn jetzt und sie hat mir das dann halt irgendwie erklärt und meinte ja is ganz einfach und des is überhaupt nich <u>schlimm</u> und hat mir das dann halt erklärt und erzählt ((tieferes Einatmen)) ja (..) ((lacht))“

Sequenzanalytische Rekonstruktion

Lisa leitet interessanterweise ihre erste Menstruation über ihre beste Freundin und die konflikthafte Beziehung zu dieser ein: „des war auch ne ganz lange Leidensgeschichte“. Das Adverb „auch“ verweist auf eine andere Beziehung mit ebenfalls einer langen Leidensgeschichte. Ihrer ersten Menstruation nähert sich Lisa über die räumliche und zeitliche Verortung an. Narrativ fällt eine zögernde, holprige und brüchige, nach Sprache ringende Hinführung zu ihrer ersten Menstruation auf: „und da äh (..) hats ha- war ich dann glaub da hab ich dann meine Tage bekommen“. Deutlich wird in der Sequenz ihre Passivität durch „hats ha-“ mit dem anschließenden Bruch. Möglich wäre eine fortführende Sequenz gewesen, die sich auf den Beginn der Menstruation bezieht: „und da äh hats angefangen“. Der Beginn der Menstruation bleibt demnach unaussprechlich. Die anschließende Sequenz „war ich dann" verweist auf einen Affekt: „war ich dann erschrocken/über-rascht/alleine/erfreut." Da die Sequenz erneut in einen Abbruch mündet, handelt es sich tendenziell um einen unangenehmen Gefühlszustand. Deutlich wird durch die Brüche eine Sprachlosigkeit gegenüber den schwierigen Gefühlen. Auffallend ist das Verb „glaub", welches an dieser Stelle erneut Lisas konstitutive Unsicherheit manifestiert. Die Aufregung und der Schrecken („oh Gott"), verbunden mit ihrer Unsicherheit über die handlungspragmatischen Konsequenzen, werden von ihrer besten Freundin aufgefangen, die aufklärend und beruhigend auf sie einwirkt.

Szenische Rekonstruktion

Auf der latenten Ebene ist Lisas erste Regelblutung szenisch gerahmt von der konflikthaften Beziehung zu der ‚trotzdem' besten Freundin, die ebenfalls als lange Leidensgeschichte bezeichnet wird und damit auf eine andere Beziehungsfigur mit einem vergleichbaren leidauslösenden Muster rekurriert – die sich szenenübergreifend einerseits mit Momenten der väterlichen Beziehung decken, indem Lisa ihre Freundin als „ganz oft immer sauer auf mich war" beschreibt, und anderseits Facetten der mütterlichen Beziehung von Vernachlässigung und Abweisung integriert, indem Lisa von ihrer Freundin ignoriert wurde und in diesem Sinne auch abgewiesen wurde. Dementsprechend weist die teils konflikthafte Beziehungskonstellation zu ihrer Freundin ähnliche Voraussetzungen und Beziehungsmuster auf wie zu ihren Eltern. Gleichzeitig nimmt die beste Freundin eine mütterliche unterstützende Funktion ein.

Die Passivität verweist auf den situativen Kontrollverlust über ihren Körper bei dem Eintritt ihrer Menstruation. Die Unsicherheit im Zuge der Menstruation wird verstärkt durch eine grundlegende Unsicherheit, welche bereits um ihren Ursprung herausgearbeitet werden konnte und sich in dem Verb „glauben" an vielen Stellen im Interview manifestiert.

Resümierend erlebt Lisa ihre erste Menstruation in einem Kontext einer langen Leidensgeschichte beginnend mit ihren Eltern, die sich in dem Beziehungsmuster zu ihrer Freundin wiederholt. Die der ersten Menarche inhärente konstitutive Vulnerabilität, die Unsicherheit, der erste Schrecken sowie die Hilflosigkeit sind demnach eingebettet in die Beziehung der als abwesend erlebten Mutter und in eine ambivalente Beziehung zu ihrer besten Freundin, welche dennoch eine wichtige Ressource für Lisa darstellt, indem sie eine mütterlich unterstützende Rolle einnimmt.

Entwicklung der sekundären Geschlechtsmerkmale

Die Auswirkungen der emotional abwesenden Mutter während Lisas Pubertät soll im Folgenden unter Bezug auf eine weitere Szene, in der die Interviewerin gezielt Fragen nach den körperlichen Veränderungen stellt, rekonstruiert werden:

> L: „Ich glaub ich hab auch mit meinen Freundinnen dann BHs gekauft also (.) wie gesagt /meine Eltern waren nich so präsent irgendwie ((lachend)) und (.) ich hab das dann alles mit meinen Freundinnen irgendwie gemacht und selbst gemacht und mir dann (.) BHs gekauft und äh (..) ja (.) aber obwohl meine Mutter hat manchmal für mich dann im Internet irgendwie Sachen bestellt aber sie wollte auch nich shoppen gehen das war also ganz ganz selten vielleicht zwei drei Mal oder so das war ihr sonst auch zu anstrengend und zu viel und ((tieferes Einatmen)) dann hab ich des mit meinen Freundinnen gemacht hat sie mir Geld gegeben und dann ((tieferes Einatmen)) ja und irgendwie (.) ich glaub ich hab mich auf jeden Fall darüber /gefreut ((lauter)) war auch stolz darauf (.) darüber m: °ja° ((lacht))"

Sequenzanalytische Rekonstruktion

Die Antwort beginnt erneut verunsichert („glaub"), jedoch auch mit der unterstützenden Präsenz ihrer Freundinnen. Auffallend ist das Partikel „also (.)", welches in Verbindung mit einer kurzen Pause emotional verstärkend wirkt im Sinne von beispielsweise „also jetzt nicht" und infolge auf Abgrenzung und Ärger verweist. Anschließend fährt Lisa fort mit: „wie gesagt /meine Eltern waren nich so präsent irgendwie ((lachend))". Der emotionale Boden von „also" als ein leichter Ärger bezieht sich dementsprechend auf die Interviewerin einerseits, der wiederholt etwas bereits Erwähntes verdeutlicht werden muss („wie gesagt"), sowie andererseits auf die Eltern, die nicht so präsent waren. Durch das Lachen wird der aufflackernde Ärger abwehrt. Bestimmt und eindeutig erzählt Lisa, wie sie „dann alles" mit ihren Freundinnen selbst erledigt hat. Freigelegt werden kann ein Trotz, der in die Eigeninitiative, es ‚selber zu machen', überführt wird. Lisa versucht die Abwesenheit ihrer Eltern trotzig-autark zu bewältigen. Durch die Ausnahmen in Form von Online-Bestellungen nimmt ihre Mutter zwar teil, jedoch weniger emotional-fürsorglich: Es gibt kaum geteilte Erfahrungen um die körperlichen Veränderungen wie gemeinsame Einkäufe, da diese für die Mutter zu anstrengend sind, was Lisa mit einem tieferen Einatmen leidvoll beantwortet. Insofern versucht sich Lisa in ihre offensichtlich haltgebende Autarkie zu retten und gleichzeitig kann sie auch an dieser Stelle auf ihre Freundinnen als Ressource zurückgreifen. Lisa resümiert: „ich glaub ich hab mich auf jeden Fall darüber /gefreut ((lauter)) war auch stolz darauf (.) darüber m: °ja° ((lacht)) (..) ähm (…)". Einerseits ist sich Lisa unsicher, ob sie sich gefreut hat, andererseits betont sie nicht nur laut ihre Freude, sondern untermauert ihre Evidenz: „auf jeden Fall". Die anfängliche Unsicherheit wird mit einer Gewissheit zu überbrücken versucht. Die Freude kann sich sowohl auf das Wachstum der Brüste als auch auf ihre unter Leid errungene Autarkie beziehen. Anschließend erzählt sie von ihrem Stolz „darauf (.) darüber". Stolz zeugt von Selbstbewusstsein und Freude über etwas Geleistetes. Darüber hinaus kann er sich auch auf ein Besitztum beziehen. Lisas Stolz „darauf (.) darüber" kann demnach sowohl als Stolz über ihre Brustentwicklung interpretiert werden als auch auf die trotzige Autarkie, welche ihr erlaubt die schmerzlichen unerfüllten Wünsche mit Stärke und Unabhängigkeit zu bewältigen.

Szenische Rekonstruktion

Auf der latenten Ebene wird die Szene erneut durch Lisas konstitutive Unsicherheit („ich glaub") eingeleitet und der relativen Abwesenheit von fürsorglich begleitenden Eltern, insbesondere der Mutter. Infolge kann auch der Wunsch nach emotional-teilhabenden Eltern freigelegt werden. Ihre Sehnsucht und Wut versucht Lisa durch eine trotzige Autarkie zu bewältigen. Die autarke Figur, verbunden mit Stolz und Freude über die scheinbare Unabhängigkeit, stärkt Lisa, indem diese ein Gegengewicht zur Realität des kindlichen Angewiesenseins darstellt.

Die Verbindung der Brustentwicklung mit Stolz und Freude verweist auch auf die neue Möglichkeit der Sexualität und Bedürfnisbefriedigung in außerfamilialen Beziehungen. Die Freundinnen fungieren als Surrogat. In der Bewältigung der mütterlichen Abwesenheit stellen diese für Lisa durch ihre unterstützende Präsenz erneut eine wesentliche Ressource dar.

Resümierend stellt Lisas konstitutive Unsicherheit und Einsamkeit die Grundlage für die Bewältigung der puberalen Veränderung dar. Nicht nur die trotzige Autarkie steht in Verbindung mit Freude und Stolz, sondern auch das Wachstum ihrer Brüste, im Sinne eines progressiven somatischen Reifungsprozesses, welcher explizit positiv attribuiert wird und über den gleichzeitig Unsicherheiten, Angewiesensein und Ärger zu bewältigen versucht werden. Der vermeintlichen Autarkie, sind latent zwei Bewegungen immanent: Einerseits entfernt sich Lisa durch die vorzeitige Unabhängigkeit von ihrer Mutter, andererseits nähert sie sich dieser jedoch durch die puberalen Entwicklungen an, welche sie zur Frau werden lassen – wie ihre Mutter. Erneut stellen die Freundinnen einen supportiven Anker dar in der Auseinandersetzung mit dem sich verändernden Körper.

Der erste Geschlechtsverkehr

Anhand der folgenden Szene über den ersten Geschlechtsverkehr soll die Verbindung des sexuellen Begehrens mit dem bereits rekonstruierten Streben nach Autarkie veranschaulicht werden. Nahtlos an die vorangegangene Szene fährt Lisa fort über ihren ersten Koitus zu erzählen:

> L: „(..) ähm (…) ja mein erstes Mal hatt ich schon sehr °früh° (mit) da war ich glaub ich dann vierzehn (.) oder kurz bevor ich vierzehn geworden bin *mh* mit meinem damaligen ersten Freund (.) der wa:r (.) dann glaub ich zwei Jahre älter als ich ungefähr *mh* ((schmatzt)) also irgendwie fünfzehn (   ) genau er war fünfzehn (.) und der war ganz ganz lieb irgendwie der war mit ihm war ich auch schon über n halbes Jahr zusammen oder so (.) und äh also ich hatte schon ne sehr frühe sexuelle Entwicklung *mhm* und ähm (.) ja oder (.) genau dann war ich mit ihm auch noch n halbes Jahr zusammen und irgendwann ham hat ich dann mit ihm mein erstes Mal (.) m: aber des war auch also (.) ganz schön also ich hab mich sehr wohl gefühlt und sehr sicher gefühlt also nich irgendwie dass ich das nich wollte oder so (und er war) und er hatte auch ne ganz tolle Familie irgendwie also vielleicht schon n bisschen zu: muttersöhnchenmäßig äh jetzt so im /Nachhinein ((lachend)) also (.) also so der war irgendwie ganz der hatte ne ganz krasse Beziehung mit seinen Eltern hat alles über alles mit denen geredet und mit seiner Mutter auch darüber geredet und so und die Mutter war auch immer total herzlich und total lieb“

Sequenzanalytische Rekonstruktion

Nach der Freude und dem Stolz über das Bestreben nach Autarkie und ihre Brustentwicklung leitet Lisa narrativ über zu ihrem ersten Geschlechtsverkehr, mit der Bewertung, diesen schon sehr früh gehabt zu haben, wobei sie das Adjektiv früh leise ausspricht, was auf eine Verlegenheit oder Scham diesbezüglich hinweisen könnte. Dahinter könnte sich ein vorgestellter normativer Referenzrahmen für das Alter des ersten Geschlechtsverkehrs verbergen, von dem sie folglich ihrer Ansicht nach abweicht. Darüber hinaus verweist sie durch ihre Betonung eines sehr frühen Geschlechtsverkehrs auf sich selbst oder einen Teil von ihr als Bezugspunkt – für den der erste Koitus sehr früh oder zugespitzt sogar zu früh gewesen sein könnte. Im Weiteren führt sie unsicher das Alter von 14 ein, welches sie sogleich in der nächsten Sequenz auf Ende 13 präzisiert: „kurz bevor ich vierzehn geworden bin“. Die das Alter kaschierende Ausdruckweise spricht für die Lesart von Scham und Verlegenheit hinsichtlich des für sie frühen Alters. Detaillierend fügt Lisa hinzu, ihren ersten Geschlechtsverkehr mit ihrem ersten Freund gehabt zu haben. Analog zu der vagen Einführung ihres Alters umkreist sie zunächst das Alter ihres damaligen Freundes bis sie schließlich genau bei fünfzehn landet. Das unsichere, rechnerische Annähern deutet an dieser Stelle erneut auf ihre Verlegenheit. Lisa beschreibt ihn als „ganz ganz lieb irgendwie" im Sinne von sehr freundlich, herzlich und folglich auch aggressionsfrei. Sie setzt an („der war"), bricht jedoch sogleich ab und eröffnet damit eine Lesart, deren Fluchtpunkt sich auf seine Charaktereigenschaften beziehen könnte sowie auf äußere Umstände, die ihren Freund betreffen, oder auf seine sexuellen Erfahrungen. Lisa bezieht sich wieder auf die zeitlichen Verhältnisse, indem sie die Länge der Beziehung angibt: „mit ihm war ich auch schon über n halbes Jahr zusammen oder so". Auffällig ist das Adjektiv „schon", welches die Beziehungsdauer als lang markiert und durch den Ausdruck „über ein halbes Jahr" noch betont wird. Interessanterweise konterkariert sie die betonte Länge der Beziehungsdauer wieder durch das „oder so", womit sie Unsicherheit signalisiert, ob diese tatsächlich so lange andauerte. Die zeitliche Relevanzsetzung spricht einerseits für die Perspektive einer knapp 14-jährigen Jugendlichen, für die ein halbes Jahr lang erscheinen mag, andererseits scheint Lisa die Beziehungsdauer vor dem ersten Geschlechtsverkehr als lange zu unterstreichen, um diesen retrospektiv legitimieren zu können. Mit „und äh" schließt Lisa stockend an und konstatiert, eine sehr frühe sexuelle Entwicklung gehabt zu haben. Auch hier referiert sie auf Normvorstellungen, gegenüber denen sie ihre eigene sexuelle Entwicklung als sehr früh einschätzt. Der von ihr gewählte fachliche Ausdruck „sexuelle Entwicklung" bezieht sich sowohl auf Vorstellungen, Phantasien und Empfindungen im Sinne von Lust und Begehren als auch auf sexuelle Interaktionen. Mit „Entwicklung" bettet Lisa ihre Sexualität von damals in einen Entstehungsprozess ein, der dementsprechend aus ihrer Perspektive bei ihr früh eingesetzt hat. Lisa rekurriert abermals auf die Beziehungsdauer: „genau dann war ich mit ihm auch noch n halbes Jahr zusammen". Auffallend dabei ist die Sequenz: „auch noch n halbes Jahr", welche Sinn macht im Zusammenhang ihrer vorangegangenen Explikation der frühen sexuellen Entwicklung, um den frühen ersten Geschlechtsverkehr zu erklären „und irgendwann ham hat ich dann mit ihm mein erstes Mal (.)". Das Adverb „irgendwann" meint keinen konkreten, sondern irgendeinen Zeitpunkt, der im Gegensatz zu präzisen Zeitangaben in der Erinnerung an das erste Mal (wie beispielsweise: ‚ich weiß noch genau das war ein Wochenende an dem seine Eltern nicht da waren') verschwommen wirkt und dem Ereignis folglich seine Bedeutsamkeit nimmt. Lisa arriviert auf eine abstrakte distanzierte Ebene: „hat ich dann mit ihm mein erstes Mal (.)", im Kontrast zu ‚und dann haben wir miteinander geschlafen'. Insgesamt wirkt ihre Erzählweise über ihren ersten Geschlechtsverkehr bis dato abstrakt-distanzierend ohne Affekte. Durch das Adverb „dann" reiht sich Lisas erster Geschlechtsverkehr als eine logische Konsequenz ihrer sehr frühen sexuellen Entwicklung und der bereits seit einem halben Jahr bestehenden Beziehung ein. Lisa erzählt detaillierter weiter: „m: aber des war auch also (.) ganz schön also ich hab mich sehr wohl gefühlt und sehr sicher gefühlt also nich irgendwie dass ich das nich wollte oder so (und er war)". Auffallend ist die Konjunktion „aber" als ein aufgemachter Gegensatz zu etwas Vorausgegangenem oder einer Erwartung widersprechend. Durch das Adverb „auch" bezieht sich Lisa auf die Argumentationsfigur, welche den frühen Geschlechtsverkehr legitimieren soll. Der erste Koitus war „auch" im Sinne von sogar „ganz schön" – eine Ausdrucksweise, mit welcher Lisa im Gegensatz zu ,es war schön oder sehr schön' das Schöne abschwächt. Lisa erzählt zwar, sie habe sich sehr wohl und sehr sicher gefühlt, macht jedoch in Form der Negation ein Szenario des bedrohten Fremdbestimmens oder gar Kontrollverlustes auf: „nich irgendwie dass ich das nich wollte oder so", welches Schatten auf die zuvor benannte Sicherheit wirft. Lisa führt die Beziehung des Freundes zu seinen Eltern als außergewöhnlich ein. Der Begriff ,Muttersöhnchen' legt eine auffallend innige Beziehung zu seiner Mutter nahe, mit welcher er auch über den Geschlechtsverkehr spricht.

Szenische Rekonstruktion

Auf der latenten Ebene ist der erste Koitus mit dem ersten Freund szenisch in dessen Familie eingebettet, in der insbesondere die für Lisa herzliche und liebevolle Mutter herausragt. Der als früh bewertete erste Geschlechtsverkehr ist verbunden mit Scham und Verlegenheit gegenüber der Interviewerin und der von ihr vermuteten normativen Vorstellungen hinsichtlich eines Zeitpunktes für den ersten Geschlechtsverkehr, sodass Lisa eine Argumentationsfigur aufbaut durch die Benennung ihrer frühen sexuellen Entwicklung und der bereits seit einem halben Jahr bestehenden Liebesbeziehung zu ihrem Freund. Interessanterweise bleibt trotz all der Versuche, den für Lisa frühen Zeitpunkt des ersten Geschlechtsverkehrs zu erklären, ihre eigene Motivation im Dunkeln. Die Legitimationsversuche lesen sich eher als rationale, logische Konsequenzen, durch die sie retrospektiv auch für sich selbst eine plausible Erklärung für den frühen Geschlechtsverkehr herzustellen versucht. Gleichzeitig verweist das Ringen um eine kohärente Begründung auf eine Unsicherheit, welche auch als konstitutiv für den ersten Geschlechtsverkehr betrachtet werden kann. Im Schatten eines negierten Fremdbestimmens oder Kontrollverlustes adjektiviert Lisa manifest den Geschlechtsverkehr als schön, sie habe sich sicher und wohl gefühlt, womit eine abgewehrte latente Angst vor der bedrohten Selbstbestimmung naheliegt.

Deutlich wird der Kontrast zwischen der innigen und vertrauten Beziehung ihres damaligen Freundes zu seiner Mutter und Lisas Beziehung zu ihrer sie vernachlässigenden und abweisenden Mutter. Im Zuge dessen kann die zugewandte

Familie des Freundes, insbesondere dessen Mutter, als Möglichkeit gedeutet werden für die ersehnte Geborgenheit und Aufmerksamkeit.

Der erste Geschlechtsverkehr verweist ebenfalls auf eine Autarkie, indem der somatische Reifungsprozess und das sexuelle Begehren liebevolle Beziehungserfahrungen außerhalb der Familie ermöglichen. Die frühe Sexualität dient auch zur Bedürfnisbefriedigung von noch kindlichen Wünschen nach fürsorglicher Liebe, Geborgenheit sowie Aufmerksamkeit. Unsicherheiten und Ängste wegen eines zu frühen Zeitpunktes des ersten Geschlechtsverkehrs geraten tendenziell zugunsten der Befriedigung dieser basalen Bedürfnisse in den Hintergrund.

Schwangerschaft

Zu der ungeplanten Schwangerschaft im Alter von 15 Jahren führt das wiederholte Reißen des Präservativs. Die Eltern als erste Ansprechpartner sind abwesend. Aufgrund von Schamgefühlen vermeidet Lisa es, erneut einen Arzt aufzusuchen, da sie sich erst wenige Wochen zuvor die ‚Pille danach' verschreiben lassen hat. Eine weitere Hürde stellt der ärztliche Wochenenddienst dar, den sie hätte in Anspruch nehmen müssen.

Im Folgenden sollen anhand der Schwangerschaft die Auswirkungen der familialen destruktiven Beziehungsdynamiken für Lisa veranschaulicht werden. Auf die Frage, wie es dazu kam, dass Lisa schwanger geworden ist, antwortet sie wie folgt:

> L: „((Tiefes Ausatmen)) ((lacht)) ähm (.) meine Mutter is auch so n bisschen unter anderem öko und bio und ähm ((schmatzt)) chemische Sachen so sind nich so gut *mh* und äh Homöopathie und deswegen wollte sie nich dass ich die Pille nehme weil sie meint das wär extrem schädlich hm für den Körper *mh* ((tieferes Einatmen)) ähm ((schmatzt)) sprich für mich äh wo ich mich jetzt <u>unglaublich</u> drüber ärgere und denke (.) oah hätt ich einfach nur mich durchgesetzt und gesagt doch ich möcht die Pille nehmen und die Pille genommen ((tieferes Einatmen)) äh hab mich aber natürlich kam ich gar nich auf die Idee dass ich ja meiner Mutter widersprechen könnte und des trotzdem machen könnte aber deswegen hab ichs halt <u>gemacht</u> und dann haben wir nur mit Kondom verhütet und *mh*"

Sequenzanalytische Rekonstruktion

Lisa beginnt die Antwort mit Bezug auf ihre Mutter, die „is auch so n bisschen unter anderem öko und bio und ähm". Das Adverb „auch" kann sowohl auf eine weitere Eigenschaft der Mutter referieren, als auch eine Begründung für ihre

Schwangerschaft andeuten im Sinne von ‚deswegen'. Durch das Pronomen „bisschen" sowie dem Ausdruck „unter anderem" wird die Attribuierung als „öko" oder „bio" abgeschwächt. Darüber hinaus weist die Wendung „unter anderem" auf eine Lücke in der Aufzählung; es bleibt eine Eigenschaft ihrer Mutter unbenannt und damit im Dunklen. Weiter werden die benannten „chemischen Sachen" im Sinne einer abgeschwächten Entwertung als „nicht so gut" bewertet, im Gegensatz zu ‚schlecht' oder ‚schädlich'. Unklar bleibt bei der Bewertung, ob diese sich sinnlogisch nur auf die Haltung der Mutter bezieht oder ob sie wörtlich gelesen auch Lisas Einstellung ist. Im gleichen Zuge zählt Lisa die Homöopathie auf, eine alternative Medizin, bei der im Kontrast zu allgemeinmedizinischen Arzneimitteln vornehmlich mit pflanzlichen Stoffen Krankheiten behandelt werden. Die Begründungskette mündet in eine Ablehnung der Pille als Verhütungsmittel für Lisa durch die Mutter. Die negative Bewertung der Pille als gesundheitliche Gefährdung wird im Konjunktiv erzählt, womit nicht nur eine andere Einschätzung derselben eröffnet wird, sondern die schützende Intention in Frage gestellt würde. Der bis dato unspezifische Körper wird in der nächsten Sequenz personifiziert – „sprich für mich". Eine für Lisa logische Schlussfolgerung, die aus der Einstellung ihrer Mutter resultiert, mit welcher diese auch auf sie und ihren Körper zugreift. Formal wechselt Lisa an dieser Stelle gleichzeitig von der Perspektive ihrer Mutter zu sich selbst. Stockend konstatiert sie: „wo ich mich jetzt <u>unglaublich</u> drüber ärgere". Die von Lisa benannte Gegenwartsperspektive durch das Adverb „jetzt" als zeitlichen Referenzpunkt des starken Ärgers verweist auf einen Unterschied zur Vergangenheit, in der sie sich weniger oder gar nicht geärgert hat. Lisa präzisiert ihren Ärger: „oah hätt ich einfach nur mich durchgesetzt und gesagt doch ich möcht die Pille nehmen und die Pille genommen ((tieferes Einatmen))". Ihr Bedauern, sich nicht gegen ihre Mutter durchgesetzt zu haben, verweist auch darauf, dass sie jetzt kein Kind hätte. Demgegenüber unterstreicht die Sequenz „einfach nur" die gegenwärtige Perspektive, aus der heraus es für Lisa einleuchtend und gar schon selbstverständlich erscheint, die Handlungsoption der Pilleneinnahme zu dem besagten Zeitpunkt auch gegen den Willen der Mutter zu realisieren. Deutlich wird eine hierarchische Beziehungskonstellation, in der die Möglichkeit des Widerspruchs gegenüber der Mutter von Lisa nicht einmal in Gedanken formuliert sowie umgesetzt hätte werden können. Sie schließt an: „aber deswegen hab ichs halt <u>gemacht</u> und dann haben wir nur mit Kondom verhütet und *mh* ". Das „aber" eröffnet mehrere Lesarten: einen Gegensatz auszudrücken, einer Erwartung widersprechen, Vorbehalte und Einschränkungen sowie Ergänzungen einführen oder etwas zu bestärken. Folglich kann das „aber" als Lisas Widerspruch gegenüber der mütterlichen Haltung interpretiert werden, zugleich führt es zu einer betont rechtfertigenden Erklärung, „deswegen" etwas „halt <u>gemacht</u>" zu haben. Das Verb „halt" deutet auf die immanente Passivität und Ohnmacht. Gleichzeitig verweist der Ausdruck „aber deswegen hab ichs halt gemacht" auch auf einen Trotz und Ärger, wie beispielsweise im Kontext einer rechtfertigenden Erklärung bei Kindern, die auf eine Ungerechtigkeit, wie das Wegnehmen eines Spielzeugs ihrerseits dem anderen Kind seines wegnehmen und folglich von den Erwachsenen zur Rede gestellt werden. Lisa richtet den Trotz jedoch nicht gegen die Mutter, sondern gegen sich. Die Konsequenz ist eine Verhütungsmethode, die durch das Adverb „nur" auf diese beschränkt ist und gleichzeitig auf ein eingeschränktes Maß an Schutz verweist und zu der ungeplanten Schwangerschaft führt.

Szenische Rekonstruktion

Auf die latente Ebene verweist die hierarchisch geprägte Mutter-Tochter-Interaktion, in der es Lisa im Alter von 15 Jahren unmöglich ist, sich mit ihrer Mutter über ihre eigenen Interessen auseinanderzusetzen und die Einnahme der Pille durchzusetzen.

Darüber hinaus kann die wohlwollend intendierte Argumentation der Mutter gegen die Einnahme der Pille aufgrund vor schädlichen Einwirkungen auf den Körper als angstauslösend interpretiert werden. Eine eigenständige Einschätzung wäre im Alter von 15 Jahren als eine Überforderung zu betrachten, was Lisas Angewiesenheit auf den mütterlichen Rat bei dieser intimen und zugleich weitreichenden Entscheidung verdeutlicht.

Aus heutiger Perspektive löst bei Lisa ihr Verhalten, sich nicht gegenüber ihrer Mutter wie selbstverständlich durchgesetzt zu haben, Ärger aus. Alternativ hätte sie eine Mit-Verantwortung ihrer Mutter einbeziehen können. Die Übernahme der alleinigen Verantwortung bewahrt die Mutter vor jeglicher Schuld und schützt Lisa gleichzeitig vor dem schmerzlichen Erleben einer sie nicht unterstützenden Mutter in dieser entscheidenden Situation.

Stattdessen passt sich Lisa hilflos an die Vorstellungen ihrer Mutter an, die auf der handlungspragmatischen Ebene nicht nur den Körper betreffen, sondern in ihr Sexualleben eingreifen und weitreichende Auswirkungen auf ihr Leben haben. Die mütterlich intendiert schützende Einstellung greift in Lisas Vorstellungen und Absichten von Selbstschutz ein, die über den Gebrauch von Präservativen hinaus auch die Einnahme der Pille als zusätzlichen Schutz vorsieht, um eine Schwangerschaft zu verhüten. Schlussfolgernd schränkt die mütterliche Einstellung Lisas Selbstschutz ein und hinterlässt bei dieser eine Vulnerabilität, welche letztendlich zu der Schwangerschaft beiträgt.

Die passive Figur führt zum Trotz, welcher jedoch nicht gegen die Mutter gerichtet werden kann, und folglich richtet Lisa die immanente Aggression gegen sich selbst.

Resümierend besteht eine Mutter-Tochter-Beziehung, in der es Lisa aus Angst nicht wagt, dem mütterlichen Willen zu widersprechen oder gar zuwiderzuhandeln. Die dominante, intrusive mütterliche Haltung zur Verhütungsmethode führt zu einem eingeschränkten Selbstschutz bei Lisa mit einer einhergehenden Vulnerabilität für eine Schwangerschaft. Zugespitzt kann eine scheinbar protektiv intendierte mütterliche Haltung als schädigend freigelegt werden. Die Verantwortung für die Schwangerschaft wird von Lisa allein übernommen, um die scheinbar wohlwollende Haltung der Mutter zu bewahren sowie sich vor dem schmerzlichen Erleben des mütterlich destruktiven Potentials zu schützen. Deutlich wird die Figur eines passiv-resignierenden Aktes, in welchem die dem Trotz innewohnende Aggression über die mütterliche Ungerechtigkeit gegen den eigenen Körper gerichtet wird.

Anhand der anschließenden Szene wird die Schwangerschaft als biografischer Gipfel einer langen Leidensgeschichte durch den machtvollen Vater in Verbindung einer ebenfalls ohnmächtigen bis zur passiv-teilnahmslosen Mutter rekonstruiert:

> L: „Ich habe mich natürlich die ganze Zeit gefragt was ich jetzt machen soll aber ich wusste überhaupt nich was ich machen soll ob ich das Kind jetzt bekommen soll ob ich *mhm* abtreiben soll oder zur Adoption freigeben soll diese drei Optionen gabs für mich also behalten oder weggeben oder abtreiben (.) mh ähm und ich hätte auch niemals gewusst wie ich hätte mich entscheiden sollen (.) äh und irgendwann meinte ich dann mal dass äh wo mein Vater dann auch dabei war nach dem Motto dass ich ja abtreiben könnte und dann is er auch total ausgerastet und meinte das kommt überhaupt nicht in Frage hat mich angeschrien und dann bin ich weggegangen hab geweint und dann war das /für mich irgendwie erledigt ((lachend)) *mhm* ((tiefes Einatmen)) und äh (.) dann dacht ich okay dann is das so entschieden also ich hab das nie so wirklich entschieden also ich hab das nie wirklich selbst entschieden"

Sequenzanalytische Rekonstruktion

Zu Beginn wird Lisas einsames Ringen um eine Entscheidung deutlich, welches in eine Ratlosigkeit mündet. In ihren Überlegungen, die narrativ keinen anderen implizieren, hatte Lisa drei Optionen durchdacht: Das Kind zu bekommen, es zur Adoption frei zu geben oder es abzutreiben. Markant ist das Verb ‚sollen', mit dem Lisa nach Antworten sucht. Durch das Sollen wird sowohl eine Erwartung, ein Auftrag oder eine Anweisung von Anderen ausgedrückt als auch wirksame Normen sowie Werte, denen die Handlung unterliegen soll, womit mögliche eigene Wünsche und Bedürfnisse ausgeschlossen sind. Bei den implizierten Anderen handelt es sich auch um ihre Eltern, nach deren Vorstellungen sie ihre Überlegungen hinsichtlich der von ihr ausgewählten Optionen auszurichten scheinen, sowie die gesellschaftlichen Vorstellungen und Bilder über minderjährige Schwangere. Die folgende Sequenz „ich hätte auch niemals gewusst wie ich hätte mich entscheiden sollen" drückt pointiert nicht nur Lisas Hilflosigkeit und Überforderung aus, sondern verweist wiederholt auf das „sollen" als einen von außen herangetragenen Anspruch.

Lisa stellt ihren Eltern die Abtreibung als eine Möglichkeit zur Disposition. Diese Möglichkeit wird in der Narration ohne Fragezeichen formuliert und kann daher als ihr Wunsch interpretiert werden sowie eine Anpassung an gesellschaftliche Vorstellungen, als zu jung für eine Mutterschaft zu gelten. Die Antwort des Vaters erscheint derart gewaltig („total ausgerastet, mich angeschrien"). Der Ausdruck „dann war das für mich irgendwie erledigt" wird lachend quittiert und verweist sinnlogisch auf ihre Ohnmacht gegenüber einem bedrohlichen Vater. Lisa, verletzt und eingeschüchtert, beugt sich dem väterlichen Willen mit Blick auf eine in der Szene gänzlich abwesende Mutter – mit der Konsequenz, sich nie selbst für ihre Tochter entschieden zu haben.

Szenische Rekonstruktion

Auf der latenten Ebene kann ein sich auf das gesamte Leben auswirkender aggressiver und übergriffiger Akt des Vaters freigelegt werden, der durch eine passive Mutter verschärft wird, sodass Lisa seiner Entscheidung ausgeliefert ist. Der Gipfel der väterlichen Macht erscheint in seiner Entscheidung über das ungeborene Kind und folglich über den Körper seiner 15-jährigen Tochter. Es gibt keinen Raum für Lisa, ihre Wünsche zu explorieren, Möglichkeiten und Konsequenzen abzuwägen sowie ihre beängstigenden Gefühle einhergehend mit der Schwangerschaft aufzufangen. Die mütterliche Vernachlässigung spitzt sich zu, in welcher Lisa in einer prekären Lage von größter Bedürftigkeit schutzlos sich selbst überlassen ist. Lisa beugt sich in ihrer Ohnmacht und aus Abhängigkeit von ihren Eltern.

Vor dem Hintergrund der beiden gedanklichen Optionen einer Abtreibung oder Adoption – und der vorgeschlagenen Abtreibung gegenüber den Eltern – kann in dieser Szene der Wunsch nach einer Trennung von dem Kinde gedeutet werden.

Vorläufige Hypothese einer Fallstruktur zur Bedeutung des Körpers

Deutlich wird, wie der Umgang sowie die Verarbeitung der körperlichen puberalen Veränderungen bei Lisa jeweils in die Beziehungserfahrungen zu signifikant Anderen eingebettet erscheint. Die Qualität der jeweiligen Beziehung (Freundinnen, Freund sowie dessen Mutter) spiegelt sowohl Facetten der primären elterlichen Beziehungen von Leid, Zurückweisung und Vernachlässigung wider als auch daraus resultierende Wünsche von Fürsorge, Geborgenheit und Aufmerksamkeit sowie wesentliche unterstützende Beziehungserfahrungen als Ressource.

Ausschlaggebend bei der Auseinandersetzung mit dem puberalen Körper ist das Fehlen der Mutter als haltgebender und aufmerksam begleitender Resonanzkörper.

Die Vernachlässigung bei der Entwicklung der sekundären Geschlechtsmerkmale wird von Lisa durch eine trotzige Autarkie zu bewältigen versucht, bei der erneut außerfamiliale Beziehungen eine unterstützende, die abwesende Mutter kompensierende Funktion zukommt. Die trotzige Autarkie wird zunächst progressiv in die Ausrichtung unterstützender Beziehungserfahrungen gewendet. Lisas konstruktiv selbstschützender Vorschlag bei der Verhütung weicht der mütterlichen Vorstellung von Fürsorge.

Die Verantwortung und den Ärger über die misslungene Verhütung übernimmt Lisa alleine. Sie bewahrt ihre Mutter vor einer Mitverantwortung und schützt sich folglich vor dem schmerzlichen Erleben einer nicht ausreichend fürsorglichen Mutter.

Die Schwangerschaft bei Lisa steht für eine generative Auswirkung ihrer Ohnmachtserfahrung gegenüber der väterlichen aggressiven Autorität sowie für ihre Schutzlosigkeit und Sehnsucht nach Liebe und Geborgenheit aufgrund der mütterlichen Vernachlässigung und Passivität.

6.2.6 Selbstverletzungen

Vor dem Hintergrund der konstitutiv unsicheren biografischen Ausgangslage soll der Umgang mit dem adoleszenten Körper anhand von ausgewählten Schlüsselszenen zu Selbstverletzungen weiter ausdifferenziert werden. Die selbstverletzenden Handlungen haben bei Lisa *vor der* Schwangerschaft zwischen dem 13. und 14. Lebensjahr stattgefunden.

Beginn der selbstverletzenden Handlungen:

> L: „Ähm ((schmatzt)) also des war so ich hatte eine Freundin ich glaub da waren wir dr- alle dreizehn *mh* das Brennpunktalter ((lacht)) ähm und sie hat äh irgendwann angefangen sich zu ritzen also ich hab mich auch geritzt *mh* und sie hat damit angefangen ((schmatzt)) und irgendwie auch noch ein zwei andere Mädels aber des war schon also weil die eine damit angefangen hat dann haben wir das <u>gesehen</u> und haben uns dann (.) also haben das <u>kennengelernt</u> sozusagen (.) äh dachten okay sie möchte Aufmerksamkeit"

Sequenzanalytische Rekonstruktion:

Den eigenen Selbstverletzungen nähert sich Lisa über eine Freundin an sowie ihrem Alter als das „Brennpunktalter". Der Begriff Brennpunkt eröffnet verschiedene Lesarten aus den Bereichen der Chemie, Optik oder Soziologie, bei letzterer beispielsweise im Zusammenhang mit dem sogenannten sozialen Brennpunkt. Der gemeinsame Fluchtpunkt ist eine Konzentration von etwas so Brisantem auf einen Raum, dass potenziell die Option der Entflammung oder Explosion an einem gewissen Punkt besteht. Verbunden mit dem von Lisa angegebenem Alter von 13 Jahren handelt es sich demnach aus ihrer Perspektive um ein Alter, in dem mehrere Bedingungen auftreten, die potenziell riskant werden könnten. Das anschließende Lachen nimmt dem Brennpunkt die Gefahr, wohl wissend um einen ‚Common Ground' über die Jugend als potentiell brisante Phase. Im Lichte der von Lisa eingeleiteten konfliktgeladenen Phase der Jugend hat sowohl ihre Freundin als auch sie selbst begonnen sich zu ritzen. Der Verweis auf die Freundin („sie hat damit angefangen") erinnert dekontextualisiert an einen Streit unter Kindern, in der die Verantwortung abgegeben wird. Lisa wäre demnach nicht eigenständig auf die Idee gekommen. Sie betont, die anderen Mädchen und sie hätten das „gesehen" und „kennengelernt". Etwas gesehen zu haben lässt zwei Deutungen zu: Die Mädchen können sowohl bei der ausgeführten Selbstverletzung anwesend gewesen sein als auch die Wunden, Narben oder Verbände bei dem besagten Mädchen gesehen haben. Auffallend dabei ist die Verwendung des Pronomens „das" in Verbindung mit dem Verb „gesehen", welches bei dem Ausdruck „das kennengelernt" zu haben konspezifisch wiederholt wird und sinnlogisch auf die Selbstverletzung weist. Wörtlich genommen kann das Pronomen auf die Wirkung einer selbstverletzenden Handlung verweisen, sowohl für die ausführende Person als auch für andere, welche die Wunden, Narben oder Verbände gesehen haben. Anders ausgedrückt haben Lisa und ihre Freundinnen die *Außenwirkung* der selbstverletzenden Handlung gesehen. Das Verb ‚kennenlernen' betont auch über die visuelle Annäherung hinaus die Erfahrungsdimension, an dieser Stelle sequenziell als zweiten Schritt nach dem ‚Gesehenhaben'. Das dem Kennenlernen angehängte Adverb „sozusagen" verweist auf die vage Erklärung des Prozesses von der Wahrnehmung der Selbstverletzung bei einem Mädchen bis hin zur Durchführung derselben am eigenen Körper.

Szenische Rekonstruktion

Auf der latenten Ebene verweist das eingeführte Brennpunktalter sowohl auf das Jugendalter im Allgemeinen als auch auf Lisas Situation als Jugendliche im Besonderen. Wie bereits sequenzanalytisch rekonstruiert, wird Lisas Lage und die der Mädchen folglich als etwas Brisantes skizziert, möglicherweise Konflikthaftes, welches sich in der Konzentration auf einen Punkt bis zur Entflammung zuspitzen kann. Bildlich gesprochen kontextualisiert Lisa die Szene, in der sie ihre Selbstverletzung narrativ einführt, durch eine riskante und bedrohliche Phase, in der sie sowie andere weibliche Peers sich befinden und in der es zu Ausbrüchen kommen kann, die sich in Form von Selbstverletzungen manifestieren. Interessanterweise scheint Lisa das Brennpunktalter im Besonderen auf weibliche Jugendliche zu beziehen. Jungen und deren mögliche Reaktionen auf die Selbstverletzung von Mädchen bleiben unbenannt. Infolge werden die selbstverletzenden Handlungen dieser Mädchen als ein Reaktions- und Bewältigungsangebot für die brisante Lage bei weiblichen Jugendlichen wahrgenommen. Deutlich wird die Wahrnehmung der Wirkung von Selbstverletzungen bei anderen anhand der Interpretation eines nach Aufmerksamkeit suchenden Mädchens. Mit dem Verweis auf die anderen Mädchen werden Selbstverletzungen auch normalisiert.

Resümierend führt Lisa ihre Selbstverletzung über eine Verortung ihrer selbst und der anderen Mädchen in einer brisanten Phase ein. Ausschlaggebend ist die Erfahrung einer Bewältigungsmöglichkeit. Insbesondere die aufmerksamkeitserregende Wirkung auf andere, im Sinne einer Unterstützungsanrufung, scheint mit Lisas Bedürftigkeit zu korrespondieren.

Lisas Versuch, die mangelnde Aufmerksamkeit und emotionale Fürsorge ihrer Eltern zu bewältigen, soll anhand der anschließenden Szene veranschaulicht werden, in welcher die Selbstverletzung bei Lisa auch als Kommunikationsmittel dient:

> L: „Und ich weiß gar nich also ich /frag ((lauter)) mich die ganze Zeit ob meine Eltern das mit /bekommen haben? ((lauter)) aber ich kanns mir nich vorstellen weil sie haben mich auch <u>nie</u> darauf angesprochen *mh* (und) ich mein wenn Eltern sowas sehen (.) würde ich davon ausgehen dass sie einen /ihr Kind darauf ((lachend)) vielleicht mal ansprechen (.) ich glaub nich dass sie s mitbekommen haben ((tieferes Einatmen)) äh aber meine <u>Geigen</u>lehrerin hat des mitbekommen (.) ich hab n ich weiß nich wie viele

Jahre ob ich dann bei ihr schon (.) seit zwei Jahren oder so war ich bei ihr vielleicht schon (.) und sie hat mich dann mal gefra- ich weiß nich dass is mir noch total klar im Kopf sie meinte dann mal zu mir ja dir gehts nich so gut oder? und dann hab ich gesagt ja und dann hab ich auch glaube ich n bisschen geweint und ((tieferes Einatmen)) s war halt irgendwie für mich total <u>schön</u> glaube ich in dem Moment das Gefühl zu haben dass sie sich für mich interessiert *mhm* und sie halt irgendwie auch nachfragt und das auch /<u>bemerkt</u> ((lauter)) so und ((tieferes Einatmen)) ich mein natürlich weiß ich äh dass es irgendwie immer n Schrei nach Aufmerksamkeit is"

Sequenzanalytische Rekonstruktion

Lisas Ungewissheit darüber, ob ihre Eltern ihre Selbstverletzungen bemerkt haben, bleibt für sie zum Zeitpunkt des Interviews eine bestehende Frage. Sie konstruiert eine Erklärung für das Nicht-Wahrnehmen seitens der Eltern: da sie von diesen zu keinem Zeitpunkt darauf angesprochen wurde, hätten ihre Eltern die Selbstverletzung nicht wahrgenommen. Einerseits schließt Lisa durch eine solche logische Schlussfolgerung ein mögliches Desinteresse oder gar ein Ignorieren seitens der Eltern aus, andererseits liest sich das betonte „<u>nie</u>" auch als ein möglicher Vorwurf. Lisa führt fast schon selbstversichernd ihre logische Folgerung weiter aus, indem sie davon ausgeht, dass Eltern „ihr Kind darauf ((lachend)) vielleicht mal ansprechen", wenn sie Selbstverletzungen sehen. Obgleich ihre Konklusion sich auf Eltern und Kinder im Allgemeinen bezieht, referiert das Pronomen „einen" auch auf sie als Kind und ihre Eltern. Darüber hinaus wird in der Sequenz durch den Ausdruck „vielleicht mal ansprechen" nachdrücklich eine Dringlichkeit und Aufforderung manifest. Mit Blick auf die eigenen Eltern wird deren Unwissenheit zwar erneut bekundet – jedoch auch als fraglich dargestellt („glaub"). Die bleibende Ungewissheit verweist auf eine Angst in Verbindung einer schmerzlichen Vorstellung über ihre Eltern, die möglicherweise ihre Selbstverletzungen wahrgenommen haben, ohne auf diese zu reagieren – im Gegensatz zu ihrer Geigenlehrerin, die „des mitbekommen" hat. Der Verweis auf die Geigenlehrerin als jemanden, der die Selbstverletzung wahrgenommen hat, deutet darauf, dass diese durchaus wahrnehmbar waren, selbst von jemanden außerhalb der Familie. Eingeführt wird die Geigenlehrerin in die Erzählung über den zeitlichen Rahmen von circa zwei Jahren, in dem sie sich schon kannten. Dabei verweist das Adverb „schon" auf Lisas Erleben einer bereits langen Beziehung zu ihr. Diese hat nicht nur die Selbstverletzungen wahrgenommen, sondern durch ihre Frage die Botschaft derselben treffend gedeutet: „dir gehts nich so gut oder?". Lisa erlebt sich in diesem Moment als bedeutsam für ihre Geigenlehrerin („für mich interessiert"). Sie schließt mit einem reflexiven Resümee, dass die Selbstverletzung ein „Schrei nach Aufmerksamkeit is". Ein Schrei ist Ausdruck einer Notlage, die jemanden vor Schmerz, Unerträglichkeit laut aufschreien lässt, um andere darauf aufmerksam zu machen und konsequenterweise Hilfe zu erhalten. Diese über die Selbstverletzung vermittelte Notlage ist entsprechend durchaus wahrnehmbar – und verdeutlicht erneut die mangelnde elterliche Fürsorge.

Szenische Rekonstruktion

Auf der latenten Ebene legt die Szene zwei unterschiedliche Arten von Resonanz auf die Selbstverletzungen frei: Lisas Sehnsucht, in ihrer Not wahrgenommen zu werden und bedeutungsvoll für jemanden zu sein, und ein Vorwurf an die Eltern. Lisa schützt sich durch ihre Argumentation vor dem möglichen schmerzlichen Erleben, dass ihre Eltern ihre Selbstverletzungen, die Wunden und Narben durchaus bemerken könnten. Der zeitliche Verweis auf einen bereits zwei Jahre lang andauernden Musikunterricht verdeutlicht die Möglichkeit der Eltern, in einer dreizehn bis vierzehnjährigen Beziehung Lisas Selbstverletzungen wahrzunehmen, was folglich auf die besagte vernachlässigende Eltern-Kind-Beziehung deutet.

Eine weitere Möglichkeit wäre, dass ihre Eltern durchaus die Selbstverletzungen wahrnehmen, jedoch nicht reagieren. Die darin angedeutete Vernachlässigung und das mögliche Desinteresse der Eltern werden ebenfalls durch die konstruierte kausale Argumentation als Selbstschutz überdeckt.

Auffällig ist eine strukturelle Unsicherheit hinsichtlich der Erinnerung ihrer Affekte und der Benennung derselben. Die Gefühle werden nur zaghaft angedeutet: „ein bisschen geweint", so glaubt Lisa, und es war auch betont überaus schön – glaubt sie. Die fürsorglich aufmerksame Resonanz der Geigenlehrerin bleibt ihr eindrücklich in Erinnerung.

Lisas Selbstverletzungen dienen ihr in dieser Szene als Sprachrohr, um auf ihre Not aufmerksam zu machen. Offensichtlich verfügt sie über keine andere Ausdrucksmöglichkeit als ihren Körper, der zum Träger und Ausdruck ihres Leides wird.

Resümierend haben Lisas Eltern auf ihre Selbstverletzung als Sprachrohr für ihr dringendes Bedürfnis nach Fürsorge und Aufmerksamkeit nicht reagiert. Die Selbstverletzungen hätten bei aufmerksamer Beziehungsgestaltung wahrgenommen werden können, wie die einfühlende, besorgte Nachfrage der Geigenlehrerin belegt. Lisa versucht sich durch logische Schlussfolgerungen kognitiv vor der möglichen schmerzlichen Erkenntnis zu schützen, die ihre Eltern als vernachlässigend oder gar desinteressiert enthüllen würde. Auch ihre verzweifelt dringliche Bedürftigkeit und das Leid, welche der Schrei versinnbildlicht, werden reflexiv auf Distanz gehalten.

Über die Funktion eines Kommunikationsmittels hinaus dient die Selbstverletzung Lisa zur Entlastung, wie anhand der folgenden Szene veranschaulicht werden soll:

> L: „Äh des hats es ha- war dann irgendwie wie so n halt <u>erlösendes Gefühl</u> und äh (.) nach dem Motto m: jetzt is es irgendwie (.) äh (.) in Ordnung und es fühlt sich gut an diesen <u>Schmerz</u> zu fühlen weils auch einfach (.) halt nich nur dieser physische Schmerz sondern einfach das so (.) °ä° ich weiß nich vielleicht als würde mans jetzt (.) diesen psychischen Schmerz übertragen auf diesen physischen Schmerz *mh*"

Sequenzanalytische Rekonstruktion

Stockend und holprig beschreibt Lisa die Wirkungen ihrer Selbstverletzung als eine Art erlösendes Gefühl von etwas, welches narrativ im Dunkeln bleibt, jedoch sinnlogisch auf eine Not, Leid oder Bedrängnis verweist, von dem sie sich zu retten und befreien versucht. Das Verb „erlösen" weist darüber hinaus auf einen religiösen Bezug hin – im Sinne einer Schuld aufgrund von Verstößen gegen die Gebote. Im Interviewauszug folgt eine selbstberuhigende Formel: „jetzt is es irgendwie (.) äh (.) in Ordnung". Wörtlich genommen erscheint Lisa vor der Selbstverletzung in einem Zustand der inneren Unordnung oder Diffusion. Etwas in Ordnung zu bringen verweist jedoch auch auf eine Handlung, Einstellung oder Ereignis, welches moralisch und vorherrschende Werte und Normen betreffend ‚nicht in Ordnung war' und durch eine Geste oder Handlung wieder ‚gut' gemacht werden muss. Vor diesem Hintergrund verweist der für sie betont gut anfühlende Schmerz auf einen büßenden Akt. Im Zuge der Selbstverletzung als eine sühnende Handlung fühlt sich dieser Schmerz als Mittel der Bereinigung gut an. Darüber hinaus wird ein bestimmter psychische Schmerz („dieser") auf einen bestimmten physische Schmerz („diesen") übertragen. Dabei ist der Körper der Träger, welcher den Schmerz in Form einer Wunde ausdrückt.

Szenische Rekonstruktion

Auf der latenten Ebene weist die Selbstverletzung als Erlösung von Not, Leid und Schuld auf einen masochistischen Part hin, der devot einer (inneren) Instanz oder aufgrund einer empfundenen Schuld Buße leistet. Der Schmerz erhält unter dieser Prämisse eine positive Konnotation – er fühlt sich gut an, da es sich bei dem Akt der selbst zugefügten Verletzung um eine Art Wieder*gut*machung für eine vermeintliche Schuld handelt. Der psychische Schmerz wird in einen physischen umgewandelt. Der selbstbestimmte physische Schmerz fungiert als ein Träger des

Psychischen, welcher durch die Wunde Ausdruck erhält. Die Umwandlung scheint zu einer Erleichterung des psychischen Schmerzes zu führen.

Resümierend fungiert die Selbstverletzung als eine religiös anmutende Wiedergutmachung, im Sinne einer Selbstgeißelung für eine vermeintliche Schuld. Die Regulierung der Schuldgefühle durch die Selbstverletzung führt zu einer Wahrnehmung des Schmerzes als positiv, als reinigend und erlösend. Der destruktive Angriff auf das eigene Selbst über den Körper wird in diesem Lichte legitimiert. Via Selbstverletzung wird der psychische Schmerz in einen erträglich physischen transponiert und durch den Körper ausgedrückt.

In der anschließenden Szene werden das Erleben und die Auslöser der selbstverletzenden Handlungen fokussiert:

> L: „Ähm ich weiß /einmal ((lauter)) hab ichs auch mit zwei Sch-nitten oder wie auch immer Strichen am <u>Bein</u> gemacht da war ich saß ich irgendwie im Bad und ich war total traurig und ((tieferes Einatmen)) ich weiß aber leider nich mehr warum ich war total irgendwie verzweifelt und traurig und <u>wütend</u> und äh (.) w- wusste nich was ich machen soll und war total verzweifelt und hab das Gefühl gehabt ich ertrag das nich mehr °*mhm*° und ich halt das nich aus diese Spannung diese Anspannung (.) und äh dass das irgendwie weggehen soll und dann hab ich das äh gemacht (.) °ja° (.)“

Sequenzanalytische Rekonstruktion

Lisa beginnt mit einer singulären bestimmten Erinnerung, die für sie herausragt in Bezug auf den Ort der Selbstverletzung am Körper. Sie greift die Frage auf und differenziert die Art und Weise einer bestimmten Selbstverletzung aus: „hab ichs auch mit zwei Sch-nitten oder wie auch immer Strichen am <u>Bein</u> gemacht". Das Adverb „auch" kann sich sowohl auf die zwei Schnitte oder Striche beziehen, die eine Variation hinsichtlich der Anzahl darstellen könnten, als auch auf das Bein, an dem sie sich auch „einmal" geritzt hat, was auf eine andere Körperstelle verweist, an der sie sonst ihre Selbstverletzungen vollzieht. Das Bad stellt in der Regel einen geschützten und intimen Ort dar. Dem Affekt der Wut liegt ein Bezug auf etwas oder jemanden zugrunde. Dabei kann es sich auch um die eigene Person handeln. Den Grund für diesen desolaten Zustand weiß Lisa „leider" nicht mehr. Das Bedauern kann an die Forscherin adressiert sein, deren Frage auch die Genese der selbstverletzenden Handlung anvisiert, die Lisa folglich nicht gänzlich beantworten kann. Lisa ist ihren Emotionen gegenüber hilflos ausgesetzt („wusste nich was ich machen soll"), sie hat das Gefühl diesen Zustand nicht mehr aushalten zu können. Kaum auszuhalten ist die „Spannung", ein Zustand der Erregung, Unaus-

geglichenheit und Stress, der sich auch körperlich manifestieren kann durch angespannte oder verspannte Muskelpartien. Die Anspannung zeugt von einer Konzentration der schwer aushaltbaren Gefühle der Verzweiflung, Traurigkeit und
Wut, die sequenziell betrachtet in einen Spannungszustand münden, welcher sich
wiederum zu einer gar unerträglichen Anspannung steigert. Lisas Ausdruck „das
irgendwie weggehen soll" mutet an wie ein kindlicher, hilf- und ratloser Aufruf an
die Eltern zu intervenieren. In Ermangelung von Hilfe scheint der einzige Ausweg
aus diesem verzweifelt-wütenden angespannten Gefühlszustand die Selbstverletzung zu sein.

Szenische Rekonstruktion

Auf der latenten Ebene zeugt die Szene von Einsamkeit und Hilflosigkeit in Ermangelung haltgebender signifikant Anderer. Lisa bezieht sich auf das einzig noch
für sie verfügbare Objekt – ihren Körper. Auch der von ihr gewählte Ort des Ba-
dezimmers referiert auf diesen durch die dort für gewöhnlich ausgeübten Handlungen, welche sich auf die Hygiene und Pflege des Körpers zentrieren. Darüber
hinaus werden jene Praktiken geschützt, da das Bad in der Regel abschließbar ist
und Andere ausgeschlossen werden können. Auf diese Weise wird ein geschützter
Rahmen hergestellt, in der die intimen körperfürsorglichen Handlungen vollzogen
werden. Lisa wählt den Schutzraum der Körperfürsorge als Ort für ihre Selbstverletzung. Damit scheint die Selbstverletzung für Lisa paradoxerweise als Selbstfürsorge zu dienen, durch die sie versucht, ihre für sie kaum aushaltbaren Gefühle
von Traurigkeit sowie Wut und Verzweiflung zu bewältigen. Die Emotionen ku-
mulieren in einer unerträglichen Anspannung. Der Körper wird via Selbstverletzung als Ventil eingesetzt, um die Spannung kontrolliert abzuführen, sich von dieser bildlich gesprochen im Bad ‚reinzuwaschen'. Die von Lisa benannten zwei
Schnitte weisen auf eine kontrollierte Verletzung hin, welche durch die Linienfüh-
rung auch als ein strukturierender Akt interpretiert werden kann, der im Kontrast
zu ihren desolaten Gefühlen steht. Die Regression auf eine Mikrointeraktion mit
dem Körper als letztes verfügbares Gegenüber manifestiert in dieser Szene ein ge-
trenntes Körper-Selbstverhältnis, hervorgehend aus dem Mangel an verfügbaren
Adressaten. Die in der Szene latenten Ursachen – die Verletzungen – manifestieren sich symbolisch am Bein. Das Bein als die für die Standfestigkeit und Fortbe-
wegung stehende Gliedmaße wird verletzt, ein Ausdruck der Ohnmacht und
Hilflosigkeit.
   Die Regulierung durch die Selbstverletzung und der Körper als allgegenwär-
tiges Objekt scheinen eine trostspendende Wirkung zu haben. Auch werden durch

die Selbstverletzungen Aggressionen abgeführt, welche in den Beziehungen zu anderen nicht ausgedrückt werden können.

Resümierend fungiert die Selbstverletzung als paradoxer selbstfürsorglicher Akt in Ermangelung von signifikanten Anderen als Resonanzkörper für Lisas desolaten Zustand. Verzweiflung, Traurigkeit und Wut formieren sich zu einem Spannungsbogen, an dessen Spitze eine starke Anspannung steht, welche durch die Selbstverletzung am Körper entladen werden kann. Dabei scheinen die kontrollierten Schnitte strukturierend zu wirken. Im Sinne einer regressiven Mikrointeraktion mit dem Körper wirkt dieser als Katalysator für die nicht aushaltbaren Gefühle.

Anhand der folgenden Szene soll die Funktion des Trostspendens durch die Selbstverletzung weiter ausdifferenziert werden:

> L: „So als häl- wie <u>Vergeltung</u> irgendwie ich weiß nich ob Vergeltung das richtige <u>Wort</u> is aber (.) äh (…) so als wärs irgendwie nich mehr meine Schuld oder so? und (.) das war dann (.) ähm (…………) (14s) ja irgendwie hat sich dann damit äh danach war ich dann wieder in der Lage mich (.) zu beruhigen und es hat sich nich mehr so angefühlt als (.) wär ich total überfordert damit sondern so (.) ich weiß nich als so als wäre hät ich des abgegeben sozusagen dieses (.) ähm (.) das was mir so weh getan hat irgendwie und das konnt ich dann einmal intensiv <u>fühlen</u> (.) und dann hab ichs abgegeben und dieses (.) Abgeben des äh (.) m:: dann (.) das war dann irgendwie das Tröstende das irgendwie"

Sequenzanalytische Rekonstruktion

Lisa spricht betont von Vergeltung. Mit Vergeltung an sich sind Racheakte, Revanche oder Bestrafungen gemeint, die sich in der Regel an andere für eine zuvor begangene Schuld richten. Die weitere Erläuterung („so als wärs irgendwie nich mehr meine Schuld oder so?") verweist auf einen Als-Ob-Charakter, in dem die erlebte Schuld zeitweise aufgehoben werden kann. Die Frageintonation kann als Unsicherheit interpretiert werden im Sinne des Ringens um eine verständliche Ausdrucksweise und Erklärung. Die folgende Sequenz mündet in einen Abbruch durch eine den Redefluss verzögernde Interjektion „ähm" mit einer anknüpfenden verhältnismäßig langen Pause von 14 Sekunden. Mögliche Weiterführungen der begonnenen Sequenz „und (.) das war dann" führen zu einem gemeinsamen Fluchtpunkt, der affektiv auf eine Entlastung, Erleichterung oder Befreiung verweist und darüber hinaus auf eine Spur zu einem anderen Schuldigen im Sinne von: „und das war dann seine oder ihre Schuld". Der Abbruch und das Unaussprechliche, wofür die Pause interpretiert werden kann, wären folglich der Verweis auf eine oder einen anderen möglichen Schuldigen, dessen Benennung jedoch zu bedrohlich oder verboten erscheint. Konspezifisch führt die nächste Sequenz erneut zu einem Abbruch: „ja irgendwie hat sich dann damit äh". Gemeinsamer Fluchtpunkt möglicher Fortführungen wäre eine Auflösung der Schuld. Das Adverb „damit" verweist sinnlogisch auf die selbstverletzende Handlung, die zu einer Bereinigung der Schuld führt. Die Selbstverletzung versetzt Lisa in eine Haltung, die es ihr ermöglicht, aktiv zu handeln und sich „beruhigen" zu können. Das Verb ‚beruhigen' verweist wiederum auf einen aufgewühlten emotionalen Zustand, dem sie ausgesetzt war und mit dessen Bewältigung sie ansonsten überfordert gewesen wäre. Lisa versucht weiter, explizierende Vergleiche zu finden: „ich weiß nich als so als wäre hätt ich des abgegeben sozusagen". Etwas abzugeben impliziert eine Person oder einen Ort als Empfänger für das Abzugebende: „das was mir so weh getan hat". Der Adressat für das Abzugebende, den Schmerzauslöser, stellt aufgrund der Selbstverletzung sinnlogisch der Körper dar. Durch die Selbstverletzung wird der originäre Schmerz reinszeniert: „das konnt ich dann einmal intensiv <u>fühlen</u>" und anschließend an den Körper abgegeben. Deutlich wird die Betonung des Fühlens von einem intensiven Schmerz, welcher scheinbar erst durch die selbstverletzende Handlung möglich wird. Resümierend erlebt Lisa gerade das „Abgeben" via Selbstverletzung an den Körper als den eigentlich tröstenden Akt.

Szenische Rekonstruktion

Der Erzählstil des Interviewauszugs ist beschreibend sowie erklärend, was zu einem affektiv-distanzierteren Sprechen über die Selbstverletzung führt. Gleichzeitig verweisen die langen Pausen und Wortabbrüche auf ein Ringen, Unaussprechliches zu verbalisieren. Der mehrfach auftretende ‚Als-ob-Modus' im Sinne von ‚so als wäre', stellt eine Hilfe dar, Affekte zu versprachlichen und mittelbar werden zu lassen. Auch durch die sechsmalige Verwendung des Adverbs „irgendwie" in nur neun Zeilen wird Lisas Mühe augenscheinlich, das für sie nicht zu Fassende zu vermitteln.

Latent bleiben die eigentliche selbstverletzende Handlung sowie der Urheber oder die Urheberin der vermeintlichen Schuld und der Verletzung. Der Ausdruck einer Vergeltung verweist wie sequenzanalytisch rekonstruiert auf eine Bestrafung oder Rache für ein Fehlverhalten, durch welches sich Lisa aus ihrer Perspektive schuldig gemacht hat. Eine Schuld kann allgemein sowohl gegenüber einer anderen Person als auch in einem Verstoß gegen gesellschaftlich vorherrschende Normen, Werte sowie Gesetze bestehen. Interessanterweise führen die Versuche sich auf ein Gegenüber zu beziehen, an dem sie sich vermeintlich schuldig gemacht hat, zu einer Sprachlosigkeit. Ein Motiv für die Schuldzuweisung an sich selbst stellt die Angst vor der realen Person oder vor den verinnerlichten Ge- und Verbote derselben dar. Der narrative ‚Als-ob-Modus' erlaubt Lisa scheinbar auch unbedroht eine andere Realität zu denken, in der sie nicht mehr schuldig ist: „so als wärs irgendwie nich mehr meine Schuld". Im Lichte der benannten Vergeltung scheint es sich sinnlogisch um eine Schuld für den ausgelösten Schmerz zu handeln, welche Lisa übernimmt und über ihren Körper via Selbstverletzung abführt.

Die narrativen Lücken aufgrund der Abbrüche und der Pausen verweisen auf den Körper als *stellvertretendes Gegenüber,* auf welchen die erlebte Schuld projiziert werden kann. Durch den Akt der Vergeltung in Form der Selbstverletzung werden das Selbst entlastet und zugleich andere potenzielle schuldauslösende Personen geschützt. Die der Handlung immanente zerstörerische Aggression der Rache wird ebenfalls an den eigenen Körper abgeführt und durch die Verletzung eingeschrieben. Die Entlastung von der Schuld durch die Bestrafung in Form der selbstverletzenden Handlung ermöglicht es Lisa, wieder die Kontrolle zu erlangen und sich zu beruhigen. Der Akt der Selbstbestrafung mit der einhergehenden Beruhigung der Affekte mutet wie eine versuchte stabilisierende Intervention an, auf Kosten der körperlichen Unversehrtheit.

Abgegeben an den Körper hat Lisa darüber hinaus auch den Auslöser des Schmerzes, welcher im Dunklen bleibt. Schmerzauslösend kann eine Handlung oder Aussage einer Person sein. Die psychische Verletzung wird von Lisa in Form der Selbstverletzung reinszeniert. Den inhärenten Schmerz kann sie kontrolliert spüren, bevor sie die Schuld durch die Bestrafung sowie die Verletzung an ihren Körper abgibt und auf diesem als sichtbare Wunde symbolisiert. Der Körper als Gegenüber fungiert haltgebend für den Schmerz und entlastet folglich das Selbst.

Lisa vollzieht eine Trennung, indem sie ihre erlebte Schuld an den Körper abgibt und diesen für die Vergeltung opfert, um nicht mehr selbst als schuldig zu gelten. Der degradierte Körper übernimmt die abgegebene Schuld sowie den Schmerz und fungiert als auffangendes Objekt trostspendend.

Resümierend kann bei Lisa eine verkehrte Schuld und destruktive Aggression aufgrund einer Verletzung durch signifikante Andere rekonstruiert werden, welche aufgrund von Abhängigkeit und Angst scheinbar geschützt werden müssen. Durch eine Schuldübernahme können die signifikanten Anderen ‚als gut' erhalten bleiben. Ergo wird der Körper zu einem stellvertretenden Gegenüber, auf welchem sich Lisa durch die Selbstverletzung als Bestrafung für die vermeintliche Schuld von der ausgelösten Verletzung entlasten kann. Die Verletzung wird auf dem Körper reinszeniert, an diesen abgegeben und zugleich von diesem aufgefangen und gehalten. Die einhergehende Spaltung von Selbst und Körper löst die vermeintliche Entlastung für Lisa aus. Der Körper symbolisiert die Verletzung als eine

Wunde. Pointiert ausgedrückt ersetzen die Selbstverletzung und der Körper, als eine auffangende Figur, ein fürsorgliches Objekt, in dessen Ermangelung Lisa scheinbar autark die psychische Verletzung zu bewältigen versucht. Gleichzeitig spiegelt die Selbstverletzung mit ihrem destruktiven Potenzial Erfahrungen in den Beziehungen mit signifikanten Anderen wider.

Anhand des folgenden Interviewauszugs wird die herausragende Bedeutung des Körpers in Verbindung der Selbstverletzungen weiter ausdifferenziert:

> L: „Vielleicht auch n so Verbundenheit mit dem ganzen Körper irgendwie das man so (.) irgendwie auch ne Stärke glaube ich dass man sich dann auch irgendwie wieder stärker fühlt vorher fühlt man sich einfach nur klein und verletzt und man möchte eigentlich nur auf dem Boden liegen und (.) erschöpft und kraftlos und (.) machtlos °mh° und vielleicht auch so n bisschen dann wieder (.) m:: ja man spürt seinen Körper man spürt sich selbst man hat (wie dann) (.) man vielleicht is auch so n Kontrollegewinn wieder (.) ähm (..) Kontrolle über sich selbst äh (.) ja gl- weil ich mein die Sachen (.) weswegen man den Schmerz fühlt sind ja Dinge die man nich kontrollieren kann irgendwie"

Sequenzanalytische Rekonstruktion

Die Verbundenheit im Sinne einer Zusammengehörigkeit wird von Lisa explizit auf den „ganzen Körper" bezogen. Wörtlich würde es sich folglich um eine Verbindung handeln, die sonst fragmentarisch nur einzelne Körperpartien impliziert. Darüber hinaus wird neben der benannten Ganzheitlichkeit eine betonte Gewichtung auf den Körper in der Verbindung gelegt, die üblicherweise anders gelagert sein könnte. In anderen Worten wird der Körper gewöhnlich weniger gespürt oder bewusst wahrgenommen. Im Lichte der Verbundenheit führt Lisa eine wiedergewonnene Stärke ein im Gegensatz zu einem vorigen Zeitpunkt, bei dem „man" sich klein, verletzt, erschöpft, kraftlos und machtlos fühlt und einfach nur auf dem Boden liegen möchte. Auffällig ist die unpersönliche Formulierung „man", die auf eine distanzierte Beobachterperspektive verweist, aus der sie in der Situation der Selbstverletzung auf sich blickt. Im Dunklen bleibt der Auslöser für ihren desolaten Zustand. Abgeleitet werden kann eine Form der Verletzung und Erniedrigung, die bei ihr zur Machtlosigkeit führt und sie jeglicher Energie beraubt. Aus der Vogelperspektive beschreibt Lisa: „ja man spürt seinen Körper man spürt sich selbst". Deutlich wird durch das Pronomen „man" eine Distanz zum Körper und zum eigenen Selbst in diesem Zustand. Interessant ist die narrative Ungebundenheit von Selbst und Körper, welche sich durch ein fehlendes ‚und' manifestiert. Das Spüren von Körper und Selbst genau in dieser Reihenfolge kann auch als eine Konsequenz gelesen werden, im Sinne: aus dem Spüren des Körpers resultiert das Spüren des Selbst. In der nächsten Sequenz erzählt Lisa weiter aus der schwebenden Position: „vielleicht is auch so n Kontrolle-gewinn wieder (.) ähm (..) Kontrolle über sich selbst". Die Wiedererlangung einer Beherrschung über sich selbst setzt einen vorangegangenen Kontrollverlust voraus, in der andere oder bestimmte Umstände Macht über sie ausgeübt haben. Den für den Schmerz verantwortlichen, sie beherrschenden Geschehnissen oder Auslösern scheint Lisa ausgeliefert.

Szenische Rekonstruktion

Der Interviewauszug wird im Präsens erzählt, wodurch ein Gegenwartscharakter deutlich wird, der unter Berücksichtigung einer beschreibenden und erklärenden Erzählweise auf einen Versuch deutet, die Selbstverletzung aus der heutigen, distanzierten Perspektive zu verstehen. Die von Lisa eingenommene Vogelperspektive führt zu einer Distanzierung, die als Schutz vor den möglichen Affekten fungiert, welche mit den damaligen Selbstverletzungen assoziiert sind und durch das Sprechen darüber aktualisiert werden könnten. Außerdem kann die Beobachterperspektive auch auf ein Nicht-Fühlen der Emotionen hinweisen, die sie versucht kognitiv zu erschließen. Darüber hinaus ragen quantitativ die Adverbien „vielleicht" und „irgendwie" heraus, welche jeweils viermal auftauchen und auf das mit Unsicherheit verbundene Ringen um Sprache für ihre Emotionen und die Wirkung der Selbstverletzung deuten.

Auf die latenten Ebene verweist Lisas Aufzählung von klein, kraftlos, verletzt und machtlos auf dem Boden liegend, welche ein Bild eines hilflosen und allein gelassenen Säuglings evoziert, das eine brisante Vulnerabilität und Ohnmacht symbolisiert. Auffallend ist, dass weder reale noch imaginäre signifikante Andere in der Szene genannt werden – selbst die Interviewerin taucht nur durch eine einzige Interjektion auf. Die Beobachterposition weist auf eine Distanzierung hin, um die unerträgliche Situation auszuhalten. Durch die körperlichen Selbstverletzungen wird versucht über die psychischen Verletzungen Kontrolle zu gewinnen. Ferner wird durch die Verletzung des Körpers nicht nur dieser gespürt, sondern auch das eigene Selbst; im Sinne einer stärkeren Verbindung und Distanzaufhebung der vorangegangenen Selbst- und Körperentfremdung. In Anbetracht ihrer Einsamkeit kann Lisa zumindest durch über die Selbstverletzung eine Verbindung zu ihrem Körper herstellen.

Resümierend spitzt sich in dieser Szene Lisas kindliche Einsamkeit sowie Bedürftigkeit zu einer vulnerablen Ausgangslage für die Selbstverletzung zu. Ohnmacht, Erschöpfung sowie Machtlosigkeit werden durch die selbstverletzende Handlung in Macht, Stärke sowie Kontrolle zu transformieren versucht. Die

Selbstverletzung dient der Wandlung eines fragilen, verletzten Selbst aus einer regressiven Position in ein erstarktes handlungsmächtiges Selbst. In Form der Selbstverletzung wird die für Lisa unkontrollierbare Verletzung reinszeniert mit dem wesentlichen Unterschied des Kontrollgewinns. Augenscheinlich kann über den verletzten Körper das eigene Selbst wieder gespürt werden, auch im Sinne der basalen Vergewisserung der eigenen Existenz. Der Körper als letztes verfügbares Objekt wird zu einem Ersatz für ein tröstendes Gegenüber.

Lisa erlebt ihre Selbstverletzungen wie eine „Sucht"; einen Drang, der nur vorübergehend zu einer Entlastung der kaum zu ertragenden Gefühlen führt:

> L: „Ich° /brauchte ((lauter)) das in dem Moment also des war wie ne /Sucht ((lauter)) ähm (.....) ich weiß nich wie andere vielleicht dann ne Zigarette rauchen oder irgendwelche anderen Drogen nehmen oder so es is (.) ähm (.....) also dass ich auch wirklich dachte wenn ich das grad nich machen konnte oh ich muss jetzt nach Hause oder und ich muss des jetzt machen"

Sequenzanalytische Rekonstruktion

Lisas laut ausgedrücktes Bedürfnis verleiht diesem ein Drängen, welches sich auf einen nicht näher bezeichneten, bestimmten Moment bezieht. Bei dem Vergleich mit einer Sucht wird diese weiter mit Personen, welche beispielsweise Zigaretten oder sogar Drogen konsumieren, ins Verhältnis gesetzt. Der immanente Abhängigkeits- sowie Schädigungsgrad verläuft dabei steigend. Das Drängen spiegelt sich auch in ihren Gedanken an die sinnlogische Selbstverletzung gerade dann wider, wenn sie diese in dem Moment nicht ausführen kann. Das dringende Bedürfnis formiert sich zu einem „muss", genau in dieser Situation „jetzt nach Hause" zu gehen und „des jetzt zu machen". Die Intensität steigert sich zu einem Druck, der einer selbstverletzenden Handlung als Ventil bedarf.

Szenische Rekonstruktion

Latent verweist die Sucht, der immanente Drang, auf eine druckauslösende Bedürftigkeit, welche scheinbar unmittelbar im selben Moment und ausschließlich durch eine Verletzung am Körper entladen werden kann.

Der Vergleich mit dem Suchtmittelkonsum verweist auf das destruktive Potenzial der selbstverletzenden Handlung sowie auf die nur kurz anhaltende Dauer der entlastenden Wirkung, bis erneut eine bedrängende Ausgangslage erreicht ist, welche vermeintlich nur durch die Selbstverletzung aufgelöst werden kann. Deutlich wird das Moment der Abhängigkeit von der selbstverletzenden Handlung als eine Art von Kompromisshandlung, welche das eigentliche Bedürfnis im Sinne einer Sehnsucht jedoch nicht zu stillen vermag. Die Selbstverletzung fungiert als ein unzureichender Ersatz, als eine autodestruktive, stellvertretende Handlung.

Das Haus, im Sinne von „zu Hause sein", als Ausführungsort der Selbstverletzung verweist auf einen privaten, ungestörten sowie geschützten Ort. Darüber hinaus wird durch das Sujet auch auf die Familie verwiesen, welche das Zuhause bewohnt, jedoch in der Szene unausgesprochen bleibt als Anker- oder Anlaufstelle für Lisas Bedürftigkeit – einer suchtartigen Sehnsucht.

Resümierend stellt die selbstverletzende Handlung eine autodestruktive Kompromisshandlung dar, mit welcher Lisa versucht sich von einer druckauslösenden Bedürftigkeit zu entlasten. Wie in den vorangegangenen Stellen herausgearbeitet, dienen auch hier der Körper und die selbstverletzende Handlung als Ersatzobjekt in Ermangelung ausreichend befriedigender Beziehungen.

6.2.7 Fallstruktur

Im Fall Lisa führt die biografische Ausgangslage als ein ungeplantes sowie bedrohtes Kind, welches in eine konflikthafte, fragile sowie unbeständige elterliche Beziehungsform hineingeboren wird, zu einer *ontologischen Unsicherheit*. Diese zieht sich wie ein roter Faden durch die verschiedenen Lebensbereiche, wie die Beziehungsgestaltung zu signifikanten Anderen sowie die Beziehung und den Umgang mit dem puberalen Körper.

Lisas Geburt scheint die Ursache für das Fortbestehen der konflikthaften sowie instabilen elterlichen Beziehung darzustellen. Folglich erhält der eigene Ursprung eine hohe Bedeutung einhergehend mit Verantwortung sowie Schuldgefühlen für die Situation der Eltern.

Die familiale Beziehungsdynamik ist besonders in Lisas Kindheit und Jugend geprägt von einem autoritären, aggressiven Vater, welcher seinen Ärger sowie Aggressionen sowohl in der Paarbeziehung als auch in der Beziehung zu seiner Tochter ausagiert. Die Mutter, selbst ohnmächtig, vermag es nicht, Lisa zu schützen. Die aggressiven und bedrohlichen Attacken des Vaters lassen auch Lisa verängstigt, gelähmt sowie hilflos und verletzt zurück, mit dem Gefühl schuldig zu sein.

Die passiv-zuschauende beziehungsweise abwesende Haltung der Mutter spitzt Lisas Schutzlosigkeit zu. Emotionale Vernachlässigung und Abweisung kennzeichnen die mütterliche Beziehung zu Lisa. Basale Bedürfnisse nach Nähe sowie Aufmerksamkeit bleiben unbefriedigt. Ebenso fehlt für drängende Affekte in der Not ein mütterlicher, haltgebender Resonanzrahmen. Wut, Kränkung und

Einsamkeit werden von Lisa durch eine trotzige Herstellung von Autarkie zu bewältigen versucht.

Der Vernachlässigung durch die Eltern stehen die *Großeltern als protektive Ressource* gegenüber. Lisa erfährt in dieser Beziehung eine kindgerechte, fürsorgliche, liebevoll-wertschätzende sowie schützende und emotional nährende Umgebung.

Die entwicklungsfördernden und behüteten Beziehungserfahrungen mit den Großeltern haben eine stabilisierende und teils ausgleichende Funktion, die jedoch nicht gänzlich die Mangelerfahrungen und Verletzungen kompensieren können. Die konstitutive Unsicherheit durch die mütterliche Vernachlässigung und Abweisung sowie die Ohnmachtserfahrungen und Schuldgefühle aus den väterlichen aggressiven Angriffen führen zu einer verstärkten Vulnerabilität sowie Bedürftigkeit als Ausgangslage für die Phase der Adoleszenz, insbesondere der puberalen Veränderungen.

Im Fall Lisa korrespondiert die Bedürftigkeit mit der aufmerksamkeitserregenden Selbstverletzung als Signal für ihren Unterstützungsbedarf.

In Ermangelung der Eltern als Resonanzkörper, insbesondere der Mutter, fungieren die *Selbstverletzungen als ein paradoxer selbstfürsorglicher Akt* auf Kosten der körperlichen Unversehrtheit. Die desolate Gefühlslage, bestehend aus Traurigkeit sowie Verzweiflung, Wut und Hilflosigkeit, formiert sich zu einem Spannungsbogen, der sich erst durch die *selbstverletzende Handlung als Ventil* entladen kann. Die kontrollierten Schnitte wirken dabei auch *strukturierend* angesichts der undefinierbaren Anspannung.

Vor dem Hintergrund der Angst und Wehrlosigkeit gegenüber den väterlichen Aggressionen entstehen bei Lisa ein Modus der Verkehrung der Schuld sowie insbesondere eine autodestruktive Aggression. In der selbstverletzenden Handlung wird die zerstörerische Aggression wiederholt und gleichzeitig die Wut darüber statt gegen den Vater gegen den eigenen Körper gerichtet. Die psychische Verletzung wird an den Körper abgegeben, von diesem aufgefangen und gehalten sowie durch die Wunde sichtbar und mittelbar gemacht.

Die vermeintliche Schuld wird durch die selbstverletzende Handlung als Selbstbestrafung im Sinne einer Wiedergutmachung reguliert. Dabei wird der Schmerz positiv als reinigend und erlösend wahrgenommen. Der psychische Schmerz wird in einen erträglichen physischen transponiert, welcher am Körper Ausdruck findet. Die tröstende Entlastung tritt für Lisa durch eine Distanzierung von dem abgewerteten sowie verletzten Körper ein – mit der Konsequenz einer Teilung zwischen dem Körper und dem Selbst.

Die Kränkungserfahrung sowie die Wut über die abweisende vernachlässigende Mutter richtet Lisa ebenfalls gegen sich, um die Mutter zu schützen sowie ‚als gut' zu bewahren. Der verletzte Körper symbolisiert die Vulnerabilität und

Schutzlosigkeit aufgrund der mütterlichen Vernachlässigung. Die Haut als Schutzhülle des Körpers wird durch die Selbstverletzung reinszenierend verletzt.

In Abwesenheit haltgebender Eltern tritt Lisa in eine *regressive Mikrointeraktion mit dem Körper* ein, in welcher dieser als ein Ventil für die nicht aushaltbaren Gefühle wirkt. Der Körper arriviert zu einem *omnipräsenten, garantierten Bindungsobjekt* – ein letztes verfügbares Gegenüber in einem Zustand von Hilflosigkeit und Bedürftigkeit.

Die basale Unsicherheit wirkt a priori verstärkend auf Lisas kindliche Einsamkeit sowie Bedürftigkeit. Ohnmacht, Erschöpfung sowie Machtlosigkeit werden durch die selbstverletzende Handlung als trotzig autarker Akt versucht in Macht, Stärke sowie Kontrolle zu transformieren. Das fragile, verletzte Selbst wird aus der regressiven Position via Selbstverletzung in ein wieder erstarktes, handlungsmächtiges Selbst aufgerichtet.

Im Lichte der ontogenetischen Unsicherheit führt das Spüren des Körpers via Selbstverletzung zu einer Art von existentieller Selbstvergewisserung – ein Gewahr werden der eigenen Leiblichkeit.

In Ermangelung von signifikanten Anderen, welche Lisas Grundbedürfnisse ausreichend befriedigen, entsteht eine Abhängigkeit von der stabilisierenden, selbstverletzenden Handlung als eine Kompromisshandlung. Auf die Selbstverletzungen zu verzichten gelingt Lisa durch die Unterstützung ihrer Freunde. Zugleich fällt die Beendigung der selbstverletzenden Handlungen in ihre erste Liebesbeziehung, in welcher ihre Bedürfnisse nach Halt und Liebe zumindest soweit erfüllt werden, dass sie auf autoaggressive Handlungen verzichten kann.

Die Auseinandersetzung mit dem puberalen Körper ist bedingt durch die konstitutive Unsicherheit, die Vulnerabilität sowie Lisas Bedürftigkeit. Lisa kann die Veränderungen des Körpers sowie das sexuell erwachte Begehren graduell konstruktiv in den Dienst nehmen, um den Mangelerfahrungen entgegenzuwirken. Die Erfahrung der ersten Menstruation im Alter von 12 Jahren, der Schrecken und die Unsicherheit, sind eingebettet in die unzuverlässige, konflikthafte Beziehung zu den Freundinnen, die jedoch gleichzeitig eine mütterliche Funktion übernehmen. Dabei wiederholt sich sowohl das Moment des Leidens unter den elterlichen Beziehungsformen als auch die unterstützende, fürsorgliche Funktion der Großeltern.

Die autarke Figur spiegelt sich in dem Stolz und der Freude über die Brustentwicklung wider, welche auch eine Lustquelle für die sexuelle Befriedigung in außerfamilialen Beziehungen darstellt. Lisa ist nicht mehr gänzlich auf die Mutter für die Befriedigung ihrer Bedürfnisse angewiesen. Die kindliche Sehnsucht und Bedürftigkeit nach fürsorglicher Liebe, Geborgenheit sowie Aufmerksamkeit werden auch durch das erwachte sexuelle Begehren und das Begehrt-Werden zu befriedigen versucht.

Die puberalen Veränderungen sind einerseits durch die familialen Beziehungserfahrungen beeinflusst und kontextualisiert. Andererseits werden die Aneignung des weiblichen Körpers und das sexuelle Begehren in Dienst genommen, um die Mangelerfahrungen durch eine vermeintliche Unabhängigkeit von der mütterlichen Bedürfnisbefriedigung aufzufangen. Eine Verstärkung der konstitutiven Verunsicherung kann bei der ersten Menstruation ausgemacht werden.

Die Schwangerschaft im Alter von 15 Jahren bildet einen biografischen Höhepunkt, in welchem die Vulnerabilität ausgelöst durch die mütterliche Vernachlässigung und Abweisung sowie die aggressive, autoritäre väterliche Reaktion mit generativer Auswirkung wiederholt wird.

Vorherrschende Abwehrmechanismen im Fall Lisa sind die besagte Verantwortungs- und Schuldübernahme sowie das Intellektualisieren und die Figur, Ängste und Unsicherheiten entgegengesetzt als schön oder erfreuend zu deklarieren und damit zu übergehen.

Resümierend stellen die selbstverletzenden Handlungen im Fall Lisa mehrdimensional zugleich Reaktion, Ausdruck sowie ein Bewältigungsversuch auf eine *ontologische Unsicherheit* dar, in Verbindung mit einer durch die mütterliche Vernachlässigung und Abweisung verursachten Verletzungsoffenheit. Diese wird durch die väterlichen aggressiven sowie schuldzuweisenden Angriffe verstärkt und führt zu erheblichen Verletzungen. Den Selbstverletzungen kommt im Fall Lisa vornehmlich die Funktion der *autoaggressiven Selbstfürsorge* zu. Die Verletzungsoffenheit führt durch das elterliche destruktive Potenzial zu der ungewollten Schwangerschaft. An dieser Stelle wird deutlich, dass die protektiven Beziehungserfahrungen der Großeltern und Freunde zwar Mangelerfahrungen aus den Primärbeziehungen abschwächen, jedoch für eine gänzliche präventive Selbstfürsorge nicht ausreichen.

6.3   Svenja – „ich mach des ja trotzdem noch"

Interviewkontext

Svenja ist zum Zeitpunkt des Interviews 23 Jahre alt. Sie begründet die Teilnahme an dem Interview damit, dass sie kein typischer Fall von Selbstverletzungen sei, da sie keine belastenden Erfahrungen erlebt habe und sie daher interessant sein könnte für die Studie. Das Interview dauert drei Stunden und 15 Minuten.

6.3.1 Biografisches Kurzportrait

Svenja wird als ältestes Kind während eines berufsbedingten Aufenthaltes der Eltern in Spanien geboren. Ihr jüngerer Bruder folgt im Abstand von drei Jahren. Aufgewachsen ist Svenja in einer Kleinstadt. Der Vater ist als Verwaltungsbeamter im mittleren Dienst tätig, in Verbindung mit intermittierenden Tätigkeiten in deutschen Botschaften im Ausland. Svenja ist 16 Jahre alt, als die Familie aufgrund der beruflichen Tätigkeit ihres Vaters ein Jahr in Spanien verbringt. Die Mutter ist bis zu Svenjas zwölftem Lebensjahr Hausfrau und nimmt anschließend eine Tätigkeit als Bankkauffrau auf.

Nach dem Abitur zieht Svenja in eine deutsche Großstadt, um ein einjähriges Praktikum zu absolvieren. Im Anschluss nimmt sie ein Studium der Soziologie mit dem Nebenfach Spanisch auf. Ihr Bruder befindet sich zum Zeitpunkt des Interviews ebenfalls im Studium.

Selbstverletzendes Verhalten: Im Alter zwischen 14-17 Jahren verletzt sich Svenja circa alle zwei Monate selbst. Auf selbstverletzende Handlungen ist sie durch eine Klassenkameradin aufmerksam geworden, deren Narben sie gesehen hat. Svenja führt sich die Selbstverletzungen mit einer Nagelschere an Armen und Beinen zu. Ihr gelingt es, die selbstverletzenden Handlungen zu beenden, ohne Beratungs- oder Therapieangebote in Anspruch zu nehmen. Als ausschlaggebend dafür benennt sie die Beziehung zu ihrem Freund, der mit Unverständnis darauf reagiere. Svenja ist seit sechs Jahren mit ihrem Freund liiert.

6.3.2 Initialszene

Während in der vorangegangen Fallrekonstruktion, die in allen Interviews angewendete Erzählaufforderung in gebotener Ausführlichkeit mit den impliziten strukturellen Ambivalenzen und Spannungsverhältnissen rekonstruiert wurde, liegt in den folgenden Falldarstellungen der Fokus der Lesbarkeit halber auf der Reaktion der Interviewten. Auf die Erzählaufforderung antwortet Svenja mit einer vergleichsweisen kurzen Eingangserzählung von etwa 13 Minuten, in der lange Pausen von bis zu 80 Sekunden auffallen. Die Kürze sowie die Pausen deuten im Lichte der Initialszene auf ein Ringen um die Bewältigung, ihre Lebensgeschichte zu erzählen, welche anhand der folgenden Interviewauszüge ausdifferenziert werden sollen. An den Erzählstimulus knüpft Svenja wie folgt an:

> S: „Oha ((lacht)) *((lacht))* ähm also soll ich jetzt äh ich komm zum Beispiel nicht aus deutsche Großstadt soll ich dann auch jetzt (.) ich kann ja auch darüber erzählen wo ich dann herkomme (und so) *mh* ja (.)“

Sequenzanalytische Rekonstruktion

Svenja reagiert erstaunt, was sich affektiv in dem spontanen und ohne Pause anschließendem „oha" entlädt, gefolgt von einem Lachen, dem sich die Interviewerin verbindend anschließt. Ihr Erstaunen verweist darauf, eine solche Erzählaufforderung nicht erwartet zu haben. Svenja scheint die ‚große' Aufgabe, ihre Lebensgeschichte zu erzählen, zu imponieren. Die Sequenz „ähm soll ich jetzt äh" kann als eine unsichere Suchbewegung nach einem Erzählanfang interpretiert werden. Die Wendung „soll" verweist im Gegensatz zu einem ‚kann' auf eine Pflicht, der Erzählaufforderung nicht nur nachzukommen, sondern gleichzeitig den Anforderungen der Interviewerin gerecht zu werden. Obgleich eine Frageintonation fehlt, verweist die Sequenz auf eine mögliche Frage, deren Antwort den Erzählstimulus konkretisieren und damit eine Hilfestellung bieten würde. Entgegen der Erwartung einer solchen Frage oder der Satzbeendigung durch ein nachfolgendes Verb stockt Svenja. Der folgende Abbruch und die Interjektion „äh" verweisen wiederholt auf ihre unsichere Suche nach einem Erzählanfang. Der nächste Versuch eines Erzählbeginns wird von Svenja interessanterweise durch eine Negation eingeleitet „ich komm zum Beispiel nicht aus deutsche Großstadt". Erwartungsgemäß hätte sie an dieser Stelle mit ihrer Geburt beginnen oder den Ort benennen können, aus dem sie stammt. Svenja jedoch versucht sich selbst zu verorten, indem sie auf einen Ort weist, aus dem sie „nicht" stammt. Durch die Negation entsteht eine Leere, wodurch die Selbstverortung ausbleibt. In der nahezu wortwörtlich wiederholten Sequenz „soll ich dann auch jetzt (.)" manifestieren sich erneut Momente der Unsicherheit, eine Suchbewegung sowie ein an die Forscherin gerichteter Frageansatz nach einer konkreten Erzählanweisung. Anschließend fährt Svenja fort: „ich kann ja auch darüber erzählen wo ich dann herkomme *mh* ja". In dem Verb ‚können' liegt das Vermögen über die Herkunft, die Abstammung oder die eigenen Wurzeln und den Ursprung („herkomme") zu sprechen. Das Wort „kann" schwächt die Intention in dem Satz ab und wandelt diesen in einen Vorschlag oder gar eine Frage um. Mit dem Angebot und der Frage wird eine Reaktion der Interviewerin provoziert, die Svenja auf ihrer unsicheren Suche nach einem Beginn helfen würde. Diese lässt sich darauf ein und antwortet bestätigend mit „*mh*" als eine Art Verständigung über die Herkunft als Beginn ihrer Lebensgeschichte.

Szenische Rekonstruktion

Deutlich wird Svenjas Überforderung mit der offenen Erzählaufforderung. Sie versucht in ihrer Orientierungslosigkeit, die Erwartungen der Interviewerin durch angesetzte Fragen und Vorschläge auszuloten. Durch das Ausbleiben einer Präzisierung der Frage als Hilfestellung seitens der Forscherin steigert sich Svenjas Verunsicherung im Verlauf, sie kommt narrativ ‚ins Schleudern'. Auf sich zurückgeworfen, schlägt Svenja einen Anfangspunkt für ihre Lebensgeschichte vor, den sie aus der besagten Negation herausschält.

Auf die latente Ebene verweist die Figur der Negation. Aufgrund der Ausrichtung an den Erwartungen der Forscherin bei gleichzeitigem Zurückgeworfensein auf sich selbst entsteht ein Moment der Orientierungslosigkeit und Leere.

Resümierend kann eine deutliche Ausrichtung an den Erwartungen der Forscherin rekonstruiert werden. Auf sich selbst zurückgeworfen, orientierungslos und verunsichert ringt Svenja um einen selbstbestimmten Beginn ihrer Lebensgeschichte. Die Figur der Negation verschleiert die ‚Leerstelle', an der eigentlich ihre Herkunft, ihr Ursprung stehen müsste – oder im übertragenen Sinn ausgedrückt: die Geburt eines eigenständigen Selbstbildes.

6.3.3 Biografische Ausgangslage

Im Anschluss an den Verständigungsprozess beginnt Svenja ihre Lebensgeschichte wie folgt:

> S: „Also ich ähm komm aus einer Familie die ähm aus Deutsche Kleinstadt kommt in Bundesland X und (.) meine Eltern sind nach Region Y gezogen ähm (.) w- des Berufs wegen also mein Vater hat äh is Verwaltungsbeamter *mh* und deswegen sind wir da <u>hingezogen</u> und dort bin ich auch (.) größtenteils dann aufgewachsen also die Erinnerung an die ich mich (.) die ich habe spielt sich nur dort eigentlich ab ja (.) *okay* (.) äh:m (.) ich hab einen kleineren Bruder (.) der drei Jahre Abstand zu mir hat (.)°*mh*° ähm (…)"

Ihre Ankündigung, mit ihrer Herkunft zu beginnen, löst Svenja vorerst nicht ein. Abermals stockt sie unsicher: „also ich ähm". Wiederholt wird deutlich, wie schwer es ihr fällt, narrativ einen Anfang für ihre Lebensgeschichte zu finden. In ihrem nächsten Erzählansatz führt sie ihre Familie als Herkunftsort ein. Interessanterweise bringt Svenja ihr ‚Vergangenheits-Ich' nicht durch ihre Geburt in die biografische Erzählung ein, sondern führt ihren Ursprung auf ihre Familie als Ganzes zurück („komm aus einer Familie"), deren Herkunft sie regional lokalisiert. Der unbestimmte Artikel („einer") in Bezug auf ihre Familie wirkt distanziert und unspezifisch, als ob es sich um irgendeine Familie unter vielen anderen handeln würde. Der Ausdruck „ich komm" verweist auch auf eine Wegbewegung aus der Familie heraus im Sinne einer Entfernung. Es folgt eine Verortung ausgehend von ihrem „ich", zu ihrer „Familie" über die „deutsche Kleinstadt" bis hin zu „Bundesland X". Folglich lokalisiert sie sich und ihre Familie nicht nur regional, sondern ‚zoomt' ihr Ich auch gleichzeitig in die Vergangenheit. Svenjas Herkunft und im Besonderen ihre Geburt bleiben bis hierhin folglich weiter diffus. Der Umzug wird von dem Beruf des Vaters als Verwaltungsbeamter determiniert, woraus ein hoher Stellenwert seiner Arbeit abgeleitet werden kann. Die nachfolgende Sequenz „und deswegen sind wir da <u>hingezogen</u>" leitet Svenjas Anwesenheit bei dem Umzug durch das Pronomen ‚wir' ein. Svenja fährt fort „dort bin ich auch (.) größtenteils dann aufgewachsen". Folglich gibt es noch einen anderen, hier unbenannten Ort, in dem sie auch aufgewachsen ist. Die anschließende Sequenz „also die Erinnerung an dich ich mich (.)" fällt in zweifacher Weise auf: Erstens spricht Svenja von ‚Erinnerung' im Singular, ein Ausdruck der impliziert, nur eine Erinnerung an das Aufwachsen zu haben. Das bedeutet im Umkehrschluss eine fehlende Differenzierung von Erinnerungen an bestimmte Situationen, Orte und Menschen. Zweitens irritiert die grammatikalische und logische Anordnung, wonach zum einen ein Verb fehlt und zum anderen inhaltlich zwangsläufig nur das Verb ‚erinnere' folgen könnte. Durch die indirekt aufeinanderfolgenden Wörter ‚Erinnerung' und potentiell ‚erinnere' entsteht eine Tautologie, welche auch hier zu einer inhaltlichen Leere führt, denn offen bleibt um welche Erinnerung es sich handelt. Die inhaltlich irritierende Satzkonstruktion bleibt auch von Svenja nicht unbemerkt, sie bricht ab und korrigiert sich mit „die ich habe spielt sich nur dort eigentlich ab ja (.)". Ihre singuläre Erinnerung „spielt sich nur dort eigentlich ab" deutet zum einen auf das Einsetzen ihrer Erinnerung in einem bestimmten Lebensalter, welches Svenja mit dem Umzug an diesen Ort verbindet. Zum anderen weist das Verb ‚abspielen' verbunden mit nur einer Erinnerung an ihr Aufgewachsensein auf einen Erinnerungsstrom oder -film. Erwartungsgemäß würde Svenja jetzt beginnen, sich auf die von ihr angedeutete frühe Erinnerung einzulassen und diese als Antwort auf die Erzählaufforderung der Forscherin „ganz weit vorne zu beginnen" zu erzählen. An dieser Stelle reagiert die Interviewerin auf Svenjas „ja" ebenfalls affirmativ durch ein „okay", welches als Zustimmung und Verbindung interpretiert werden kann, jedoch bei Svenja zu einer Verzögerung mittels „ähm" führt mit einem anschließenden inhaltlichen Bruch. Statt von den an dieser Stelle zu erwartenden Erinnerungen zu erzählen, behält Svenja die formale Ebene bei, indem sie ihren jüngeren Bruder und dessen Altersabstand einführt. Erinnerungen können mit schönen, aber auch schwierigen Affekten verbunden sein und damit die bestehende Unsicherheit steigern. Dagegen bieten Fakten, wie die Geschwisteranzahl, einen sicheren Boden.

Szenische Rekonstruktion

Der Interviewausschnitt ist durch eine beschreibend formale Sprache ohne Erzählelemente und Affekte gekennzeichnet, die aus Svenjas reflexiver und kontrollierter Erzählart resultiert.

Latent verschwindet einerseits ihr Ich amalgierend im familialen Wir, andererseits konturiert sich Svenja durch ihre Familie und deren regionalen Bewegungen, welche durch den Vater determiniert erscheinen. Durch das Fehlen ihrer Geburt bis hierhin, lässt sich das Ich in der von Bewegung geprägten Szene schwer ausmachen und zeitlich einordnen. Signifikanterweise bleibt nicht nur die Geburt unbenannt, Svenja erwähnt auch ihre Mutter nicht. Diese kommt nur in ihrer Funktion als Elternteil vor, weniger jedoch als Individuum. Im Gegensatz dazu zeigt sich ein schärferes Bild von dem Vater, welcher die familialen Bewegungen in Form von berufsbedingten Umzügen bestimmt. Außer dem Vater ist keines der anderen Familienmitglieder als Person erkennbar, da sie keine Eigenschaften besitzen, und auch der Vater ist ausschließlich durch seinen Beruf markiert. Analog zu den mangelnden Konturierungen der einzelnen Familienmitglieder verschmelzen Svenjas Kindheitserinnerungen. An das Aufwachsen gibt es nur eine Erinnerung, die sie nicht ausdifferenziert und erzählerisch bebildert.

Resümierend bleibt Svenjas Geburt in der Narration weiterhin diffus, wodurch sie als einzelne Person nur schwer ausgemacht werden kann. Anders ausgedrückt fehlt die Geburt eines eigenständigen Selbst. Dagegen verschwindet Svenjas Ich im familialen Wir und bleibt folglich blass. Gleichzeitig konturiert sie sich durch ihre Familie. Die mangelnde Selbstabgrenzung stellt eine Gemeinsamkeit zwischen Mutter und Tochter, den beiden Frauen in der Familie, dar. Dagegen konnte ein die familialen Bewegungen dominierender Vater rekonstruiert werden.

Im Folgenden werden anhand der Interviewdynamik einer Szene aus der Stegreiferzählung Svenjas Bemühungen, sich selbst darzustellen, weiter ausdifferenziert:

> S: „Ja es is relativ schwierig jetzt ähm (.) also man überlegt sich oder ich überleg mir jetzt was (.) was jetzt noch <u>interessant halt sein könnte</u> zu erzählen aber des is erstmal völlig egal ne *mh (.) alles was dir einfällt* ja (.......................................) (40s)“

Deutlich wird in dieser Sequenz eine reflexive Perspektive, welche sich in dem Verhältnis von „man“ zu „mir“ und ihrem Nachdenken und Abwägen („überleg“) manifestiert. Wie auch zuvor, bildet dabei die Forscherin den Bezugspunkt. An dieser Stelle konkretisieren sich Svenjas Überlegungen: sie möchte den Interessen der Forscherin entsprechen, d.h. sie sucht nach einer Relevanzsetzung für ihre Lebensgeschichte und Selbstpräsentation durch die Forscherin. Eine eigenständige und selbstbestimmte Relevanzsetzung dagegen erscheint für sie „relativ schwierig". Die Wendung „interessant halt sein" beinhaltet – wie ausgeführt – die Orientierung an jemandem („erzählen") und gleichzeitig die Referenz auf das Selbst mit der Überlegung: was ist anziehend und bedeutungsvoll („interessant") an mir für die Forscherin[84]. Svenja relativiert ihre Überlegungen rückversichernd und auffordernd zugleich: „ne" im Sinne von ‚nicht wahr'. Die Forscherin kommt der Aufforderung nicht nach, sondern verweist Svenja auf sich selbst zurück mit der Einladung zur Spontanität („einfällt") im Vergleich zu den reflexiven Überlegungen. In Ermangelung konkreter Fragen von der Forscherin entsteht eine verhältnismäßig lange Pause von 40 Sekunden, in der sich mit Blick auf den bisherigen sequenziellen Verlauf erneut die Leere erstreckt.

Szenische Rekonstruktion

Latent verweist das bereits sequenzanalytische rekonstruierte Verhältnis zwischen „man" und „mir", auf eine reflexive, distanzierte sowie kontrollierte Erzählperspektive mit einer starken Ausrichtung an der Forscherin. Die inhaltlichen Überlegungen beziehen sich auf etwas Faszinierendes und Spannendes an Svenja und ihrer Lebensgeschichte. Anders ausgedrückt ringt Svenja um eine Bedeutsamkeit für die Forscherin. Jedoch wird ihr Selbstbild in der Ausrichtung auf das Gegenüber eher konturlos.

Resümierend erscheint Svenjas reflexive und kontrollierte Narration wie eine Kompassnadel an der Forscherin ausgerichtet. Freigelegt werden kann Svenjas Wunsch, interessant herauszuragen und bedeutsam zu sein. Zugespitzt handelt es sich um den Versuch einer Selbstinszenierung als interessant und bedeutungsvoll mit Blick auf die Forscherin. Insbesondere entsteht Svenjas Verunsicherung auch dadurch, dass sich die Forscherin als leitendes Gegenüber entzieht. Dies führt zu einem Bruch in der narrativen Selbstinszenierung, die folglich nicht nur misslingt, sondern die Leere in ihrem Selbstbild offenbart.

Als Zwischenresümee wird eine vorläufige Hypothese einer Fallstruktur vorgestellt:
Bei Svenja konnte ein von Unsicherheit geprägter Erzählstil rekonstruiert werden, welcher sich durch einen objektivierten, von Fakten geprägten und eher

---

[84] Ihr Bedürfnis, für das Gegenüber interessant und bedeutsam zu sein, wird auch bestätigt durch die eingangs erwähnte Begründung, kein typischer Fall von Selbstverletzungen zu sein.

affektlosen Erzählmodus auszeichnet. Infolgedessen entsteht eine Distanzierung sich selbst gegenüber und ein tendenziell reflexiver Erzählmodus.

Interviewdynamisch ermöglicht diese Vogelperspektive Svenja eine kontrollierte und wohl überlegte Erzählweise, welche sehr an den Erwartungen der Forscherin ausgerichtet ist. In Ermangelung einer Außensteuerung wirkt sie orientierungslos und verunsichert. Svenja ringt um Eigenständigkeit in Abhängigkeit zur Forscherin.

Der eigene Ursprung, die Geburt von Svenja, bleibt narrativ aus, wodurch sie als einzelne Person im familialen Gewebe nur schwer ausgemacht werden kann. Das Ich verschwindet in dem familialen Wir. Gleichzeitig versucht sie sich durch ihre Familie zu konturieren.

Svenjas Mutter kommt als eigenständige Person nicht vor. Als den beiden Frauen in der Familie ist Mutter und Tochter die eher mangelnde Eigenständigkeit gemein. Im Gegensatz dazu konnte ein dominierender Vater rekonstruiert werden.

Anhand der *Interviewinteraktion* konnte Svenjas Versuch, sich der Forscherin gegenüber als interessant und bedeutsam zu inszenieren, rekonstruiert werden. Die Selbstinszenierung misslingt jedoch und die damit einhergehenden narrativen Brüche verweisen stetig auf die Leerstellen. Anders ausgedrückt wird durch den ständigen Bezug auf die Forscherin ein Selbstbezug erheblich erschwert.

Die Figur der Negation kann als eine Verschleierung der an unterschiedlichen Stellen auftretenden Leerstellen interpretiert werden, die sich auf ihre Herkunft, im Sinne der Geburt bezieht, auf ihre mangelnde Eigenständigkeit und das blasse Selbstbild.

6.3.4 Familiale Beziehungen

In diesem Kapitel wird anhand von drei Szenen die Beziehung zwischen Svenja und ihren Eltern veranschaulicht. Ertragreich für die Beziehung zu ihrem Vater ist eine Szene, in welcher der Umgang mit Konflikten illustriert wird. Die anschließende Antwort erfolgt auf die Frage der Forscherin nach einer Erinnerung an einen Streit in der Pubertät:

S: „Mit meiner Mutter? *mh* (.................) (17s) hm ((tiefes Ausatmen)) (.................) (18s) nee also da fällt mir jetzt spontan nichts ein (.) mit meinem Vater eher °*mh*° des war ja so mit ihm (.) also ich bin dann hal- /ich hatte dann halt den Computer ((leicht lachend)) und bin dann auch relativ viel dran gewesen und des hat (.) sich dann auf meine schulischen Sachen ausgewirkt (.) und dann (.) hatte er die Idee mir so ne Sperre einzubauen dass ich nur noch zwei Stunden am /Tag ((leicht lachend)) da dran sitzen kann (.) *mh* und des ging mir total gegen den Strich und (.) da:s hab ich dann auch (...) gesa:gt aber ich bin nie so also wir sind nie so (.) auf <u>Konfrontation</u> gegangen"

Sequenzanalytische Rekonstruktion

Die Frage nach einem Streit in der Pubertät bezieht sich zunächst nicht auf bestimmte Personen. Svenja fällt ihre Mutter als naheliegend ein. In der Erwartung
von typischen Auseinandersetzungen in der Pubertät mit der Mutter irritiert Svenjas verneinende Antwort nach den beiden längeren Pausen. Stattdessen nimmt sie
Bezug auf ihren Vater: „des war ja so mit ihm". Dieser Ausdruck deutet auf eine
typische Haltung oder Charaktereigenschaft in der Beziehung mit dem Vater hin,
welche negativ konnotiert erscheint wie das folgende Gedankenexperiment bei-
spielhaft veranschaulicht: „das war ja so mit ihm, er hatte abends getrunken und
wurde folglich laut." Mit Blick auf die zeitliche Nutzung ihres Computers wird
durch das Adjektiv „relativ" die Frage der Perspektive sowie die der Verhältnis-
mäßigkeit zu anderen Handlungen oder Dinge ausgedrückt, wie folglich die „schulischen Sachen". Im Lichte der vorangegangenen Sequenzen resultieren die Auswirkungen „des hat (.) sich dann" aus einer zeitlichen Unverhältnismäßigkeit von
Computerkonsum und schulischen Angelegenheiten. Svenja schildert die Reaktion des Vaters mit der „Idee" eine „Sperre einzubauen", um den täglichen Zeitraum zu reglementieren. Svenja fährt fort „des ging mir total gegen den Strich",
wodurch sie ihren uneingeschränkten Widerwillen ausdrückt. In der anschließenden Sequenz „und (.) da:s hab ich dann auch (...) gesa:gt" fallen die Wortdehnun-
gen sowie das Stocken durch die Pause auf, welche die Verbalisierung ihres Un-
mutes zögerlich erscheinen lässt. Anschließend fährt Svenja mit der Konjunktion
„aber" fort, die einen Vorbehalt und eine Einschränkung ankündigt: „ich bin nie
so also wir sind nie so (.) auf Konfrontation gegangen". Ihr zunächst klar artiku-
lierter Unmut fällt im sequenziellen Verlauf sichtlich zu einem zögerlichen Ausdruck gegenüber dem Vater zusammen. Ihr Widerwillen droht auch noch durch
die Verneinung („ich bin nie") ganz zu verschwinden. Es folgt ein Bruch, welcher
Lesarten mit folgendem Fluchtpunkt zulässt: nie durchgekommen zu sein mit ihren Bedürfnissen oder auf die eigene Befindlichkeit: nie wütend oder laut geworden zu sein. In der anschließenden Sequenz wird aus dem Ich ein Wir – die Differenzierung wird aufgehoben und stattdessen darauf verwiesen, dass es beiderseits
keine Auseinandersetzungen über die konträren Meinungen gab.

Szenische Rekonstruktion

Auf den latenten Gehalt der Szene verweist die erstaunliche Verneinung einer Erinnerung an einen Streit mit ihrer Mutter in der Pubertät. Trotz der langen Pausen
des möglichen Nachdenkens, fallen Svenja keine Streitsituationen mit ihrer Mutter

ein. Ein Streit ist in der Regel gekennzeichnet durch eine verbale Auseinandersetzung, in der beispielsweise divergierende Bedürfnisse oder Standpunkte ausgetragen werden. Affektiv kann dieser in unterschiedlicher Intensität durch Ärger, Wut oder Aggression aufgeladen sein. *Vor allem jedoch ist ein Streit eine Manifestation von Differenzen – die Svenja mit Blick auf ihre Mutter nicht einfallen oder unaussprechlich scheinen.*

Svenja hat eher Erinnerungen an einen Streit mit ihrem Vater als mit ihrer Mutter. Das von Svenja angeführte Beispiel zeugt jedoch von keiner Auseinandersetzung, bei der konträre Ansichten diskutiert und gemeinsame Kompromisse sowie Möglichkeiten ausgehandelt werden. Vielmehr wird hier im Zuge einer väterlichen Autorität ein hierarchisches Verhältnis deutlich, in welchem dieser dominierend durch ‚das Schaffen von Fakten' eingreift, als eine Art von ständig kontrollierender Instanz in Form der Computersperre. Dagegen scheint sich Svenjas Widerwille und Ärger über die väterliche Intervention zunehmend aufzulösen – die konträren Haltungen und die damit verbundenen möglichen Affekte werden eher vermieden. Eine Auseinandersetzung über ihr Anliegen und die Haltung des Vaters erscheint eher nicht möglich. Das väterlich dominierende Eingreifen lässt wenig Raum für Svenjas Unmut und Wut zu.

Resümierend konnte eine väterlich autoritäre Figur rekonstruiert werden. Sowohl Svenja als auch ihr Vater vermeiden eine Auseinandersetzung über die differenten Ansichten. Der Konflikt wird stattdessen durch eine autoritäre Position des Vaters geregelt, die eine Mitteilung von Svenjas Bedürfnissen und Gefühlen des Ärgers erschwert. Die verbalisierte fehlende Erinnerung an einen Streit mit ihrer Mutter in der Pubertät verweist auf unaussprechliche Differenzen in der Beziehung, welche in diesem Kapitel anhand weiterer Interviewausschnitte zu konkretisieren sind.

Die familiale Kommunikation soll weiter anhand einer Szene veranschaulicht werden, in der nach dem Umgang mit den Schmerzen gefragt wurde:

S: „Ich hab schon das Gefühl dass ich mit <u>allem</u> über (.) äh über alles mit meinen Eltern reden könnte mit über jeden Schmerz °*mhm*° aber die Hemmschwelle des wirklich zu tun is (.) ähm relativ hoch sag ich mal *mh* was daran liegt wahrscheinlich dass /wir alle so emotional sind ((leicht lachend)) und das is einfach emotional so aufreibend is also (.) *mh* ähm (…) ja (.) ich glaub das ha- würde mich daran hindern (.....) ähm (..) ich könnte mir vorstellen dass es bei anderen Familien vielleicht so is dass man wenn man einen seelischen Schmerz hat (.) dass man das mal so am Abendbrotstisch oder so <u>sagt</u> irgendwie und einfach das so in Raum wirft (.) *mhm* und dass dann darauf eingegangen wird und das dann kommentiert wird oder so (.) und ähm das is eigentlich bei uns eher <u>nich</u> so °*mhm*° (.) gewesen also (….) es is eher so im Verborgenen so n bisschen (.) geblieben *mh* (..)"

Sequenzanalytische Rekonstruktion

Svenja drückt eine zögernde Zustimmung aus „schon das Gefühl" zu haben, dass sie mit ihren Eltern über alles „reden könnte". Svenjas Bereitwilligkeit, uneingeschränkt sowohl über somatische als auch seelische Schmerzen zu sprechen, steht ein Vorbehalt („aber") in Form einer „Hemmschwelle" gegenüber, durch die sie sich folglich gehindert fühlt, gerade mit ihren Eltern über schmerzliche Themen zu sprechen. Die Schwelle ihrer Hemmung wird von Svenja als vergleichsweise hoch bemessen. Svenja führt eine Begründung aus „wahrscheinlich dass /wir alle so emotional sind ((leicht lachend)) und das is einfach emotional so aufreibend is". Vermittelt durch das Adjektiv „emotional" werden gefühlsbetonte Äußerungen, Regungen sowie Handlungen. Die Steigerung „so emotional" kann als emotional empfindsam gedeutet werden, wie beispielsweise leicht zu Tränen gerührt oder schnell verletzbar zu sein. Die gesteigerte Emotionalität bezieht sich interessanterweise auf „alle", das heißt sinnlogisch auf die gesamte Familie einschließlich Svenja. Der Ausdruck „emotional aufreibend" verweist auf eine Anstrengung, die bis zur Erschöpfung reichen und darüber hinaus zermürbend, kräftezehrend und ermüdend sein kann, also im Ganzen nicht entlastet, sondern belastet. Bestätigend und verunsichernd zugleich („ja (.) ich glaub das ha- würde mich daran hindern") referiert Svenja auf die emotionale Belastung. Svenja eröffnet zaghaft („ich könnte mir vorstellen") einen Vergleich mit anderen Familien, in denen seelische Schmerzen verbalisiert werden, „dass man das mal so am Abendbrotstisch oder so <u>sagt</u> irgendwie und einfach das so in Raum wirft". Das Abendbrot als ein familiales Zusammenkommen am Ende des Tages bildet den Rahmen, um den Schmerz verbalisieren zu können. Etwas in den Raum zu werfen, meint sinnbildlich etwas noch Unvermitteltes einzubringen, „und dass dann darauf eingegangen wird und das dann kommentiert wird." Verbunden mit dem Verb „eingehen" ist etwas aufzunehmen, zu verstehen und zu „kommentieren" im Sinne von Anmerkungen machen, sowie Erklärungen und Meinungen abgeben. Svenja resümiert: „das is eigentlich bei uns eher <u>nich</u> so °*mhm*° (.) gewesen also (....) es is eher so im Verborgenen so n bisschen (.) geblieben". Die vorgestellten Umgangsweisen mit seelischen Schmerzen in anderen Familien stehen im Kontrast zu ihrer eigenen Familie. Mit dem Adverb „eigentlich" verweist Svenja vorsichtig auf ihr Erleben. Svenja fährt fort mit: „es is eher im Verborgenen so n bisschen (.) geblieben". Auffallend ist das Pronomen „es", welches sich sinnlogisch auf den seelischen Schmerz bezieht, jedoch grammatikalisch nicht logisch übereinstimmt. Das „es" repräsentiert das Subjekt und verweist auf einen Sachverhalt oder eine Person, welche entpersonalisiert wurde. Kontrastierend kann das Subjekt „es" durch ‚man' oder ‚ich' ersetzt werden: Man ist/ich bin „eher so im Verborgenen so n bisschen geblieben". Deutlich wird an diesem Beispiel eine Art des Nicht-wahrgenommen-

Werdens von einzelnen Personen in der Familie und deren schmerzlichen Themen. Das Pronomen „bisschen" verweist sowohl auf das Verborgene, mit welchem dieses eingeschränkt wird, als auch auf das Verb „geblieben", womit die Vergangenheit nicht allein und folglich auch die Gegenwart betroffen erscheint.

Szenische Rekonstruktion

Für Svenja wäre es tendenziell eine Belastung, sich ihrer Familie mit schmerzlichen Themen aufgrund der aufreibenden Emotionalität anzuvertrauen. Ihre Eltern scheinen Svenja keinen unterstützenden Rahmen anbieten zu können, im Gegensatz zu ihrem imaginierten Beispiel, welches auch als eine Art Wunschvorstellung gelesen werden kann. In dem vorgestellten familialen Rahmen können seelische Schmerzen, im Sinne einer Verletzung, verbalisiert werden sowie das damit verbundene Leid und eine mögliche Traurigkeit in der Familie (aus-)gehalten werden. Der seelische Schmerz wird beim Abendbrot verbalisiert, verbunden mit der Hoffnung auf ein Echo, eine familiale Resonanz, die zur Entlastung und Beruhigung führt. Sehr emotionale Eltern reagieren dagegen eher selbst betroffen, besorgt oder empfindsam. Sofern keine Schmerzen verbalisiert werden können, können am Ende des Tages nur erfreuliche Ereignisse berichtet werden oder affektlose Beschreibungen, welche auf eine harmonisierende Atmosphäre deutet. Durch die Vermeidung von belastenden Gefühlen und Erlebnissen im familialen Bereich ist Svenja mit der Verarbeitung dieser eher auf sich gestellt. In der Konsequenz steigt die Hemmschwelle, sich dem Schmerz anzuvertrauen. Folglich bleibt Svenja mit dem möglichen Leid tendenziell alleine.

Resümierend kann ein familialer Resonanzrahmen rekonstruiert werden, in welchem etwaige psychische Schmerzen mit den vielmals verbundenen Affekten von Trauer, Sorge, Angst, aber auch mögliche Aggressionen tendenziell schwer ausgehalten werden. Das Gemeinsame in der Familie und damit auch das Verbindende ist die verstärkte Emotionalität, welche vereint, jedoch den Einzelnen mit seinem Leid weniger wahrnimmt. Erschwert wird eine konstruktive und tröstende sowie haltgebende Umgebung. Mögliches Leid bleibt im Dunkeln und damit unbemerkt. Dagegen liegt eine harmonisierende Familienatmosphäre bei mangelnder Selbstabgrenzung unter den einzelnen Familienmitgliedern nahe.

Die Beziehung zur Mutter

In der gesamten Eingangserzählung bleibt Svenjas Mutter als eigenständige Person unbenannt. Um diese Lücke zu schließen, wird im Folgenden eine Interviewpassage angeführt, welche die Beziehungsgestaltung zwischen Tochter und Mutter veranschaulicht. Auf Nachfrage der Interviewerin zur Beziehung mit der Mutter spricht Svenja erstmals nach einer Stunde über diese:

> S: „Ähm (.....) seit ich in der Pubertät bin was ich so ab vierzehn ungefähr (.) einschätzen würde (.) °mh° oder in der Zeit wo ich in dieser Phase <u>war</u> (.) ähm war die Beziehung zu meiner Mutter n- nicht gut ich denk mal dass des auch normal is (.) es hat dann da so n (.) so ne Distanz irgendwie stattgefunden also vorher war w- war das (…) eine also sie war meine Mutter aber wir waren aber auch Freundinnen also (.) °mh° und dann wars irgendwie so ne Distanz (..) ähm von /<u>mir aus</u> ((lauter)) (..) u::nd ähm des wurde dann so durch dieses Spanienjahr (.) wieder unterbrochen (.) °hm° also da hat des dann irgendwie wieder (.) geklappt (.) *mh* sich anzunähern und jetzt haben wir wieder ne gute Beziehung"

Sequenzanalytische Rekonstruktion

Die Sequenz „seit ich in der Pubertät bin", enthüllt gemäß dem Prinzip der Wörtlichkeit den Gegenwartscharakter der Pubertät als Phase, die sich auf die körperlichen Veränderungen bezieht, jedoch alltagssprachlich auch für die Phase der Adoleszenz verbunden mit den psychosozialen Veränderungen verwendet wird. Svenja ist der Versprecher ebenfalls aufgefallen, den sie durch die Betonung der Vergangenheit zu korrigieren versucht. In der Korrektur bleiben durch die verwendete Konjunktion „oder" jedoch die puberalen und adoleszenten Themen in der Gegenwart bestehen. Die Beziehung zur Mutter wird recht allgemein bewertet als „nicht gut" – eine Bewertung, welche sich zwischen einer guten und schlechten Beziehung bewegt, im Vergleich zu letzterem jedoch in der Wortwahl abgeschwächt ausfällt. Interessant ist auch Svenjas anschließende Normalisierung ihrer als nicht gut befundenen Beziehung zur Mutter, welche durch die Pubertät gerechtfertigt und verallgemeinert wird und folglich ebenfalls abgemildert erscheint. Inhaltlich führt Svenja eine Distanz ein, die im Lichte der vorangegangenen Bewertung sinnlogisch mit dem Nicht-Guten in der Beziehung zu ihrer Mutter im Zusammenhang zu stehen scheint. Die Distanz wird als Passivkonstruktion eingeführt, deren Urheber im Dunkeln bleibt. Auch die Ursache und Genese der Entfernung bleiben durch die Formulierung „irgendwie" im Sinne einer nicht näher zu bezeichnenden Art und Weise unbenannt. Svenja blickt wieder in die Vergangenheit: „also vorher war w- war das (…) eine also sie war meine Mutter aber wir waren aber auch Freundinnen also (.) °*mh*". Deutlich wird das Ringen um eine Beschreibung der Beziehung: Herausragt die wiederholte Konjunktion „aber". Das erste „aber" kann als Gegensatz oder Einschränkung mit Blick auf die Rolle der Mutter gelesen werden. Das zweite „aber" als Partikel kann als Verstärkung interpretiert werden, mit welcher der Akzent der Beziehung eher auf die freundschaftliche Dimension gelegt wird, welche die mütterliche Rolle einschränkt und sich zeitlich auf die Kindheit bezieht („vorher"). Zunächst bleibt bei dem Verweis auf die Distanzierung erneut die Urheberschaft offen („irgendwie"), bevor Svenja sich lauter und betont als die Urheberin enthüllt. Die hinausgezogene Enthüllung kann auf Schuldgefühle oder ein schlechtes Gewissen verweisen, da sequenziell betrachtet das Nicht-Gute in der Beziehung zwischen Mutter und Tochter die Distanz darstellt.

Entgegen der Erwartung, eine Ursache für ihre Distanzierung zu benennen, erzählt Svenja von einer Unterbrechung („wieder unterbrochen") derselben durch das Auslandsjahr in Spanien. Manifest erscheint die Distanz beendet, jedoch handelt es sich bei einer Unterbrechung um eine vorübergehende Beendigung oder Pause der Distanz, die auf eine latent andauernde Distanzierung von der Mutter hinweist. Abermals wird die Unterbrechung in einer Passivkonstruktion erzählt, was auf mögliche, von Svenja eher nicht kontrollierbare, im Vergleich zu eigeninitiierten Umständen während des Jahres in Spanien verweist. Svenja fährt fort: „also da hat des dann irgendwie wieder (.) geklappt (.) *mh* sich anzunähern". Das Verb „annähern" verweist auf eine Verringerung der Distanz. Dabei kann es sich um ein Annähern handeln, welches auf gemeinsam geteilte Vorstellungen, Standpunkte und Werte beruht, im Kontrast zu vorangegangenen Differenzen. Auch die Annäherung scheint nicht aktiv von Svenja eingeleitet worden zu sein, sondern es sei auf eine nicht zu bestimmende Art und Weise („irgendwie") wieder gelungen sich näher zu kommen. Die Referenz auf eine gegenwärtig „wieder" gute Beziehung knüpft sequenzlogisch an die Figur einer Mutter-Tochter-Freundschaftsbeziehung an.

Szenische Rekonstruktion

Wie sequenzanalytisch rekonstruiert, verweist der Versprecher „seit ich noch in der Pubertät bin" sowie die „wieder unterbrochene" Distanz auf den latenten Gehalt: Der Interviewauszug beginnt folglich mit einer ambiguen Rahmung der gegenwärtigen Beziehung zu ihrer Mutter, die von Svenja einerseits manifest als gute Beziehung beschrieben wird, andererseits durch den Versprecher latent auf eine in der Gegenwart ambivalente Beziehung deutet.

Manifest hat sich Svenja während der Pubertät von ihrer Mutter distanziert. Sie schildert eine Annäherung aufgrund von nicht näher beschriebenen Umständen während des Auslandsjahrs in Spanien, die nicht – so konnte bereits sequenzanalytisch anhand der Passivkonstruktion rekonstruiert werden – als Eigeninitiative von Svenja gedeutet werden kann. Die Annäherung in Spanien erfolgte durch äußere Umstände. Die Unterbrechung der Distanzierung, so konnte ebenfalls rekonstruiert werden, deutet, auch im Lichte des Versprechers, auf die latent noch andauernde Distanzierung von Svenja gegenüber ihrer Mutter. Die Distanzierung scheint latent zu bleiben, da sie als nicht gut bewertet wird und auch mit Schuldgefühlen verbunden sein könnte.

In der Kindheit bestand tendenziell eine Mutter-Tochter-Freundschaft. Eine Freundschaftsbeziehung zeichnet sich durch Nähe, Vertrautheit und Zuneigung aus, in der auch intime Themen, wie beispielsweise zur Partnerschaft, geteilt werden sowie bei Problemen oder in Krisensituationen sich gegenseitig beratend und unterstützend zur Seite gestanden wird. In einer Freundschaft besteht in der Regel eine Gleichberechtigung, sie ist gekennzeichnet von geteilten Interessen sowie Unternehmungen. Die Rolle der Mutter ist dagegen klar durch die Generationendifferenz bestimmt, in der das Kind auf die Fürsorge, Verantwortung und Erziehung durch die Mutter angewiesen ist und insbesondere die Bindung zu dieser je nach Alter mit unterschiedlichen Graden der Abhängigkeit verbunden ist. Folglich war die Generationengrenze in der Mutter-Tochter-Beziehung eher verschleiert. Svenja stand in dieser Konstellation weniger eine mütterliche Figur zur Verfügung als vielmehr eine Freundin. Entscheidend ist auch die unterschiedliche Qualität der Nähe und Vertrautheit in einer Freundschaft im Unterschied zu einer Mutter-Kind-Bindung, in der die Art der Nähe durch die Generationendifferenz und insbesondere durch die kindliche Angewiesenheit strukturiert ist.

Resümierend konnte eine Mutter-Tochter-Beziehung rekonstruiert werden, in der die Generationendifferenz verschleiert erscheint. Die von Svenja initiierte Distanzierung von ihrer Mutter während der Pubertät dauert mit einer einjährigen Unterbrechung in Spanien latent bis dato an. Deutlich wird ein Spannungsverhältnis zwischen einer manifest scheinbar engen Mutter-Tochter-Beziehung und einer latent andauernden Distanzierung durch Svenja. Die Distanzierung – so kann schlussfolgernd angenommen werden – bleibt latent, da diese von der Mutter nicht erwünscht scheint und folglich mit Schuldgefühlen für Svenja einhergeht. Anders ausgedrückt, bleiben die Versuche, sich von der Mutter zu lösen, ambivalent.

Die bis dato herausgearbeitete Fallstrukturhypothese aus der Initialszene und der lebensgeschichtlichen Erzählung wird nun im Lichte der vorausgegangenen Rekonstruktion der familialen Beziehungen ausdifferenziert und erweitert.

Svenjas Verhältnis zu ihrer Mutter besteht aus einer Art freundschaftlichen Beziehung, die auf eine Verschleierung der Generationendifferenz verweist. Im Spannungsverhältnis steht dazu auf manifester Ebene eine von Svenja initiierte Distanzierung seit circa dem 14. Lebensjahr, welche durch das Auslandsjahr in Spanien unterbrochen wird. Latent dauert die Tendenz der Distanzierung an. Die Distanzierung wurde latent, da sie von mütterlicher Seite aus nicht erwünscht erscheint – sei es real oder durch eine verinnerlichte mütterliche Repräsentanz. Die latente Distanzierung kann als anhaltender Versuch der Abgrenzung aus der engen Beziehung zur Mutter interpretiert werden.

Die Distanzierung von der Mutter in der Pubertät scheint angesichts der fehlenden Erinnerung an einen Streit während dieser Phase eher nicht über verbale Auseinandersetzungen erfolgt zu sein. Als wahrscheinlich kann die Hypothese gelten, dass mögliche Differenzen in der engen freundschaftlichen Beziehung nicht verbalisiert werden konnten. Die Frage, auf welche Art und Weise sich Svenja dann distanzierte, soll in den folgenden Kapiteln rekonstruiert werden.

In der Beziehung zum Vater werden Differenzen zwar benannt, eine Auseinandersetzung diesbezüglich bleibt jedoch aufgrund seiner eher autoritären Haltung aus.

Der mangelnde familiale Resonanzrahmen, in dem schwierige Gefühle wie Leid, Schmerz und Aggressionen kaum ausgehalten werden können, erschwert Svenja, derartige Emotionen ihren Eltern mitzuteilen. Familial bleiben folglich belastende Themen tendenziell unausgesprochen zugunsten einer vermeintlichen Familienidylle.

6.3.5 Körper

Anhand des nachfolgenden Interviewauszuges soll die Mutter-Tochter-Beziehung mit Blick auf die puberalen Veränderungen weiter ausdifferenziert werden. Svenja wird gefragt, ob sie sich noch an den Tag ihrer ersten Regelblutung erinnert.

Die erste Menstruation:

S: „Ja ich war /erschrocken ((lachend)) und ähm (.) des war dann morgens mein Bruder war noch klein und hat dann im Badezimmer rumgeturnt und sie hat sich auch f-äh fertig gemacht (.) ich weiß gar nich m- wie alt ich dann war (.) zwölf oder dreizehn wahrscheinlich (..) und ich hab ähm (.) also de- mein Bruder hat des bestimmt auch mitgekriegt ich hab ihr des /gezeigt ((höher)) einfach irgendwie so und und wusste gar nich so richtig was ich dazu /sagen soll ((zittrig-lachend)) aber ich dachte (.) irgendwie is das jetzt normal so (.) und sie hat sich dann gefreut (.) und ja mir des dann auch gesagt ja oh ja schön und ähm heute Abend machen wir was zusammen (.) *mh* ja und hat mir dann erst mal (.) <u>ah</u> (.) /sie wollte mir das dann auch zeigen wie man dann ((leicht zittrig)) die Tampons benutzt und so das fand ich dann aber (.) nich so gut also ni- das war mir zu intim glaub ich °*mhm*° aber (.) sie hat mir das dann so (.) /erklärt mit Worten ((leicht lachend)) °*mh*° (..)"

Sequenzanalytische Rekonstruktion

Die Frage nach den Erinnerungen umfasst das Erleben an die erste Menstruation, die Wahrnehmung derselben und die damit verbundenen Affekte. Sequenziell betrachtet wird die Antwort mit einem Schrecken als affektive Reaktion auf die erste Menstruation eröffnet. Das Verb „erschrecken" verweist auf eine immanente Angst, Irritation und Verstörung in der Konfrontation mit etwas plötzlich Eingetretenem oder Bedrohlichem. Svenja kontextualisiert ihre Erinnerung durch den Ort, das Alter und die anwesenden Personen. Sie schildert eine morgendliche Familienszene mit einem turnenden Bruder und einer sich frisierenden Mutter im Bad. Durch die ungefähre Benennung ihres Alters von „zwölf oder dreizehn wahrscheinlich" nähert sie sich nun ihrer Person in der Szene an. Nach einer Pause fährt Svenja fort: „und ich hab ähm". Es entstehen ein Bruch sowie eine Verzögerung an der Stelle, an der es sinnlogisch zu der Entdeckung der Regel kommen sollte. Svenja schwenkt von ihrer Person zurück zu ihrem Bruder „also de- mein Bruder hat des bestimmt auch mitgekriegt". Der Ausdruck, etwas „bestimmt auch mitbekriegt" zu haben, wird auch in Kontexten verwendet, in denen Personen etwas wahrgenommen haben, was nicht öffentlich bekannt werden sollte. Nahtlos anschließend an ihr Unbehagen über den Bruder als möglichen Zeugen fährt Svenja fort: „ich hab ihr des /<u>gezeigt </u>((höher)) einfach irgendwie so und und wusste gar nich so richtig was ich dazu /sagen soll ((zittrig-lachend))". Deutlich wird eine Sprach- und Namenlosigkeit für das ausgetretene Blut („des gezeigt"). Die Betonung, die hohe Stimme, das zittrige Lachen sowie die Wiederholung im Redefluss verweisen auf die affektiv aufgeladene und beunruhigende Situation, in der Svenja verletzbar erscheint. Das nicht Benennbare gedanklich als „irgendwie is das jetzt normal so" einzuordnen, kann als eine selbstberuhigende Akzeptanz der außergewöhnlichen Situation gedeutet werden und verweist gleichzeitig auf den Moment der Diskrepanz im Erleben der Entdeckung der ersten Menstruation als etwas Abweichendes. Ihre Mutter reagiert erfreut, verbindend und würdigend auf das besondere Ereignis („heute Abend machen wir was zusammen"). Die ad hoc eingefallene Erinnerung („ah"), die Anwendung eines Tampons von der Mutter gezeigt zu bekommen, lässt verschiedene Lesarten zu: etwas verbal erklären, demonstrierend vorführen oder assistierend behilflich sein. Deutlich wird bei den Lesarten die Steigerung der Nähe, bis hin zu möglichen körperlichen Berührungen. Im

Lichte der zunehmenden mütterlichen Nähe, oder anders formuliert, ihrer möglichen Distanzlosigkeit, könnte das leichte Zittern auf die Scham und Verletzbarkeit deuten. Die gedanklichen Möglichkeiten, sie bei der Anwendung eines Tampons zu unterstützen, reichen für Svenja in ihren intimen Bereich – wo sie der Mutter gegenüber eine Grenze zieht, in dem sie alle anderen Möglichkeiten (ausgenommen verbaler Erklärungen) ausschließt.

Szenische Rekonstruktion

Wie bereits sequenzanalytisch rekonstruiert, zieht sich der Schreck als Auftakt durch die Szene. Latent verweist dieser auf eine Verletzbarkeit, die sich durch eine zwangsläufige und plötzliche Konfrontation mit dem noch unkontrollierbaren Fremden auszeichnet. Interessanterweise bleibt das Blut als das Fremde und zugleich das Neue in der gesamten Szene unaussprechlich. Das Blut als Symbol der Verwundbarkeit, welche mit dem weiblichen Körper assoziiert ist, erscheint bedrohlich. Mit dem Verweis auf ihren Bruder in dieser delikaten Situation wird zum einen die Geschlechterdifferenz und damit Erfahrungsdifferenz bei den puberalen Veränderungen transportiert und zum anderen eine Entblößung ihrer Verletzlichkeit diesen gegenüber. Diese Entblößung führt zur Scham; deutlich wird hier das Fehlen eines geschützten und selbstbestimmten Raumes. Die Mutter erscheint einerseits berührt und bemüht, andererseits droht sie in Svenjas Intimsphäre einzugreifen. Anhand der gedanklichen Möglichkeiten wird eine tendenziell intrusive mütterliche Figur deutlich.

Resümierend verweist in der Szene das Blut auf Svenjas latente Angst und die damit verbundene Verletzbarkeit. Ihre Entdeckung des unaussprechlich Fremden ist eingebettet in Scham durch den anwesenden Bruder und in eine Beziehung mit einer an dieser Stelle eindringenden Mutter. Die ohnehin konstitutiv vulnerable und beängstigende Konfrontation mit der Menstruation spitzt sich in Ermangelung von Grenzen und eines geschützten Raumes zu.

Sexualität

Svenja begründet ihre Distanzierung zu ihrer Mutter in der Pubertät mit ihrem ersten Verliebtsein in einen Jungen und mit neuen Freunden. Die phantasmatische Ausgestaltung ihres ersten Geschlechtsverkehrs wird von Svenja als eine Rebellion gegenüber ihrer Mutter gedeutet. Der anschließende Interviewauszug erfolgt auf die Frage nach ihrer Vorstellung über das erste Mal:

S: „(..) m: also (.........) ich wollte das auch haben endlich (.) *mh* es war nich so dass alle meine Freundinnen es schon hatten (.) *mh* aber (..) ich fand des irgendwie lange Zeit (.) <u>schade</u> dass es bei mir noch nich <u>so(.)weit(.)war</u> einfach also dass es sich noch nicht ergeben hatte *mh* (....) andererseits habe ich des ja dann auch zum Beispiel bei Marcel (.) gar nich zugelassen °*mh*° ich hätte des ja auch schon bei ihm (.) also ich erinnere mich auch noch daran dass es mir auch /gar nicht wicht- ((lauter)) dass einige haben ja so den Gedanken (.) das muss jetzt der <u>Richtige</u> sein mit dem des erste Mal passiert und so (.) °*mh*° also den Gedanken hatte ich nich also ich hätte da schon (.) ähm jetzt nicht den Nächstbesten genommen also des sollte nicht unbedingt passieren? (.) *mh* aber ich hätte nichts dagegen gehabt so ((lacht)) *mhm? mh* (.......) vielleicht auch noch aus der Rebellion meiner Mutter gegenüber (................) (16s)"

Sequenzanalytische Rekonstruktion

Verzögert beginnt Svenja mit „ich wollte das auch haben endlich", worin sich augenscheinlich ihre Ungeduld zeigt. Den zeitlichen Referenzpunkt für den ersten Koitus stellen ihre Freundinnen dar. Svenjas Bedauern („schade") bezieht sich auf ihre psychische Bereitschaft („noch nicht so (.) weit (.) war") und auf bestimmte und notwendige Konstellationen und Bedingungen, wie die Zeit und die Umstände, welche zu einem Geschlechtsverkehr führen würden. Im Kontrast zu ihrer Ungeduld verweist Svenja auf eine potenzielle Chance bei Marcel, dem sie sich verwehrt habe. Trotz ihrer Ungeduld und dem Vergleich mit ihren Freundinnen nimmt sie nicht jede Chance wahr. Sichtbar wird auch ein Referenzrahmen einer kollektiv geteilten Vorstellung von ‚dem Richtigen' im Sinne einer ‚großen Liebe', verbunden mit fester Partnerschaft. Manifest schließt Svenja retrospektiv den Gedanken an die Figur des ‚Richtigen' für den ersten Geschlechtsverkehr aus. Im weiteren Verlauf distanziert sie sich jedoch auch von der Wahllosigkeit (dem „Nächstbesten"). Interessant ist das Verb ‚sollen', welches auf eine auftraggebende Instanz hinweist, dass der Geschlechtsverkehr nicht auf jeden Fall und unter allen Umständen stattfinden soll. Dieser Erwartungshaltung wird jedoch sogleich widersprochen („aber"). Der Widerspruch scheint auch Svenja aufzufallen, was sich in ihrem Lachen und der Erklärung ausdrückt, sich gegenüber ihrer Mutter aufzulehnen („Rebellion"). Diese scheint das Ideal zu verkörpern, auf den ‚Richtigen' zu warten für den ersten Geschlechtsverkehr.

Szenische Rekonstruktion

Auf die latente Ebene verweisen eindrücklich die Argumente für und wider einen ersten Koitus. Svenja oszilliert zwischen einer Idealfigur für den ersten Geschlechtsverkehr und einer scheinbaren Wahllosigkeit um der Erfahrung willen – auch mit Blick auf die Abgrenzung von ihrer Mutter. Die Szene mutet wie ein Zwiegespräch an, in dem eine mögliche internalisierte, normative Haltung ihrer Mutter in Form des Auftrags zum Ausdruck kommt, der Geschlechtsverkehr solle nicht unter allen Umständen realisiert werden. Gleichzeitig dienen in den Vorstellungen Freundinnen als Referenzrahmen, die ursächlich für ihre Ungeduld interpretiert werden können. Im Verhältnis zu diesen steht Svenjas Erleben, psychisch noch nicht bereit zu sein für den ersten Geschlechtsverkehr.

Resümierend sind die um den ersten Geschlechtsverkehr kreisenden, teils widersprüchlichen Vorstellungen ausgerichtet an anderen. Deutlich wird ein Ringen um eine eigene Position hinsichtlich der Bedingungen für den ersten Geschlechtsverkehr. Bei dem ‚Ringen-<u>um</u>‘ scheint es sich insbesondere um ein ‚Ringen-<u>mit</u>‘ der verinnerlichten mütterlichen Haltung, den normativen Vorstellungen sowie mit den Peers als Referenzrahmen zu halten. Der imaginierte erste Koitus steht für die versuchte Abgrenzung von dem mütterlichen Entwurf und das Ringen um einen Selbstentwurf.

Über den Umgang mit dem Körper verläuft auch die Auseinandersetzung mit den väterlichen Vorstellungen, wie anhand der folgenden Szene veranschaulicht werden soll.

Ersehnte väterliche Anerkennung:

> S: „Außerdem versuch ich grade (.) ähm sportlich aktiver /zu werden ((lachend)) *mh* seit einem Jahr schon (.) ähm mein Vater is sehr sportlich °*mh*° und mein Bruder auch also ist ja jünger als ich *mh* aber zusammen haben sie sich dem Leichtathletik-Wettkampf verschworen und (.) ähm das hat mich jetzt ein bisschen angesteckt oder vielleicht is des jetzt auch so ne Sache dass ich (.) das jetzt meinem Vater zeigen möchte des kann ich <u>auch</u> oder so ja *mh* (.) ähm (.) also das is auch noch n Ziel was ich habe"

Sequenzanalytische Rekonstruktion

Svenjas momentaner Versuch, etwas ‚zu probieren‘, lässt offen, ob die Handlung auch weiterverfolgt wird. Gleichzeitig steht ein Versuch auch immer in Verbindung zu einem Gelingen oder Scheitern. Svenja versucht „aktiver zu werden". Im

Kontrast zu der Aussage ‚aktiv zu werden' kann angenommen werden, dass Svenja bereits Sport betreibt. Der zeitlichen Ausdehnung auf ein Jahr zur Folge kann der Versuch sportlich aktiver zu werden als noch nicht ausreichend für die Erreichung des Ziels interpretiert werden. Vielmehr mutet dieser in Relation zu dem verhältnismäßig langen Zeitraum eher wie ein angestrengtes Bemühen an. Svenja stellt anschließend einen Vergleich mit ihrem Vater her, welcher nicht einfach nur sportlich, sondern „sehr sportlich" ist „und" ihr Bruder ebenfalls. Die Steigerung des Adjektivs weist auf eine körperliche Fitness hin. Der Vater und der Bruder werden durch die Konjunktion „und" auf die gleiche Ebene gestellt. Svenja schließt an mit „also ist ja jünger als ich". Der Verweis auf den Altersunterschied an dieser Stelle irritiert zunächst. Im Lichte von Svenjas Bemühungen, sportlich aktiver zu werden, kann der Bezug auf das jüngere Alter ihres Bruders einerseits als eine Erklärung für deren ebenfalls gute körperliche Fitness gedeutet werden. Andererseits verweist sie damit auf ihre Position als Erstgeborene in der Geschwisterfolge. Svenja schließt an mit: „aber zusammen haben sie sich dem Leichtathletik-Wettkampf verschworen". Auffallend ist die Konjunktion „aber", welche eine den Erwartungen widersprechende Ausführung einleitet, die sich sinnlogisch auf ihre Bedeutsamkeit als Erstgeborene bezieht. Obwohl sie die Erstgeborene ist, haben ihr Vater und ihr Bruder eine Gemeinschaft gebildet, in der sie ausgeschlossen erscheint. Das Verb „verschwören" verstärkt diesen Bund als eine Verpflichtung, mit aller Anstrengung ein gemeinsames Ziel zu erreichen. Das Ziel besteht hier in einem sportlichen Wettkampf, bei dem die eigene Leistung in Konkurrenz zu anderen gesetzt wird mit dem Ziel zu siegen. Leichtathletik gilt als Individualsport, das heißt der Vater und der Bruder stellen im Wettkampf nicht zwangsläufig ein gemeinsames Team dar, sondern können potenziell je nach Wettkampfvoraussetzung gegeneinander konkurrieren. Svenja wurde „ein bisschen angesteckt". Die durch das Pronomen „bisschen" reduzierte Ansteckung impliziert eine passive Haltung des Empfängers gegenüber einem Erreger. Gleichzeitig ist bei einer Ansteckung die Empfänglichkeit im Sinne einer bestimmten Disposition ausschlaggebend. Übertragen auf Svenjas Situation scheint sie sich insbesondere aufgrund einer bestimmten Disposition, oder anders formuliert Bedürftigkeit, diesem Bunde anschließen zu wollen. Svenja benennt außer der Bedürftigkeit einen weiteren Grund: „oder vielleicht is des jetzt auch so ne Sache dass ich (.) das jetzt meinem Vater zeigen möchte des kann ich <u>auch</u> oder so". Svenjas Ziel ist es folglich, sich dem Vater gegenüber zu beweisen, um in den erlauchten Kreis aufgenommen zu werden.

Szenische Rekonstruktion

Latent kann Svenjas bis dato erfolgloses Bemühen, sich dem Vater gegenüber zu beweisen, freigelegt werden. Sich zu beweisen geht mit dem Wunsch nach Anerkennung einher, welche Svenja in dieser Szene über die sportliche Leistung sucht. Hinter dem Ausdruck, jemandem etwas zeigen zu wollen, steckt auch eine Entschlossenheit und Aggression, welche im Verhältnis zu ihrem Bruder steht. Zwischen Svenja und ihrem Bruder kann folglich eine Konkurrenzsituation interpretiert werden. Svenja referiert auf ihre Stellung als Erstgeborene unter den Kindern, welche für den Vater nicht ausschlaggebend zu sein scheint. Abgesehen von der Leistung ist das männliche Geschlecht ein weiteres konstantes Merkmal, welches die zwei Familienmitglieder verbündet. Die Wettkampfkriterien von Kampf, Konkurrenz und Leistung, welche zum Sieg führen sollen, werden ebenfalls traditionell als männlich attribuiert. Um die mögliche Anerkennung zu erhalten, versucht Svenja sich an die Anerkennungskriterien ihres Vaters anzupassen. Jedoch erscheint sie qua Geschlecht a priori aus diesem Bunde exkludiert. Die Ebene, auf der ihr Vater mit dem Bruder steht, ist verbunden mit einem biologischen Merkmal, welches Svenja per se ausschließt. Selbst wenn Svenja den einzig potenziellen Türöffner zur männlich dominierten Verschwörungsgemeinschaft durch die körperliche Leistung erreicht, könnte sie gemäß dieser Logik nicht die gleiche Anerkennung erhalten wie ihr Bruder.

Resümierend kann in dieser Szene Svenjas mangelnde Anerkennung durch den Vater im Verhältnis zu dem Bruder rekonstruiert werden. Die Anerkennung des Vaters erscheint an das männliche Geschlecht geknüpft sowie die sportliche Leistungsbereitschaft, um im Wettkampf zu bestehen. Svenja konkurriert nicht nur mit ihrem Bruder, sondern ist in dieser Verbindung über das männliche Geschlecht ausgeschlossen.

Zwischenresümee Körper

Im Zuge der ersten Menstruation symbolisiert das unaussprechlich bleibende Blut Svenjas Verletzbarkeit und die damit verbundene Angst. Die Vulnerabilität und beängstigende Begegnung mit dem Fremden spitzt sich durch die grenzüberschreitende Beziehungsdynamik mit ihrer Mutter sowie durch die Anwesenheit des Bruders zu.

Anhand des imaginierten ersten Geschlechtsverkehrs konnte das Ringen um eine eigenständige Position in Abhängigkeit zu der verinnerlichten mütterlichen Haltung, der Orientierung an Peers und normativen Vorstellungen rekonstruiert werden. Da die versuchte Abgrenzung von der Mutter in einem Gegenentwurf mündet, erscheint Eigenes, außerhalb der mütterlichen Spur, eher schwer denkbar.

Die mangelnde väterliche Anerkennung im Verhältnis zu dem Bruder ist an das männliche Geschlecht sowie männlich zugeschriebene Ideale der Leistung und Konkurrenz geknüpft. Die väterliche Anerkennung über die versuchte Steigerung der körperlichen Fitness zu erreichen, scheint aufgrund ihres weiblichen Geschlechts erschwert.

6.3.6 Selbstverletzungen

Vor dem Hintergrund der mangelnden Selbstabgrenzung von der familialen Sphäre soll im Weiteren die Funktion der selbstverletzenden Handlungen bei Svenja rekonstruiert werden. Der anschließende Interviewauszug erfolgt auf die Frage, ob Svenja sich an eine Situation erinnert, in der sie sich selbst verletzt hat, und ob sie diese erzählen könne:

> S: „Also ja ich erinnere mich an mehrere Situationen ähm (.....) also ich weiß /nie ((lauter und höher)) (.) also es gab nie jetzt eine konkrete Situation oder so die mich jetzt (.) die ich als Auslöser (.) beschreiben (.) könnte doch einmal aber dazu komme ich gleich ((lacht)) (.) und ähm (.) ich erinnere mich aber noch (.) ähm daran also <u>wie</u> ich des (.) gemacht hab so konkret (.) also ich hatte dann so n (.) so traurige Musik an und ähm (.) s musste natürlich alles so heimlich passieren ne? also (..) in unserem Haus war des irgendwie immer so dass die Türen nie abgeschlossen waren also außer jetzt man war im Bad (.) im Badezimmer aber jetzt meine Zimmertür habe ich nie abgeschlossen und des habe ich auch währenddessen nich gemacht? (.) des war natürlich auch n Risiko (..) °des dann so zu machen° (.....)"

Sequenzanalytische Rekonstruktion

Svenja beginnt zustimmend sich an mehrere Situationen zu erinnern. Während sie zunächst negiert, Ursachen oder Auslöser beschreiben zu können, und der Interviewerin eine konkrete Situation vorenthält, akzentuiert sie dagegen, sich an das ‚Wie', also die genaue Art und Weise, zu erinnern. Auffallend ist der Verweis auf die Selbstverletzung durch das Partikel „des", was als eine affektlose Verdinglichung und folglich eine Distanzierung dieser gegenüber interpretiert werden kann. In Form von trauriger Musik wird eine melancholische und romantische Stimmung ausdrückt oder herbeigeführt. Ergänzt wird diese Stimmung durch eine Note der Heimlichkeit, verbunden mit der Gefahr entdeckt zu werden. Daraus entsteht eine Spannung, die durchaus auch aufregend sein kann. Das Adverb „natürlich" verweist auf die Selbstverständlichkeit der Geheimhaltung ihrer Familie gegenüber. Die Verheimlichung referiert auf die selbstverletzende Handlung, welche entgegen der Normen und Regeln verboten erscheint. Svenja bebildert den Kontext weiter: „also (..) in unserem Haus war des irgendwie immer so dass die Türen nie abgeschlossen waren". Der Ausdruck „irgendwie immer so" verweist auf einen impliziten familialen Konsens oder einer Gewohnheit, die Türen nicht abzuschließen. Die Geheimhaltung wird durch das Haus der offenen Tür, in dem jeder potenziell eintreten könnte, gefährdet, wodurch dramaturgisch die Spannung steigt. Eine Ausnahme stellt das Badezimmer dar, bei welchem als einzigem Raum im Haus eine familiale Übereinkunft besteht, die Tür abzuschließen. Svenja führt weiter aus: „aber jetzt meine Zimmertür habe ich nie abgeschlossen". Das heißt, im Umkehrschluss hätte sie prinzipiell die Möglichkeit gehabt, ihr Zimmer zu verschließen; jedoch scheint der familiale Kodex der offenen Türen dominanter zu sein. Zudem hätte die Möglichkeit bestanden, die Selbstverletzung im Bad vorzunehmen, das abgeschlossen werden ‚darf‘. Jedoch kann die unverschlossene Zimmertür auch auf einen impliziten Wunsch verweisen, wahrgenommen zu werden – es ist zumindest ein Spiel mit der Möglichkeit, entdeckt zu werden. Svenja steigert narrativ weiter den Spannungsbogen: „und des habe ich auch währenddessen nich gemacht?". Sie benennt das Risiko, unter diesen Umständen bei ihrer selbstverletzenden Handlung entdeckt werden zu können. Die Ungewissheit über den Ausgang kann Angst und Aufregung auslösen, welche bis zu einem Nervenkitzel reichen können.

Szenische Rekonstruktion

Interviewdynamisch fällt der nach Resonanz suchende Erzählstil auf, welcher sich durch die Frageintonation manifestiert. Beachtenswert ist Svenjas Priorisierung: Zugunsten der Beschreibung der äußeren Umstände, der genauen Art und Weise ihrer Selbstverletzung, verwehrt sie der Interviewerin eine Situation, an deren Auslöser sie sich erinnert. Obgleich diese Gewichtung aufgrund der Fragestellung nach Situationen naheliegt, erscheint ihr bedeutsamer zu sein, die spannungsreiche Atmosphäre ihrer Selbstverletzung gegenüber der Interviewerin zu charakterisieren.

Dramaturgisch ist die Szene durch einen Spannungsbogen aufgebaut, an dessen Höhepunkt die mögliche Entdeckung ihrer Selbstverletzung liegt. Die melancholische und romantische Atmosphäre mittels trauriger Musik, die Heimlichkeit sowie die Gefahr entdeckt zu werden, muten inszeniert an. Bei einer Inszenierung mit der verbundenen Spannung und Aufregung bedarf es der Aufmerksamkeit und des Interesses eines anderen, mit dem Ziel diesen zu ergreifen. Im Umkehrschluss wirkt die Akteurin der Inszenierung faszinierend und erweckt Neugier bei ihrem Gegenüber. Mit Blick auf die Interviewdynamik soll die Aufmerksamkeit der Forscherin ergriffen sowie Interesse und Faszination an Svenja über die selbstverletzende Handlung ausgelöst werden.

Latent bleibt die eigentliche selbstverletzende Handlung, welche unaussprechlich zu sein scheint. Narrativ kann Svenja durch die verdinglichte Erzählart eine sichere Distanz zu dieser und den damit verbundenen Affekten wahren.

Das Haus mit den (außer im Badezimmer) nicht abgeschlossenen Türen kann als Symbol für die nicht abgegrenzten individuellen Räume der tendenziell amalgierenden familialen Beziehungen gedeutet werden. Durch die heimliche Selbstverletzung versucht Svenja, sich Freiheitsgrade zu erobern. Die selbstverletzende Handlung ist eine autodestruktive Art, ein Stück eigenen Raum zu erringen gleichzeitig werden Grenzüberschreitungen durch das Durchtrennen der Haut kontrolliert inszeniert. Entsprechend dem Bilde der familial offenen Türen scheinen das Ich und Du eher wenig separiert.

Das Bad als einziger abgeschlossener Ort verweist auf die Körperhygiene und -fürsorge, die eine Abgrenzung und Intimsphäre unter den einzelnen Familienmitgliedern legitimiert. In diesem Zusammenhang erscheint Svenjas Selbstverletzung als eine körperbasierte Handlung geradezu naheliegend für den Versuch, individuellen Raum zu erringen.

Das Risiko, entdeckt zu werden, ist einerseits verbunden mit Aufregung. Andererseits kann die verbotene selbstverletzende Handlung auch für eine familial nicht erwünschte Abgrenzung stehen, welche für Svenja mit Schuldgefühlen einhergehen kann, sich zu entfernen und eigene Räume zu erobern.

Resümierend konnte eine Figur der Inszenierung um die selbstverletzende Handlung rekonstruiert werden, welche in erster Linie faszinieren und Interesse wecken soll. Die heimliche Selbstverletzung fungiert auch als Abgrenzung aus dem familialen Korsett und stellt gleichzeitig einen Versuch dar, das eigene Selbst zu definieren, diesem Konturen zu geben. Die schillernde narrative Inszenierung überdeckt das Destruktive in der selbstverletzenden Handlung. Die Selbstverletzung erscheint doppeldeutig: einerseits werden Grenzen reinszenierend überschritten, andererseits stellt diese ein Versuch dar, über den Körper Grenzen zu ziehen. Die Angst, aufgrund der verbotenen Handlung entdeckt zu werden, verweist auf eine familial unerwünschte Abgrenzung, die möglicherweise bei Svenja mit Schuldgefühlen einhergeht. Anders ausgedrückt erscheint eine Distanzierung mit Angst und Schuld verbunden. Die Schuldgefühle können durch die selbstschädigende Handlung reguliert werden. Andererseits spielt Svenja mit dem Risiko, von Familienmitgliedern entdeckt zu werden – ein latenter Wunsch gesehen zu werden.

Im Kontrast zur Erzählung über die Art und Weise der Selbstverletzung, verbunden mit dem Anliegen, als interessant zu erscheinen, steht die Erzählung der konkreten selbstverletzenden Handlung. Der Interviewauszug erfolgt im Anschluss an die vorangegangene Szene auf die Frage der Interviewerin, wie die selbstverletzende Handlung in ihrem Zimmer verlaufen ist:

> S: „Also eigentlich hatte ich ja auch (..) /Angst davor zu mach- des zu machen des tut ja auch weh ((lauter)) *mhm* erst mal tut des ja weh und ähm (.) /dann ((tiefes Ausatmen)) (..) hab ich des eigentlich immer n- also ja des is (.) /schon so lange her ((leicht lachend)) °*mh*° des is ähm (.) ich hab dann (.) damit (.) angefangen also ich hab immer nur so einen (.) /also wenn ich das gemacht hab immer nur so einen Strich irgendwie gezogen das hat ja auch n bisschen gedauert mit dieser Nagelschere weil die ja jetzt nich so scharf war wie irgendwie n Messer oder so ne? ((lauter))"

Sequenzanalytische Rekonstruktion

Svenja offenbart, dass sie Angst hatte. Das Adverb „eigentlich" verweist auf die Ebene ihres Erlebens, welche im Unterschied zu einer Vorstellung, einem Eindruck oder einer Äußerung zu stehen scheint. Die Angst bezieht sich auf die Handlung „des zu machen" sowie auf den Schmerz. Die Lautstärke verleiht hier der Angst Nachdruck. Das Partikel „auch" kann an dieser Stelle als Verstärkung gelesen werden und deutet gleichzeitig auf einen möglichen weiteren Affekt, der hier im Dunkeln bleibt. Anschließend grenzt Svenja den Schmerz betont zeitlich ein: „erst mal tut des ja weh". Bei ihrer weiteren Ausführung ringt Svenja um Worte: „dann ((tiefes Ausatmen)) (..) hab ich des eigentlich immer n- also (.)". Das tiefe Ausatmen sowie der Bruch verweisen auf die affektive Nähe zu der Szene der Selbstverletzung und damit auch zu ihrer Angst. Anschließend begibt sich Svenja auf eine Metaebene, sie distanziert sich von der Angst durch ihre Einschätzung: „ja des is /schon so lange her ((leicht lachend))". Im Folgenden versucht sie erneut Worte zu finden: „des is ähm (.) ich hab dann (.) damit (.) angefangen". Zögernd und stockend durch die Interjektion „ähm" und die kurzen Pausen versucht sich Svenja dem Beginn anzunähern. Jedoch bricht sie wiederholt ab, um sogleich erneut anzusetzen: „also ich hab immer nur so einen (.)". Auch diese Ausführung mündet erneut in einem Abbruch. Mögliche weiterführende Lesarten beziehen sich auf die konkrete Art und Weise der Ausführung, die durch das Adverb „nur" eine Einschränkung erfährt. Svenja setzt erneut an, diesmal lauter: „/also wenn ich das gemacht hab immer nur so einen Strich irgendwie gezogen das hat ja auch n bisschen gedauert mit dieser Nagelschere weil die ja jetzt nich so scharf war wie irgendwie n Messer oder so ne? ((lauter))". Alle erfolgten Ansätze münden in den einen betonten „Strich". Svenja hat sich „immer nur so einen Strich irgendwie gezogen". Das Adverb „immer" verstärkt die Beschränkung von „nur so" auf den einen Strich und schließt gleichzeitig Ausnahmen aus. Es folgt eine Erklärung: das hat ja auch n bisschen gedauert, welche auch als eine Antwort in einem Schulkontext auf die Frage eines Lehrers Sinn macht, warum der Aufsatz nur so kurz sei. Hinter der Antwort würde folglich eine Rechtfertigung hinsichtlich der erwarteten Quantität stehen, beispielsweise aufgrund einer zur geringen Seitenzahl. Im Lichte dessen ist der Verweis auf nur einen Strich als eine Rechtfertigung zu lesen, die sich auf mögliche Erwartungen hinsichtlich der Anzahl der Striche bezieht und folglich auf das Ausmaß ihrer Selbstverletzungen. Die Nagelschere als Ursache für die Dauer sowie für die geringe Anzahl von nur einem Strich wird anschließend ins Verhältnis zu einem scharfen Messer gesetzt. In dieser Logik ist die Nagelschere nicht so scharf und daher dauert es länger, einen Strich zu ziehen. Das heißt im Umkehrschluss, einen Strich mit der Nagelschere zu ziehen ist eine größere Herausforderung als mit einem Messer. Die vergleichende Begründung wird von Svenja mit einer nach Bestätigung suchenden Frage an die Interviewerin abgeschlossen.

Szenische Rekonstruktion

Latent mutet die Einleitung wie ein Geständnis an, in dem Svenja die Tür zu einem anderen Erleben öffnet und bei dem die Angst vor der selbstverletzenden Handlung und dem einhergehenden Schmerz im Vordergrund stehen. Die bereits rekonstruierte zögernde und stockende, durch Abbrüche und wiederholte Ansätze gekennzeichnete Narration kann als ein Ringen um die verbale Vermittlung der Angst gegenüber der Interviewerin gedeutet werden. Sprachlich bemerkenswert ist eine Analogie zwischen dem narrativ langen Anlauf von Svenja, über den einen Strich sprechen zu können, und der genannten Dauer, denselben mit der Nagelschere zu ziehen.

Darüber hinaus scheint die Selbstverletzung sich der Sprache zu entziehen. Das Unaussprechliche steht folglich für die angstbesetzte und schmerzvolle Verletzung ihres eigenen Körpers.

Die Rechtfertigung mutet durch die Lautstärke als eine Verteidigung gegenüber der Forscherin an. Die verteidigende Beschreibung des nur einen Strichs bei jeweils allen Selbstverletzungen deutet auf eine Scham hin, die Interviewerin aufgrund von anderen Erwartungen hinsichtlich des Ausmaßes ihrer Selbstverletzungen enttäuscht zu haben. Anders ausgedrückt besteht die Sorge darin, der Interviewerin nicht zu genügen. Die am Ende der Szene nach Bestätigung suchende Frage von Svenja kann interviewdynamisch als ein Wunsch nach Verständnis interpretiert werden.

Naheliegend wäre auch eine Scham über die Angst und den Schmerz, welche als eigentliche Ursache des einzigen Schnittes der jeweiligen Selbstverletzung interpretiert werden kann. Es scheint sich bei Svenja um eine tendenziell leichtere Form der Selbstverletzung zu handeln. Durch die Figur der Negation (die Nagelschere ist kein scharfes Messer) erscheint ihre Verletzung bedrohlicher, als sie möglicherweise ist.

Resümierend besteht bei Svenja Angst vor der eigentlichen selbstverletzenden Handlung und dem damit verbundenen Schmerz. Sie scheint sich zu schämen und zu sorgen, die Interviewerin zu enttäuschen, da sie den vermeintlichen Erwartungen aufgrund ihrer möglichen leichteren Form der Selbstverletzung nicht zu entsprechen droht. Szenenvergleichend konnte eine Diskrepanz rekonstruiert werden zwischen der narrativen Inszenierung, welche die Selbstverletzung als faszinierend erscheinen lassen soll, und den Affekten in der Ausführung der selbstverletzenden Handlung. Der Wunsch und das Erleben differieren entsprechend. Der Versuch, sich selbst als eine faszinierende Person zu inszenieren, erfolgt auf Kosten einer tabuisierten schmerzvollen und angstauslösenden Selbstverletzung.

Die folgende Szene mit der Frage nach Svenjas Erleben beim Anblick des Blutes verspricht weitere Aufschlüsse über die Diskrepanz zwischen der schillernden Inszenierung um die Selbstverletzung einerseits und der Angst vor der selbstverletzenden Handlung und dem Schmerz anderseits:

> S: „Also ich hab mich eigentlich erschrocken °*mh*° kann man sagen (.) °*mhm ja*° das erinner mich erinner ich noch als <u>erstes</u> Gefühl also (..) ((tiefes Einatmen)) ich war eigentlich erschrocken darüber und (…) ich hab mich auch gefreut (…) ja und dann (.) gleichzeitig (.) dann auch (.) der Gedanke (.) was is wenn das jetzt jemand <u>sieht</u> so ne? °*mhm*° also gleich wieder (.) verstecken *mhm* (.....) ich hab des nich lange offen offen gelassen also (.)“

Sequenzanalytische Rekonstruktion

Svenja hat sich „eigentlich erschrocken". Mit dem Adverb „eigentlich" wird auf ihr Erleben verwiesen im Kontrast zu einer anderen Realität, Vorstellung oder Erwartung. Dem Schrecken liegt die Angst vor etwas plötzlich Eintretendem zugrunde. Svenja distanziert sich von dem starken Affekt durch die Bilanzierung „kann man sagen". Anschließend fährt sie fort: „das erinner mich erinner ich noch als <u>erstes</u> Gefühl also (..) ((tiefes Einatmen))". Der Schreck erscheint als markant und betont ein erstes Gefühl in ihrer Erinnerung. Die Pause und das tiefe Einatmen deuten auf die affektive Nähe zu dieser Erinnerung hin. Svenja wiederholt sich: „ich war eigentlich erschrocken darüber". Die erneute Verbalisierung des Affektes verweist auf das Ausmaß der Gefühlserschütterung. Zugleich kann die Wiederholung auch als eine Realisierung des Schreckens, der ihr in diesem Moment bewusst zu werden scheint, interpretiert werden. Anschließend konstatiert Svenja: „ich hab mich auch gefreut". Im Dunkeln bleibt sowohl, worüber sie sich gefreut hat, als auch, worauf sich genau das Erschrecken bezieht. Gleichzeitig beschäftigt sich Svenja gedanklich mit der Frage, „was is wenn das jetzt jemand <u>sieht</u> so ne? °*mhm*° also gleich wieder (.) verstecken *mhm* (.....)". Die Frage deutet auf die mitgedachte mögliche Reaktion von anderen. Das Verstecken kann als Sorge und Angst gedeutet werden. Svenja verweist anschließend explizit darauf, die Verletzung nicht lange offen zu lassen.

Szenische Rekonstruktion

Latent bleiben in der gesamten Szene das Blut und die Wunde. Das Blut symbolisiert die Grenzüberschreitung und die damit einhergehende Angst sowie den Schrecken nach einer Durchtrennung der Haut. Es verweist ebenso auf die Gefahr der Grenzverletzung.

Affektiv ragt das Erschrockensein über das ausgetretene Blut in der Szene heraus. Die Freude als das zweite benannte Gefühl folgt sequenziell dem Schrecken über das Blut. Der Schreck hallt durch die narrative Wiederholung wider und stellt die Freude in den Schatten. Die Freude über das Blut der Selbstverletzung kann als Stolz und Stärke interpretiert werden, Grenzen überschritten, den einhergehenden Schmerz ausgehalten und die vorangegangene Angst überwunden zu haben. Das Blut ist der Inbegriff von Lebendigkeit und Lebenskraft. Andererseits symbolisiert es auch Gefahr und Verwundbarkeit.

Resümierend symbolisiert das Blut doppeldeutig die Angst vor der Überschreitung der Körpergrenzen, die Gefahr der Verletzung, den Schmerz und die Wunde sowie eine konstitutive Verwundbarkeit. Damit verbunden ist für Svenja die Freude als Stolz und Stärke über ihren Mut, die Grenze der Haut überschritten zu haben. Der Triumph über die eigene Angst und den Schmerz erfolgt über die Zufügung einer Verletzung an ihrem Körper.

An dieser Stelle sei bereits auf die affektive Nähe zur Menstruationsszene verwiesen. In beiden Szenen ragen die Gefühle von Schreck und Freude heraus. Diese Selbstverletzungsszene handelt von Blut, welches dem Körper entrinnt. Auch hier war, wie Svenja selbst betont, das erste Gefühl der Schrecken. Die gewöhnlich dem Schrecken innewohnende Angst über das Blut verweist ebenfalls auf eine Grenzüberschreitung. Das Durchtrennen der Haut als eine Körpergrenze und Schutzhülle realisiert die Verletzung. Im Gegensatz zur Menstruationsszene, in der ihre Mutter ihre Freude bekundet, ist sie jedoch dieses Mal diejenige, die sich erfreut. Die Angst entdeckt zu werden referiert auf die Selbstverletzung als ein ebenfalls höchst intimes Ereignis, in welches potenziell von außen eingegriffen werden kann. In Kontrast zu der Erfahrung ihrer ersten Menstruation ist Svenja durch die Selbstverletzung diejenige, welche die Grenzen durch einen intendierten Schnitt überschreitet.

Resümierend kann aus dieser szenenvergleichenden Perspektive die Selbstverletzung auch als eine Art von Reinszenierung der ersten Menstruation gedeutet werden, in der Svenja als handlungsmächtige Akteurin auftritt und ihren Körper gezielt durch das Verletzen öffnet, um aus diesem kontrolliert Blut fließen zu lassen. Hier ist sie weder ihrem Körper ausgeliefert, der sie überraschend mit etwas nicht kontrollierbarem Fremden konfrontiert, noch einer Mutter, welche in ihre Intimsphäre einzugreifen droht.

Vor dem Hintergrund der manifesten Wiederannährung an die Mutter während des Auslandsjahres in Spanien wird die anschließende Szenensequenz zu den Selbstverletzungen als weiterer Beleg für das anhaltende Ringen um eine Ablösung von der Mutter herangezogen:

> S: „In Spanien hab ich des <u>auch</u> gemacht °*mhm*° zwei dreimal (.) und da war für mich die Herausforderung ähm (.) ob ich des schaffen kann dass meine Mutter des nicht sieht (............) (13s) ja"
> [...][85]
> „Dann war halt so die Aussage von meiner Mutter dass sie sich freut dass es mir jetzt besser zu gehen scheint und ich kleide mich wieder normal und ähm (.) das war dann halt so (.) also ja die Herausforderung oder (.) ähm dieser Gedanke ja ich seh vielleicht jetzt anders aus oder ich seh jetzt fröhlicher aus (.) ich bins aber ja gar nich so (.) °*mh*° ich mach des ja trotzdem noch (..) auch wenn wir drüber geredet haben ich mach des trotzdem noch °*mh*° (..........)"

Sequenzanalytische Rekonstruktion

Sinnlogisch handelt es sich um eine Selbstverletzung, über die Svenja erneut distanziert spricht. Das betonte „auch" referiert einerseits auf Spanien als Ort und einem damit verbundenen Zeitraum, andererseits wird deutlich, dass es Selbstverletzungen gab, welche in einem anderen Kontext stattgefunden haben. Die Erinnerung an eine begrenzte Anzahl von „zwei dreimal" deuten eher auf Ausnahmen,

---

[85] Der folgende Interviewausschnitt stellt ein Antwortteil auf die Frage nach der besagten Herausforderung dar.

verbunden mit bestimmten Auslösern, welche im Lichte der vorangegangenen Sequenzen auf spezielle Umstände in der Zeit in Spanien verweisen. Svenja spricht weiter von einer orts- und zeitgebundenen, in der Vergangenheit liegenden persönlichen Herausforderung. Grundlegend ist einer Herausforderung ein Aktivwerden immanent, sich einer fordernden Aufgabe anzunehmen und diese zu bewältigen. Im sportlichen Kontext besteht eine Herausforderung in der Aufforderung zu einem Kampf um Leistung und Sieg. Eine Herausforderung kann auch im Sinne einer Provokation verstanden werden, die zu einer Handlung anregt. Gemeinsamer Fluchtpunkt ist eine von außen ausgelöste, fordernde Handlung gegenüber einem Anderen, die bis zu einem Kampf führen kann. Svenja präzisiert ihre persönliche Herausforderung: „ob ich des schaffen kann dass meine Mutter des nicht sieht". Durch die Konjunktion „ob" wird die Herausforderung auch im Sinne einer Frage formuliert, die ein mögliches Scheitern einbezieht.

Die Freude der Mutter bezieht sich auf Svenjas psychische Verfassung. Auffallend ist der unsichere Ausdruck „besser zu gehen scheint", welche den verbesserten Zustand in Frage stellt. Gleichzeitig wird hier durch das Adverb „jetzt" auf eine andere Zeit verwiesen, in der es Svenja schlechter erging. Die nächste Sequenz: „ich kleide mich wieder normal" wird durch eine Konjunktion „und" angeschlossen, welche folglich als ein Beleg der Verstärkung für das verbesserte Befinden von Svenja betrachtet werden kann. Heraus ragt das Adverb „wieder", welches auf einen früheren, bereits bestandenen Zustand verweist, in dem Svenja sich bereits normal kleidet. Gleichzeitig impliziert die Referenz eine Zwischenzeit, in der sie sich nicht normal oder alternativ kleidete. Die normale Kleidung verweist zudem auf ein Angepasstsein an die Normvorstellung von Seiten der Mutter, welchen Svenja wieder entsprechen zu scheint. Die Anknüpfung „war dann halt so" kann als resignierte Bestätigung ihres angepassten Kleidungsstils gelesen werden. Durch das fehlende Subjekt und die Passivkonstruktion wird auf äußere Umstände als Ursache für die Anpassung verwiesen. Svenja kommt an dieser Stelle zurück auf „die Herausforderung oder (.) ähm dieser Gedanke ja ich seh vielleicht jetzt anders aus oder ich seh jetzt fröhlicher aus (.) ich bins aber ja gar nich so". Kontrastierend wird hier das Aussehen, welches sich sinnlogisch auf den erneuten normalen Kleidungsstil bezieht und als fröhlich attribuiert wird, zu dem eigentlichen Befinden von Svenja herangezogen: „ich bins aber ja gar nicht so". Das Nachdenken über ihre Anpassung eröffnet die Diskrepanz zwischen ihrem äußeren Erscheinungsbild, der mütterlichen Wahrnehmung von ihr als fröhlich und dem inneren widerstrebenden Befinden, welches sich in der Selbstverletzung ausdrückt. Auffallend ist die wiederholte Konjunktion „trotzdem", welche Svenjas Versuch, einen Gegensatz auszudrücken, großen Nachdruck verleiht. Die erste Konjunktion hat keinen konkreten Bezugspunkt und kann im Lichte der vorangegangenen Sequenzen als Reaktion auf die äußerliche Anpassung und Unbekümmertheit gedeutet werden. Das zweite „trotzdem" bezieht sich auf ein Gespräch mit der Mutter „drüber", womit sinnlogisch die Selbstverletzung gemeint ist. Das Sprechen über die Selbstverletzung wird von Svenja in einen Kontrast zu der „trotzdem" realisierten Selbstverletzung gesetzt, wonach in der Darstellung Svenjas Mutter von einer Beendigung der Selbstverletzungen ausgegangen zu sein scheint.

Szenische Rekonstruktion

Auf den latenten Gehalt verweist der Trotz als ein Widerstand gegenüber der Anpassung an die mütterlichen Vorstellungen. Der vehemente Trotz geht einher mit einer Aggression sich anzupassen, das heißt in dem mütterlichen Bilde aufzugehen. Die Aggression kann jedoch nicht konstruktiv für die autonomen Bestrebungen gegenüber der Mutter eingesetzt werden, sondern wird dieser gegenüber verheimlicht. Abgeführt wird die Aggression durch die selbstverletzende Handlung am eigenen Körper. Das Potenzial der Aggression mündet in eine destruktive autoaggressive Handlung.

Der Erfolg für Svenja besteht in der Verheimlichung der selbstverletzenden Handlung. In dieser Logik wird über die eigentliche Adressatin der Aggression – die Mutter – durch die selbstverletzende Handlung heimlich triumphiert.

Resümierend erscheint Svenja äußerlich an die Normativitätsvorstellung ihrer Mutter angepasst. Latent besteht ein Kampf um Abgrenzung von ihrer Mutter, den sie selbstschädigend auf ihrem Körper austrägt. Das konstruktive Entwicklungspotenzial ihrer Aggression vermag Svenja tendenziell nicht an ihre Mutter als Adressatin zu richten. Dem vermeintlichen Sieg über die Mutter wird die Unversehrtheit des eigenen Körpers geopfert. Da Svenja die Aggression in Form der selbstschädigenden Handlung als Abgrenzungsversuch gegen sich richtet, bleibt sie in der Beziehung zu ihrer Mutter eher in der Anpassung verhaftet, womit Eigenständigkeit und Individuation tendenziell erschwert werden.

6.3.7 Fallstruktur

Die mit mangelnder Selbstabgrenzung einhergehende familiale Beziehungsdynamik erschwert Svenja tendenziell die Entwicklung eines eigenständigen Selbstbildes. Während der Kindheit bestand eine innige Beziehung zu ihrer Mutter mit freundschaftlichem Charakter, in welcher folglich der Generationenunterschied verschleiert wurde. Mit Beginn der Pubertät versuchte sich Svenja aktiv aus dieser engen Beziehung zu distanzieren. Der Abgrenzungsversuch von ihrer Mutter wurde im Zuge des einjährigen Spanienaufenthaltes durch äußere Umstände unterbrochen. Da Separationsversuche von der Mutter nicht erwünscht zu sein scheinen, wurde das *Ringen um Eigenständigkeit* auf die latente Ebene verschoben und dauert entsprechend an.

Die Beziehungsdynamik ist familial geprägt von einer konfliktvermeidenden Haltung der Eltern. Der Vater ragt durch einen eher autoritären Erziehungsstil heraus, in welcher Auseinandersetzungen über Dissonanzen einseitig durch seine Autorität entschieden werden. Svenjas Eltern stehen ihr nicht ausreichend als unterstützende und haltgebende Objekte für Resonanzerfahrungen zur Verfügung, um belastende Themen und Gefühle wie Schmerz, Trauer, Leid und Angst, aber auch Aggressionen verarbeiten und bewältigen zu können. Familial bleiben Konflikte und Probleme tendenziell unausgesprochen und im Verborgenen zugunsten einer familial harmonischen Atmosphäre.

Während ein dominierender Vater in der Familie ausgemacht werden konnte, gehen Mutter und Tochter in dem familialen Wir als eigenständige Personen eher unter. Die väterliche Anerkennung ist an das männliche Geschlecht sowie an männlich zugeschriebene Ideale von Leistung, Konkurrenz und Sieg gebunden. Im Verhältnis zu dem Bruder bleibt bei Svenja eine entsprechend väterliche Anerkennung folglich aufgrund ihres weiblichen Geschlechts tendenziell aus. Im Ringen um die Anerkennung unterwirft sich Svenja den väterlichen Maßstäben durch die bemühte Steigerung ihrer körperlichen Fitness.

Svenjas Bemühungen, den Vorstellungen und Erwartungen signifikanter Anderer zu entsprechen, sind verbunden mit dem Wunsch nach Anerkennung. Darüber hinaus führt die Ausrichtung an anderen zu einer Leere sowohl hinsichtlich eigener Vorstellungen und Wünsche als auch eines selbstbestimmten Handelns. Ferner verweist die Leere auf die Brüche in einem nicht kohärenten Selbstbild, die mit Verunsicherung und Orientierungslosigkeit einhergehen.

Verschleiert wird die Leere und Sprachlosigkeit von Svenja narrativ mit der Figur der Negation. Auch der Versuch, sich als faszinierend zu inszenieren, dient dazu die Leere abzuwehren, verbunden mit dem Wunsch bedeutsam für andere zu sein.

In Ermangelung der väterlichen Anerkennung bei gleichzeitiger familialer Dominanz steht das weibliche Geschlecht diesem eher untergeordnet, schwach und weniger bedeutsam gegenüber.

Der menstruierende Körper symbolisiert im Fall Svenja eine konstitutive Verwundbarkeit, welche mit einem situativen erschreckenden Kontrollverlust über ihren eigenen Körper einhergeht und sich sowohl durch die Gefahr einer möglichen intrusiven, die Generationenschranken verschleiernden Mutter zuspitzt als auch durch den anwesenden Bruder als Repräsentanz der väterlich anerkannten zukünftigen männlichen Potenz.

Anhand des imaginierten Geschlechtsverkehrs als eine Ausrichtung auf außerfamiliale Beziehungen wird Svenjas Ringen um eine eigenständige Position in Abhängigkeit von den verinnerlichten normativen mütterlichen Vorstellungen, den Orientierungen an den Peers sowie gesellschaftlichen Bildern deutlich. Svenjas Abgrenzungsversuch bleibt jedoch in Form eines Gegenentwurfs eher an dem mütterlichen Lebensmodell ausgerichtet. Der Umgang mit den puberalen Veränderungen, die Aneignung und Exploration des weiblichen puberalen Körpers ist getrieben durch das *Ringen um einen unabhängigen Selbstentwurf.*

Die *Selbstverletzungen fungieren bei Svenja als eine Art Differenzmarker* im Kampf um ein eigenständiges Selbstbild und einen eigenen Lebensentwurf. Insbesondere die Abgrenzungsversuche von der Mutter bei gleichzeitiger Abhängigkeit sowie die einhergehenden Aggressionen gegenüber dieser werden in Form der autoaggressiven Handlungen gegen das eigene Selbst gerichtet. Die selbstverletzende Handlung fungiert sowohl als eine versuchte Grenzziehung als auch eine autodestruktive Art, ein Stück eigenen Raum sowohl in der engen Beziehung zur Mutter als auch in den verschmelzenden familialen Beziehungen zu erkämpfen. Die daraus entstehenden Schuldgefühle werden gleichsam durch die Selbstverletzung reguliert.

Gleichzeitig reinszeniert Svenja in Form der Selbstverletzung die tendenziell grenzüberschreitende mütterliche Beziehung. Da Svenja die Aggression destruktiv gegen sich richtet, kommt es in der Beziehung weniger zu einer konstruktiven transformativen Separation; stattdessen bleibt Svenja tendenziell angepasst an die mütterliche Vorstellungswelt. Die Selbstverletzung symbolisiert die Angst- und Schuldgefühle sowie den Schmerz bei einer Loslösung aus der Beziehung mit der Mutter.

Das Blut symbolisiert im Zuge der selbstverletzenden Handlung die konstitutive Verwundbarkeit sowie die Verletzungsgefahr und den einhergehenden Schmerz sowie den Kontrollverlust durch die weiblichen puberalen Veränderungen. Darüber hinaus verweist es auf die Verletzlichkeit infolge einer mangelnden väterlichen Anerkennung des weiblichen Geschlechts. Gleichzeitig versinnbildlicht das Blut im Fall Svenja eine vermeintliche Verkehrung der Verwundbarkeit und Verletzung in Stolz und Stärke, den Schmerz zu ertragen, die Angst und das Gefühl von Schwäche zu besiegen sowie Kontrolle und Handlungsmacht über den geschlechtsreifen weiblichen Körper als vermeintliche Ursache zu gewinnen.

Im Kontrast dazu steht die Inszenierung der selbstverletzenden Handlung als faszinierend, mit der die Leere in Svenjas Selbstbild sowie der Mangel an Anerkennung zu bewältigen versucht wird, verbunden mit dem Wunsch, als Person interessant und bedeutsam für andere zu sein.

6.4 Christina – „hab ich einfach aufgehört zu weinen"

Im Anschluss an drei sehr ausführlich rekonstruierte Fallportraits werden die folgenden drei Fallauswertungen gerafft präsentiert. Für die Gewährung der Nachvollziehbarkeit wird die Schwerpunktsetzung, der Aufbau der Falldarstellungen sowie die Auswahl besonders ergiebiger Interviewausschnitte als Belege erhalten bleiben. Die Ergebnisse der sequenzanalytischen und der szenischen Rekonstruktion werden dabei zugunsten der pointierten Präsentation zusammengeführt mit dem Ziel, die Fallstrukturhypothese sukzessive frei zu legen. Auszüge aus den Feldprotokollen werden an ertragreichen Stellen als erweiterte Belege für die Interpretation integriert.

Interviewkontext

Christina ist zum Zeitpunkt des Interviews 23 Jahre alt. Das Interview dauert drei Stunden.

6.4.1 Biografisches Kurzportrait

Christina wächst als älteste Tochter ihrer Eltern in einem Dorf auf. Ihre Mutter ist als Schneiderin tätig und der Vater als Schreiner. Die zwei Jahre jüngere Schwester hat die Realschule absolviert und befindet sich zum Zeitpunkt des Interviews am Ende ihrer Ausbildung.

Christina ist 19 Jahre alt, als sich ihre Mutter von ihrem Vater trennt. Nach dem Erwerb der allgemeinen Hochschulreife absolviert Christina eine dreijährige Ausbildung zur Steuerfachangestellten und ist zum Zeitpunkt des Interviews in diesem Beruf tätig.

Selbstverletzendes Verhalten: Christina begann sich circa im Alter von 14 Jahren mit einer Frequenz von zwei bis dreimal wöchentlich mit einer Stecknadel an den Armen und Beinen selbst zu verletzen. Vor ihren Eltern hat sie die Selbstverletzungen verheimlicht. Ab circa dem 16. Lebensjahr reduzierte sich die Häufigkeit der Selbstverletzungen. Im Alter von 19 Jahren konnte sie gänzlich auf diese verzichten. Christina hat bis zum Zeitpunkt des Interviews keine Beratungs- oder Therapieangebote in Anspruch genommen. Möglich war die Beendigung der Selbstverletzungen aus Christinas Perspektive aufgrund der Beziehung zu ihrem Partner, die seit knapp vier Jahren andauert.

6.4.2 Initialszene

Auf den Stimulus, ihre Lebensgeschichte zu erzählen, reagiert Christina wie folgt:

> C: „/Okay ((leicht lachend)) (.) also mein Name ist Christina *mh* ich bin jetzt 23 Jahre alt *mh* bin in einem Ort namens X aufgewachsen das liegt in Bundesland Z *ja* so sechzig Kilometer östlich noch von Stadt A so an dem Fluss B *mh* an dem Flusszweig genau *mh* und da bin halt auch geboren bin da bis zu meinem 19ten Lebensjahr aufgewachsen *mh* (.) meine Eltern waren 18 (.) als (.) ich (.) da (.) war (.) ich hab noch ne jüngere Schwester die is jetzt (.) die wird jetzt 20 im nächsten Monat (.) ja ((lacht)) was erzähl ich denn da ähm (.)"

Ergebniszentrierte Rekonstruktion

Der Interviewauszug ist gekennzeichnet von einem durch Fakten geprägten Erzählstil, welcher sich auf geographische Details und das Alter der einzelnen Familienmitglieder bezieht. Christina hangelt sich an Fakten entlang, welche in dieser unsicheren Anfangsszene der Stegreiferzählung als orientierend sowie sicherheitsspendend interpretiert werden können. Zugleich handelt es sich dabei um ‚rohe' Daten, welche affektlos erzählt werden können. Eine derartige Genauigkeit deutet auf Christinas Bemühen, alles richtig zu machen, um der Erzählaufforderung möglichst entsprechen zu können und in der Konsequenz den Anforderungen der Forscherin. Darüber hinaus verweist der hohe Detaillierungsgrad auf eine sehr bedachte und kontrollierte Erzählweise, welche auf die Unsicherheit Christinas deutet.

Der Ausdruck „meine Eltern waren 18 (.) als (.) ich (.) da (.) war (.)" irritiert in vielerlei Hinsicht. Sinnlogisch handelt es sich um ihre Geburt, welche jedoch interessanterweise an dieser Stelle unausgesprochen bleibt. Christina verortet ihre Ankunftszeit („als ich da war") in Relation zu dem vergleichsweise jungen Alter ihrer Eltern. Die Beziehung zur Schwester wird von Christina ebenfalls anhand von Fakten, dem präzisen Alter, dargestellt.

Veranschaulichen lässt sich anhand der Coda der Szene ein Ausstieg aus der Aufzählung von Fakten, welcher auf eine selbstreflexive Ebene führt, in der Christina verunsichert sowie kritisch-wertend („was erzähl ich denn da ähm") auf ihren Lebensbeginn blickt. Die selbstbeobachtende Position verweist darüber hinaus erneut auf eine kontrollierte Erzählweise. Das Lachen kann als Abwehr der Verunsicherung interpretiert werden.

Latent ist der narrative Beginn der Lebensgeschichte von Unsicherheit und Kontrolle sowie von einem faktenorientierten affektlosen Erzählstil geprägt, in-

*dem Christina eine selbstkritisch-bewertende Position auf ihr Erzähl-Ich ein-
nimmt. Auf die Erzählaufforderung reagiert sie folglich, indem sie sehr bemüht ist,
den Erwartungen der Forscherin zu entsprechen und gleichzeitig selbst eine
strenge evaluative Haltung einnimmt. Markant ist die nebulöse Geburt in Verbindung mit dem vergleichsweise jungen Alter der Eltern. Die Beziehung zur Schwester wirkt an dieser Stelle blass.*

6.4.3   Biografische Ausgangslage

Die Ungewissheit um den Ursprung

Die näheren Umstände von Christinas Geburt im Zusammenhang mit den vergleichsweisen jungen Eltern sollen anhand von zwei weiteren Szenen ausdifferenziert werden. Die anschließende Szene erfolgt auf die Frage, ob Christina mehr
über ihre Eltern sprechen könne, welche bei ihrer Geburt 18 Jahre alt waren:

> C: „Ähm ja also (.) zu der Version gibts /mehrere verschiedene ((leicht lachend))
> äh=äh Geschichten (.) ich weiß zum Beispiel als ich n Kind war hat meine Oma also
> die Mutter von meiner Mutter *ja* meinen Vater sehr lange nich mehr angeguckt (oder)
> hat auch nich mit ihm geredet weil sie ihm Vorwürfe gemacht hat (.) äh er hätte das
> Leben meiner Mutter versaut indem er ihr n Kind gemacht hätte *mhm* ja fühlt man
> sich auch toll als Kind wenn man das so /am Rande mitkriegt ((leicht Lachend)) wenn
> die Oma da den Mann verantwortlich macht *mhm*"

Ergebniszentrierte Rekonstruktion

Augenscheinlich stellt Christinas Geburt den Konfliktpunkt der Szene dar. Vor
diesem Hintergrund erscheint die Geburt für Christina unaussprechlich. Narrativ
wird eine verdoppelte Unsicherheitsstruktur um die Geburt entfaltet. Es besteht
eine „Version" als eine bereits mögliche Auslegung, von der wiederum mehrere,
gar unterschiedliche Erzählungen („Geschichten") existieren. Christina hat ein
Wissen („ich weiß") über die Beziehungsverweigerung ihrer Oma gegenüber ihrem Vater, mit dem Vorwurf der Vater habe Schuld an und sei verantwortlich für
die Schwangerschaft („ihr n Kind gemacht"). Aus dieser Perspektive werden die
Beteiligung der Mutter an dem Koitus und ihre Verantwortung für die Schwangerschaft negiert. Die Schlussfolgerung der Großmutter, Christinas Vater habe das
Leben ihrer Mutter durch die Zeugung „versaut", kann wörtlich als beschmutzt,
verdorben oder auch als ruiniert interpretiert werden. Zwei Momente werden deut-

lich: eine Verunreinigung durch den unausgesprochenen Geschlechtsverkehr sowie eine Zerschlagung von möglichen Lebensentwürfen, Wünschen und Erwartungen. Die Anschuldigung wird von Christina im Konjunktiv ausgedrückt („er hätte das Leben meiner Mutter versaut"), wodurch alternative Möglichkeiten oder ein Anzweifeln dieser Version von Christina denkbar sind. Latent impliziert der Verwurf auch das Bild von einem Kind, durch dessen Existenz das Leben der Mutter zerstört wurde. Weiter zugespitzt kann hier die szenisch-latente Figur einer Existenzschuld gegenüber der Mutter entfaltet werden. Die Bilanzierung („fühlt man sich auch toll als Kind") fällt ironisch distanzierend aus. Gemeinsam mit dem anschließenden leichten Lachen stellen sie eine abwehrende Verkehrung („toll") einer Belastung im Kindesalter dar.

Nur einige Transkriptzeilen weiter fährt Christina fort, die Version ihrer Mutter über ihre Geburt zu erzählen:

> C: „Und sie meinte mal zu mir sie hätte dann keine Lust mehr auf das Abi gehabt und hätte mich deswegen bekommen (.) weil sie dadurch die Möglichkeit hatte das Abi abzubrechen also nur die Ausbildung zu machen *mh* (.) also (.) ob das (.) jetzt (.) so (.) rich-tig is und warum meine Oma dann meinem Papa Vorwürfe machen muss und also das sind äh so Sachen (.) da bin ich nie wirklich hinter gestiegen °*mh*° das sind immer so=so der eine erzählt das der andere das was glaubt man als Kind jetzt? *mhm* "

Ergebniszentrierte Rekonstruktion

Wiederholt bleibt in dieser Szene die Geburt als der eigentliche narrative Mittelpunkt unausgesprochen. Die lapidar anmutende Begründung der Mutter („keine Lust") für die Schwangerschaft wird von Christina mit dem zweifachen Konjunktiv („hätte") infrage gestellt. Der Zweifel verweist auch auf eine Schutzmaßnahme gegenüber der mütterlichen Instrumentalisierung eines Kindes für die Realisierung ihrer eigenen Bedürfnisse.

Christinas Zweifel und Unsicherheit an der mütterlichen Version wird narrativ erneut durch den stockenden Ausdruck „ob das (.) jetzt (.) so (.) rich-tig is" manifest und in das Verhältnis zur Geschichte ihrer Oma gesetzt. Die Versionen im Vergleich führen zu einer grundlegenden Verwirrung, von der sich Christina zu distanzieren versucht („das sind äh so Sachen").

In der Relation der beiden Szenen erscheint kein verlässliches vertrauensvolles Narrativ um Christinas Ursprung. Von Seiten der Oma erscheint Christina eher unerwünscht, gar verantwortlich für die vermeintliche Zerstörung der Lebensperspektiven ihrer Mutter. Von Seiten der Mutter steht nicht der Kinderwunsch im Vordergrund, sondern eine Instrumentalisierung. Auffallend ist darüber hinaus eine fehlende Perspektive des Vaters auf ihre Geburt. Die Frage, was Christina als

Kind hätte glauben sollen, eröffnet nicht nur die Verwirrtheit, sondern latent eine basale Vertrauensfrage gegenüber ihrer Mutter.

Latent ranken um Christinas Ursprung Bilder von Schuld und Unerwünschtheit. Zudem erscheint die Geburt eine instrumentelle Bedeutung für die Mutter einzunehmen und zugleich mit der Zerschlagung ihrer Lebensperspektiven einherzugehen. Vor diesem Hintergrund wird für Christina ihre Geburt narrativ unaussprechlich. Verwirrung sowie eine grundlegende Unsicherheit um den eigenen Ursprung formieren sich zu einer ontologischen Vertrauensfrage oder anders ausgedrückt zu einem fehlenden Urvertrauen, welches auch auf ein konstitutives Misstrauen gegenüber der Mutter verweist. Die Abwehr der tiefgreifenden Verunsicherung äußert sich bei Christina in ihrem Lachen und der Ironisierung.

6.4.4   Familiale Beziehungen

Angesichts der mit Unsicherheit und Verwirrung verbundenen biografischen Disposition soll anhand einer weiteren Szene die Beziehung zur Mutter ausdifferenziert werden:

> C: „Also meine Mutter hat mich auch geschlagen (.) das letzte Mal da war ich 18 (.) ich w- weiß nich ich also s- sie hat mich jetzt nie verprügelt oder so °mh° es war jetzt nich so dass ich blaue Augen oder blaue Flecken hatte (.) °mhm° es war einfach ne Backpfeife *mhm* kann man nich entschuldigen (.) aber m- ich glaub sie s einfach mit ihrer Autorität nich weiter gekommen ich glaub sie wusste einfach nich mehr was sie machen sollte *mhm* ich hab jetzt eigentlich nie schlimme Sachen getan ich war ein sehr mauliges Kind"

Ergebniszentrierte Rekonstruktion

Das körperliche Verletzen durch die Mutter („geschlagen") wird narrativ in Form einer Negation („nich") in den Schatten von somatisch sichtbaren Folgen schwerer Gewalthandlungen gestellt. Einerseits erfolgt eine Bagatellisierung („einfach ne Backpfeife"), andererseits werfen die ausgeschlossenen schweren Körperverletzungen bedrohliche Schatten auf die Backpfeife, welche auf eine Angst von Christina gegenüber ihrer Mutter verweisen. Die Bedeutung der letzten Backpfeife erscheint für Christina verbunden mit dem Alter, in welchem sie juristisch betrachtet erwachsen ist. Vor diesem Hintergrund erscheint der ‚Schlag in das Gesicht' nicht nur als eine verbotene Züchtigungsmaßnahme, sondern darüber hinaus als erniedrigend und respektlos gegenüber einer erwachsenen Tochter. Die wiederholt gewalttätige mütterliche Reaktion bis in das juristische Erwachsenenalter verweist auf eine als machtvoll und bedrohlich erlebte Mutter. In der Szene erstaunt das Fehlen von Wut oder Empörung über die mütterliche Aggressivität. Stattdessen erscheint Christina verunsichert („ich w- weiß nicht"). Nur zaghaft begehrt sie auf, indem sie sich distanzierend auf allgemeingültige Normen bezieht („kann man nich entschuldigen"). Gleichzeitig wird sowohl ihr Unverständnis als auch das Unverzeihbare der mütterlichen Verletzungen transportiert („nicht entschuldigen"). Dem widersprechend („aber") entwirft Christina eine Rechtfertigungsfigur für ihre Mutter, in welcher sie vermutet, diese habe trotz ihres mächtigen Einflusses („Autorität") nicht ihre Ziele erreichen können („nicht weitergekommen"). Dass ihre Mutter an die Grenze gekommen ist, verweist auch auf Christinas Widerstandspotenzial. Sie pendelt narrativ zwischen der Figur einer hilflosen und an ihre Grenzen kommende Mutter, durch welche diese geschützt wird, und einer Selbstverteidigung („ich hab jetzt eigentlich nie schlimme Sachen getan") – wobei diese durch die sich selbst abwertende Erklärung, ein besonders mürrisches, vorwurfsvolles sowie auflehnendes und unzufriedenes Kind („sehr mauliges Kind") gewesen zu sein, jedoch sogleich brüchig wird.

Resümierend kann auf der latenten Ebene eine Ambivalenz rekonstruiert werden, in welcher Christina auf der einen Seite die mütterlichen demütigenden psychischen und physischen Verletzungen als unverzeihbar darstellt und auf der anderen Seite eine schützend-rechtfertigende Haltung einnimmt, bis hin zur Verkehrung der Rollen (Mutter ist die Hilflose). Deutlich wird eine als mächtig sowie beängstigend erlebte Mutterfigur, welche ihre Tochter missachtet. Die selbstzuschreibende Abwertung als ‚maulig' verweist sowohl auf eine Verinnerlichung der mütterlichen Abwertung und Schuld als auch auf Christinas Widerstandpotenzial gegenüber dieser Ungerechtigkeit.

Vor dem Hintergrund der destruktiven mütterlichen Figur soll anhand der folgenden Szene Christinas Beziehung zu ihrem Vater sowie dessen familiale Rolle, insbesondere im Verhältnis zur Mutter, rekonstruiert werden:

> C: „Ja also mein Papa war der hat mich nie geschlagen (.) auf den hab ich aber auch immer gehört der war (.) ((tiefes Einatmen)) ja ich also wie gesagt mittlerweile is er ein sehr liebevoller Mensch ich liebe ihn über alles früher wars halt recht schwierig (.) weil er nich da war (.) und ((tiefes Einatmen)) ja er war halt trotzdem sehr locker er hat mehr erlaubt als meine Mutter *mh* (.) ja war aber wie gesagt nich so l- viel da (.) wenn sie mal zusammengehalten haben ich weiß auch wenn sie mich gerufen so Christina dann (.) drei Meter Abstand so was is n? und gleich so ich hatt auch vor meinen Eltern Angst *mhm* also es war nich so dass ich irgendwie Respekt hatte des war wirklich Angst ich hatte wirklich Angst"

Ergebniszentrierte Rekonstruktion

Die väterliche Figur wird von Christina durch eine Negation („nie geschlagen")
als ein Gegensatz zu ihrer Mutter eingeführt. Gleichzeitig eröffnet sie ein Bedro-
hungsszenario, durch welches die Beziehung zu ihm brüchig wirkt („mein Papa
war der hat…"). Auch die Figur des Gehorsams gegenüber dem Vater mündet in
einem Bruch („der war (.) ((tiefes Einatmen))"). Verunsichert ringt Christina um
eine Konturierung ihres Vaters („ja ich also"). Der Bruch sowie die Sprachlosigkeit werden durch eine Idealisierung („ich liebe ihn über alles") zu überbrücken
versucht. Christina skizziert eine Veränderung in der Beziehung zu ihrem Vater,
den sie im Verhältnis zur Vergangenheit („mittlerweile") nunmehr als einen sehr
fürsorglichen und gefühlvollen Menschen darstellt. Die väterliche Abwesenheit in
der Vergangenheit wird von Christina zaghaft als „recht schwierig" eingeführt und
sogleich mit einer positiven Eigenschaft zu verdecken versucht („sehr locker er
hat mehr erlaubt"). Die durch die Abwesenheit brüchig werdende Beziehung zum
Vater wird narrativ wieder zu retten versucht. Das elterliche Paar erscheint einerseits als uneinig („wenn sie mal zusammengehalten haben") und andererseits in
der Vereinigung als bedrohlich gegen sie gerichtet, verbunden mit der Sorge um
ihre psychische und körperliche Unversehrtheit („drei Meter Abstand"). Deutlich
wird eine große Angst vor dem vereinigten Elternpaar. Der fehlende Respekt als
Kontrast verweist auch auf eine fehlende Anerkennung und Achtung den Eltern
gegenüber.

    Resümierend kann auf der latenten Ebene eine über den Zeitverlauf verän-
derte, jedoch fragile Beziehung zum Vater rekonstruiert werden. Die liebevoll ge-
wordene und zugleich zerbrechliche väterliche Figur wird durch die Abwehr der
Idealisierung vor der bedrohlichen Vergangenheit zu retten versucht. In der Ver-
gangenheit hat der Vater nicht nur als schützende Figur gefehlt, sondern trat in
der Einheit mit der Mutter als beängstigend auf. Christina erscheint ihren Eltern
gegenüber alleine und sehr verängstigt.

6.4.5   Körper

In diesem Kapitel soll rekonstruiert werden, wie Christina den sich verändernden
Körper vor dem Hintergrund der Beziehungserfahrungen mit ihren Eltern erlebt.
Die nachfolgende Szene folgt im Anschluss an die Frage nach der Erinnerung an
den Beginn ihrer Regelblutung.

Eintritt der Menstruation:

> C: „Ach ja ((lacht)) da war ich (.) sehr jung (.) i:ch war (..) zwö:lf glaub ich (.) das war glaub ich in den Sommerferien von der sechsten zur siebenten Klasse (.) und (..) ah wie war n das? also ich hab dann plötzlich meine Tage gehabt und (.) ich hab auch stärkere Schmerzen immer gehabt *mhm* und ich bin dann auch an der Treppe so °Mutti ich muss dir was sagen° (.) /wieso hast deine Tage gekriegt? ((lauter)) also die wusste das irgendwie gleich (.) ich so ja ja und dann hat sie mir das mit den Binden und alles erklärt"

Ergebniszentrierte Rekonstruktion

Die Narration um die erste Menstruation erscheint brüchig und ist in Unsicherheit („glaub") eingebettet. Das einleitende Seufzen („ach ja") in Verbindung mit einem in psychischer Hinsicht noch ‚Klein-Sein' („sehr jung") mündet narrativ in eine Übergangsphase („sechsten zu siebten Klasse"). Anschließend folgt ein Bruch. Anstatt wie erwartet an dieser Stelle von der Menstruation zu erzählen, begibt sich Christina auf eine reflexiv-fragende Ebene („ah wie war n das?"). Anschließend überspringt sie gar in der Zeitabfolge das Entdecken der Menstruation („ich hab dann plötzlich meine Tage gehabt"). Die narrative Lücke steht für eine unmittelbare sowie erschreckende Entdeckung („plötzlich") des Blutes, verbunden mit einer neuen Art von Verletzlichkeit, die unaussprechlich erscheint. Deutlich wird dabei das unvermittelte Moment der Veränderung. Das Bild der unaussprechlichen Verwundbarkeit wird durch die verbundenen Schmerzen verstärkt. Narrativ verortet sich Christina auf einer Treppe, die sowohl Beweglichkeit ermöglicht als auch einen ungeschützten Bereich darstellt (im Gegensatz zu bspw. einem Kinderzimmer). Die Adressierung an die Mutter wird als dringlich und unausweichlich („muss") eingeführt. Die imitiert leise Tonlage verweist auf eine mögliche Scham sowie auf Christinas Verletzbarkeit. Die explizite Anrufung der mütterlichen Rolle („Mutti") manifestiert die kindliche Angewiesenheit und deutet auf das Bedürfnis nach Fürsorge und einer haltgebenden Resonanz, insbesondere von einer weiblichen Person. Die imitiert laute mütterliche Reaktion eröffnet dagegen eine starke Diskrepanz: auf ein sehr verunsichertes, angewiesenes Kind mit einer drängenden Bedürftigkeit trifft eine eher abweisende („wieso"), wenig empathische Mutter, welche durch den lauten Ton beängstigend erscheint. Das Fragewort „wieso" deutet auch auf eine tendenziell verärgerte Vorwurfshaltung über Christinas bedürftige Ansprache an die Mutter, die sich ihr jetzt zuwenden muss. Aufgrund des fehlenden Personalpronomens ‚du' („hast deine Tage gekriegt?") wirkt die Frage nicht nur grob unfreundlich, sondern entpersonalisierend, nur auf die handlungspragmatische Intervention ausgerichtet. Dabei bleibt eine emotional beruhigende

Reaktion auf die Bedürftigkeit der Tochter eher aus. Die Verobjektivierung verweist auf das Fehlen einer konstitutiven Ich-Du Beziehung, in welcher eine tendenzielle Missachtung des Anderen als eigenständiges Gegenüber manifest wird. Christinas imitierte Antwort „ja ja" kann vor diesem Hintergrund als beschwichtigend gedeutet werden.

Resümierend steht latent die unaussprechliche Entdeckung des Blutes für die abgewehrte konstitutive Verwundbarkeit und Unsicherheit im Zuge der erschreckenden Menstruation. Unaussprechlich ist zudem eine mütterliche tendenziell vorwurfsvolle und abweisende Reaktion auf die kindliche Bedürftigkeit aufgrund des Schreckens.

Das ebenfalls früh einsetzende Brustwachstum verstärkt bei Christina die Verunsicherung und Vulnerabilität. Der anschließende Interviewauszug stellt eine Antwort auf die Frage nach der Bedeutung des Körpers während Pubertät dar.

Brustwachstum:

> C: „Das Einzige was mich wirklich gestört hat war als mein Busen angefangen hat zu wachsen °*mhm*° ich mocht das nich wie das aussah das hat mir nich gefallen *mhm* aber (.) ich hab mich da glaub ich nie so großartig mit auseinandergesetzt *mhm* (…) wüsst ich jetzt nichts (.) s war (..) ich glaub ich habs hingenommen ((lacht)) *mhm* also wie gesagt der Busen s war dann im Spiegel immer so grad wenn das anfängt zu wachsen dann sieht das ja immer so=so komisch aus wenn da so n kleines Hügelchen is? *ja* und des hat mir immer nich gefallen aber ich glaub des war des Einzige und das dann wie gesagt (.) sechste Klasse wos dann anfing ach guck mal du und Sarah ihr habt ihr habt die größten Busen"

Ergebniszentrierte Rekonstruktion

Das Wachstum der Brüste wird als den eigenen Vorstellungen widersprechend erlebt („nicht gefallen"/„störend"). Insbesondere der Blick in den Spiegel macht den Übergang eines kindlichen Körpers durch das Wachstum („kleines Hügelchen") sichtbar. Die Erscheinung der Brüste wird von Christina als befremdlich („komisch") geschildert. Herausragt in der Szene eine verunsichernde, distanzierte und gleichgültige („nie so großartig mit auseinandergesetzt") sowie resignierte Haltung gegenüber dem unaufhaltsamen Brustwachstum („ich habs hingenommen"). Die Ablehnung der Brüste wird durch das verspottende Entblößen des Brustumfangs im Vergleich verstärkt.

Resümierend kann eine ablehnende sowie kognitiv distanzierende Abwehr gegenüber dem weiblich werdenden Körper vor dem Hintergrund des noch vergleichbar jungen Alters und der folglich noch kindlichen psychischen Verfassung rekonstruiert werden. Das Befremden und die Verunsicherung potenzieren sich durch die beschämende Bloßstellung im Klassenverband.

Anhand der Szene zu den Vorstellungen über den Geschlechtsverkehr soll der sich bereits andeutende, auf der rationalen und handlungspragmatischen Ebene verbleibende Umgang mit den körperlichen Veränderungen weiterverfolgt werden:

C: „Über Sex? *mh* (……) naja normale also ich war schon (.) was das angeht sehr ja gebildet nich aber aufgeklärt *mh* also ich meine F- meine Schwester is mit fünf rumgelaufen /hat erzählt wie Sex funktioniert ((lachend))"

Ergebniszentrierte Rekonstruktion

Sexualität als eine lustvoll-erregende körperliche Handlung wird von Christina rationalisierend aufgegriffen. Auffallend ist der Ausdruck „normal", mit welchem der „Sex" in ein allgemeingültiges gesellschaftliches Regelwerk eingerahmt wird. Die Sexualität als eine hoch affektive interaktionale Erfahrung wird folglich latent mit allgemeingültigen Regeln zu kontrollieren versucht, um Unsicherheiten und Ängste zu bändigen. Die narrativ wieder zurückgenommene hohe Bildung erscheint positiv konnotiert, gar mit Stolz besetzt zu sein. Die selbst zugeschriebene Aufklärung wird interessanterweise am Beispiel der technisch anmutenden Mitteilungen über Sexualität ihrer fünfjährigen Schwester veranschaulicht. Der Verweis auf die Schwester deutet auf eine große Diskrepanz zwischen einer kindlichen psychischen Verfassung und der Sexualität, welche rational beschrieben, jedoch nicht mit affektiven Vorstellungen oder Bilder besetzt werden kann.

Resümierend fungiert das Intellektualisieren als Bewältigungsversuch der latenten Ängste und Unsicherheiten, welche aus der benannten Diskrepanz der noch kindlichen Psyche und der Sexualität resultieren.

Reaktion des Vaters auf die erste sexuelle Beziehung

Anhand der folgenden Szene soll die Rolle des Vaters auf Christinas körperliche Veränderungen verbunden mit der Ausrichtung auf außerfamiliale Beziehungen zu männlichen Jugendlichen rekonstruiert werden. Christina antwortet auf die

Frage nach den Reaktionen des Vaters auf die körperlichen Veränderungen wie folgt:

> C: „Also ich weiß <u>nur</u> das Einzige was /war ((lachend)) als ich dann mit 16 mit dem damaligen Freund (.) ankam *mh* ((tiefes Einatmen)) äh (.) da hat er mich dann wirklich fast <u>ange-meckert</u> wenn ich nich zum Frauenarzt /gehe dann lässt er mich nich mehr raus ((leicht Lachend)) ((lacht)) °*mhm*° also ich glaub als ich dann 16 war da hat er dann von sich aus gesagt so meine kleine Tochter nee soll mal lieber zum Frauenarzt bevor hier irgendwas passiert so wie n Kind oder so ((tiefes Einatmen)) *mhm* und er hat mir echt so an Kopf geknallt wenn du nich zum Frauenarzt gehst dann (.) obwohl ich da wirklich noch gar keine Gedanken in der Richtung hatte"

Ergebniszentrierte Rekonstruktion

In der Szene kann mit Blick auf Christinas Sexualleben eine väterlich-dominante Haltung rekonstruiert werden. Die väterliche Reaktion des ärgerlichen Kritisierens („<u>ange-meckert</u>") steht im Kontrast zu dem typisch jugendsprachlich, lässig ausgedrückten Mitbringen eines Freundes („ankam"). Der Bruch in dem Ausdruck „ange-meckert" versinnbildlicht zugleich einen Bruch in der Vater-Tochter-Interaktion. Angesichts des Alters von 16 Jahren trifft die bis in Christinas Sexualleben eindringende väterliche Androhung („wenn…dann") der Freiheitseinschränkung, wie ein psychischer aggressiver Schlag („an Kopf geknallt"), welcher von Christina lachend abgewehrt wird. Das Lachen kann auch als eine Verhüllung der Scham für die väterliche Grenzüberschreitung interpretiert werden. Deutlich wird der fehlende Austausch über das Thema Sexualität zwischen Vater und Tochter, da Christina offensichtlich zu diesem Zeitpunkt noch nicht an einen Geschlechtsverkehr mit dem Freund gedacht hatte („keine Gedanken in der Richtung"). Verunsichert („ich glaub") pendelt Christina zwischen dem Bild eines mächtigen, aggressiven und damit verletzenden Vaters einerseits und ihrer legitimierenden Erklärung seiner Reaktion andererseits, sie vor Schwangerschaften oder Geschlechtskrankheiten zu schützen. Es manifestiert sich ein Konflikt, die väterliche Verletzung zu benennen und gleichzeitig die Beziehung zu diesem nicht zu gefährden. Deutlich wird dabei der Widerspruch einer 16-jährigen jungen Frau als „kleine Tochter", den Christina in Form einer schützenden väterlichen Intention aufzulösen versucht. Anders ausgedrückt bleibt der Rettungsversuch eines Bildes von einem ‚guten Vater' ambivalent und brüchig.

Szenisch-latent wird durch das Ankommen des männlichen Partners eine triadische Konstellation eröffnet, in welcher Christina die Ausrichtung ihrer Aufmerksamkeit und Liebe auf einen anderen Mann als den Vater einläutet. Dieser reagiert unter Androhung einer ‚einschränkenden Freiheit' eingreifend in das Sexualleben seiner Tochter, womit die gängigen Ablösungsversuche nicht nur konterkariert werden, sondern mit Angst verbunden erscheinen. Auffallend ist die Abwesenheit einer intervenierend schützenden mütterlichen Figur.

Resümierend wird Christinas Ablösungsbewegung vom dominanten Vater mit der drohenden Einschränkung ihrer Freiheit beantwortet. Sie wird von dem Vater in ihrer fruchtbaren sexuellen Weiblichkeit als bedrohlich wahrgenommen. Das hierarchische Verhältnis inklusive der männlichen Dominanz trifft verletzend auf eine ohnehin verletzbare und schambehaftete erste Erkundung von Sexualität in der Beziehung mit einem Jugendlichen. Angesichts der sexuellen Hinwendung von Christina zu einem Jungen sichert sich der Vater durch das Eingreifen in ihre Sexualität eine infantile Verbindung zu Christina, in welcher er der besitzergreifende Vater bleibt. Christina ringt um eine Ablösung von dem bedrohlichen Vater, bei gleichzeitiger Aufrechterhaltung der kindlichen Beziehung zu einem auch schützenden Vater, dem sie insbesondere an dieser Stelle bedeutsam erscheint.

In Relation der Szenen zu Christinas Ursprung kann die väterliche Reaktion auch als eine Angst vor der Wiederholung einer frühen, möglicherweise ungewollten Schwangerschaft gedeutet werden.

Partnerschaft

Über den Umgang mit ihrer Weiblichkeit und Verletzlichkeit gibt die folgende Interviewsequenz weitere Aufschlüsse:

> C: „Naja ich glaub ich (.) ich glaub ich möchte nach außen sehr stark wirken *mh* ich glaub des is dieser Grund warum ich nich vor Fremden weine oder warum ich mittlerweile so ne große Klappe gekriegt hab einfach weil ich ((tieferes Einatmen)) mich nich schwach zeigen möchte *mhm* in jederlei Hinsicht also (.) ganz doofes Beispiel als ich mit meinem jetzigen Freund zusammengekommen bin und wir zusammen einkaufen gegangen sind da wollt ich immer meine Einkaufstüte tragen (.) logisch is ja nich so schwer *mhm* aber er is dann von seiner Oma so Gentleman erzogen ((leicht lachend)) dass er sagt so ich möchte jetzt bitte die Tüte tragen und ich sag du hast doch schon ein Rucksack er hat dann immer so n Rucksack *mh* und so ja aber möcht jetzt aber deine Tüte tragen und ich dann so nö (.) ich kann das doch alleine sammal für wie schwach hälst du mich dann hab ich den wirklich angemacht für wie schwach er mich hält ich schaff das schon alleine *mhm* bis er mir dann erklärt hat das hat nichts damit zu tun guck mal ich trag hier n doofen Rucksack (.) da siehst du nich wie schwer der is und du rennst mit ner schweren Tüten rum wie doof sieht n das aus"

Ergebniszentrierte Rekonstruktion

Den Eindruck zu vermitteln, stabil, widerstandsfähig sowie belastbar und folglich nicht leicht angreifbar zu sein („sehr stark"), bezieht sich auf eine Bedrohung von anderen („außen"). Sich nicht vor fremden Menschen mit dem eigenen Leid verletzbar zu zeigen, frech zu sein und nicht stillschweigend alles hinzunehmen („große Klappe") sind Eigenschaften, welche bei Christina als eine Art von Selbstschutz fungieren, um ihre Verletzlichkeit zu verhüllen. Auffallend ist die bestimmte Haltung, in welcher sie ihre Verwundbarkeit nicht nur als möglichen Angriffspunkt stilisiert, sondern darüber hinaus als eine Unzulänglichkeit oder gar mangelnde Fähigkeit – als eine Schwäche. Die Schutzhaltung bezieht sich auf alle Bereiche („in jederlei Hinsicht"), demnach auch auf die Beziehung zu ihrem Partner. Szenisch wird der Beginn einer Beziehung im Sinne eines „wir zusammen" von Christina differenziert in eine selbstbestimmte Autonomie („wollt ich immer meine Einkaufstüte tragen"), welche sie durch die eingenommene „Gentleman"-Haltung ihres Partners als gefährdet sieht. Die unterstützende Absicht ihres Freundes beruht auf einem traditionellen Männerbild des sogenannten Edelmanns, bei dem Frauen einerseits gekonnt höflich und zuvorkommend in der Öffentlichkeit behandelt werden und andererseits das Weibliche als abhängig von dem Männlichen betrachtet wird. Besonders der weibliche Körper gilt in diesem Bilde als schön, zerbrechlich sowie zart, welcher durch die schützende Kraft des Mannes unterstrichen und bewahrt werden muss. Die Hintergrundfolie einer Aushandlung von Stärke und Schwäche, welche traditionell an das jeweilige Geschlecht gebunden erscheint, deutet auf die Gefährdung ihrer Autonomie. Die Demonstration von männlicher Stärke und bestimmter Fürsorge („ich möcht jetzt bitte") im öffentlichen Raum („wie doof sieht n das aus") durch den Freund, konfligiert mit Christinas Verhüllung einer Verwundbarkeit durch ihre aufgebaute Stärke. Ihre wütenden („hab ich den wirklich angemacht") Autarkiebestrebungen („ich kann das doch alleine") zeugen von einer Verteidigung der für sie gefährdeten Schutzstrategie, mit welcher sie eine bedrohliche Verletzbarkeit in der nahen Beziehung zu ihrem Freund abzuwehren versucht. In diesem Lichte erscheint das von Christina als „doof" eingeführte Beispiel auf ein reflexives Erkennen der Interaktionsdynamik, in welcher sowohl sie als auch ihr Freund sich als stark inszenieren, um Schwäche zu kaschieren.

Resümierend kann die Figur einer nicht durchhaltbaren Stärke als ein Schutzmantel für Christinas Verletzbarkeit rekonstruiert werden, welcher bis in die Beziehung zu ihrem Partner reicht. Interaktional werden anhand stereotyper Geschlechterbilder die bedrohte Stärke sowie die Verletzbarkeit von Christina und ihrem Freund verhandelt. Die Stärke als ein Schutz vor Angriffen impliziert eine

konstruktive Aggression zur Wahrung der Selbstbestimmtheit vor einem traditio-
nell geprägten männlichen Bild einer schwachen, bedürftigen Frau. Mangelnde
Fähigkeiten werden von Christina ebenfalls als schwach und bedrohlich darge-
stellt.

6.4.6 Selbstverletzungen

Bereits in der Eingangserzählung spricht Christina von ihren selbstverletzenden
Handlungen, für die sie nach möglichen Ursachen sucht und dabei einen Zusammenhang mit ihren Eltern herstellt:

> C: „Es war halt viel so wenn ich Streit mit meinen Eltern hatte (.) ich konnt zum
> Beispiel nich vor meinen Eltern weinen ich weiß auch als ich 18 zum Beispiel war (.)
> ((schmatzt)) da hatt ich mal vor meiner Mutter angefangen zu weinen das war aus
> dem Grund wir hatten uns gestritten <u>mal wieder</u> (.) und dann wollt ich in mein Zimmer
> wie ichs immer getan habe also nach dem Streit bin ich in mein Zimmer und hab
> geheult *mhm* weil ich halt vor meinen Eltern diese Gefühle nich zeigen konnte (.) und
> da wollt ich auch in mein Zimmer und da hat mich meine Mutter angeschrien was ich
> jetzt in meinem Zimmer will ich soll gesch- äh gefälligst in der Küche bleiben (.) und
> dann konnt ichs halt nicht zurückhalten und mir sind in der Küche die Tränen gekom-
> men (.) und dann schreit mich meine Mutter nur an warum ich jetzt anfange zu heulen"

Ergebniszentrierte Rekonstruktion

Bei der selbstverletzenden Handlung in dieser Szene scheint es sich latent um eine
Art reinszenierte Verletzung des mütterlich aggressiven verbalen Angriffs zu handeln. Deutlich wird, dass Christine Gefühle von Traurigkeit sowie Schmerz über
die Verletzung („Tränen gekommen) ihrer Mutter gegenüber nicht ausdrücken
kann. Die mütterliche abweisende Reaktion erscheint eher angstauslösend
(„schreit"). Die selbstverletzende Handlung verweist auch auf eine Aggression
von Christina, welche sie gegen ihren Körper richtet. Die Beherrschung der Gefühle kann in der Erwartung auf Unverständnis („warum ich jetzt anfange zu heu-
len") zu stoßen, gedeutet werden sowie keinen Trost zu erhalten oder gar befürch-
ten zu müssen, für die Affekte abgewertet oder angegriffen zu werden („schreit
mich meine Mutter an"). Die durch die Tränen ausgedrückte Traurigkeit trifft auf
eine grobe, aggressive sowie dominante Mutter, welche für die Bedürftigkeit ihrer
Tochter kein Einfühlungsvermögen zeigt und die Signale (Tränen sowie Rückzug
in das Zimmer) nicht adäquat deutet. Der häufig („mal wieder") auftretende ag-

gressive Angriff im Zuge eines Streites scheint ein Ohnmachtsverhältnis gegenüber der Mutter in die Interaktion eingeschliffen zu haben. Christina bleibt als Ausweg nur resigniert den Rückzug in ihr Zimmer anzutreten - oder anders ausgedrückt an einen sicheren Ort unter Ausschluss jeglicher anderen, mit der Folge der Einsamkeit.

Resümierend kann die selbstverletzende Handlung als Reinszenierung einer Interaktion und als Bewältigungsversuch derselben rekonstruiert werden. Im Kontext einer ohnmächtigen Position gegenüber den Eltern dient die Zurückhaltung der Gefühle als Schutz vor einer insbesondere aggressiven und bestrafenden Mutter, welcher das Verständnis und Einfühlungsvermögen zu fehlen scheint. Durch den Angriff des eigenen Körpers wird die mütterliche strafende Aggression wiederholt und gleichzeitig können über diesen die eigenen latenten Aggressionen gegenüber der Mutter abgeführt werden. Der destruktive Umgang mit dem Körper entspricht insgesamt der abwertenden mütterlichen Behandlung, wodurch deren bestrafende Haltung von Christina übernommen wird.

Anhand einer weiteren ‚Streitszene' mit einem früheren Partner kann die Funktion der selbstverletzenden Handlung im Zusammenhang mit der Traurigkeit weiter ausdifferenziert werden:

> C: „Wo ich mich noch mit ihm gestritten hab wo ich auch ab und zu noch (.) so (.) (n bisschen) die Haut eingeritzt *mhm* (wenn) also ((zittriges tieferes Einatmen)) ja: (.) es war dann einfach ich hab mich einfach hingesetzt hab geweint so für mich (.) und dann hab ich einfach <u>zu viel</u> geweint (.) also ich weiß nich wie man das erklären soll ich hab einfach so viel geweint und das hat mich dann einfach selber gestört ((tieferes Einatmen)) und wenn ich dann dieses Schmerzgefühl hab hab ich einfach aufgehört zu weinen"

Ergebniszentrierte Rekonstruktion

Der Streit mit dem Freund versinnbildlicht sich in dem Akt der grenzüberschreitenden Durchtrennung der schützenden Körperhülle („Haut"). Der Ausdruck ‚einritzen' verweist im Gegensatz zu ‚ritzen' auch auf die verletzenden Auswirkungen im Sinne einer Gravur, welche durch die Selbstverletzung auf dem Körper sichtbar werden. In dem Weinen ohne Beisein von anderen wird ein leibliches Ausbrechen der Traurigkeit („zu viel geweint") möglich, aber auch negativ als ‚störend' erlebt. Die exponierte immense Traurigkeit scheint insofern bedrohlich zu werden, als dass sie nicht mehr zu kontrollieren ist („so viel geweint"). Anders ausgedrückt stört sich Christina an dem möglichen Kontrollverlust, welcher ihre eigene Ohnmacht offenbaren würde. Das Gefühl von Schmerz bezieht sich sinnlogisch auf den körperlichen Schmerz, in welchem das psychische Leid übergangen ist und ausgedrückt wird. Die selbstverletzende Handlung fungiert als Wiedererlangung der Kontrolle über das Weinen, dieses zu beenden und die Fassung herzustellen.

Resümierend kann in Relation zu der vorangegangenen Szene die Bewertung des Weinens als ‚zu viel' darüber hinaus auf die abwertende Reaktion der Mutter hinweisen. Wie in der Beziehung zur Mutter ist es Christina nicht möglich, in der Beziehung zu dem früheren Partner ihre Verletzbarkeit zu zeigen. Gefühle der Trauer können scheinbar eher unter Ausschluss von anderen bis zu einem bestimmten Maß ausgedrückt und ausgehalten werden. Die negative Bewertung des Weinens erinnert an den groben mütterlichen Umgang mit ihrem Schmerz. Der aggressive schmerzauslösende Angriff auf den Körper gleicht dem aggressiven mütterlichen Angriff als eine Reaktion auf Christinas Traurigkeit.

Im Kontrast zu den destruktiven Erfahrungen in der Beziehung zur Mutter scheinen bei Christina die Peers als aufmerksame sowie unterstützende Resonanzkörper zu wirken.

Peers und Selbstverletzungen:

> C: „Wir haben da gesessen des waren Mark Jonas (..) Lea da war noch n Mädchen bei war Sylvie da noch dabei (.) keine Ahnung und=und irgendwas war gewesen was ich dann (.) so irgendwie traurig wurde (.) na lag da ne Glasscherbe rum na hab ich mich so=so quasi n bisschen abseits gesetzt und hab mir einfach mal (.) des haben die dann auch mitgekriegt haben mir das wegstibitzt und so aber ich weiß nich warum ich war in dem Moment einfach so (.) weg irgendwie in meinem Kopf dass ich das einfach in dem Moment (..) gebraucht habe *mhm* wo mans ja eigentlich nich brauch eigentlich is es ja bullshit aber (.) s war in dem Moment so /s war einfach °*mhm*° ((gleichzeitig)) (..) ich glaub die Glasscheibe hatt ich damals auch aufgehoben s war ganz ganz seltsam ich w- war war blöd (.) und die haben dann auch wie gesagt die habens immer mitgekriegt und auch haben auch gesagt hör auf mit dem Scheiß"

Ergebniszentrierte Rekonstruktion

Die Szene um die selbstverletzende Handlung wird von Christina in ein Beziehungsnetz („wir") aus Namen ihrer Peergroup eingebettet. Die eigentliche Selbstverletzung bleibt unausgesprochen. Narrativ erfolgt an dieser Stelle ein Bruch („hab mir einfach mal"), welcher in eine Sprachlosigkeit mündet. Die mögliche Verletzung sowie den Schmerz vermag Christina nicht zu verbalisieren. Folglich bleibt nicht nur die Verletzung des Körpers unaussprechlich, sondern auch die Umstände, welche zu der Traurigkeit führen („irgendwas war gewesen").

Umgeben von bedeutsamen Peers, wird die Traurigkeit von Christina mit der Wahrnehmung eines scharfen, verletzenden Objektes („Glasscherbe") verbunden. Narrativ wird eine Handlungsfigur entfaltet, die von der Traurigkeit in Verbindung mit einem scharfen verletzenden Gegenstand bis zu einem Rückzug reicht, in dem sie sich selbstverletzt. Dabei wird sie von den Peers wahrgenommen.

Die Selbstverletzung hat demnach auch einen Aufforderungscharakter, mit welchem das Bedürfnis nach Trost, Aufmerksamkeit sowie einer schützenden Intervention kommuniziert wird. Gleichzeitig wird Christinas Ambivalenz deutlich („wegstibitzt"), an der autodestruktiven Handlung festzuhalten.

Das narrative Ringen um eine erklärende Ursache führt in einen diffusen Zustand („weg irgendwie"), der auf ein Losgelöstsein oder Abgetrenntsein von einem rationalen Denken („in meinem Kopf") hinweist und die Selbstverletzung evoziert. Die Verletzung des Körpers im Beisein der Peergroup scheint Christinas Bedürfnis („gebraucht habe") nach unterstützender Resonanz zu symbolisieren. Auffallend sind ihr Unverständnis („bullshit") einerseits und ihre Bedürftigkeit andererseits. Deutlich wird eine nicht beeinflussbare („s war") und befremdliche („ganz ganz seltsam") Bedürftigkeit, für die sich Christina in Verbindung mit der daraus folgenden selbstverletzenden Handlung abwertend („blöd") verurteilt. Latent scheint sich das drängende Bedürfnis nach Trost von anderen vor die reflexive Vernunft der Unabhängigkeit („wo mans ja eigentliche nich brauch") zu schieben. Christina wird in ihrer Bedürftigkeit von den Peers wahrgenommen, welche fürsorglich auf die Unterstützungsanrufung reagieren, indem sie das Werkzeug zu entwenden wissen und verdeutlichen, dass sie die destruktive Handlung ablehnen („hör auf mit dem Scheiß").

Resümierend ist die selbstverletzende Handlung von Christina im Kontrast zu den vorangegangenen Szenen eingebettet in Beziehungen zu signifikanten Anderen, welche unterstützend sowie schützend auf den Hilferuf reagieren. Deutlich wird Christinas Ambivalenz zwischen einer affektiven drängenden Bedürftigkeit, in dessen Rahmen sie auf bedeutsame Andere angewiesen ist, und einem Unabhängigkeitsbestreben.

Anhand der letzten ausgewählten Szene zu den selbstverletzenden Handlungen kann eine insofern stabilisierende Beziehung zu dem jetzigen Partner rekonstruiert werden, als dass es Christina möglich ist auf die Selbstverletzungen zu verzichten, indem sie alternative Lösungswege für den Umgang mit schwer auszuhaltenden Gefühlen wählen kann.

Beendigung der Selbstverletzungen:

> C: „Also seitdem ich jetzt mein Freund hab mit dem ich auch glücklich bin und (.)
> klar gibts immer noch so Probleme wo man sich noch so aber es is halt nich (.) also
> ich fühl mich geliebt sag ich mal (.) das hatt ich glaub früher nich so von meinen
> Eltern des jetzt vielleicht der Ersatz den ich gebraucht hab oder *mh* deswegen mach
> ichs nich mehr und wenn es mir wirklich mal so blöd geht dass ich irgendwie das
> Gefühl hab (.) keine Ahnung dann halt ich einfach meine Hände unters kalte Wasser
> das betäubt auch und das is nich verletzend *mhm* in dem Sinne (.) also aber das kommt
> auch nich oft vor ((lacht))“

Ergebniszentrierte Rekonstruktion

Szenisch latent bleiben die Probleme mit ihrem Freund, welche Christina nicht zu
verbalisieren vermag. Jegliches Ansetzen führt zu einer Distanzierung („man“) mit
anschließendem Bruch („wo man sich noch so“). Mögliche Weiterführungen können lauten: ,streitet‘, ,uneinig‘ ist, ,verletzt‘, ,ärgert‘, ,misstraut‘ usw. Gemeinsamer Fluchtpunkt scheinen die unaussprechlichen Gefühle von Traurigkeit und
Wut in der Verbindung von Verletzungen und Misstrauen bei Konflikten in der
Beziehung zu dem Freund darzustellen. Narrativ scheinen die „noch“ bestehenden
Schwierigkeiten nicht verbalisiert werden zu können, da sie das Glück gefährden
würden. Das Gefühl geliebt zu werden erscheint durch die nahtlos anschließende
Sequenz („ich sag mal“) mit Verunsicherung verbunden zu sein, was anhand des
Gedankenexperiments ,ich sag mal, dass ich heute Abend komme‘ deutlich wird.
Die Unsicherheit („des hatt ich glaub früher nich“) reicht weiter zurück in die Vergangenheit zu den Eltern, von denen sich Christina dementsprechend weniger geliebt fühlte. Die Beziehung zu dem Freund wird von Christina als möglicherweise
ausreichend dargestellt („vielleicht der Ersatz“), um in seltenen schwierigen affektiven Zuständen („blöd geht“), die sie jedoch nicht zu verbalisieren vermag
(„irgendwie das Gefühl hab (.) keine Ahnung“), auf die selbstverletzende Handlung verzichten zu können. Die unaussprechlichen Gefühle bedürfen jedoch, wie
bei der selbstverletzenden Handlung, einer somatischen Einwirkung („kaltes Was-
ser“), in der sie betäubt werden müssen und damit folglich verschwinden.

*Resümierend erscheinen das Glück mit ihrem Freund sowie das Gefühl von
diesem geliebt zu werden fragil, sodass Verletzungen, Unsicherheiten sowie
Trauer und Wut im Zusammenhang mit Konflikten unaussprechlich bleiben. Das
protektive Potential der Beziehung, im Sinne der wertschätzenden Bedeutsamkeit
für einen anderen Menschen, reicht aus, um die selbstverletzenden Handlungen*

beenden zu können. Der Weg der Bewältigung von sehr belastenden Gefühlen verläuft punktuell weiter über den Körper, wenn auch nicht mehr in selbstschädigender Form.

6.4.7   Fallstruktur

Christinas Ursprung erscheint eingebettet in einen familialen Konflikt, der ihre Geburt mit einer Existenzschuld belastet. Sie habe die Lebensperspektiven ihrer Mutter zerstört und sei von dieser instrumentalisiert worden für die Realisierung der eigenen Bedürfnisse. Die unterschiedlichen narrativen Versionen zu ihrer Entstehung hinterlassen bei Christina nicht nur Verwirrung und Unsicherheit, sondern entziehen ihr eine familiale Vertrauensgrundlage, welche insbesondere der Mutter gegenüber bis zu einem fehlenden Urvertrauen und zu einem Misstrauen reichen.

Die Mutter wird als aggressiv-bedrohlich und angstauslösend dargestellt. Die Beziehung erscheint geprägt von Missachtung sowie Unverständnis für die kindlichen Bedürfnisse. Christina scheint die mütterliche Abwertung sowie Schuld verinnerlicht zu haben. Folglich bleibt das innere Bild einer abwertenden Mutter durch Christinas Selbstabwertung sowie Schuldgefühle wirksam. Gleichzeitig kann sich Christina durch ihr Aufbegehren gegenüber der Ungerechtigkeit ein gewisses Widerstandspotenzial bewahren.

Die Beziehung zum Vater erscheint fragil und brüchig durch dessen Abwesenheit in der Kindheit und Jugend als fehlende schützende Figur gegenüber der mütterlichen Destruktivität. Der Vater trat insbesondere in der Verbindung mit der Mutter ebenfalls als beängstigend auf. Christina stand den Eltern alleine sowie ohnmächtig und verängstigt gegenüber. Das zerbrechliche Bild eines inzwischen nur als liebevoll beschriebenen Vaters wird von Christina durch die Idealisierung als Abwehr der Mangelerfahrungen in der Kindheit und Jugend geschützt.

Im Fall Christina führt die biografische Ausgangslage zu einem *fehlenden konstitutiven Vertrauen, einhergehend mit einer tiefgreifenden Verunsicherung,* welches sich wie ein roter Faden durch die Beziehungen zu bedeutsamen Anderen zieht und den Umgang mit dem puberalen Körper beeinflusst.

Vor diesem Hintergrund werden die als früh erlebten puberalen Veränderungen, insbesondere der Eintritt der Menstruation im Alter von 12 Jahren, als sehr beängstigend empfunden. Deutlich werden die ohnehin verunsichernden körperlichen Veränderungen im Fall Christina verstärkt sowohl durch die Diskrepanz einer kindlichen psychischen Verfassung gegenüber dem geschlechtsreifen Körper als auch durch eine fehlende fürsorgliche Vertrauensgrundlage in der Beziehung mit der Mutter. Angesichts der tendenziell missachtenden sowie groben Mutter, welche die Ängste und den Schrecken nicht aufzufangen vermag sowie abweisend auf die kindliche Angewiesenheit reagiert, wird Christina mit dem Schrecken und den schmerzbegleiteten körperlichen Veränderungen verletzt alleine gelassen.

Entsprechend der benannten Diskrepanz wird die Brustentwicklung befremdlich erlebt und durch eine kognitive Distanzierung abgelehnt. Unsicherheiten sowie Befremden gegenüber dem sich ‚zu früh' verändernden Körper werden durch die beschämenden spöttischen Erfahrungen in der Klasse aufgrund des im Vergleich großen Brustumfangs potenziert.

Die neue Dimension der körperlich vermittelten Verwundbarkeit wird durch die fehlende mütterliche fürsorgliche und Bezug nehmende emotionale Resonanz brisant. Christina bleibt alleine und verletzt zurück. Narrativ versinnbildlicht werden die tiefgreifenden Verletzungserfahrungen durch Brüche und Sprachlosigkeit.

Im Fall Christina konnte ein *Intellektualisieren als Bewältigungsmuster für Ängste und Unsicherheiten rekonstruiert* werden, mit welchem die befremdlichen Diskrepanzerfahrungen einer kindlichen psychischen Verfassung und einem geschlechtsreifen Körper durch ein aufgeklärtes Wissen über die puberalen Veränderungen und über Sexualität zu bewältigen versucht werden.

Der Vater wird im Zuge der körperlichen Veränderungen sowohl grenzüberschreitend als auch schützend erlebt. Christinas weiblich werdender geschlechtsreifer Körper wird in der ersten sexuellen Beziehung zu einem Jugendlichen von dem Vater als bedrohlich wahrgenommen. Im Zuge dessen wird ihre Ablösungsbewegung von dem Vater eher versucht zu konterkarieren. Christina ringt um eine Ablösung, gleichzeitig hält sie eine kindliche Beziehung zu dem an dieser Stelle auch schützenden Vater aufrecht.

Der konstitutive Vertrauensmangel färbt Christinas Beziehungen zu anderen, insbesondere zu ihrem Partner. Ihre Verwundbarkeit, resultierend aus den Verletzungen in den Primärbeziehungen, versucht Christina durch die Inszenierung als eine unabhängige, starke Frau zu verhüllen, um potenzielle Angriffe abzuwehren. Die Schutzfunktion der Stärke wird, auch durch männlich attribuierte Eigenschaften im Sinne der körperlichen Kraft, zu realisieren versucht. Diese konfligiert jedoch mit traditionellen Vorstellungen von Männlichkeit und Weiblichkeit bei ihrem Freund. Die Stärke sowie Christinas Unabhängigkeitsbestreben zeugen von einer konstruktiven Aggression gegenüber vorherrschenden traditionellen Bildern von einer schwachen abhängigen Frau.

Dagegen wird von Christina ihre eigene Schwäche abwertend wahrgenommen, da diese sie verletzbar gegenüber anderen machen könnte. Die unbedingte Wahrung einer selbstbestimmten Unabhängigkeit steht dabei in der Spannung zur Angewiesenheit auf den unterstützenden Freund, wodurch die Bewältigungsformel des ‚Starken' nicht gänzlich durchgehalten wird.

Die Selbstverletzungen fungieren im Fall Christina als eine *Reinszenierung der insbesondere mütterlichen destruktiven, verletzenden sowie missachtenden*

Erfahrungen über den Körper bei gleichzeitigem Versuch, diese über den Körper zu bewältigen. Die Aggression wird anstatt gegen die Mutter gegen den eigenen Körper gerichtet. Verletzungen sowie das Leid, welche ebenfalls tendenziell nicht in den elterlichen Beziehungen gezeigt werden können, werden durch die Verletzung auf dem Körper ausgedrückt. Durch die Selbstverletzung wird die von Christina als Schwäche stilisierte unkontrollierte Traurigkeit unter Kontrolle gebracht. Anders ausgedrückt wird die leibliche Reaktion durch die körperliche schmerzvolle Behandlung zurückgedrängt.

Eindrücklich kann im Fall Christina *anhand der selbstverletzenden Handlungen insgesamt ein transformatorischer Verlauf mit produktivem Potenzial* rekonstruiert werden: Beginnend mit der bereits benannten Reinszenierung, der vor allem mütterlichen destruktiv-verletzenden Erfahrungen auf dem Körper, erfolgt eine erste Veränderung der Selbstverletzungen durch unterstützende Peers. Der Verzicht auf die Selbstverletzungen gelingt in Folge ihrer erlebten Bedeutsamkeit für ihren Partner.[86] Zwar bleibt der Körper das Objekt, über welchen unaussprechliche bedrohliche Gefühle sowie Verletzungen zu bewältigen versucht werden, jedoch nicht mehr auf eine destruktive Weise.

6.5 Marlene – „wenn ich irgendwas nicht perfekt hingekriegt hab"

Interviewkontext

Marlene ist zum Zeitpunkt des Interviews 22 Jahre alt. Das Interview dauert zwei Stunden und 15 Minuten.

6.5.1 Biografisches Kurzportrait

Marlene wächst in einem kleinen Dorf auf. Als sie acht Jahre alt ist, lassen sich ihre Eltern scheiden. Aufgrund einer gerichtlichen Entscheidung bleibt Marlene bei ihrem Vater wohnen.

Als Marlene 13 Jahre alt ist, heiratet ihr Vater erneut. Aus dieser Ehe stammt ihre Stiefschwester, welche zum Zeitpunkt des Interviews acht Jahre alt ist. Im Alter von 14 Jahren lebt Marlene für einen Zeitraum von circa drei Jahren bei ihrer Mutter. Zurück zum Vater zieht sie im Alter von crica 17 Jahren.

Marlene nimmt einige Beratungsgespräche aufgrund der familiären Konflikte sowie später wenige therapeutische Sitzungen aufgrund der Belastung während

---

[86] Die Reduktion der selbstverletzenden Handlungen ab circa dem 16. Lebensjahr kann als Bestätigung eines produktiven transformatorischen Verlaufs betrachtet werden.

des Abiturs wahr. Die Gespräche beendet sie jeweils, da diese von ihr als nicht hilfreich wahrgenommen werden.

Nach dem Abitur verbringt Marlene einen einjährigen Auslandsaufenthalt in Kanada. Derzeit studiert sie im Bachelorstudiengang Medieninformatik.

Selbstverletzendes Verhalten: Im Alter zwischen 14 und 15 Jahren beginnt Marlene sich alle drei bis vier Monate mit Rasierklingen an den Armen zu verletzen. Später verletzt sie sich am Bauch, um die Wunden besser verbergen zu können. Phasenweise kommt es zu Unterbrechungen der Selbstverletzungen von einem halben Jahr. Im Alter von circa 16 Jahren werden diese wieder häufiger. Während des Auslandsaufenthaltes kann Marlene gänzlich auf die selbstverletzenden Handlungen verzichten. Nach der Rückkehr verletzt sie sich eher selten. Die letzte selbstverletzende Handlung fügte sie sich circa drei Wochen vor dem Interviewtermin zu.

6.5.2 Initialszene

Im Fall Marlene wird angesichts einer Unterbrechung in der realisierten Erzählaufforderung im Folgenden der erste Teil wiedergegeben:

> I: „Okay dann ähm möcht ich dich bitten mir deine gesamte Lebensgeschichte zu erzählen *(oh nein/mein) von der Grundschule also von der Kindheit an? von der Geburt* /also alle Erlebnisse ((*lacht leicht*)) die dir einfallen? ((leicht lachend)) […]"

Ergebniszentrierte Rekonstruktion

Augenscheinlich fällt bei der Erzählaufforderung Marlenes eingreifende Reaktion in den Redefluss der Forscherin auf. Der zweideutige Ausruf „oh nein/mein" verweist auf einen Schrecken, welcher ihre affektive impulsive Reaktion hervorzurufen scheint. Der Ausruf „oh nein" kann wortident als eine Ablehnung der bis dato formulierten Bitte, die gesamte Lebensgeschichte zu erzählen, gelesen werden. Dabei kann sich die Angst sowohl auf die Erzählung der Lebensgeschichte gegenüber einer anderen, noch dazu fremden Person beziehen als auch auf mögliche Inhalte und Erfahrungen. Die ebenfalls mögliche Interjektion „oh mein" kann fortgeführt werden zu einem besorgten Erstaunen: „oh mein Gott". Beiden Lesarten gemein sind neben der Überraschung eine besorgte bis verängstigende Reaktion, in welcher auch eine Verneinung der Bitte zum Ausdruck kommt.

Szenisch reagiert die Interviewerin nicht auf Marlenes Intervention, sondern fährt fort, die Eingangsfrage zu Ende zu stellen. Die in einer Frage formulierten

Vorschläge von Marlene beginnen mit der Grundschule als Anfang für die Lebensgeschichte, welche nahtlos an den Schrecken anschließt. Die weiteren Angebote verschieben sich zeitlich sukzessiv von der „Grundschule" weiter nach vorne bis zur „Geburt". Während die Grundschule sowie die Geburt typische Ankerdaten in einem Lebenslauf darstellen, deutet die Kindheit als Zeitraum breiter auf das Erzählen von Erfahrungen. Die konkreten Vorschläge verweisen auch auf ein Ausloten der genauen Erwartungen der Forscherin.

Resümierend löst die Bitte, ihre gesamte Lebensgeschichte zu erzählen, auf der latenten Ebene Angst und Sorge bei Marlene aus. Auf der einen Seite verneint Marlene die Bitte, auf der anderen Seite versucht sie den Erwartungen der Forscherin zu entsprechen.

6.5.3   Biografische Ausgangslage

Vor dem Hintergrund der angstauslösenden Bitte beginnt Marlene wie folgt ihre Lebensgeschichte zu erzählen:

> M: „Okay (.) also: ich wurd geboren xy?[87] (.) ich bin auf m Dorf aufgewachsen (.) wir hatten (.) ne eigene Firma ne Wäscherei (.) meine Eltern waren damals noch zusammen haben beide in der Firma gewohnt des war n Familienbetrieb *mh* ähm (.) ja Kindergarten alles ganz normal und (.) als ich dann zur Grundschule ging haben sich meine Eltern getrennt? °*mh*° ich bin dann bei meinem Vater geblieben des wurde aber gerichtlich entschieden (.) ähm beide hatten aber das Sorgerecht und ich glaub bei meinem Vater war ich dann so bis (.) ich 14 war? bin auch in der Zeit zum Gymnasium gewechselt"

Ergebniszentrierte Rekonstruktion

Marlene lässt sich auf den begonnenen Aushandlungsprozess trotz ihrer Angst ein („okay"). Sie kommt nicht nur der Bitte nach, ihre Lebensgeschichte zu erzählen, sondern beginnt darüber hinaus sogar ganz vorne mit ihrer Geburt, womit sie den Erwartungen der Forscherin entspricht. Bemerkenswert ist das alleinige Aufwachsen von einem ‚Ich' in idyllischer traditioneller Umgebung („Dorf") ohne andere Personen. Ein „wir" taucht in Verbindung mit der in der Vergangenheit liegenden eigenen Firma auf, gleichsam eines gemeinsamen bedeutsamen Zentrums, mit welchem sich auch Marlene identifiziert („wir hatten"). Über die traditionsgeprägte Idylle legt sich der Schatten einer angekündigten Trennung der Eltern

---

[87] Es werden die beiden letzten Ziffern der Jahreszahl des Geburtsjahres genannt.

(„meine Eltern waren damals noch zusammen"). Der Familienbetrieb verweist auf ein Familienleben, in welchem die Trennung von Arbeits- und Privatleben aufgehoben ist. Die Normalität einer ‚ganzen Familie' in der Kindergartenzeit wird durch die Trennung der Eltern in der Grundschule beendet. Der als selbstbestimmt eingeführte Verbleib bei dem Vater wird in der nächsten Sequenz durch die gerichtliche Entscheidung revidiert. Eine gerichtliche Entscheidung wird in der Regel erst in Fällen notwendig, in denen die Eltern nicht in der Lage sind, die Konflikte selbständig zu lösen. Das Aufenthaltsbestimmungsrecht fällt zugunsten des Vaters aus, während das Sorgerecht weiter bei beiden Elternteilen liegt. Die nächste verunsichernde („ich glaube") Veränderung wird für das 14. Lebensjahr angekündigt, jedoch nicht weiter ausgeführt. Stattdessen rekurriert Marlene auf den Schulwechsel in das Gymnasium – ein Faktum, welches narrativ eine Orientierung zu versprechen scheint.

Szenisch werden die schwierigen Ereignisse durch Lebenslaufdaten der Schulzeit als Orientierungspunkte eingeführt. Dagegen bleiben emotionale Äußerungen über die Trennung sowie die Konflikte zwischen den Eltern aus. Bemerkenswert ist auch das Fehlen der Mutter in der gesamten Szene als individuelle Person. Sie taucht ausschließlich in dem Elternpaar, einem Familienbetrieb sowie in der Trennung der Eltern auf. Folglich bleibt sie auch in der Beziehung zu Marlene blass. Die Verbindung zum Vater erscheint als eine Folge der gerichtlichen Entscheidung.

Resümierend fügt sich Marlene nicht nur den Anforderungen, trotz ihrer Angst ihre Lebensgeschichte zu erzählen, sondern versucht sogar den Erwartungen der Forscherin zu entsprechen. Auf der latenten Ebene wird ihr Alleinsein in dem familialen Gefüge deutlich. Die Beziehung zur Mutter bleibt diffus. Der Verbleib beim Vater changiert zwischen selbstbestimmter und gerichtlich bestimmter Entscheidung. Eindrücklich wird die Verbindung von dem Schrecken mit der Grundschule aus der Initialszene nun inhaltlich mit der Trennung der Eltern gefüllt. Die Normalität zerbricht durch die angstbesetzte Trennung.

Anhand der folgenden Szene soll die Sprachlosigkeit von Marlene angesichts der elterlichen Konflikte weiterverfolgt werden:

M: „Und irgendwann kam auch noch mal ne Frau vom Jugendamt und hat mich halt ausgefragt wo ich denn lieber wohnen möchte und (.) aber ich als achtjähriges Kind hab natürlich gesagt bei beiden *mhm* weil ich das noch gar nich so (.) und deswegen wurd das glaub ich auch also vom Gericht weiß ich nich mehr weiß ich gar nix mehr (.) meine Tante hat mir nur erzählt dass ich mal dabei war *mh* aber davon weiß ich nichts mehr *mh* (.............) (13s)"

Ergebniszentrierte Rekonstruktion

Deutlich wird anhand der Angestellten des Jugendamtes Marlenes Loyalitätskonflikt gegenüber beiden Eltern. Das gezielte Fragen im Alter von acht Jahren wird von Marlene als ein Ausfragen erlebt, in welchem nach möglichen Tendenzen gesucht wird, wo sie vorzugsweise leben möchte. Die Entscheidung, bei wem sie leben möchte, impliziert auch zwangsläufig eine Entscheidung, bei welchem der beiden Elternteile sie nicht leben möchte. Das Alter von acht Jahren wird von Marlene als Begründung für den selbstverständlichen Wunsch, bei beiden Elternteilen zu leben, genannt – ein kindlicher Wunsch nach dem Erhalt der Familie. Die Ursache für die gerichtliche Entscheidung, so stellt Marlene hier dar, liegt in ihrem kindlichen Wuschen, beide Eltern mögen vereint bleiben. Dieser Wunsch macht es ihr unmöglich, sich zu entscheiden. Anders ausgedrückt, stellt sie das Zentrum des Konfliktes dar, welcher gar bis zur juristischen Instanz führt. Einerseits können auf der latenten Ebene Schuldgefühle vermutet werden, weder dem einen Elternteil noch dem anderen Elternteil gerecht zu werden sowie als Ursache für die elterlichen Konflikte zu gelten, andererseits wird sie durch ihre zentrale Position in einer instrumentellen Art und Weise bedeutsam. Augenfällig wird ihre Unsicherheit („glaub") sowie eine Unwissenheit („auch also") über die genauen Umstände, welche letztendlich zu der gerichtlichen Entscheidung geführt haben. Interessanterweise entsteht narrativ genau an der Stelle, an der das Verb ‚entschieden' folgen müsste („also vom Gericht") ein Bruch. Die gerichtliche Entscheidung bleibt unaussprechlich für Marlene. Stattdessen mündet das Nicht-Wissen („weiß ich nich mehr") in ein abwehrendes Nicht-Wissen wollen („weiß ich gar nix mehr"). Die zusätzliche Information, vermittelt über die Tante, unterstreicht die Abwehr von den folglich sehr belastenden gerichtlichen Auseinandersetzungen, welche Marlene aufgrund ihrer Anwesenheit durchaus erinnern könnte.

Resümierend kann auf der latenten Ebene ein Erleben von Marlene als mitverantwortlich für die elterlichen Konflikte verbunden mit Schuldgefühlen rekonstruiert werden. Die Delegation der Entscheidung für oder gegen ein Elternteil an sie führt zu einer eklatanten Überforderung, da sie sich nur falsch entscheiden kann. Als Kind stellt sie das Zentrum des Konfliktes dar, womit sie in ihrer Bedeutsamkeit instrumentalisiert wird. Die unaussprechliche Belastung wird von Marlene aus der bewussten Wahrnehmung ausgeschlossen (Nicht-Wissen).

6.5.4 Familiale Beziehungen

Marlenes Beziehung zu ihrer Mutter erscheint insgesamt ambivalent. Die folgende Antwort bezieht sich auf die Frage nach Erinnerungen an Situationen aus der unmittelbaren Zeit nach der Trennung ihrer Eltern.

Die abwesende Mutter:

> M: „Ich weiß dass ich zwischendurch immer mal wieder also ich hab unten bei meinem Vater in meinem alten Zimmer noch gelebt *mh* ich bin zwischendurch immer mal hochgelaufen abends und wollte gucken was Mama macht und sie war einfach gar nich da *mhm* °die war irgendwo anders° (...............) (13s)"

Ergebniszentrierte Rekonstruktion

Mit einer Gewissheit („ich weiß") schildert Marlene ihre wiederholten Versuche, die Mutter zu erreichen. Der inhaltliche Bruch in der ersten Zeile zwischen Marlenes Anläufen („zwischendurch immer mal wieder") und der örtlichen Trennung („also ich hab unten bei meinem Vater") verweist latent auch auf einen erlebten Bruch in der Beziehung zur Mutter, welcher narrativ an den Verbleib beim Vater geknüpft erscheint. Szenisch verweisen die unermüdlichen Versuche, die Mutter nach der Trennung zu sehen, auf eine kindliche Perspektive („gucken was Mama macht"), in der Marlene die Abwesenheit der Mutter nicht versteht sowie enttäuscht, ohnmächtig und verzweifelt darüber erscheint („sie war einfach gar nich da"). Der Hinweis, abends die Mutter aufzusuchen, um eine Vorstellung zu erhalten, womit diese sich beschäftigt, deutet auf ihre Abwesenheit über den gesamten Tag hin. Die leise formulierte Coda („die war irgendwo anders") verweist auf die schmerzliche Distanz zu der scheinbar unerreichbar gewordenen Mutter, welche sich für Marlene an einem unbestimmten Ort befindet. Die Ungewissheit sowie Verständnislosigkeit scheinen sich narrativ in eine lange Pause von Sprachlosigkeit auszudehnen.

Resümierend erlebt Marlene auf der latenten Ebene im Zuge der elterlichen Trennung einen Bruch in der Beziehung zu ihrer Mutter. Marlene erscheint von der abwesenden, unerreichbaren Mutter verlassen. Aus Marlenes Perspektive führt ihr Verbleib beim Vater zur Trennung von der Mutter bzw. zu deren Verlust.

Marlenes Besuche bei der Mutter nach der elterlichen Trennung geben weitere Aufschlüsse über die Beziehung zu dieser.

Die leidende Mutter:

> M: „Also wir waren jedenfalls fast jede Woche schwimmen *mh* weil ich das so gerne mochte (.) aber is war auch immer anstrengend weil meine Mutter in der Zeit bulimiekrank beziehungsweise magersüchtig war *mh* ja und es war für halt für mich nich so schön wenn sie einfach nur in der Küche stand und hat Soße gelöffelt zum Essen (.) einfach nur (.) irgendwelche Tomatensoße aber nichts anderes dazu und das fand ich halt als achtjähriges neunjähriges Kind total unverständlich"

Ergebniszentrierte Rekonstruktion

Marlene erlebt ihre Mutter einerseits als zugewandt auf ihre Wünsche eingehend („weil ich das so gerne mochte"), andererseits ist die Beziehung („meine Mutter") von deren Krankheit („bulimiekrank/magersüchtig") belastet. Marlene erlebt die Besuche auch als schwer sowie aufreibend („anstrengend"). Szenisch vermittelt die reglementierte einseitige Nahrungsaufnahme das Bild einer zerbrechlichen, sich selbstschädigenden Mutter, welche nicht in der Lage zu sein scheint, sich ausreichend gut zu versorgen. Außerdem wird die Mutter alleine in der Küche essend von Marlene beobachtet. Interaktional erlebt Marlene diesen Anblick ihrer Mutter in der Küche resignierend als unangenehm und unerfreulich („es war halt für mich nich so schön"). Durch die Negation („nicht schön") banalisiert sie die Auswirkungen eher. Marlenes Verständnislosigkeit evoziert auch an dieser Stelle eine Distanz zu ihrer Mutter.

Resümierend stellt Marlene einerseits eine bezogene und ihre Bedürfnisse berücksichtigende Mutter dar. Andererseits erscheint diese als sich selbstschädigend und auf sich konzentriert. Die als fragil wahrgenommene Mutter verweist auf eine tendenzielle Auflösung der Generationengrenzen. Marlene bleibt distanziert und irritiert von der Mutter zurück.

Anhand der folgenden Szene sollen die unterschiedlichen Reaktionen der beiden Elternteile auf Marlenes Autonomiebestrebungen veranschaulicht werden. Marlenes Antwort erfolgt auf die Frage nach den weniger strengen Regeln im Zusammenleben mit der Mutter im Gegensatz zum Vater:

> M: „Als ich bei meiner Mutter gewohnt habe (.) s war ja auch 15 wo wir das erste Mal losgegangen sind da gabs halt (.) nich so Zeiten sei pünktlich um ein oder zwei Uhr zu Hause sie meint nur sie vertraut mir dass ich jetzt nich irgendwie Mist baue (.) und wenn ich mit meinen Freunden unterwegs bin dann darf ich auch erst um drei oder vier zu Hause sein *mhm* oder wenn ich woanders schlafe sollte ich doch bitte anrufen (.) des war in Ordnung *mh* mein Vater hat drauf geachtet oder meine Stiefmutter hat

drauf geachtet was für Kleidung ich trage (.) dann sollte ich mich umziehen weil so würde sie mich nich rauslassen °und so was°"

Ergebniszentrierte Rekonstruktion

Das Alter von 15 Jahren erscheint als legitimierender Auftakt für eine Initiation („das erste Mal losgegangen") der Wegbewegung von der mütterlichen Sphäre hin zu den Peers. Gleichzeitig mutet die Begründung des Alters wie eine Verteidigung an („s war ja auch 15") gegenüber möglichen anderen Perspektiven. Dabei irritiert das Pronomen „wir", welches sowohl Mutter und Tochter umschließen kann als auch Marlene zusammen mit Freunden. Ein gemeinsames Ausgehen von Mutter und Tochter würde die angekündigte Autonomiebewegung durch eine Verschleierung der Generationengrenzen konterkarieren.

Das mütterliche entgegengebrachte Vertrauen basiert auf Marlenes Verantwortungsbewusstsein, keinen Unsinn zu machen („Mist baue"). In der Mutter-Tochter-Beziehung wird auch eine gewisse Handlungsfreiheit von Marlene dieser gegenüber deutlich („sollte ich doch bitte anrufen"), die von der Mutter toleriert wird („des war in Ordnung"). Gleichzeitig erinnert der legere mütterliche Stil an eine eher freundschaftliche Beziehung, in der folglich die Mutterrolle vernachlässigt wird.

Dagegen zeichnet sich ein konträres Bild in der Beziehung zu ihrem Vater und ihrer Stiefmutter ab. Beide erscheinen in ihrer Verbindung („oder") gegenüber Marlene autoritär („mich nich rauslassen") durch die Reaktion auf die Kleiderwahl einer Jugendlichen. In dieser Beziehung scheinen Autonomiebewegungen sowie Eigenverantwortung reglementiert und eher begrenzt möglich.

Resümierend erlebt Marlene auf der latenten Ebene zwei divergierende Beziehungsformen zu ihren Eltern. In der Beziehung zur Mutter erscheinen die ersten Autonomiebewegungen mit einer vergleichsweise größeren Freiheit einherzugehen, die gleichzeitig an eine freundschaftliche Beziehung mit generationenverschleiernden Tendenzen erinnert und folglich eine Ablösung von der Mutter durchkreuzen. Im Gegensatz dazu erscheinen ihr Vater und ihre Stiefmutter einig in ihren autoritären Reaktionen gegenüber Marlenes Eigenständigkeit.

Anhand der folgenden Szene soll Marlenes Beziehung zu ihrem Vater weiter ausdifferenziert werden. Die anschließende Antwort erfolgt auf die Hinführung der Forscherin in die Zeit, als Marlene bei ihrer Mutter lebt und der Vater das Jugendamt einschaltet:

> M: „Meine Mutter hat mir erzählt als ich in der Schule war dass irgendwann das Jugendamt vor der Tür stand und hätte die Wohnung durchsucht nach irgendwelchen (.)

Drogen also Marihuana *mh* äh (.) hat aber ja nichts gefunden und (.) daraufhin war ich halt bei meinem Vater (.) und wir haben hat dann halt zu mir gesagt er möchte gerne dass ich wieder zurückkomme (.) weil er nich will dass ich so werde wie meine Mutter wie meine Mutter (.) weil sie sich bis dahin ja immer noch nich abkonnten (.) und wenn ich wieder zurückgehen würde hätte ich ja auch wieder meine eigene Wohnung und er würde auch äh mein Führerschein ((tiefes Einatmen)) und mein Auto zur Hälfte bezahlen was meine Mutter halt vom Finanziellen nich kann *mh* (.) und dann bin ich halt irgendwann wieder rüber gezogen"

Ergebniszentrierte Rekonstruktion

Das vom Vater beauftragte Jugendamt, als unabhängige Instanz, hat keine destruktiven Hinweise („Drogen/Marihuana"), die das Kindeswohl gefährden würden, in der Wohnung der Mutter finden können. Daher erstaunt umso mehr der narrative Sprung von der Feststellung, dass das Jugendamt entgegen der Annahme „aber ja nichts gefunden" habe, zu dem örtlichen Wechsel („und (.) darauf war ich halt bei meinem Vater"). Der bemerkenswerte zeitliche Bruch sowie die widersprüchliche Begründung scheinen für Marlene nicht als irritierend. Nach einem Ausschluss von schädlichen Einflüssen für das Kind wäre ein Verbleib von Marlene bei ihrer Mutter zu erwarten. Dagegen erscheint ein verbündetes ‚Wir' zwischen Vater und Tochter („und wir haben"), welches sich im Weiteren zu dem Wunsch des Vaters nach ihrer Rückkehr ausdifferenziert. Der väterliche Wunsch wird folglich auch zu Marlenes Wunsch. Eklatant erscheint dessen abwertender Wille, welcher von Marlene im Präsens formuliert wird: „weil er nich will dass ich so werde wie meine Mutter wie meine Mutter". Gleichsam eines Echos hallt die väterliche Drohung narrativ durch die Wiederholung bis in die Gegenwart wirksam wider. Wie die Mutter zu werden, bedeutet eine Trennung vom Vater und von diesem gleich der Mutter denunziert zu werden. Diese bedrohliche Perspektive wird von Marlene sogleich mit der gegenseitigen Abneigung ihrer Eltern („weil sie sich bis dahin ja noch nich abkonnten") als Begründung abgeschwächt. Vor dem Hintergrund eines abwertenden Vaters, welcher einen Beziehungsabbruch androht, weist das vorangegangene narrative Überspringen des Widerspruchs auf Marlenes Angst und Not hin. Im Lichte einer vermeintlich schädlichen Auswirkung der Mutter wird ein väterliches Eingreifen deutlich, in welchem weniger Marlenes Wohlergehen im Vordergrund zu stehen scheint als vielmehr der elterliche Konflikt. Die väterliche ökonomische Überlegenheit gegenüber der Mutter wird von Marlene als ausschlaggebender Grund genannt. Die als Bestechung anmutenden Geschenke erscheinen in Verbindung von Marlenes Bedeutsamkeit für den Vater als eine Art von Statussymbol im elterlichen Konfliktverhältnis. Angesichts der väterlichen

Drohung kehrt sie resignierend („dann bin ich halt irgendwann") wieder zum Vater zurück.

Resümierend erscheint Marlene durch ihren Vater in dem elterlichen Konflikt instrumentalisiert. Ihre Bedeutsamkeit für den Vater resultiert eher aus dem Gewinn von Dominanz im Konfliktverhältnis mit der Mutter. Im Zuge der drohenden Abwertung, verbunden mit einem Verlassenwerden vom Vater, erfolgt notgedrungen eine identifizierende Verbindung mit diesem. Marlenes Nicht-Wahrnehmen der Widersprüchlichkeit kann als Abwehr ihrer Angst und Not gedeutet werden.

6.5.5 Körper

Marlenes Umgang mit den puberalen Veränderungen sowie deren Einbettung in die konflikthaften familialen Verhältnisse werden anhand von Szenen zu ihrer Pubertät, insbesondere der Menstruation, sowie zu Vorstellungen über den ersten Geschlechtsverkehr rekonstruiert. Für die anschließende Szene zur Pubertät wird die Frage der Interviewerin direkt zitiert:

> I: „Ähm kannst du dich noch daran erinnern wie du ähm den Beginn deiner Pubertät erlebt hast?
> M: Eigentlich gar nich ((lacht)) alle sagen noch zu mir ich hätte (.) die umgänglichste Pubertät gehabt überhaupt (.) s hat man mir wohl gar nich angemerkt *mh* (….) irgendwann kam halt ne Freundin zu mir und hat mir erzählt sie hätte jetzt ihren ersten BH gekauft *mh* irgendwann sind wir zusammen los /und haben mir auch einen gekauft ((lachend))"

Ergebniszentrierte Rekonstruktion

Marlene beantwortet die Frage mit einer unsicheren („eigentlich") Verneinung. Diese kann sich auf die Erinnerung beziehen, auf die Pubertät selbst sowie auf das Erleben. Gemeinsamer Fluchtpunkt ist das Nicht-Erleben ihrer eigenen Pubertät, die sie folglich nicht erinnern kann. Das Erleben kann sich auf die Wahrnehmung und die Gefühle, verbunden mit den körperlichen Veränderungen, beziehen. An Stelle von eigenen Erinnerungen rekurriert sie auf die Perspektive des nahen Umfeldes („alle"), wonach für diese ihre Pubertät verträglich und ohne Schwierigkeiten verlief und als eine Besonderheit („die umgänglichste Pubertät…überhaupt") dargestellt wird. Die Wendung „alle" bleibt dabei hinsichtlich der gemeinten Personen, bei denen es sich sinnlogisch auch um die Familienmitglieder handelt, distanziert. Einzig der Konjunktiv („hätte") verweist auf ein alternatives Erleben von Marlene, welches jedoch unausgesprochen bleibt. Stattdessen unterstreicht sie die

Sichtweise der anderen, man habe ihr weder die Pubertät äußerlich angesehen noch sei sie für diese spürbar gewesen („angemerkt"). Der Ausdruck „anmerken" verweist auf einen bestehenden Zustand, welcher verborgen gehalten wird aufgrund von äußeren Erwartungen, wie beispielsweise das Verbergen von Angst bei einer Präsentation, die der Vortragenden nicht angemerkt wird. Auch hier verweist die Formulierung („hat man mir wohl") auf mögliche Zweifel oder ein differentes Erleben ihrerseits. Die Pubertät wird von Marlene offensichtlich nicht nur mit den körperlichen Veränderungen in Zusammenhang gebracht, sondern auch mit den Gefühlsschwankungen und typischen adoleszenten Konflikten mit den Eltern in Form jugendlichen Aufbegehrens.

Nachdem ihre puberalen Veränderungen vom Umfeld nicht wahrgenommen werden, taucht narrativ eine Freundin auf („irgendwann kam halt"), welche die weiblichen körperlichen Veränderungen sowie den Umgang damit thematisiert. Gleichsam einer Initiation, welche das Zur-Frau-Werden markiert, erwirbt sie mit ihrer Freundin den ersten Büstenhalter. Szenisch auffallend ist an dieser Stelle die Abwesenheit jeglicher Familienmitglieder, insbesondere der Mutter, welche auch im Sinne einer fürsorglich begleitenden Unterstützung zu fehlen scheint.

Resümierend erzeugt Marlene latent ein Bild von ihrer Pubertät durch die Blicke der anderen als außergewöhnlich angepasst, die weder Konflikte auslöst noch Schwierigkeiten bereitet. Folglich erscheint sie als das brav gebliebene Kind. Verborgen bleiben mögliche Konflikte sowie Gefühle, welche den Erwartungen der anderen oder dem besagten Bild der anderen von Marlene widersprechen. Die Anpassung verweist auf eine Selbstentfremdung, welche den Zugang zu ihrem Erleben der Pubertät erschwert. Die unbenannten Anderen erscheinen in einem distanzierten Verhältnis zu ihrem abweichenden Erleben von deren Vorstellungen sowie zu ihren körperlichen Veränderungen. Anders ausgedrückt ist Marlene damit alleine geblieben. Die Freundin erscheint unterstützend im Umgang mit den körperlichen Veränderungen.

Erste Menstruation

Der anschließende Interviewauszug erfolgt auf die Frage nach dem Erleben der körperlichen Veränderungen:

> M: „(.) m: ich glaub am Anfang fand ichs (.) ungewohnt zum Beispiel als ichs erste Mal meine Tage hatte *mh* des fand ich unangenehm *hm* (.) aber ich wusste ja selbst dass es irgendwann soweit kommen wird (.) und (.) es wurden also ich war nich mit die Erste aber so (..) einer der ersten Fünf vielleicht aus unserer Klasse *mh* und das wurden ja nach und nach also die nächsten Monate oder (.) im nächsten Jahr immer

mehr und (.) des war ja irgendwann total normal *mhm* (.) am Anfang vielleicht hat man sich noch n bisschen unwohl gefühlt aber man gewöhnt sich dran *mhm* (…)"

Ergebniszentrierte Rekonstruktion

Insgesamt wird der Beginn der körperlichen Veränderungen von Marlene als fremd und different („ungewohnt") im Gegensatz zu dem vorherigen Zustand erlebt. Insbesondere die erste Menstruation wird von ihr negativ attribuiert („unangenehm/unwohl"). Der Eintritt des neuen Unbekannten („erste Mal") wird körperlich und affektiv als unbehaglich wahrgenommen. Diesem begegnet Marlene durch eine Distanzierung auf der kognitiven Ebene („ich wusste"), mit welcher sie die unweigerlich eintretende Veränderung antizipiert („dass es irgendwann soweit kommen wird"). Deutlich wird eine passive Haltung gegenüber der körperlichen Veränderung. Eine weitere Distanzierung erfolgt narrativ durch die eingenommene Außenperspektive auf sich im Vergleich zu Klassenkameradinnen. Marlene positioniert sich als relativ früh in ihrer Entwicklung und damit zunächst als abweichend von der Mehrheit. Eine Normalität stellt sich für sie erst ein, als das Verhältnis sich in der Klasse verkehrt. Von ihrem eigenen Erleben der Mens-truation als unangenehm versucht sich Marlene erneut verallgemeinernd zu distanzieren („man"). Auch das Vertrautwerden mit der Veränderung erfolgt aus der Distanz im Sinne einer kognitiven Einstellung („man gewöhnt sich daran").

Resümierend scheint der Eintritt der Menstruation latent als negativ von Marlene erlebt zu werden. Sie stellt sich als passiv dieser Veränderung gegenüber dar. Eine eingenommene rationale Haltung dient Marlene dazu, sich von den unangenehmen Gefühlen zu distanzieren. Im Kontext der Peers als Referenzgruppe erlebt Marlene ihren vergleichsweise frühen Beginn der Menstruation als zunächst abweichend. Insgesamt verläuft bei Marlene das Vertrautwerden mit der Menstruation eher auf kognitiver Ebene. Erneut fehlen erwachsene Bezugspersonen als Unterstützung.

Im Gegensatz zu der kognitiv gehaltenen Darstellung der ersten Menstruation taucht das Blut explizit in den *Vorstellungen über den ersten Geschlechtsverkehr* auf. Die anschließende Antwort erfolgt auf die Frage nach den Vorstellungen über das erste Mal in ihrer Jugend:

> M: „Also meine beste Freundin und ich immer überlegt haben bitte (.) lass das nich bluten ((lacht)) /das war immer so unser erster Gedanke ((leicht lachend)) *ja* aber sonst das Typische von (.) es muss unter Kerzenschein passieren und sowas des hatt ich eigentlich nich *mh* (.) weil des war dann vielleicht zu unrealistisch für mich mich"

Ergebniszentrierte Rekonstruktion

In der vertraulichen Verbindung zu ihrer Freundin als Gleichgesinnte scheint in Bezug auf den ersten Geschlechtsverkehr eine gemeinsame Angst vor einer nicht kontrollierbaren Verletzung vorherrschend („unser erster Gedanke"). Anhand der Bitte wird eine nicht kontrollierbare Macht deutlich, die sinnlogisch einem männlichen Jugendlichen zugeschrieben wird und zu einer möglichen sichtbaren Verletzung durch die Penetration des Hymens („lass das nich bluten") führt. Das Blut symbolisiert die schmerzvolle Verletzung, welcher die beiden sich als Mädchen ausgeliefert sehen. Der weibliche Körper erscheint im Zuge des ersten Geschlechtsverkehrs vornehmlich als verletzbar und schmerzhaft wahrgenommen zu werden. Die Mädchen erscheinen gegenüber der potenziellen männlichen Verletzungsmacht handlungsohnmächtig, sodass in der Bitte etwas Übersinnliches adressiert wird. Die für den ersten Geschlechtsverkehr charakteristische („das Typische") Vorbereitung einer romantischen Atmosphäre („Kerzenschein") schließt Marlene manifest einerseits für sich aus, andererseits wird diese Verneinung zugleich von ihr abgeschwächt („eigentlich"). Die anschließende Beurteilung als nicht realistisch im Sinne von aussichtslos oder nicht realisierbar bezieht sich demnach auf die gefühlsbetonte Stimmung zu zweit. Der Ausdruck „unrealistisch für mich" kann verbaliter als nicht der Realität von Marlene entsprechend gelesen werden. Anders ausgedrückt erscheint dieser ihr im Lichte von ihrem Erleben und ihren Erfahrungen nicht realisierbar, wenngleich ein Wunsch danach besteht.

Resümierend kann eine latente Angst vor der Verletzung durch die erste Penetration rekonstruiert werden, bei der Marlene als handlungsohnmächtig erscheint. Die Verletzungsoffenheit ist verbunden mit ihrem weiblichen Körper, der im Zuge des ersten Geschlechtsverkehrs der männlichen Potenz unterlegen scheint. Zärtliche, innige sowie eine harmonische Atmosphäre erscheint für Marlene wünschenswert, jedoch vor dem Hintergrund ihres Erlebens und den Erfahrungen eher nicht realisierbar.

Marlenes Umgang mit ihrem Körper spiegelt eindrücklich ihre familialen Beziehungserfahrungen wider. Die anschließende Szene erfolgt auf die Frage nach Rückmeldungen von ihren Eltern zu ihrem Körper:

> M: „Meine Mutter meint ich könnt noch fünf Kilo abnehmen /die ich in Kanada zugenommen hab ((leicht lachend)) *mh* was ich ja aber auch selber so sehe aber das is ja auch machbar das is ja nichts Schlimmes *mh* m: (...) von meinen Eltern hab ich (.) sonst nich so wirklich also mein Vater würd mir zum Beispiel mein Tattoogutschein schenken *mh* meine Tante oder mein Opa finden das natürlich schrecklich weil das Giftstoffe sind die in den Körper kommen"

Ergebniszentrierte Rekonstruktion

Marlenes Gewichtszunahme wird von der Mutter kritisch abwertend betrachtet, verbunden mit einem Auftrag der Gewichtsreduktion. Außer diesem scheint es offensichtlich noch andere Anweisungen zu geben („ich könnt noch"), die sich ebenfalls auf die Anpassung an die mütterlichen Vorstellungen beziehen. Marlene fügt sich der mütterlichen Maßgabe („fünf Kilo abnehmen") ambivalent („ja aber"). Ihre vordergründige Zustimmung wird narrativ durch wiederholte Widersprüche („aber") konterkariert. Das manifest Negierte („Schlimme") im Sinne von etwas Schlechtem mit schweren Folgen verweist latent auf eine bedrohliche Anpassung an die mütterliche Vorstellungswelt. Augenscheinlich geht die Gewichtszunahme im Zuge des Auslandsaufenthaltes mit einer zumindest räumlichen Distanz zur Mutter einher. Vor diesem Hintergrund kann die abwertende mütterliche Anforderung auch als eine missbilligende Reaktion auf Marlenes Autonomie gedeutet werden.

Der Vater wird als jemand dargestellt, dessen Rückmeldung zu ihrem Körper sich potenziell („würd") in einem Tattoogutschein ausdrückt. Bleibt die als unsicher dargestellte Möglichkeit des Geschenkes aus, würde dementsprechend auch die väterliche Rückmeldung zu ihrem Körper entfallen. Dagegen wird die als unsicher erlebte väterliche Verbindung durch ein von diesem finanziertes Tattoo, gleichsam einer Gravur auf dem Körper, versucht festzuhalten. Umgekehrt kann das Tattoo seitens des Vaters auch als ein Markieren der Tochter gelesen werden. Als fürsorglich werden sowohl ihr Opa als auch ihre Tante eingeführt, denen es beide insbesondere um Marlenes Wohlergehen geht.

Resümierend spiegeln sich die familialen Beziehungserfahrungen in Marlenes Umgang mit ihrem Körper wider. Der Auftrag der Mutter, den Körper ihren Vorstellungen entsprechend zu modellieren, kann als folgende Botschaft formuliert werden: ,werde so wie ich'. Einerseits erscheint dieser Auftrag für Marlene als bedrohlich, andererseits ist sie bestrebt, sich den mütterlichen Ansprüchen zu fügen. Die väterliche Beziehung erscheint unsicher und materiell basiert. Das erwünschte Tattoo verweist auf einen Wunsch nach Versicherung in der Verbindung zu ihrem Vater, welchen sie über ihren Körper zu realisieren versucht. Umgekehrt kann es auch als eine väterliche Markierung ihres Körpers gelesen werden. Einzig ihr Opa und ihre Tante werden von Marlene als um ihr Wohlergehen besorgt dargestellt.

6.5.6 Selbstverletzungen

Im Fall Marlene nehmen die selbstverletzenden Handlungen im Kontext von unaussprechlichen Konflikten in den Beziehungen zu bedeutsamen Anderen eine
zentrale Funktion ein, wie im Folgenden an einer Streitszene mit ihrem damaligen
Freund veranschaulicht werden soll. Die anschließende Antwort erfolgt auf die
Frage nach einem Tag, an dem sie sich verletzte:

> M: „(..) m: (......) (   ) was mir jetzt einfällt als ich (.) 18 war oder so glaub ich als
> ich mit meinem andern Freund noch zusammen war ((tieferes Einatmen)) weil wir
> uns irgendwie gestritten haben ich weiß aber nich mehr warum (.) bin ich total sauer
> ins Badezimmer gelaufen und hab des gemacht (.) und hab mich eingeschlossen und
> er is auf jeden Fall (.) weil ich aufm (.) im äh auf ner Dachschräge wohnte (.) s er von
> meinem Wohnzimmerfenster über unser Dach gelaufen und is im /Badefe-zimmer-
> fenster wollt er wieder rein ((leicht lachend)) (.) und (.) ja wollt mich davon abhalten
> (.) das weiß ich noch"

Ergebniszentrierte Rekonstruktion

Szenisch führt Marlene die Interviewerin in die Vergangenheit, in eine Zeit, in der
sie noch mit ihrem früheren Freund liiert war. Anschließend erstaunt ein narrativer
Sprung von der damaligen Beziehung („noch zusammen war") zu einer Begründung („weil"), die einen Streit einführt. Unaussprechlich belastend („tieferes Einatmen") bleibt folglich die dazwischenliegende Trennung, welche mit einer starken Auseinandersetzung begründet wird und deren Ursache nicht verbalisierbar
erscheint. Ausgelöst durch den Streit schildert Marlene eine starke Wut, mit der
sie in das Badezimmer flüchtet, einem üblicherweise geschützten Ort der Körperhygiene und Selbstfürsorge, welcher den Ausschluss anderer legitimiert. Die
Ursache sowie die Wut können offensichtlich nicht verbalisiert werden („ich weiß
aber nich mehr warum"). Stattdessen wird die Wut über die selbstverletzende
Handlung gegen den eigenen Körper gerichtet. Das schützende, körperzentrierte
Bad fungiert als sicherer Ort, um die Aggression über den Körper abzuführen. Einerseits wird der Freund ausgeschlossen, andererseits versucht sie diesen und damit auch die Beziehung vor ihrer starken Wut zu bewahren.
    Der weitere Verlauf der Szene liest sich dramaturgisch wie ein Märchen, in
dem der Prinz versucht, die Prinzessin zu retten. Entsprechend gibt sich Marlene
erfreut („leicht lachend"). Das Engagement des Freundes, zu ihr vorzudringen, um
sie an der selbstverletzenden Handlung zu hindern, erscheint wie ein unabdingba-

rer Beweis („auf jeden Fall") für ihre Bedeutsamkeit für diesen. Durch ihre Selbstverletzung bei dem Freund eine derartige Reaktion evozieren zu können, lässt sie darüber hinaus machtvoll erscheinen.

Auf latenter Ebene erscheint die Trennung von dem damaligen Freund für Marlene belastend, als dass sie verbalisiert werden kann. Ursächlich für die Trennung der Beziehung sind Dissonanzen, die bei Marlene zu einer starken Wut führen, welche sie durch die selbstverletzende Handlung gegen ihren eigenen Körper richtet. Einerseits vermag sie ihren großen Ärger nicht an den Freund zu adressieren, andererseits ruft sie bei diesem den Versuch hervor, sie vor ihrer eigenen Destruktivität zu retten. Anders ausgedrückt versichert sich Marlene über die Selbstverletzung handelnd ihrer Bedeutsamkeit für ihren Freund trotz ihres Ärgers auf diesen.

Eine weitere Funktion der selbstverletzenden Handlungen stellt die Entlastung von Druck dar. Die anschließende Szene folgt auf die Frage nach Situationen, in denen Marlene diesen Druck verspürt:

> M: „Ich glaub wenn ich irgendwas (.) nicht perfekt hingekriegt hab und mich über irgendwas aufrege dass es nich gut genug geworden is *mhm* (.) oder (.) ich habe auch das Bedürfnis s allen Leuten recht zu machen? alle Leute gehen (.) über mich sozusagen *mhm* erstmal die anderen gehen vor und dann komm ich und wenn ich das irgendwie nich geschafft hab dann (.) nerv- bin ich selber von mir genervt"

Ergebniszentrierte Rekonstruktion

Das Spüren eines Drucks hängt zusammen mit Idealvorstellungen („perfekt hingekriegt"/„nicht gut genug geworden is"), an denen Marlene sich als scheiternd erlebt und folglich Aggressionen bei ihr ausgelöst werden („aufrege"), welche sie in Form der selbstverletzenden Handlungen gegen sich richtet. Ein weiteres Ideal stellt das „Bedürfnis" dar, sich den Wünschen sowie Erwartungen von sämtlichen anderen anzupassen beziehungsweise diese zu erfüllen („recht machen"). Die Selbstpräsentation als überaus Angepasste wird gesteigert durch den gänzlichen Verzicht auf eigene Bedürfnisse, welche zugunsten der anderen zurückgestellt werden. Misslingt die Bedürfnisbefriedigung der anderen oder die Rückstellung der eigenen Bedürfnisse, wertet sich Marlene selbst ab. Sie wird sich lästig und erscheint bedrängt von sich selbst („selber von mir genervt"). Aufschlussreich erscheint der Abbruch „nerv-", welcher sinnlogisch durch folgende Möglichkeiten zu Ende geführt werden kann: „dann (.)" – ‚nerve ich die anderen' oder ‚…nerven mich die anderen'. Im Kontrast zu der Selbstabwertung verweisen die Lesarten auf ein Lästigwerden für andere und auf ein mögliches Bedrängtwerden durch diese. Deutlich wird eine latente Angst, anderen lästig zu werden aufgrund der eigenen Bedürfnisse oder von diesen bedrängt zu werden, sofern deren Erwartungen nicht entsprochen wird. Der Anpassungsdruck an die Erwartungen aller anderen, zu denen folglich auch ihre Eltern sowie ihr Opa und ihre Tante gehören, weist auf den Wunsch hin, für andere bedeutsam zu sein, diese nicht zu enttäuschen, keine Konflikte auszulösen und somit nicht schuldig oder verantwortlich werden zu können. Gemeinsamer Fluchtpunkt ist die Versicherung in der Beziehung zu den anderen, hinter welcher auch die Angst vermutet werden kann, aufgrund einer vermeintlichen Schuld verlassen zu werden. Bei der unter Druck setzenden Instanz scheint es sich um verinnerlichte Ideale zu handeln, welche aus dem Erwartungsdruck signifikant Anderer resultieren.

Resümierend kann eine latente konstitutive Verlustangst bei Marlene rekonstruiert werden, welche sie unter Druck setzt, die eigenen Bedürfnisse zurückzustellen, um eine befürchtete Trennung oder gar einen Verlust von bedeutsamen Anderen zu vermeiden. Die Angst setzt sie auch unter Druck, den Erwartungen der anderen zu entsprechen, welche sie als Idealvorstellungen verinnerlicht hat. Die selbstverletzende Handlung wirkt vor diesem Hintergrund entlastend, da sie ihren Ärger abführen und sich für das vermeintliche Scheitern bestrafen kann.

Anhand der nahtlos anschließenden Szene soll des Weiteren die stabilisierende Funktion der Selbstverletzung veranschaulicht werden. Die Antwort erfolgt auf die Frage nach dem weiteren Verlauf im Anschluss an eine selbstverletzende Handlung:

> M: „Meistens wisch ichs ab und drück mir ne Kompresse drauf (..) leg n Verband drum (..) und geh wieder schlafen oder w- was auch immer ich dann gemacht hab *mh* zieh mi- zieh mein Oberteil wieder runter wenns am Arm war und dann (..) s eigentlich der ganz normale Alltag wieder drinne *mh* (…)"

Ergebniszentrierte Rekonstruktion

Die Wundversorgung der Blutung („wisch ichs ab") hat einerseits einen fürsorglichen Charakter, andererseits mutet sie mechanisch gleichsam eines stabilisierenden Rituals an („Kompresse, Verband, schlafen gehen, Oberteil runter, Alltag"). Die selbstverletzende Handlung fungiert als beruhigendes Mittel, um weiterschlafen („wieder") oder im täglichen Ablauf funktionieren zu können. Über die körperliche Verletzung stellt Marlene erneut ihre Normalität („der ganz normale Alltag") her und rückt diese wieder in ihre Wahrnehmung („wieder drinne").

Resümierend haben die autodestruktiven Handlungen für Marlene latent eine stabilisierende und beruhigende sowie strukturierende Wirkung, um im Alltag ihre Funktionsfähigkeit aufrecht zu erhalten.

Die für Marlene andauernde Bedeutsamkeit ihrer Selbstverletzungen soll anhand einer weiteren Szene rekonstruiert werden. Die Antwort erfolgt auf die Frage nach den Gedanken zu ihrem Ritzen:

M: „(..) m: dass es eigentlich n Teil von mir is (.) dass ichs eigentlich nich verheimlichen kann (.....) dass ich das aber in Zukunft eigentlich irgendwie anders lösen (.) will (.) zum Beispiel mal mit mehr Sport (..) oder halt Musik oder sowas"

Ergebniszentrierte Rekonstruktion

Die Selbstverletzungen werden von Marlene ambivalent erlebt. Einerseits scheint sie derart mit den selbstschädigenden Handlungen verbunden zu sein, dass diese sogar einen Anteil ihres Selbst („von mir") ausmachen. Gleichsam einer Charaktereigenschaft („n Teil von mir") ist es Marlene nicht möglich, die Selbstverletzungen vor anderen zu verbergen.

Andererseits wirkt die Absicht („will") der Perspektive für alternative Lösungswege abgeschwächt („eigentlich irgendwie"). Das Verb „lösen" verweist auf einen Konflikt, eine Schwierigkeit oder Aufgabe zu bewältigen, aber auch auf ein Loslösen oder eine Trennung. Gleichzeitig schwächt („mal/sowas") Marlene ihre angekündigten Bewältigungsversuche resignativ („halt") ab. Angesichts der gedanklichen Möglichkeiten bleiben bedeutsame Andere als Unterstützung ausgeschlossen.

Resümierend erscheint die Szene wie ein Bekenntnis von Marlene zu der großen Bedeutung ihrer Selbstverletzungen als ein Selbstanteil, welchen sie gleichsam einer Eigenschaft nicht zu verbergen vermag. In diesem Lichte wirken die alternativen Bewältigungsversuche der dahinterliegenden Konflikte oder eine Trennung von den autodestruktiven Handlungen nachrangig.

6.5.7 Fallstruktur

Die biografische Ausgangslage gestaltet sich bei Marlene vor dem Hintergrund eines dörflichen, traditionellen Milieus. Die Idylle und Normalität zerbricht für Marlene im Grundschulalter durch die erschreckende Trennung ihrer Eltern. Marlene erscheint alleingelassen – ein roter Faden, der sich durch die gesamte

Biografie zieht. Dabei hat die Beziehung zu ihrem Opa und ihrer Tante für Marlene eine protektive Funktion im elterlichen Konfliktverhältnis.

Marlene präsentiert sich als mitverantwortlich für die elterlichen Konflikte. Die Delegation der Entscheidung für oder gegen einen Elternteil überfordert Marlene nicht nur, sondern führt bei ihr zu Schuldgefühlen. In dem elterlichen Rivalitätsverhältnis kommt Marlene eine hohe instrumentelle Bedeutsamkeit zu. Ein zentrales Moment stellt ihre innere Zerrissenheit zwischen den Eltern dar.

Infolge der Trennung erscheint ein Bruch in der Beziehung zu ihrer Mutter. Diese wird durch ihre Abwesenheit für Marlene unerreichbar. Aus der kindlichen Perspektive erscheint Marlenes Verbleib beim Vater als Ursache für das Verlassenwerden von der Mutter. Ihre Mutter wird ambivalent dargestellt: Marlene ist einerseits mit einer fragilen Mutter konfrontiert, welche sich durch die Essstörung nicht ausreichend gut versorgen kann sowie selbstschädigend mit sich und ihrem Körper umgeht. Daraus folgt eine distanzierte Beziehung, die eine Verständigung erschwert. Andererseits scheint Marlenes Mutter auch zugewandt und auf ihre Bedürfnisse eingehend. Die vergleichsweise große Handlungsfreiheit in der Jugend verweist auch auf generationenverschleiernde Tendenzen. Ablösungstendenzen werden eher mit Abwertungen von Marlenes Körper beantwortet und mit dem Auftrag verbunden, sich der mütterlichen Vorstellungswelt anzupassen. Marlene ist einerseits gewillt sich zu fügen, andererseits erlebt sie eine Annäherung an die Mutter als bedrohlich.

Im Kontrast dazu reagieren ihr Vater sowie ihre Stiefmutter vereint autoritär auf Marlenes zunehmende Eigenständigkeit als Jugendliche. Darüber hinaus erscheint die Beziehung zu ihrem Vater eher auf ihre Bedeutsamkeit im elterlichen Konflikt reduziert. Anders ausgedrückt wird Marlene durch diesen tendenziell instrumentalisiert, um rivalisierende Machtverhältnisse im elterlichen Konflikt für sich zu entscheiden. Die große Angst und Bedrängnis vor der Androhung des Vaters, Marlene wie die Mutter zu denunzieren und die Beziehung abzubrechen, sofern sie sich loyal mit der Mutter verbündet, führt bei Marlene aus ihrer Not heraus zu einer Identifizierung mit den väterlichen Vorstellungen. Zugespitzt handelt es sich um eine Bedrohung durch die väterliche Dominanz, bei der gleichzeitig die Beziehung zu diesem in ständiger Gefahr schwebt.

Die mütterliche Botschaft ‚werde so wie ich', versetzt Marlene vor dem Hintergrund der väterlichen Androhung in ein Dilemma, die zu einer bedrohlichen Zerrissenheit führt. Die sie bedrängenden unterschiedlichen elterlichen Ansprüche erzeugen bei Marlene eine Notlage, die sie durch die Ausblendung der Widersprüchlichkeiten in Form eines Nicht-Wahrnehmens zu bewältigen versucht. Die Belastung der elterlichen Trennung sowie die damit einhergehenden Schuldgefühle bleiben für Marlene unaussprechlich.

Marlene schildert sich im Zuge der puberalen Entwicklung bis zu Selbstentfremdung angepasst. Unsicherheiten sowie von den Erwartungen ihrer familialen Umgebung abweichende Gefühle werden verborgen. Das vor den anderen verborgene eigene Erleben führt zu einer Distanz zu diesen. Marlene bleibt mit ihren körperlichen Veränderungen und dem Umgang damit tendenziell alleine. Eine mütterlich begleitende Figur fehlt. Die Freundinnen scheinen eine unterstützende Funktion einzunehmen.

Der Eintritt der Menstruation wird negativ als befremdlich erlebt. Die Auseinandersetzung mit der Veränderung und den für sie verbundenen unangenehmen Gefühlen erscheint eher kognitiv distanziert. Eine Normalisierung tritt für Marlene erst dann ein, als sie im Vergleich mit anderen weiblichen Peers der Mehrheit angehört. Das heißt, auch in Bezug auf den Körper scheinen Anpassungsprozesse an die äußere soziale Umwelt ausschlaggebend.

Der imaginierte erste Geschlechtsverkehr verweist bei Marlene auf eine Verletzungsangst durch die männliche Penetration, die sie eher mit Handlungsohnmacht sowie Ausgeliefertsein verbindet. Der weibliche Körper wird von ihr als vulnerabel gegenüber der männlichen Potenz dargestellt. In Anbetracht der familialen Konflikte und Verlusterfahrungen erscheint für Marlene eine zärtliche, intime sowie vertraute Atmosphäre, wenn auch gewünscht, schwer realisierbar.

Marlenes Umgang mit ihrem Körper steht eindrücklich für die konflikthaften familialen Beziehungserfahrungen und die widersprüchlichen Erwartungen, welche Marlene in das besagte Dilemma führen, die sie durch Anpassung an die unterschiedlichen, divergierenden Erwartungen bei gleichzeitiger Ausblendung der Widersprüche aus ihrer Wahrnehmung zu bewältigen versucht. *Abgewehrt werden dadurch* die *Schuldgefühle sowie die konstitutive Verlustangst.*

Die *selbstverletzenden Handlungen haben im Fall Marlene die vorherrschende Funktion, sich zu bestrafen um Schuldgefühle abzuführen* sowie die Beziehungen zu den anderen vor der eigenen Wut zu bewahren, indem diese gegen den Körper gerichtet wird. Angesichts der mütterlichen, selbstschädigenden Essstörung sowie deren Anforderung, so zu werden wie sie, fungieren die selbstverletzenden Handlungen auch als ein verbindendes Moment zwischen Tochter und Mutter.

Das verinnerlichte Ideal, allen Erwartungen gerecht zu werden sowie die eigenen Bedürfnisse zugunsten der anderen zurückzustellen, um ein Verlassenwerden oder Ablehnung zu vermeiden, erzeugt psychischen Druck. Vor diesem versucht sich Marlene durch die Selbstverletzung als Ventil zu entlasten und zu stabilisieren, um weiter funktionsfähig zu bleiben. In diesem Lichte scheint die große Entfernung vom elterlichen Konfliktfeld während ihres Auslandsaufenthalts für diesen begrenzten Zeitraum einen gänzlichen Verzicht auf die Selbstverletzungen zu ermöglichen.

Die Selbstverletzungen als ein Selbstanteil verweisen auf die Not aufgrund der Zerrissenheit und die damit verbundenen Schuldgefühle und Verlustängste.

Im Fall Marlene steht der Umgang mit dem Körper damit für die versuchte Sicherung der Beziehung zu bedeutsamen Anderen. Der destruktive Umgang mit dem Körper symbolisiert die Verletzungen aus dem abgewehrten Konfliktfeld, bestehend aus den widersprüchlichen elterlichen Idealen, den Schuldgefühlen sowie der Verlustangst.

Eine adoleszente Transformation der Beziehung zu den Eltern wird im Fall Marlene durch die Unmöglichkeit, den jeweiligen, divergierenden elterlichen Erwartungen zu entsprechen, und die daraus folgende Zerrissenheit ihres Selbst erschwert.

6.6 Sophia – „und sie ist dann immer mega ausgerastet"

Interviewkontext

Sophia ist zum Zeitpunkt des Interviews 20 Jahre alt. Das Interview dauert drei Stunden.

6.6.1 Biografisches Kurzportrait

Sophia wächst in einer dörflichen Umgebung auf, in der ihre Eltern weiterhin leben. Ihr Vater ist als Immobilienkaufmann und die Mutter als Physiotherapeutin tätig. Sophia hat einen fünf Jahre älteren Bruder, welcher studiert.

Nach dem Abitur bleibt Sophia zunächst bei ihren Eltern leben und beginnt ein freiwilliges soziales Jahr, welches sie vorzeitig abbricht. Im darauffolgenden Semester beginnt sie ein Studium in Lateinamerikanistik und Portugiesisch. Ausschlaggebend für die Entscheidung ist ihr damaliger Partner, welcher den gleichen Studiengang besucht. Mit dem Ende der Beziehung zu diesem bricht sie das Studium ab. Zum Zeitpunkt des Interviews befindet sich Sophia auf der Suche nach einer Ausbildungsstelle.

Selbstverletzendes Verhalten und Gewichtsabnahme: Im Alter von circa 14/15 Jahren beginnt Sophia gemeinsam mit ihrer damals besten Freundin das Essverhalten stark zu kontrollieren, um abzunehmen. Sophia nimmt über den Verlauf von ungefähr einem Jahr circa zehn Kilo ab und wird untergewichtig. Ihr gelingt es im Gegensatz zu ihrer Freundin wieder ein normales Essverhalten zu entwickeln. Auch die selbstverletzenden Handlungen imitiert Sophia von der besagten Freundin. Sie verletzt sich im Alter von 15 Jahren für einen eher kurzen Zeitraum (unter zehn Mal) mit einer Nadel an den Armen.

6.6.2 Initialszene

Auf die Aufforderung, ihre Lebensgeschichte zu erzählen, antwortet Sophia wie folgt:

> S: „Okay also auch an sich Sachen die gar nichts mit der Verletzung dann (.) /zu tun *mh* ((gleichzeitig)) haben (.) okay ähm (.) tja ich bin jetzt 21 bald *mh* und bin also ich geh mal von hinten nach vorne *mh* und bin im März nach Stadt A* gezogen *mh* zum Studieren"

Ergebniszentrierte Rekonstruktion

Zustimmend bezieht sich Sophia auf die in der Erzählaufforderung benannten „Dinge" („Sachen"). Manifest wird ihre Erwartung, es würde sich in dem Interview insbesondere um ihre Selbstverletzungen handeln. Die Rückversicherung bei der Interviewerin verweist auf Sophias Bemühen, den Erwartungen der Forscherin zu entsprechen. Interessanterweise gebraucht Sophia den Begriff „Verletzung", welcher sowohl auf eine Selbstverletzung hindeutet als auch auf eine bestimmte Verletzung („der Verletzung") durch andere. Im Anschluss an die Rückversicherung bei der Interviewerin, alles richtig verstanden zu haben, um entsprechend den Erwartungen antworten zu können, scheint Sophia resigniert beim aktuellen Stand der Dinge zu beginnen: „tja ich bin jetzt 21 bald". Die Bilanzierung in Verbindung mit ihrem Alter erscheint durch die Interjektion „tja" auch mit Verlegenheit verbunden zu sein. Anschließend erfolgt ein Bruch („und bin"). Mögliche Weiterführungen können sich auf ihre Befindlichkeit beziehen („und bin unzufrieden") oder auf einen möglichen Status („und bin Studentin"). Folglich bleiben Einblicke in ihre Gefühlswelt und auch die soziale Position zunächst im Verborgenen. Gemeinsamer Fluchtpunkt der Lesarten führen zu der Frage: ‚Wer bin ich?'. Szenisch fällt das Fehlen ihrer Geburt auf, welches sich im übertragenen Sinn auch im Fehlen eines Ichs auszudrücken scheint („und bin"). Sophia begibt sich anschließend auf eine reflexive Ebene und erklärt der Forscherin, „von hinten nach vorne" zu beginnen. Durch das gegenteilige Vorgehen widersetzt sie sich den Anforderungen der Forscherin, sehr weit vorn in ihrer Lebensgeschichte zu beginnen.

Auf der latenten Ebene ist Sophias Reaktion auf den Erzählstimulus ambivalent. Einerseits scheint sie den Anforderungen der Forscherin entsprechen zu wollen. Andererseits tut sie das Entgegengesetzte. Etwas Eigenständiges manifestiert sich nicht. Zugespitzt bleibt die Geburt eines eigenständigen Ichs aus. Wörtlich stellt der Beginn ihrer Lebensgeschichte stattdessen eine bestimmte Verletzung dar, in deren Lichte sie den aktuellen Stand in ihrem Leben verlegen darstellt.

6.6.3   Biografische Ausgangslage

Sophia fährt nahtlos fort, ihre Lebensgeschichte rückwärts zu erzählen:

> S: „Ich hab Lateinamerikastudien studiert *mh* mit Portugiesisch und das aber (.) im Dezember abgebrochen *mh* und jetzt wollt ich mich auf ein Studium für Filmwissenschaft bewerben (.) des hat nich geklappt und jetzt such ich ne Ausbildungsstelle *mh* ich will aber in Stadt A bleiben weil eigentlich komm ich von Bundesland B aus Stadt B *mh* und da wohnen meine Eltern in nem in ner Doppelhaushälfte und (.) ich kann mir nich vorstellen noch mal wieder zu denen zurückzuziehen weils ziemlich aufm Land is (.) und ja die sind halt beide ziemlich konservativ und °*mh*° wollen auch dann eigentlich dass ich demnächst ne Ausbildung anfange sowas wie Versicherungskauffrau"

Ergebniszentrierte Rekonstruktion

Sophia erscheint in einer unsicheren Lage und Suchbewegung aufgrund des Studienabbruchs und des Scheiterns ihrer Bewerbung für ein alternatives Studium. Auf die Unsicherheit und Suche deutet auch, dass Sophia im Kontrast zu den Studienfächern den Ausbildungsberuf nicht benennt. Ihr Anliegen, in Stadt A bleiben zu wollen („aber"), verweist auch auf mögliche andere, entgegensetzte Perspektiven oder Wünsche, die in Verbindung mit ihrer Herkunft und den Eltern erscheinen. Sophia erlebt ihre Eltern als sicherheitsbedacht („Doppelhaushälfte") sowie an Bestehendem festhaltend („konservativ"), die für sie entsprechende Absichten hegen („Ausbildung/Versicherungskauffrau"). Dagegen scheinen das Studium in Lateinamerikanistik und der Filmwissenschaft weniger sicherheitsversprechend und mit mehr Flexibilität einherzugehen.

Resümierend ist Sophia auf der latenten Ebene in ihrer Wegbewegung aus der elterlichen Sphäre und deren Erwartungen eher erfolglos. Unsicher und auf der Suche nach Alternativen erlebt sie die elterlichen Vorstellungen und ihr Herkunftsmilieu als bedrohlich nahe. Sophia hat klare Vorstellungen von dem, was sie nicht möchte, jedoch bleiben konkrete eigenständige Ziele diffus.

*Szenenübergreifend erhält die Forscherin die elterliche Position, die sich in
den Leistungserwartungen vermittelt durch die Erzählaufforderung widerspiegelt.
Die Verlegenheit gegenüber der Forscherin und die Resignation scheinen in Verbindung zu stehen mit den Abbrüchen im Lebenslauf.*

6.6.4 Familiale Beziehungen

Angesichts der versuchten Ablösung von den elterlichen Erwartungen wird anhand der folgenden Szene eine Beziehungswandlung im biografischen Verlauf
zwischen Sophia und ihrer Mutter veranschaulicht. Die Antwort erfolgt im Lichte
einer vorangegangenen Erzählung über ihren Bruder, welcher in seiner Jugend
ihre Mutter bestohlen oder auch angelogen habe. Vor diesem Hintergrund erfolgt
die Frage nach Sophias Beziehung zu ihrer Mutter während dieser Zeit:

> S: „Ja ich glaub ich war immer ziemlich dann (.) da um sie zu trösten (…) ich hab
> auch teilweise wenn meine Eltern n Wochenende weggefahren sind hab ihr Portemon-
> naie versteckt damit er nich daran kommt *mhm* und wenn sie uns Geld dagelassen
> haben hab ich das immer genommen (.) weil er sich davon irgendwelchen Blödsinn
> gekauft hätte irgendwelche Computerspiele oder so *mhm* und da hab ich irgendwie
> immer (.) die Ordnung übernommen *mhm* und auch wenn Partys bei uns gefeiert wur-
> den hat er immer den ganzen nächsten Tag gepennt und (.) ich hab dann alles aufge-
> räumt sodass es möglichst aussieht wie vorher *mhm* so (.) ich hab immer die Auto-
> schlüssel versteckt damit er den Tank nich leer fährt (.) *mhm* (.) also ich glaub damals
> wars besser (.) zu ihr (.) ich glaub nach der Pubertät (.) kamen wir einfach nich mehr
> miteinander klar *mhm* meinte sie auch mal irgendwie seit der Pubertät (.) da konnt
> man mich gar nich anfassen mit der Kneifzange (.) und ich glaub danach hats auch
> nie wieder zu (rm) zusammengefunden (..) weil sie eigentlich alles verkörpert was ich
> <u>nich werden will</u>"

Ergebniszentrierte Rekonstruktion

Deutlich wird ein verkehrtes Generationenverhältnis, in welchem Sophia wie eine
Erwachsene oft ihrer Mutter tröstend zur Seite steht. Die aufgezählten Beispiele
erscheinen als Belege der Verantwortungsübernahme und Aufopferung, die Mutter zu unterstützen sowie zu schützen vor dem destruktiven und verantwortungs-
losen Verhalten des Bruders. Gleichzeitig nimmt Sophia im Lichte der elterlichen
Abwesenheit die mütterliche Rolle für den Bruder ein. Sophias Bezugnahme auf
die Vergangenheit („also ich glaub damals wars besser (.) zu ihr") irritiert grammatikalisch. Eigentlich müsste der Wortlaut heißen: ‚damals war es besser mit

ihr'. Der Unterschied besteht in einer Beziehungsform, in welcher eine Verbindung zur Mutter deutlich wird („mit ihr") im Kontrast zu einer einseitigen Bezugnahme auf die Mutter („zu ihr"), in welcher ihre Fürsorge für diese deutlich wird und folglich eine Vernachlässigung ihrer eigenen Bedürfnisse. In der Rolle als ‚einzige Erwachsene' erscheint Sophia einsam.

Wiederholt unsicher („glaub") wird die Pubertät als Wendepunkt in der Beziehung zur Mutter eingeführt. Die mütterliche Aussage, Sophia nicht annähernd nahe kommen zu können, wird durch das Bild der „Kneifzange" ausgedrückt, welches auf einen Sicherheitsabstand verweist, um nicht verletzt zu werden. Das Bild der Unberührbarkeit wirkt seitens der Mutter generalisierend („man") und vorwurfsvoll. Auffallend dabei ist der Gegenwartscharakter („seit der Pubertät"), welcher auf eine andauernde Distanzierung von der Mutter deutet. Anders ausgedrückt präsentiert sich Sophia als die Zurückweisende. Die ausgeschlossene Rückkehr zu der vormaligen Beziehungsform („nie wieder") klingt wie ein Mantra für die Zukunft. Wiederholt irritiert an dieser Stelle Sophias grammatikalische Ausdruckweise in der Sequenz: „danach hats auch nie wieder zu (rm) zusammengefunden". Sinn ergeben würde folgende Formulierung: „danach haben wir auch nie wieder zusammengefunden" oder, unter der Berücksichtigung des Versprechers, „danach hats auch nie wieder zurückgefunden". Deutlich wird das Fehlen der Pronomen ‚ich' oder ‚wir'. Stattdessen erfolgt eine Distanzierung durch ein „es". Die Abgrenzung wird in der nächsten Szenensequenz ausgesprochen. Die Mutter „verkörpert" alles, womit sowohl der materielle Körper als auch die Charaktereigenschaften, Vorstellungen und Haltung ihrer Person gemeint sind. Die gänzlich betonte Ablehnung bezieht sich auch auf Sophias zukünftige Entwicklung („was ich nich werden will"). Ferner wird ein Weglaufen von ihrem Ursprung deutlich, welchen die Mutter verkörpert. Auffallend ist ein abwesender Vater in der gesamten Szene.

Resümierend besteht auf der latenten Ebene eine Verkehrung der Generationenverhältnisse, in welcher Sophia die leidende Mutter tröstet und auf ihre Bedürfnisse ausgerichtet ist. Dabei bleiben Sophias Bedürfnisse von der Mutter unberücksichtigt. Auch in dem Konflikt zwischen Mutter und Bruder nimmt Sophia eine fürsorgliche und schützende Position für die Mutter ein. Eine väterliche unterstützende Figur fehlt. Familial wird dabei ihre Einsamkeit und Verunsicherung deutlich. Durch die Pubertät kommt es zu einer Distanzierung von der Mutter. Sophia erlebt ihre Mutter als vorwurfsvoll, was Schuldgefühle gegenüber dieser nahelegt. Die Ablehnung der Mutter und die Abgrenzung von dieser umfasst Sophias Zukunft, ihren Werdegang sowie die Entwicklung ihrer Persönlichkeit als erwachsene junge Frau. Darüber hinaus deutet sich an dieser Stelle bereits auch eine Ablehnung des eigenen weiblichen Körpers an, der auf ihre Mutter als Ursprung verweist.

Der abwesende Vater

Sophias Beziehung zum Vater, welcher bis dato insbesondere durch das Fehlen in seiner väterlichen Funktion aufgefallen ist, wird anhand der folgenden Szene rekonstruiert. Die Antwort erfolgt auf die Frage nach den Reaktionen des Vaters auf ihre körperlichen Veränderungen während der Pubertät:

> S: „Er hat sich eigentlich immer ziemlich rausgehalten °*mhm*° aus allem auch aus der Pubertät von meinem Bruder hab ich das Gefühl (.) im Nachhinein hat er mir mal erzählt ähm (.) dass er eigentlich das ziemlich <u>schade</u> findet dass er von unserer Kindheit so wenig mitbekommen hat weil er so viel gearbeitet hat *mhm* weil mein Bruder kann sich dran erinnern dass mein Vater im alten Haus nie da war *mhm* oder immer nur im Arbeitszimmer (.) aber ich kann mich da auch gar nich dran erinnern und mein Vater meinte ich wär mal irgendwie zu ihm hingegangen und hätte gefragt so wie lange musst du denn noch arbeiten? und äh in solchen Momenten war er ziemlich traurig irgendwie *mhm* im Nachhinein meinte er würde ers auch glaub ich (.) rückgängig machen wollen (.) und mehr Zeit für uns aufbringen *mhm* aber ich finds so eigentlich ganz cool *mhm* so wies gelaufen is (..) einer muss halt mehr arbeiten (.)"

Ergebniszentrierte Rekonstruktion

Sophias Beziehung zu ihrem Vater ist durch dessen Abwesenheit geprägt. Sie erlebt ihren Vater als jemanden, der sich sehr („immer ziemlich") distanziert und von Konflikten fern hält („rausgehalten aus allem"). Der Vater wird als kaum physisch anwesend und als wenig emotional teilhabend an der Lebenswelt der Kinder erlebt („von unserer Kindheit so wenig mitbekommen"). Als Ursache führt Sophia sein großes Arbeitspensum an, welches folglich vorrangig gegenüber den Kindern zu sein scheint. Durch die Erinnerung des Bruders belegt Sophia die väterliche Abwesenheit, begründet durch dessen Rückzug in sein Arbeitszimmer. Zugleich versucht sie, sich durch ihr eigenes Nichterinnern abzugrenzen („aber"), wobei sie jedoch latent die Erinnerung ihres Bruders („auch") bestätigt und damit auch die väterliche Abwesenheit für sich anerkennt. Die Anekdote über den kindlichen Wunsch nach der väterlichen Aufmerksamkeit („wie lange musst du denn noch arbeiten?") und der Reaktion des Vaters, die Sophia als traurig beschreibt, liest sich manifest als Bedauern des Vaters über seine mangelnde Zeit. Gleichzeit liest sich der kindliche Wunsch nach Nähe auch als eine Ursache für die väterliche Traurigkeit. Die väterliche Traurigkeit irritiert an dieser Stelle: Sequenziell gesehen wäre eine Traurigkeit von Sophia über die väterliche Abwesenheit zu erwarten. Anders ausgedrückt nimmt der Vater eine Opferposition ein und Sophia wird zu derjenigen, welche die väterliche Traurigkeit durch ihren Wunsch auszulösen scheint.

Dementsprechend wird die nachträgliche Anerkennung („im Nachhinein") von seiner mangelnden Verfügbarkeit, welche er ungeschehen machen möchte („rückgängig"), von Sophia erst abgeschwächt („eigentlich") und später auch in Frage gestellt oder gar angezweifelt („glaub ich"). Anders ausgedrückt scheint Sophia an dem väterlichen Interesse an ihr zu zweifeln. Die aufkommende Unsicherheit und der Zweifel darüber werden von Sophia jedoch sogleich durch eine lässig anmutende positive Bewertung weggewischt („aber ich finds so eigentlich ganz cool"). Durch die anschließende Coda einer verständnisvollen Begründung („einer muss halt mehr arbeiten") für den distanzierten Vater nimmt Sophia diesen resignierend („halt") in Schutz – er habe keine andere Wahl.

Resümierend wird der Vater von Sophia distanziert und zurückgezogen in seine Arbeitswelt erlebt. Sophias kindliches Bedürfnis nach Nähe zum Vater bleibt von diesem unbeantwortet. Ihr Zweifeln an seinem Interesse an einer intensiveren Beziehung wird von ihr abgewehrt durch ein Verständnis für dessen vermeintlich alternativlose Lage, womit sie seine Beanspruchung der Position des Leidenden anerkennt. Damit verschleiert sie ihre mögliche Traurigkeit und nimmt den Vater in Schutz durch eine positive Bewertung und legitimierende Erklärung mit Blick auf die finanzielle Versorgung der Familie.

6.6.5   Körper

Vor dem Hintergrund der rekonstruierten Distanzierungsbestrebungen gegenüber der Mutter soll anhand der folgenden Szene Sophias Erleben der puberalen Veränderungen rekonstruiert werden. Die Antwort erfolgt auf die Frage nach Erinnerungen an die erste Menstruation:

> S: „Ich kann mich erinnern dass die Gespräche mit meiner Mutter ziemlich unangenehm waren (..) dass mich des immer ziemlich genervt hat sie hat so zum Beispiel beim Mittagstisch gefragt (..) und hast du deine Tage jetzt schon bekommen? und ich saß neben meinem Vater und meinem Bruder die da (.) irgendwie immer super gerne weggehört haben *mh* mir war des immer (.) richtig peinlich *mhm* (…) oder dann hab ich Besuch da und sie fragt ob (.) ich noch ne Binde brauche oder ob meine Binden grade irgendwie noch da sind oder sie neue brau- oder ich neue brauche *mhm* und des war halt in der Pubertät da kommst de mit solchen Fragen nicht klar *mh* oder ich zumindest nich *mhm* und des war immer super stressig dass sie sich da so in mein Leben eingemischt hat °*mh*° (……) ja (..) also ich kann mich erinnern dass ichs nervig fand (..) *mhm* weil auf einmal kannst du eine Woche im Monat nich mehr schwimmen gehen irgendwie (.) war das blöd (……)"

Ergebniszentrierte Rekonstruktion

Sophias Antwort auf die Frage nach ihrer Erinnerung an den Eintritt ihrer Menstruation beginnt interessanterweise mit der Beziehung zu ihrer Mutter, von welcher sie sich in den Interaktionen sehr hartnäckig bedrängt gefühlt habe. Die Menstruation erscheint in den drei Teilszenen für sie negativ mit der Mutter verbunden zu sein. In der ersten Beispielszene wird sie von dieser bei einem unpässlichen Anlass („Mittagstisch") unter Anwesenheit der zwei männlichen Familienmitglieder, welche offensichtlich ebenfalls sehr unangenehm berührt sind („super gerne weggehört"), durch die Frage nach ihrer Menstruation übergriffig beschämt. Die Frage selbst mutet bereits ungeduldig an („und hast du … jetzt schon bekommen?). Die Mutter belästigt nicht nur Sophia durch die intime Frage, sondern gesteht ihr keine Intimität zu. Eine väterliche Reaktion auf das Thema beim Mittagessen bleibt aus. Folglich erscheint die Mutter an dieser Stelle als die Dominante in der Familie.

In der zweiten Teilszene greift die Mutter bei Sophia in ihr Zusammensein mit Peers („Besuch") ein. An dieser Stelle erscheint Sophia für ihre Ablösungstendenzen von der Mutter beschämt zu werden. Die Frage nach den Binden deutet auf eine Infantilisierung gleichsam der Frage einer Mutter an ihr kleines Kind, ob dieses noch etwas Trinken möge. Die anschließenden Fragen verweisen auf ein sehr enges Mutter-Tochter-Verhältnis, in welchem die Grenzen durch eine eher übergriffige Mutter verwischt sind („ob meine Binden grade irgendwie noch da sind") und folglich auf eine verschmelzende Beziehungsdynamik deutet („oder sie neue brau- oder ich neue brauche"), in der Sophia eine Ausdifferenzierung des Eigenen erschwert wird. Die derart in die Lebensgestaltung eingreifende Mutter („in mein Leben eingemischt") wird von Sophia als sehr anstrengend empfunden („super stressig"), insbesondere in einer ohnehin verunsichernden Phase der körperlichen Veränderungen („Pubertät").

Dass die Menstruation als belästigend und störend („nervig") erscheint, scheint sequenziell betrachtet in der letzten Teilszene auch als Folge einer eher übergriffigen Mutter. Die vorher selbstverständliche Freiheit im Alltag wird plötzlich („auf einmal") durch die Menstruation eingeschränkt und löst folglich bei ihr Ärger aus („war das blöd").

Resümierend erlebt Sophia auf der latenten Ebene den Eintritt der Menstruation aufgrund einer tendenziell übergriffigen und rücksichtslosen Mutter als negativ behaftet. Die dominante Mutter beschämt Sophia einmal vor den männlichen Familienmitgliedern und das andere Mal wird sie vor den Peers beschämt. Im Zuge der intrusiven mütterlichen Haltung erlebt Sophia eine Ausdifferenzierung zwischen ihrem Eigenen und dem Mütterlichen als erschwert. Infolgedessen erscheint die Menstruation für Sophia als lästig, einschränkend sowie mit Ärger verbunden.

Anhand der folgenden Szene sollen Sophias bereits erwähnte Abgrenzungsversuche von der Mutter veranschaulicht werden:

> S: „(.....) in meiner Zeit in der ich nichts gegessen hab zum Beispiel kam sie immer in mein Zimmer und hat Sachen hingestellt zu essen *mhm* und ich meinte halt immer ich hab schon gegessen und dann meinte sie /<u>was</u> ((lauter)) hast du gegessen und <u>wo</u> hast du gegessen (.) du hast doch noch gar nichts gegessen iss doch was und dann hab ich halt einfach immer die Tür zugehabt und (.) sie is dann immer <u>mega</u> ausgerastet"

Ergebniszentrierte Rekonstruktion

Auf die Frage nach jenen Situationen, in denen sich Sophia abzugrenzen versucht, referiert sie auf ihre Phase der Nahrungsverweigerung („nichts gegessen"). Auffallend wird die Phase von Sophia als „in meiner Zeit" beschrieben. Im Gegensatz zu dem Ausdruck ‚in der Zeit' erscheint hier der persönliche, selbstbestimmte Bezug im Vordergrund zu stehen. Sophia skizziert eine detektivische Mutter, welche ihr aggressiv („was hast du gegessen und wo hast du gegessen"), gleichsam einer Straffälligen, auf die Spur zu kommen versucht. Die von der Mutter als Verbrechen behandelte Tat besteht in der Ablehnung ihrer Versorgung. Das intrusive, bedrängende Ausfragen und die Unterstellung („du hast doch noch gar nicht gegessen") führt szenisch zu einem Bruch, einer zufallenden Tür, mit der die Mutter von Sophia ausgesperrt wird („die Tür zu gehabt"). Der unaussprechlich bleibende Akt des Türschließens verweist auf die Abgrenzung zur Mutter, welche über den Körper verläuft. Anders ausgedrückt wird an Stelle von Sprache der Körper zum Abgrenzungsmedium. Der Ausschluss der Mutter aus dem persönlichen Raum führt zu einer wütenden, die Nerven verlierenden Mutter („mega ausgerastet").

Resümierend stellt die Nahrungsverweigerung in der Beziehung zur Mutter einen Kampf um Abgrenzung dar – ein Ringen um Eigenständigkeit, das Sophia über ihren Körper vermittelt und austrägt. Die vermeintliche mütterliche Fürsorge wirkt intrusiv sowie aggressiv-misstrauend. Durch die Nahrungsverweigerung wird versucht, sich von der Mutter abzugrenzen, indem diese einerseits bestraft wird; andererseits schädigt und bestraft sich Sophia durch das Hungern selbst. Mit Blick auf die vorangegangenen Interviewzitate, kann zudem sequenzanalytisch rekonstruiert werden, dass der weiblich werdende Körper (im Sinne einer Annäherung an die Mutter) damit zum Verschwinden gebracht werden soll.

6.6.6 Selbstverletzungen

Wie bereits im biografischen Kurzportrait angedeutet, ahmt Sophia die Selbstverletzungen ihrer besten Freundin nach, mit der sie auch gemeinsam abzunehmen beginnt. Die anschließende Antwort erfolgt auf die Frage nach der Erinnerung an ein Gespräch mit ihrer Freundin über deren Selbstverletzung:

> S: „(…………) (12s) sie hat da immer ziemlich locker drüber gesprochen (.) also sie hat mir auch ihre Rasierklingen gezeigt (.) und ich weiß noch dass mich das ziemlich (.) schockiert hat irgendwie dass die Freundin mit der ich früher so gleich war (…) dass sie einfach sagt hier guck mal so dass sind die Rasierklingen (.) und ja ich schneid mir halt einfach in den Arm"

Ergebniszentrierte Rekonstruktion

Sophia erlebt die Beziehung zu ihrer Freundin in der Vergangenheit als sehr innig, vertraut sowie hinsichtlich ihrer Vorstellungen, ihrer Gefühle und ihres Verhaltens übereinstimmend („früher so gleich war"). Der Schock über die von der Freundin bagatellisierte selbstverletzende Handlung („schneid mir halt einfach in den Arm") verweist auf eine erlebte Distanzierung von der Freundin. Das verharmlosende („locker drüber gesprochen") und zugleich konfrontierende Zur-Schau-Stellen der Rasierklingen („hier guck mal so") kann vor dem Hintergrund der innigen Freundschaftsbeziehung als entwertete Verletzung interpretiert werden. Anders ausgedrückt wird auch Sophia durch die selbstverletzenden Handlungen ihrer Freundin verletzend angegriffen. Die Freundin wird von Sophia so erlebt, als sei ihr die eigene destruktive Umgangsweise sowie die Auswirkungen für Sophia gleichgültig und damit auch die Beziehung zu ihr.

Resümierend erlebt Sophia auf der latenten Ebene eine Distanzierung in ihrer bis dahin sehr engen Freundschaftsbeziehung. Die von der Freundin bagatellisierten selbstschädigenden Handlungen schließen Sophia einerseits aus, andererseits erscheint sie durch diese ebenfalls verletzt.

Auf die Frage nach dem Tag, an dem Sophia sich das erste Mal selbst verletzt hat, erzählt sie, zunächst sehr geweint zu haben, da sie nicht wusste, wie sie ihrer Freundin helfen könne. Ihre Versuche, diese von den Selbstverletzungen abzubringen, blieben erfolglos:

> S: „Und daraufhin saß äh ich dann zu Hause und hab (….) ich glaub das kam bisschen zeitlich mit der mit dem Aus von meiner (.) zweitlängsten Beziehung zusammen *mhm* ähm auf jeden Fall hab ich gedacht so irgendwie muss ich (.) irgendwie muss ich ihr

zeigen dass es auch andre Menschen trifft und nich nur sie (.) *mhm* und nich nur sie
und ihre Mutter *mhm* weil ihre Mutter war ihr glaub ich egal zu dem Zeitpunkt (.) und
dann hab ich ähm (.) halt angefangen ich hab mich nich getraut mit ner Rasierklinge
(.) *mhm* des zu machen (.) und dann hab ich mir ne Nadel genommen (.) und halt so
auf meim Arm (.) so paar ungefähr so viel (.) so zehn Zentimeter lang ähm (.) das
aufzukratzen und also es tat auch superweh (…) aber ich kann mich auch erinnern
dass es äh (.) dass ichs einmal noch gemacht hab (.) weil des ganz gutes Gefühl war
um Frust abzulassen"

Ergebniszentrierte Rekonstruktion

Sophias Hilflosigkeit angesichts des Endes einer bedeutsamen Partnerschaft
(„zweitlängsten") verweist auf einen verzweifelten Zustand als Ausgangslage
(„daraufhin") für die selbstverletzende Handlung. Sophia sieht sich gezwungen
(„irgendwie muss ich"), der Freundin ihre eigene Betroffenheit und Verletzung
(„dass es auch andere Menschen trifft") vor Augen zu führen („zeigen") – oder
anders ausgedrückt die eigene Bedeutsamkeit („und nicht nur sie und ihre Mutter"). Folglich erlebt Sophia die Beziehung zu ihrer Freundin als sehr eng und innig, in der sie sogar eine mütterliche Ersatzfigur für diese darstellen möchte. Im
Lichte des Endes ihrer Partnerschaft erscheint die selbstverletzende Handlung als
Versuch, die Beziehung zur Freundin zu retten und somit eine wiederholte Trennung zu vermeiden, welche mit dem Verlust der eigenen Bedeutsamkeit einhergehen würde.

Sophia hat es aus Angst nicht gewagt („nich getraut"), sich mit der Rasierklinge zu verletzen, welche unmittelbar schärfer als eine Nadel ist. Auch das Auf-
kratzen des Armes wird von ihr als sehr schmerzhafte Verletzung („super") benannt. Darüber hinaus fungierten die selbstverletzenden Handlungen bei ihr auch
als Ventil („ablassen") für Enttäuschungen und Ärger („Frust").

*Resümierend erscheint die selbstverletzende Handlung latent in Verbindung
mit Trennungserfahrungen zu stehen. Sowohl bei dem Freund als auch bei der
Freundin handelt es sich um einen (drohenden) Verlust der eigenen Bedeutsamkeit
für diese. Im Hinblick auf die Freundin wird versucht, Distanz und Verlust über
die Verletzung des eigenen Körpers zu verhindern. Sophia vermittelt ihre Verletzung angesichts des drohenden Bedeutungsverlusts für die Freundin über den
Körper. Dagegen erscheint die Selbstverletzung in ihrer Funktion als Ventil für
Enttäuschung und Ärger nachrangig.*

6.6.7 Fallstruktur

Die Herkunft aus einem traditionell dörflichen Milieu verbunden mit elterlichem konservativem Sicherheitsbestreben erscheinen bei Sophia *bedrohlich nah.*

Während der Kindheit scheint ein *sehr enges Mutter-Tochter-Verhältnis zu bestehen, welches gekennzeichnet ist durch eine tendenzielle Generationenverkehrung.* Die Beziehung zur Mutter besteht in der einseitigen Ausrichtung an deren Bedürfnissen und Vorstellungen. Sophia steht ihrer Mutter unterstützend und tröstend sowie fürsorglich zur Seite. Darüber hinaus übernimmt sie in Ermangelung einer präsenten väterlichen Figur eine strukturierende, verantwortungsvolle Position dem Bruder gegenüber ein. Sophias eigene Bedürfnisse sowie Gefühle bleiben dabei unberücksichtigt. Die Mutter nimmt im familialen Gefüge eine dominante Position ein.

Sophias Vater wird aufgrund der von ihm priorisierten Berufstätigkeit als abwesend erlebt. Er scheint weder emotional noch physisch an ihrer Lebenswelt beteiligt. Ferner hat dieser sich eher von familialen Konflikten distanziert und entsprechend auch nicht entlastend für Sophia interveniert. Sophias Wunsch nach Nähe und Aufmerksamkeit bleibt von ihm unbeantwortet. Auch in der Beziehung zum Vater lassen sich generationenverschleiernde Tendenzen erkennen: Der Vater wird als Opfer der beruflichen Umstände erlebt. Sophias Traurigkeit über den abwesenden Vater bleibt folglich ungehört. Das väterliche Bedauern über seine Abwesenheit in Sophias Leben wird einerseits von ihr angezweifelt, andererseits nimmt sie den Vater durch eine legitimierende Erklärung in Schutz. Ihre eigene Traurigkeit wehrt sie durch die nachträgliche positive Bewertung ihrer Entwicklung ab.

Die puberale Entwicklung wird von Sophia in der Beziehung zu ihrer Mutter als äußerst konflikthaft erlebt. Für den Eintritt der Menstruation wird sie in doppelter Weise von der Mutter beschämt. Zum einen wird Sophia vor den männlichen Familienmitgliedern mit Beschämung bestraft, zum anderen wird sie für ihre Ablösungstendenzen im Zuge der Ausrichtung auf Peers beschämt und infantilisiert. Folglich ist der weibliche geschlechtsreife Körper für Sophia mit Scham behaftet. Die Menstruation wird von ihr dementsprechend als unangenehmes Ärgernis erlebt, welches mit Einschränkungen verbunden ist.

Angestoßen durch die Pubertät distanziert sich Sophia von ihrer Mutter. Die Verweigerung der mütterlichen Nahrung stellt einen abwertenden, strafenden Abgrenzungsversuch dar, welcher selbstschädigend und selbstbestrafend auf dem eigenen Körper ausgetragen wird. Die drastischen Distanzierungsversuche scheinen angesichts einer übergriffigen, aggressiven und misstrauischen Mutter für Sophia einen verzweifelten Versuch darzustellen, ein Stück eigenen Raum zu erkämpfen. Gleichzeitig vermittelt ihr die Mutter, durch die Ablösungsversuche verletzt zu werden. Entsprechend scheint die Ablösung mit Schuldgefühlen einherzugehen. Der Kampf um den Körper mündet in einer Ablehnung alles Mütterlichen, folglich auch in einer Ablehnung des eigenen Körpers durch das Aushungern desselben.

Die Selbstverletzung fungiert bei Sophia als reinszenierte Verletzung durch die Freundin, deren Beziehungsdynamik mit der ihrer Mutter vergleichbar erscheint. Das Zufügen der Verletzung deutet sowohl auf die Verletzungserfahrungen im Zuge von Trennungen, welche ihren Ursprung bei den Ablösungstendenzen von der Mutter haben. Gleichzeitig stellt die Selbstverletzung eine Reaktion auf die mangelnde Bedeutsamkeit für die Freundin dar, welche wiederum mit einer erlebten mangelnden Bedeutsamkeit für den Vater korrespondiert. *Resümierend stellt die Selbstverletzung auch eine reinszenierte Verletzung aus den elterlichen Beziehungserfahrungen dar.*

Aus der übergriffigen, verschmelzenden Beziehung zur Mutter wird die Ausdifferenzierung von etwas Eigenständigem für Sophia erschwert. Distanzierungsbestrebungen bleiben insofern an den Eltern ausgerichtet, als dass sie tendenziell nicht über den bloßen gegensätzlichen Entwurf hinausgehen. Darüber hinaus lassen sich eigenständige Alternativen schwer realisieren, wie anhand der biografischen Daten zu ihrem Bildungsweg deutlich wird. Vor diesem Hintergrund erscheint Sophia eher alleine und orientierungslos. Die eigene Gefühlswelt bleibt für sie unaussprechlich.

Resümierend steht der Umgang mit dem Körper im Fall Sophia sowohl für Abgrenzungsbestrebungen als auch für Wiederholungstendenzen der verarbeiteten Beziehungserfahrungen mit den Eltern. Das Entfernen aus der elterlichen Sphäre scheint mit Schuldgefühlen verbunden zu sein. Die Ablösungsversuche gehen dabei tendenziell nicht über einen Gegenentwurf der elterlichen Entwürfe hinaus oder werden durch Wiederholungen von Momenten der elterlichen Beziehungserfahrungen in außerfamilialen Beziehungen untergraben. *Zugespitzt steht der Umgang mit dem Körper für einen ambivalenten Abgrenzungsversuch und eine Ausrichtung an anderen, wodurch eigenständige Lebensentwürfe erschwert werden.*

7 Ergebnisse – Fallübergreifende Typen

Ziel der Untersuchung ist es, fallübergreifende Aussagen über die Bedeutung des Körpers bei jungen Frauen mit selbstverletzenden Handlungen zu treffen. Dafür werden im nächsten Schritt die sechs rekonstruierten Fallstrukturen abstrahiert und typisiert. Die Typenbildung erfolgt, wie in Kapitel 5.3 dargestellt, anhand des minimalen und maximalen Kontrastierens der Fallstrukturen.

Vor dem Hintergrund der operationalisierten Fragestellung nach der Bedeutung des Körpers bei jungen Frauen mit selbstverletzenden Handlungen (vgl. Kapitel 4) und dem Desiderat einer adoleszenztheoretisch-biografischen Perspektive (vgl. Kapitel 1) wurden folgende Kriterien als Vergleichsachsen für die Typenbildung formuliert:

1. Qualität der Beziehungserfahrungen zu den primären Bezugspersonen über den biografischen Verlauf
2. Erleben der puberalen Veränderungen und Versuche der Aneignung des weiblichen Körpers
3. Verknüpfung der biografischen Ausgangslage (Qualität der Erfahrungen in den Primärbeziehungen) mit der Bedeutung des Körpers und der Funktion von selbstverletzenden Handlungen

Anhand der Vergleichsdimensionen konnten vier Typen herausgearbeitet werden. Diese werden im Folgenden präsentiert:

Typus I: Der Körper steht für Kontrolle angesichts von Ohnmacht

Diesem Typus gehört der Fall Mareike an.

Vor dem Hintergrund von *aggressiv entwertenden Erfahrungen* in den Primärbeziehungen besteht das vorherrschende Bewältigungsmuster bei diesem Typus in *einer Wiederholungsneigung* der verletzenden Beziehungserfahrungen auf dem Körper und der Verkehrung derselben durch den Körper: Es wird versucht, die

© Springer Fachmedien Wiesbaden GmbH, ein Teil von Springer Nature 2019
S. Benzel, *Die Bedeutung des Körpers bei Selbstverletzungen junger Frauen*,
Adoleszenzforschung 9, https://doi.org/10.1007/978-3-658-27947-9_8

Handlungsohnmacht mittels des Körpers in Handlungsmacht zu wenden. Die Wiederholungstendenz hemmt eine Ablösung von den primären Bezugspersonen und folglich erscheint *die Möglichkeit für eine adoleszente Transformation erschwert.*

Biografische Ausgangslage und Körper

Charakteristisch für diesen Typus sind tiefgreifende psychische Verletzungen sowie Kränkungen aufgrund fehlender Anerkennung und Ohnmachtserfahrungen in den primären Beziehungen, *welche mit dem weiblichen Geschlecht verbunden sind* und über den biografischen Verlauf wiederholt somatisch eingeschrieben werden.

Familiale Macht- und Ohmachtverhältnisse sind jeweils an das männliche und weibliche Geschlecht geknüpft: Die Vater-Tochter-Beziehung ist gekennzeichnet von einer bedrohlichen Aggressivität. Die Beziehung zur Mutter ist geprägt von deren Abwesenheit sowie einem Mangel an Fürsorge, Einfühlungsvermögen und Verständnis für die kindlichen Bedürfnisse und Signale. Bei diesem Typus erscheint die Mutter ebenfalls tendenziell als Opfer männlicher aggressiver Angriffe.

Insgesamt ist die familiale Beziehungsgestaltung beeinflusst von verschleiernden Generationengrenzen, der mangelnden Berücksichtigung des kindlichen Entwicklungsstatus sowie der Instrumentalisierung des Kindes zugunsten der Befriedigung elterlicher Bedürfnisse.

Die Eltern werden durch Parentifizierungstendenzen sowie durch Schuld- und Verantwortungsübernahme geschützt. Angesichts des Ausmaßes der Verletzung in Verbindung mit der kindlichen Abhängigkeit und in Ermangelung einer schützenden mütterlichen Figur oder eines dritten Anderen erfolgt eine *Identifikation mit den destruktiven väterlichen Aggressionen sowie eine tendenzielle Abwehr des Weiblichen.*

Adoleszenz, Körper und selbstverletzende Handlungen

Vor dem Hintergrund der vulnerablen biografischen Ausgangslage und der fehlenden Anerkennung des weiblichen Geschlechts lösen die puberalen Veränderungen eine Krise aus, in welcher das Moment der Wiederholung und der versuchten Verkehrung als Bewältigungsversuch dominiert.

Das Erleben der unausweichlichen körperlichen Veränderungen ist geprägt von einem Gefühl des Kontrollverlustes und einem handlungsohnmächtigen Erleiden. Formen exponierter Weiblichkeit (Brustentwicklung sowie Menarche) werden als bedrohliche und beschämende Entblößung von Schwäche, Verwundbarkeit und Angst erlebt. Alarmierend verweisen die sekundären Geschlechtsmerkmale sowohl auf bereits erlittene Verletzungen als auch auf eine potenzielle Verwundbarkeit für zukünftige Verletzungen. Körpermanipulationen sowie Abspaltungstendenzen dienen als Bewältigungsversuche, um zumindest graduell Kontrolle wiederzuerlangen.

Angesichts der Ablehnung des weiblichen Geschlechts ist der adoleszente Möglichkeitsraum für die Aneignungsversuche der körperlichen Veränderungen eingeschränkt. Insbesondere im Kontrast zu den Typen III und IV bleibt im Zuge der Wiederholungstendenzen von verletzenden Beziehungserfahrungen die Aneignung des weiblichen puberalen Geschlechtskörpers erschwert.

Die Sexualität der Fälle dieses Typus kann ebenfalls durch eine Wiederholung von Ohnmachtsmomenten aus den primären Beziehungserfahrungen und der Verkehrung derselben durch Kontrolle bestimmt sein. Der Wiederholungspfad verschließt tendenziell neue Beziehungserfahrungen, stattdessen werden eher jene Beziehungsgefüge aufgesucht, in denen Strukturmomente früherer Erfahrungen reinszeniert und zu verkehren versucht werden.

Die Wiederholungen von Ohnmachtserfahrungen scheinen die Potenziale adoleszenter Möglichkeitsräume einzuengen. Adoleszente Explorationen verbleiben tendenziell in den elterlichen Spuren. Alternative Vorstellungen werden eher nicht realisiert oder abgebrochen. Die psychosoziale Bedeutung des Körpers spiegelt bei diesem Typus die *mangelnde Anerkennung des weiblichen Geschlechts wider.*

Die vorherrschende Funktion der Selbstverletzung besteht in der Wendung der ‚ohnmächtig Verletzten‘ in eine ‚aktiv Verletzende‘. Durch die selbstverletzende Handlung wird versucht, Ohnmacht in Handlungsmacht zu verkehren. Abgewehrt werden dabei Angst, Leid sowie Aggressionen. Insbesondere die Verwundbarkeit, der Schmerz sowie die Angst und der erlebte Kontrollverlust im Zuge der puberalen Entwicklung werden durch die selbstverletzende Handlung in eine Schmerztoleranz (im Sinne einer vermeintlichen omnipotenten Unverwundbarkeit) zu verkehren versucht.

In Form der selbstverletzenden Handlungen werden auch Verletzungen reinszeniert mit einer widersprüchlichen Botschaft an bedeutsame Andere: Einerseits stehen die Selbstverletzungen konkret für eine verzweifelte Ausrufung eines bedrohlichen emotionalen Notstandes. Andererseits wird in der Interaktion um die Wundversorgung mit signifikanten Anderen die eigene Autarkie kommuniziert, vermeintlich auf niemanden angewiesen zu sein.

Die Schmerzen sowie die Verletzungen aus den primären Beziehungserfahrungen werden auf dem Körper wiederholt und durch die selbstverletzende Handlung kontrollierend zu beherrschen versucht.

En bloc handelt es sich bei diesem Typus um Wiederholungen destruktiver Beziehungserfahrungen über den adoleszenten Körper, durch welche die verinnerlichten kindlichen Beziehungsformen zu den primären Bezugspersonen tendenziell fortbestehen und *die Ablösung und adoleszente Transformation folglich erschwert sind.*

Typus II: Der Körper steht für Stabilisierung angesichts von Verlusterfahrungen

Diesem Typus gehört der Fall Marlene an.

Vor dem Hintergrund von unsicheren Bindungs- sowie Trennungserfahrungen steht der Umgang mit dem Körper bei diesem Typus für die *Angst, die primären Bezugspersonen zu verlieren.* Die Angst vor dem Verlust verhindert tendenziell eine Ablösung und schränkt *infolge die Möglichkeit zur adoleszenten Transformation ein.*

Biografische Ausgangslage und Körper

Kennzeichnend für diesen Typus ist eine Familiendynamik, in der die konflikthafte Paarbeziehung der Eltern zu Loyalitätskonflikten bei der Tochter führt. Diese wird dabei zugunsten von Machtverhältnissen instrumentalisiert. An das Kind wird implizit oder auch explizit die Anforderung herangetragen, sich für und damit jedoch auch gegen ein Elternteil entscheiden zu müssen. Anders ausgedrückt wird das Kind stellvertretend zum Zentrum des elterlichen Konfliktfeldes. Es ist nicht nur aufgrund seiner Bindungswünsche zu beiden Elternteilen überfordert, sondern gerät in eine ausweglose Lage – es kann sich nur falsch entscheiden und erlebt folglich die *Angst, das jeweilige Elternteil zu verlieren.* Fälle diesen Typus *neigen zu Schuldgefühlen,* da sie sich mitverantwortlich für den elterlichen Konflikt und die mögliche Trennung fühlen. In den elterlichen Auseinandersetzungen erscheinen die Kinder allein gelassen. Der kindliche Loyalitätskonflikt führt bei diesem Typus zu einer versuchten *Anpassung an die jeweiligen elterlichen Erwartungen.* Widersprüche in den elterlichen Anforderungen werden tendenziell abgewehrt, indem sie beispielsweise aus der bewussten Wahrnehmung auszublenden versucht werden.

Vor dem Hintergrund einer tendenziell instrumentellen Bedeutsamkeit für die Eltern in deren Rivalitätsverhältnis besteht eine unsichere Bindung, geprägt von Verlustangst.

Adoleszenz, Körper und selbstverletzende Handlungen

Angesichts der Verlustangst und der elterlichen Konflikte erfolgt bei diesem Typus *in der Pubertät eine tendenzielle Anpassung an die Erwartungen im familialen Umfeld*. Aus Angst, die Beziehungen zu bedeutsamen Anderen zu verlieren, werden eigene Bedürfnisse zugunsten der Bedürfnisbefriedigung anderer eher zurückgestellt oder übergangen. Adoleszenztypische Konflikte mit den Eltern werden tendenziell vermieden. Unsicherheiten sowie Emotionen, welche von den Erwartungen bedeutsamer Anderer abweichen, werden eher zu verbergen versucht.

Wie auch bei dem ersten Typus erscheint die Auseinandersetzung und folglich die Aneignung des puberalen Körpers bei den Fällen dieses Typus erschwert.[88] Die Anpassungsneigung an die äußeren Erwartungen können bis zu *Selbstentfremdungstendenzen reichen*, infolge derer die körperlichen Veränderungen eher auf einer *kognitiv-distanzierten Ebene* zu bewältigen versucht werden. Der weiblich werdende Körper wird mit seiner Ähnlichkeit zur Mutter als bedrohlich erlebt, da diese vom Vater abgelehnt wird. Umgekehrt wird die männliche Potenz als schmerzhaft erlebt und befürchtet. Durch die eher ausstehende Aneignung des puberalen Körpers bleibt der Typus in einer infantilen Position, in welcher versucht wird, beiden Elternteilen gerecht zu werden.

In den Selbstverletzungen drücken sich bei diesem Typus die Verletzungen angesichts der Zerrissenheit aus, beiden elterlichen Idealen zu entsprechen. Die vorherrschende *Funktion der selbstverletzenden Handlungen ist die Aggressionsabfuhr über den eigenen Körper,* um die Beziehung zu signifikant Anderen nicht zu gefährden.

Ferner fungieren Selbstverletzungen als Bestrafungen aufgrund der Schuldgefühle, nicht allen im gleichen Maße gerecht werden zu können. Die versagte eigene Bedürfnisbefriedigung aus der Angst heraus, verlassen oder abgelehnt zu werden, sowie Schuldgefühle, können zu einem psychischen Druck führen, bei welchem *die Selbstverletzungen als ein Ventil fungieren.*

Zusammenfassend steht bei diesem Typus der Umgang mit dem Körper für einen Bewältigungsversuch von Verlustangst und Schuldgefühlen. Die infantile Position, in der versucht wird beiden (konfligierenden) Elternteilen gerecht zu werden, verhindert tendenziell eine Ablösung und schränkt folglich die Möglichkeit eines adoleszenten Transformationsprozess ein.

---

[88] Im Unterschied zu Typus I besteht jedoch keine Ablehnung der körperlichen Veränderungen und der dadurch vermittelten Weiblichkeit.

**Typus III: Der Körper steht für ein Gegenüber angesichts von
Mangelerfahrungen**

Diesem Typus gehören die Fälle Lisa und Christina an.

Bei diesem Typus steht der Umgang mit dem Körper für *Mangelerfahrungen* aufgrund von Vernachlässigung, unzureichenden Fürsorgeerfahrungen und Zurückweisungen durch die Primärbeziehungen. Vor diesem Hintergrund erscheinen die Ablösungstendenzen widersprüchlich.

Biografische Ausgangslage und Körper

Das familiale Gefüge ist geprägt von Konflikten, welche zu einem instabilen Entwicklungsboden für die Kinder führen. Die Beziehungserfahrungen zu den primären Bezugspersonen sind tendenziell gekennzeichnet durch mangelnde Fürsorge und Abwertung sowie durch eine aggressive, bedrohliche oder autoritäre Haltung von zumindest einem Elternteil[89]. *Zentral in der Beziehungsqualität ist das Fehlen eines Resonanzkörpers für die Verarbeitung der kindlichen Affekte und Erlebnisse.*[90]

Wesentlich für diesen Typus, insbesondere im Kontrast zu Typus I, ist zumindest eine temporäre Beziehung zu mindestens einem *signifikant Anderen oder zu Peers als protektive Ressource*, in welcher durch Zuwendung, Fürsorge sowie Wertschätzung und Verfügbarkeit Mangelerfahrungen aus der Primärfamilie abgeschwächt werden können. Die unzureichende elterliche Fürsorge wird durch *die Hinwendung zu außerfamilialen Anderen* zu bewältigen versucht, die zumindest partiell unterstützend wirken.

Bei diesem Typus werden Missachtungen, Zurückweisungen sowie Schuldzuweisungen eher übernommen, um die Primärbeziehungen zu schützen. Die entstehenden Schuldgefühle und Selbstabwertungen drücken sich beispielsweise in mangelnder Selbstfürsorge sowie in den Selbstverletzungen aus. Folglich wird die Verbindung zu den verinnerlichten unzureichenden Elternidealen eher aufrechterhalten.

---

[89] Im Vergleich zum ersten Typus erscheint das aggressive Potenzial jedoch weniger ausgeprägt und destruktiv.

[90] Die biografische Ausgangslage scheint dem Typus I insofern zu ähneln, als dass frühe Erfahrungen in den Beziehungen zu den primären Bezugspersonen als unzureichend fürsorglich sowie bedrohlich erlebt werden. Jedoch unterscheiden sich die beiden Typen wesentlich in der Macht- und Ohnmacht-Relation, welche bei Typus III nicht geschlechtsgebunden erscheint. Ferner sind bei Typus I die aggressiven Erfahrungen in den Primärbeziehungen ausschlaggebender für die weitere Entwicklung.

Die Wut und Aggression über die kränkende unzureichende elterliche Fürsorge und über die Verletzungserfahrungen werden autodestruktiv über den Körper zu bewältigen versucht. Die Aggression für eine adoleszente Transformation der Beziehung zu den primären Bezugspersonen kann tendenziell aus der Angst vor diesen nicht produktiv eingesetzt werden.

Adoleszenz, Körper und selbstverletzende Handlungen

Im Zuge der puberalen Veränderungen werden einerseits Erfahrungen mit den primären Bezugspersonen reinszeniert, andererseits gelingt es den Fällen dieses Typus im Kontrast zu den Typen I und II *zumindest partiell, die Mangelerfahrungen aus der Primärfamilie durch außerfamiliale Beziehungen zu kompensieren.*

Vor dem Hintergrund unzureichender Fürsorgeerfahrungen werden die puberalen Veränderungen einhergehend mit den konstitutiven Verunsicherungen tendenziell als *krisenhaft und destabilisierend* erlebt. Fälle dieses Typus sind eher allein gelassen mit den Unsicherheiten sowie den Anforderungen, sich den weiblich puberalen Körper anzueignen.

Das sexuelle Begehren ermöglicht einerseits liebevolle Zuwendung sowie Aufmerksamkeit von anderen Jugendlichen, andererseits werden in der Sexualität Aspekte der Schutzlosigkeit durch die Eltern in Form einer unzureichenden Selbstfürsorge wiederholt. Anders ausgedrückt ist für diesen Typus eine *widersprüchliche Bewegung* kennzeichnend, in der die Aneignungsversuche des weiblichen Körpers zwar produktiv in Verbindung mit unterstützenden alternativen Beziehungserfahrungen stehen. Jedoch werden gleichzeitig verletzende Beziehungserfahrungen mit autodestruktivem Charakter reinszeniert.

Bei diesem Typus besteht angesichts der Mangelerfahrungen in den primären Beziehungen eine Bedürftigkeit, in welcher aufmerksamkeitserregende Selbstverletzungen unter Peers aufgegriffen werden, um die Not über den Körper zu kommunizieren und Zuwendung zu erhalten. Aufgrund unzureichender haltgebender Resonanzerfahrungen und unbeständiger oder abweisender Bindungsangebote avanciert bei diesem Typus der Körper zu einem *letzten verfügbaren Objekt.* An den Körper können durch die Selbstverletzungen die psychischen Verletzungen *abgegeben werden, sie können über diesen ausgedrückt und gleichzeitig versorgt* werden. Die Selbstverletzungen werden als Hilfe erlebt, Kontrolle über die leidvollen Gefühle zu erlangen sowie Schwäche und Ohnmachtsgefühle in Stärke zu transformieren. Über den Körper wird versucht Stabilität zu erwirken. Die Selbstverletzungen als Selbstbestrafung helfen Schuldgefühle entlastend zu regulieren. Im Kontrast zu Typus I und II wirken die Zuwendung und Bedürfnisbefriedigung durch außerfamiliale Beziehungen zumindest soweit unterstützend, als dass die selbstverletzenden Handlungen eher beendet werden können.

Resümierend steht bei diesem Typus der Umgang mit dem Körper für *wider-sprüchliche, adoleszente Ablösungstendenzen. Die Mangelerfahrungen werden durch (kompensatorische versus riskante) außerfamiliale Beziehungserfahrungen zu bewältigen versucht.*

Typus IV: Der Körper steht für Differenzierung angesichts mangelnder Separation

Diesem Typus gehören die Fälle Svenja und Sophia an.

Der Umgang mit dem Körper steht bei diesem Typus für das vorherrschende biografische Muster des *Ringens um Individuation im Spannungsverhältnis* zu den Lebensentwürfen der primären Bezugspersonen. Adoleszente Ablösungsprozesse erscheinen entsprechend *widersprüchlich.*

Biografische Ausgangslage und Körper

Charakteristisch für den Typus sind *familiale Beziehungen mit mangelnder Separation,* insbesondere zwischen Mutter und Tochter. Im Kontrast zu den anderen Typen besteht tendenziell eine ausreichende Zuwendung und Verfügbarkeit von zumindest einem Elternteil. Diese kann jedoch durch generationenverschleiernde oder -verkehrende Tendenzen beeinflusst sein, in denen die Mädchen auch Verantwortung und Fürsorge für die Mutter oder Geschwister übernehmen. Die Väter sind eher physisch abwesend oder werden als emotional unbeteiligt erlebt. Adoleszente Explorationen, die von den elterlichen Vorstellungen abweichen, werden tendenziell missbilligt und alternative Lebensentwürfe ängstlich beäugt.

Adoleszenz, Körper und selbstverletzende Handlungen

Der adoleszente Möglichkeitsraum ist bei diesem Typus durch *intersubjektive Verschmelzungstendenzen sowie Verschleierungen der Generationengrenzen* geprägt. Das elterliche Vermögen, eine anerkennende und haltgebende Umwelt für das adoleszente Infragestellen anzubieten sowie Ablösung zuzulassen, ist bei diesem Typus tendenziell eingeschränkt. Entsprechend bleiben im Rahmen adoleszenter Ablösungsversuche Angst, Schmerz und Schuldgefühle virulent.

Vor dem Hintergrund einer tendenziell fehlenden Vaterfigur und einer generationenverschleiernden Beziehung zur Mutter, die Ablösungstendenzen der Tochter eher missbilligt oder als Kränkung erlebt, können auftauchende adoleszenztypische Aggressionen kaum transformativ eingebracht werden. Stattdessen fungiert der Körper durch die Selbstverletzungen als Medium für die Aggression und Differenzmarkierung. Ebenso kann die Aggression vermittelt werden durch eine provokante, den elterlichen Vorstellungen widersprechende, jugendkulturelle Inszenierung. Der als widerspenstig stilisierte Körper kommuniziert die Abgrenzungsinitiative von insbesondere der Mutter hin zu den Peers. Erst über den Körper gelingt es, den Transformationsprozess einzuläuten und die verinnerlichten elterlichen Figuren in Frage zu stellen.

Angesichts einer mangelnden Abgrenzung von der Mutter erscheint für diesen Typus das Aufgreifen von Selbstverletzungen im Peerkontext eine Möglichkeit, um eine *Differenzierung* zu evozieren. Das eigene Selbst wird über den Körper zu konturieren versucht. Der verletzte Körper manifestiert die Einschnitte eines begrenzten Möglichkeitsraumes in der weiblichen Adoleszenz.

Bei diesem Typus werden die körperlichen Veränderungen in der unmittelbaren Einbettung in die intrusive mütterliche sowie generationenverschleiernde Beziehungskonstellation erlebt, wodurch die konstitutive Unsicherheit und Verletzbarkeit im Zuge der Pubertät verstärkt werden. Der Beginn der Menstruation wird beispielsweise durch eine tendenziell in die Intimsphäre eingreifende bis beschämende mütterliche Haltung als negativ erfahren. Der weiblich werdende Körper, welcher auf die Mutter verweist, kann dabei als bedrohlich erlebt werden. Gleichzeitig eröffnen sich im Zuge der Aneignung des geschlechtsreifen weiblichen Körpers Möglichkeiten der Exploration und Erprobungen von alternativen Lebensentwürfen außerhalb der familialen Grenzen durch erste sexuelle Kontakte und Peerbeziehungen.

Der Typus IV unterscheidet sich insofern von den anderen Typen, als dass im Lichte der fehlenden Separationsbewegungen die Selbstabgrenzungen unzureichend ausgebildet sind und folglich adoleszente Identitätsfragen an Dringlichkeit gewinnen. Die virulenten existenziellen Fragen *Wer bin ich?, Wo komme ich her? Und wohin möchte ich?* verweisen bei diesem Typus auf Leerstellen im Selbstbild. Durch die Inszenierung der selbstverletzenden Handlungen als faszinierend wird das ‚blasse Selbst' zu konturieren und als besonders hervorzuheben versucht. Anders ausgedrückt erfolgt die Suche nach und das Ringen um ein eigenständiges Selbst mittels des adoleszenten Körpers, mit welchem Grenzen sowohl neu zu definieren als auch zu überschreiten versucht werden.

Bei diesem Typus kann von einem erweiterten Möglichkeitsraum ausgegangen werden, welcher über den Körper als Abgrenzungsmedium errungen wird.

Das destruktive Potenzial erscheint sogar teils notwendig, um überhaupt einen Ablösungsprozess einzuleiten. Da jedoch die notwendigen Aggressionen durch die Selbstverletzung als Grenzziehung tendenziell gegen das eigene Selbst gerichtet werden, anstatt als Motor für die Beziehungsreformulierung, bleiben die Abgrenzungsbestrebungen (auch aus Schuldgefühlen) eher an den Eltern ausgerichtet und damit *widersprüchlich*.

Zusammenfassend steht der Umgang mit dem Körper bei diesem Typus für einen *widersprüchlichen, adoleszenten Ablösungsprozess*. Die selbstverletzenden Handlungen sind Ausdruck eines Kampfes um einen erweiterten Möglichkeitsraum in der weiblichen Adoleszenz.

Die folgende Tabelle stellt eine Übersicht über die zwingenden Strukturmerkmale des jeweiligen Typus dar.

Tabelle 4:   Übersichtstabelle

Der Körper steht für / *Dimensionen*	**Typus I** **Kontrolle angesichts von Ohnmacht**	**Typus II** **Stabilisierung angesichts von Verlusterfahrungen**	**Typus III** **ein Gegenüber angesichts von Mangelerfahrungen**	**Typus IV** **Differenzierung angesichts mangelnder Separation**
Erfahrungen in den Eltern-Kind-Beziehungen	Aggression	Instabilität	Vernachlässigung vs. außerfamiliale stabilisierende Beziehungen	mangelnde Separation
Bewältigungsversuche der körperlichen Veränderungen	ablehnend	distanziert	riskant vs. kompensatorisch	widersprüchlich
(Biografische) Bedeutung der Selbstverletzungen	Handlungsmacht	Beziehungssicherung	Selbstberuhigung	Selbstkonturierung

Anhand der Tabelle wird deutlich, wie die Merkmale in den jeweiligen Dimensionen *ineinandergreifen* und strukturlogisch die Spezifika eines jeweiligen Typus ausmachen. Mittels einer *adoleszenztheoretisch-biografischen Analyse* können folglich Aussagen getroffen werden, welche über die bloße Funktion der selbstverletzenden Handlung hinausreichen, indem die biografische Disposition in Verbindung mit der Bedeutung des sich verändernden Körpers einbezogen wird. Nicht zuletzt bringen selbstverletzende Handlungen und die Art und Weise, wie der Körper erlebt und verwendet wird, die adoleszente Ablösungsthematik zum Ausdruck.

8 Theoretische Diskussion der Ergebnisse

Für die Erforschung von selbstverletzenden Handlungen leistet die Studie einen wesentlichen Beitrag mit Blick auf das Desiderat, die Phase der Adoleszenz in ihren Krisenpotenzialen mit dem Fokus auf den Körper in biografischer Perspektive einzubeziehen (Kapitel 1.8). In diesem Kapitel werden die Ergebnisse aus der empirischen Studie unter Einbezug des theoretischen Rahmens (Kapitel 1 bis 3) und der Fragestellung (Kapitel 4) diskutiert.

8.1 Selbstverletzungen in adoleszenztheoretisch-biografischer Perspektive

Die Bedeutung, welcher der Körper für den jeweiligen Typus annehmen kann, ist nicht zufällig, sondern steht im Zusammenhang mit spezifischen Eltern-Kind-Beziehungserfahrungen, familialen Strukturen und dem Möglichkeitsraum, sich den veränderten Körper anzueignen.

Bei Typus I drücken das Erleben und der Umgang mit dem Körper die aggressiv geprägten Beziehungserfahrungen mit dem Vater aus. Der Bewältigungsversuch kann im Sinne von Anna Freud (1986) als eine Identifizierung mit dem Aggressor bezeichnet werden. Durch die Übernahme von bestimmten väterlichen Eigenschaften werden Ohnmacht und Passivität in Aktivität und Macht versucht zu wenden.[91] Eine Identifikation erfolgt vor allem mit der destruktiven Aggression sowie den als männlich geltenden Idealen der Macht, Stärke und Schmerztoleranz, verbunden mit der Abwertung des Weiblichen. Der Zusammenhang von selbstverletzenden Handlungen als eine Folgereaktion von tiefgreifenden Verletzungs- und Ohnmachtserfahrungen und der Entwertung des weiblichen Geschlechts wird insbesondere in der extremen Ausprägung der sexuellen Gewalterfahrungen vielfach diskutiert (vgl. Kapitel 1.5.3). Vielmals liegt dabei der Schwerpunkt auf den traumatischen Folgereaktionen, wie dissoziativen Bewältigungsmustern in Verbindung mit den selbstverletzenden Handlungen (vgl. Kapitel 1). Weniger beach-

---

[91] Anna Freud erläutert den Bewältigungsversuch an einem Beispiel: „Mit der Darstellung des Angreifers, der Übernahme seiner Attribute oder seiner Aggressionen verwandelt das Kind sich gleichzeitig aus dem Bedrohten in einen Bedroher" (Freud 2016: 112).

© Springer Fachmedien Wiesbaden GmbH, ein Teil von Springer Nature 2019
S. Benzel, *Die Bedeutung des Körpers bei Selbstverletzungen junger Frauen*,
Adoleszenzforschung 9, https://doi.org/10.1007/978-3-658-27947-9_9

tet wird dabei jedoch, wie die biografische Disposition mit der adoleszenten Entwicklungsanforderung der Aneignung des weiblichen Körpers sowie dem psychosozialen Ablösungsprozess *ineinandergreift*.

Bei Typus I lösen die körperlichen Veränderungen als eine unabdingbare Referenz auf Weiblichkeit, welche mit Ohnmachts- sowie Verletzungserfahrungen assoziiert wird und zudem den verinnerlichten männlichen Idealen widerspricht, eine Krise aus. Der aufdringlich gewordene Körper exponiert nicht nur die Weiblichkeit, sondern verweist in einem bedrohlichen Maße auf diejenigen, welche in den Leib eingeschrieben sind – entsprechend auf die väterlichen Aggressionen und eine als unzureichend erlebte mütterliche Figur. Diese unhintergehbare Bezogenheit (vgl. Gerisch/King 2008: 266) stellt den Typus vor eine *zweifache Herausforderung*: *Erstens* die adoleszenzspezifischen Aneignungsanforderungen des sich verändernden Körpers zu bewältigen und *zweitens* mit der schmerzlichen Bezogenheit konfrontiert zu werden: Zum Ausdruck gebracht werden durch den zunehmend weiblichen Körper unweigerlich die Entwertung des weiblichen Geschlechts und die Unterlegenheit gegenüber dem männlichen. Die transportierten Verletzungen potenzieren sich durch die ohnehin mit Unsicherheit und Verletzbarkeit einhergehende weibliche Pubertät, wie sie beispielsweise durch die Menstruation versinnbildlicht ist. Entsprechend erscheint bei diesem Typus eine *Verletzbarkeit in zweifacher Weise vermittelt durch den aufdringlichen adoleszenten Körper, welche wiederum zu einem erhöhten Krisenpotenzial führt*. Anders ausgedrückt werden bei diesem Typus die körperlichen Veränderungen aufgrund der vermittelten erhöhten Verletzbarkeit einhergehend mit dem weiblichen Geschlecht als bedrohlich erfahren. Der weibliche Körper wird vermeintlich zur Ursache und zum Auslöser des Leidens.

Die Abwehrformen der bedrohlichen Konfliktlage, in denen der weibliche Körper abgelehnt sowie exponierte Weiblichkeit verleugnet, kontrolliert oder gar zu beherrschen versucht wird, verweisen auf einen mangelnden psychosozialen Möglichkeitsraum für die Ablösung von dem kindlichen Körper und den primären Bezugspersonen. Die Selbstverletzungen können als Überforderung in der Auseinandersetzung mit dem sich verändernden Körper verstanden werden. Abgewehrt werden dabei die in den Leib eingeschriebene Bezogenheit und Angewiesenheit auf die Eltern, welche über die körperlichen Veränderungen auf neue Weise vermittelt werden und bei diesem Typus mit Angst und Ambivalenzen einhergehen (vgl. Gerisch/King 2008; King 2003).

Die unter Peers in Szene gesetzte Selbstverletzung, als Ausdruck von Stärke, Schmerztoleranz und einer Erhabenheit über die Verwundung, vermittelt durch die blutende Wunde sowohl die psychische Verletzung als auch die Abwehr jeglichen Schmerzes und der Verletzbarkeit des weiblichen Körpers.

In diesem Sinne verweisen die selbstverletzenden Handlungen bei Typus I über ihre vorherrschende Funktion der Verkehrung von Ohnmacht in Macht hinaus auf eine Einschränkung für den adoleszenten Individuationsprozess.

Die adoleszente Krise als eine Chance, die vermittelten schmerzlichen Beziehungserfahrungen auch mit dem Vermögen der kognitiv-reflexiven Reife zu bewältigen oder gar produktiv zu wenden, erscheint bei diesem Typus aufgrund der tiefgreifenden und wirkungsmächtig in den Leib eingeschriebenen Verletzungserfahrungen erschwert. Die Krise als Umschlagpunkt schlägt hier eher in Richtung der Wiederholung des Alten.

Zusammenfassend verweisen bei diesem Typus die selbstverletzenden Handlungen aus einer adoleszenztheoretisch-biografischen Perspektive auf eine potenzierte Verletzbarkeit in einem hierarchischen Geschlechterverhältnis, welche durch den sich verändernden weiblichen Körper vermittelt wird. Die Bedeutung und Verwendung des Körpers sowie die selbstverletzenden Handlungen bringen das destruktive Potenzial zum Ausdruck, welches den Ablösungsprozess hemmt. Die zweifache Integrationsanforderung bei gleichzeitig beeinträchtigtem psychosozialem Möglichkeitsraum führt zu einem überfordernden Krisenpotenzial, welches die Aneignung des weiblichen Körpers erschwert.

Bei *Typus II* steht der Körper für die Verlustangst aufgrund der unsicheren Bindungs- sowie Trennungserfahrungen in den Primärbeziehungen. Die Anpassung an die elterlichen Ideale führen zu einer Selbstentfremdung, welche auch in Anlehnung an Winnicott (1984: 182ff) als das „falsche Selbst" begriffen werden kann. Es wird versucht, die äußere Umwelt zufriedenzustellen, während die eigenen (abweichenden) Bedürfnisse eher unberücksichtigt bleiben. Die Funktion der Selbstverletzungen zur Regulation der Schuldgefühle und als Ventil für den psychischen Druck soll im Folgenden in ihrer Bedeutung für den adoleszenten Ablösungsprozess erweitert werden.

Denn die Angst, die elterlichen Beziehungen zu gefährden, verhindert den Eintritt in das Anerkennungsvakuum (vgl. King 2012a: 40). Das typische adoleszente Aufbegehren und Infragestellen der elterlichen Positionen wird aufgrund der Angst, diese zu verlieren oder verlassen zu werden, eher vermieden. Angesichts der Anpassungstendenzen an die äußere Umwelt wird die adoleszente Aggression nicht produktiv für die Ablösung von der kindlichen Vorstellungswelt (nämlich den Elternidealen genügen zu müssen) eingesetzt, sondern gegen das Selbst gerichtet.

Der aufdringlich werdende weibliche Körper vermittelt in seiner leiblichen Bezogenheit bei diesem Typus die instabile, konflikthafte elterliche Beziehung und materialisiert gleichsam die Verlustangst. Der leiblichen Konfrontation wird durch die Selbstentfremdungstendenzen zu entkommen versucht. Aus dieser Perspektive wird der Körper zum Konfliktfeld und schuldigem Objekt für die abgewehrten Widersprüche in den elterlichen Anforderungen. Der elterliche Paarkonflikt reicht entsprechend bis in das Erleben der puberalen Veränderungen: der weibliche Körper, welcher der Mutter ähnlicher wird, wirkt bedrohlich aufgrund der väterlichen Ablehnung. Zugleich wird die männliche Potenz als bedrohlich wahrgenommen.

Aus einer adoleszenztheoretisch-biografischen Perspektive verweisen die selbstverletzenden Handlungen auf die leiblich eingeschriebenen Verletzungen aus den Konflikten in der Elterngeneration, welche den adoleszenten Möglichkeitsraum hinsichtlich der Aneignung des adoleszenten Körpers einschränken. Die strukturelle adoleszente Krise (vgl. King 2013) kann aufgrund unsicherer Bindungen und der damit verbundenen Verlustangst nicht als Chance ergriffen werden. Stattdessen verharrt der Typus tendenziell in der infantilen Position, welche sich durch eine distanzierte Auseinandersetzung mit dem sich verändernden Körper manifestiert. Die selbstverletzenden Handlungen können daher auch verstanden werden als ein Verweis auf den erschwerten Ablösungsprozess, geprägt durch die Verlustangst vor dem Hintergrund der andauernden Konflikte.

Bei Typus III steht der Körper für Mangelerfahrungen aufgrund unzureichender fürsorglicher Erfahrungen in den Primärbeziehungen. Im Zuge der selbstverletzenden Handlungen erhält er dadurch die Funktion eines Gegenübers (vgl. Hirsch 1989a; Gerisch 2006, 2012b): In Ermangelung haltgebender Anderer avanciert der Körper zu einem Gegenüber und die Selbstverletzungen fungieren als paradoxe Selbstfürsorge (vgl. Resch 1998; Gerisch 2012b).

In einer adoleszenztheoretisch-biografischen Perspektive verweisen die selbstverletzenden Handlungen darüber hinaus auf den Mangel an Resonanz- und Fürsorgeerfahrungen bei gleichzeitiger Angewiesenheit auf die Urheber. Dieses Spannungsverhältnis führt zu einem erhöhten Krisenpotenzial, welches bei diesem Typus in der Ausrichtung auf außerfamiliale Beziehungen zu bewältigen versucht wird. Dabei erscheinen bei den Fällen dieses Typus unterschiedliche Ausmaße von Wiederholungen des Alten im Verhältnis zu alternativen Orientierungen und Beziehungserfahrungen. *Aus adoleszenztheoretisch-biografischer Perspektive verweisen die selbstverletzenden Handlungen folglich auf einen widersprüchlichen Ablösungsprozess.*

Bei Typus IV steht der Körper für eine Differenzierung aufgrund mangelnder Separation von insbesondere der Mutter. Die generationenverschleiernde und verschmelzende Bindung mit der Mutter wird, vermittelt durch den aufdringlichen

Körper, zu einer Bedrohung (vgl. Gerisch 2017). Die erhöhte Anforderung im Ablösungsprozess wird durch eine Abgrenzung über den Körper zu bewältigen versucht. In diesem Sinne verweisen die Selbstverletzungen auf ein *Ringen um Individuation,* welche im generativen Spannungsverhältnis, mit Blick auf die Ablösungstendenzen, widersprüchlich ist.

Anhand der Ergebnisse wird aus einer adoleszenztheoretischen Perspektive typenübergreifend deutlich, dass *selbstverletzende Handlungen die Ablösungsthematik von den Eltern zum Ausdruck bringen.* Es kann angenommen werden, dass selbstverletzende Handlungen oder destruktive Reinszenierungen hinsichtlich des Individuationsprozesses mit dem Ablösungsgrad von den kindlichen (verinnerlichten) Beziehungsformen zu den primären Bezugspersonen zusammenhängen. Das heißt, je weniger eine Ablösung eingeleitet wurde, desto höher ist die Wahrscheinlichkeit von destruktiven Potenzialen wie den selbstverletzenden Handlungen oder Wiederholungsmomenten von Altem, wie die verletzenden Beziehungserfahrungen in der sexuellen Praxis bei Typus I.

Vor diesem Hintergrund lassen sich in der vorliegenden Studie, mit der übergreifenden Fragestellung nach der Bedeutung des Körpers bei jungen Frauen mit selbstverletzenden Handlungen, folgende zentrale Ergebnisse festhalten:

1. Bei selbstverletzenden Handlungen handelt es sich um Reinszenierungen von verletzenden Erfahrungen aus den Beziehungen zu den primären Bezugspersonen. Andererseits fungieren Selbstverletzungen als Bewältigungsversuche für diese.
2. Selbstverletzungen, das Erleben der adoleszenten körperlichen Veränderungen und die Art und Weise, wie diese bewältigt werden und der Körper dabei verwendet wird, bringen das Krisenpotenzial im adoleszenten Ablösungsprozess zum Ausdruck.
3. Bei jungen Frauen, die sich selbst verletzen, besteht eine *zweifache adoleszenzspezifische Integrationsanforderung: Erstens* besteht die generelle Anforderung, den geschlechtsreifen weiblichen Körper in psychischer und sozialer Hinsicht anzueignen und in das Selbstbild zu integrieren. *Zweitens* besteht zusätzlich die spezifische Anforderung einer reflexiven Auseinandersetzung mit der leiblich-affektiv vermittelten Verwundbarkeit infolge von (unbewältigten oder nicht ausreichend bewältigten) verletzenden Erfahrungen und Themen. Die zweite Anforderung beinhaltet ebenso die Dimensionen der Ablösung und Reformulierung der kindlichen Beziehungen, infolge dieser erst Bewältigung und Integration sowie ein eigenständiger Lebensentwurf möglich werden.

4. Familiale Strukturen, welche den Individuationsprozess bei jungen Frauen einschränken (wie beispielsweise patriarchale oder traditionelle Strukturen), können Selbstverletzungen und selbstschädigende Handlungen wie Essstörungen vor dem Hintergrund spezifischer biografischer Dispositionen (siehe Typen) begünstigen.
5. Traditionelle Geschlechterentwürfe befördern internalisierende Formen der Bewältigung von adoleszenter Aggression bei jungen Frauen im Ablösungsprozess. Vor diesem Hintergrund werden ebenso autoaggressive Versuche der Bewältigung begünstigt.

Mittels der vorliegenden qualitativen Untersuchung konnten empirisch verankerte Annahmen gewonnen werden, in welchen der Beitrag einer adoleszenztheoretisch-biografischen Analyse für die Erforschung von selbstverletzenden Handlungen evident wird.

8.2 Selbstverletzungen und Essstörungen

Die Bedeutung des Körpers als ‚Differenzierung angesichts mangelnder Separation' bei Typus IV beinhaltet einen Fall und entsprechend weitere denkbare Fälle, in denen sowohl selbstverletzende Handlungen als auch Essstörungen (Magersucht oder Bulimie) entweder gleichzeitig oder im biografischen Verlauf zeitversetzt auftreten (auch in unterschiedlicher Reihenfolge).[92] Darüber hinaus gibt es weitere Gemeinsamkeiten bei Selbstverletzungen und Essstörungen: Beide treten statistisch gesehen häufiger bei Mädchen und jungen Frauen im Vergleich zu Jungen und jungen Männern auf (vgl. Herpertz-Dahlmann 2015: 72; Fichter 2015: 47). In beiden Formen handelt es sich um internalisierende Bewältigungsversuche, die sich selbstschädigend gegen den Körper richten – entweder in direkter Form, wie bei Selbstverletzungen, oder indirekt, wie im Falle von Essstörungen. Bemerkenswert ist zudem, dass Selbstverletzungen *und* Essstörungen oftmals während der Jugend beginnen (vgl. Jacobson/Luik 2014: 29). Das heißt, auch bei Essstörungen kommen den weiblichen körperlichen Veränderungen und deren Integration in das Selbstbild eine bedeutsame Rolle zu (siehe auch Fröhlich-Gildhoff 2013: 109).

Vor diesem Hintergrund legt der Typus IV als ein zentrales Ergebnis dieser Studie nahe, dass sowohl selbstverletzende Handlungen als auch Essstörungen ein Ausdruck von und Bewältigungsversuch für die vom Körper respektive den kör-

---

[92] Dieses Ergebnis deckt sich mit den empirischen Befunden von Jacobson und Luik (2014: 30).

perlichen Veränderungen ausgehenden psychischen und sozialen Integrationsanforderungen ist. Bei Typus IV wird über den Körper die mangelnde Separation von der Mutter vermittelt. In Verbindung mit der adoleszenten Ablösung von der Kindheit und den kindlichen Beziehungsformen fungiert der Körper als Mittel zur Differenzierung über die selbstverletzenden Handlungen oder eine Essstörung. Umso früher in der Biografie kindliche Autonomieversuche durch mütterliche Verschmelzungstendenzen oder mangelnder generationaler Grenzen gehemmt werden, desto konfliktreicher oder bedrohlicher können die körperlichen Veränderungen als ein Verweis auf die Ablösung von den realen und verinnerlichten Eltern erlebt werden. Die Ablösungsversuche der Töchter gehen dann einher mit Angst und Schuldgefühlen. Vor diesem Hintergrund neigen die Fälle des vierten Typus dazu, die entwicklungsfördernde adoleszente Aggression über den Körper gegen sich selbst zu richten. Der Körper wird sowohl als vermeintliche Quelle der Angst und Schuldgefühlen sowie in seinem Verweis auf die Mutter, welche diesen hervorgebracht hat, bedrohlich erlebt (siehe auch Gerisch 2017: 31). Zugleich arriviert der Körper auch zu einem Ort und Medium der Differenzierung von den elterlichen, insbesondere mütterlichen Vorstellungen. Versuche adoleszenter Selbstkonturierung erfolgen über Selbstverletzungen und Essstörungen. Für Differenzerfahrungen und die Konturierung des Selbst bedarf es einer Grenze zwischen Selbst und dem Anderen. Diese Grenze führt zu einer notwendigen Distanz, durch die Entwicklungs- und Erprobungsraum für Eigenes oder anders formuliert für Individuation entsteht kann. Spezifisch für den Typus IV ist, dass mittels Selbstverletzungen versucht wird, Grenzen zu ziehen, und zugleich Erfahrungen von Grenzüberschreitungen reinszeniert werden. *Die Szenen der selbstverletzenden Handlungen*, verweisen auf den Kampf um einen eigenen Raum im familialen Gefüge. Mittels der Selbstverletzung können Aggressionen und Schuldgefühle sowie der Trennungsschmerz über den Körper nicht nur reinszeniert, sondern auch mittelbar gemacht werden. Die sozial nicht akzeptierte Handlung führt zu einer Distanzierung von der mütterlichen Vorstellungswelt, oftmals in Ermangelung eines präsenten unterstützenden Vaters oder einer anderen dritten Person.

Vor diesem Hintergrund wird deutlich, dass Selbstverletzungen und Essstörungen eine vergleichbare psychische Bedeutung erhalten können: Bei der Magersucht kann der Körper soweit ausgehungert werden, dass die weiblichen puberalen Formen verschwinden und die Menstruation ausbleibt – der Körper wird wieder in eine kindliche Form gebracht. Infolgedessen wird die Trennung vom kindlichen Körper vermieden. Gleichzeitig wird durch die Nahrungsverweigerung eine Abgrenzung von der Mutter versucht einzuleiten. In dieser Hinsicht kann auch die Bulimie als ein Ausdruck des Autonomie-Abhängigkeitskonfliktes verstanden werden. Die Bulimie verkörpert in der Handlung des Erbrechens die Ambivalenz zwischen Fürsorge (Nahrungsaufnahme) und Ablehnung bzw. Distanzierung

(Erbrechen) – oder anders formuliert zwischen Abhängigkeit und Autonomie. Gerisch (2017) begreift daher mit Blick auf die Mutter-Tochter-Dynamik Essstörungen in der weiblichen Adoleszenz als „Ausdruck und Reinszenierung eines unbewältigten Separations- und Individuationsprozesses" (ebd.: 37).

Vor diesem Hintergrund repräsentiert der Typus IV Formen destruktiver Bewältigungsversuche, wie Selbstverletzungen und Essstörungen, mit welchen eine Differenzierung und folglich Selbstkonturierung einerseits überhaupt möglich werden und andererseits eine adoleszente Ablösung tendenziell unterlaufen wird, da der eigentliche Konflikt unbewältigt bleibt. Infolge bleiben die adoleszenten Separations- und Individuationsversuche widersprüchlich.

8.3 Selbstverletzungen vor dem Hintergrund traditioneller Geschlechterentwürfe

Im Folgenden werden die Ergebnisse vor dem Hintergrund der vierten Forschungsfrage nach der psychischen und sozialen Bedeutung des Körpers in Verbindung mit kulturellen Geschlechter- und Körperbildern (Kapitel 4) diskutiert.

Insbesondere bei Typus I spiegeln die vermittelte Verletzungsoffenheit in Verbindung mit dem weiblichen Geschlecht und der männlichen Verletzungsmacht gesellschaftliche hegemoniale Ungleichheiten im Geschlechterverhältnis wider. Die Aneignung der männlich stilisierten Aggression erfolgt bei diesem Typus zugunsten der Überwindung des als schwach und verwundbar erlebten Weiblichen. Dem Bewältigungsmuster der Verkehrung von Ohnmacht in Macht, von Angst in Kontrolle, welche sich auch in der angestrebten Beherrschung signifikant Anderer ausdrückt, scheint eine *stabilisierende Funktion* zuzukommen. Aus dieser Perspektive könnte die Übernahme sogenannter männlich attribuierter Eigenschaften potenziell Stärke und Schutz bergen, wie sie Abraham (2011) für Mädchen im Kontext von sonst männerdominierten Sportarten andeutet. Gerade im Gegensatz zu jenen Verläufen, in denen Frauen vor dem Hintergrund von Verletzungserfahrungen dazu neigen, diese in späteren Beziehungskonstellationen zu wiederholen, das heißt wiederholt zum Opfer zu werden (vgl. Streeck-Fischer 2014: 243), scheint die Identifikation mit männlich attribuierten Idealen bei diesem Typus zumindest teilweise stabilisierend zu wirken.

Die im Fall Mareike stabilisierende Funktion durch die Ablehnung des weiblich werdenden Körpers und die Identifikation mit männlichen Idealen (Macht, Kontrolle, Schmerztoleranz) konfligiert jedoch mit gesellschaftlichen Bildern, in denen gerade der weibliche Körper betont und exponiert wird. Deutlich wird in diesem Fall, wie kulturelle Vorstellungen von weiblicher (sexueller) Attraktivität und Schönheit gerade unter Peers im Zuge der puberalen Veränderungen referenzielle Vergleichsindikatoren darstellen, welche über Beliebtheit sowie Anerkennung und sogar Leistungsvermögen entscheiden. Im Umfeld von Peers wird Mareike entwertet, beschämt und ausgeschlossen aufgrund der versuchten Inszenierung von als männlich geltenden Idealen der Stärke gegenüber dem vermeintlich weiblich Schwachen. Auch Teuber (1997: 7) verweist darauf, dass „für Frauen viel weniger Möglichkeiten zur Verfügung [stehen], um ihre Aggressionen auszuleben, ohne als Mannweib gesellschaftlich abqualifiziert zu werden." Bei Typus I verstärken entsprechend vorherrschende traditionelle sowie stereotype Weiblichkeits- und Männlichkeitsbilder nicht nur die Verletzungserfahrungen sowie die fehlende Anerkennung, sondern verhindern auch, produktive Möglichkeitsräume für alternative Bewältigungsstrategien jenseits der typischen Geschlechtsbilder zu entwickeln.

Insbesondere für die Fälle Marlene, Svenja und Sophia konnte übergreifend tendenziell eine patriarchal-konventionelle Familienstruktur herausgearbeitet werden. Im Lichte mangelnder empirischer Befunde zu milieuspezifischen Hintergründen bei jungen Frauen mit selbstverletzenden Handlungen (vgl. Kapitel 1) erscheint der Zusammenhang vielversprechend.

Gemein ist den drei Fällen ein dörfliches Milieu, in dem sie aufgewachsen sind, verbunden mit traditionellen bis konservativen elterlichen Lebensentwürfen, in welchem die Väter als Familienoberhaupt gelten und zuständig für die ökonomische Grundsicherung der Familie sind. Die Mütter nehmen tendenziell die klassische Rolle der Versorgung und Erziehung der Kinder ein. Die Väter erscheinen dabei eher sowohl physisch abwesend als auch emotional unbeteiligt an dem Leben ihrer Kinder. Dennoch hat die Erwerbsarbeit des Vaters familial einen hohen Stellenwert. Das Familienleben ordnet sich den beruflichen Anforderungen des Vaters unter, sei es durch mehrfache Umzüge oder Auslandsaufenthalte, durch die Partizipation aller Familienmitglieder im Betrieb oder die täglichen Routinen in der Familie, wie die Einnahme von Mahlzeiten und Freizeitgestaltung. Familiendynamisch wird das weibliche Geschlecht tendenziell untergeordnet, während die väterliche Anerkennung eher dem männlichen Geschlecht (z.B. Brüdern) zuteil wird.

In diesen Fällen kann die patriarchal-konventionelle Familienstruktur eine vulnerable Ausgangslage für selbstverletzende Handlungen darstellen, welche den adoleszenten Möglichkeitsraum für die Entwicklung der jungen Frauen einschränkt. Die mangelnde Anerkennung des weiblichen Geschlechts und die weibliche Unterwürfigkeit sowie die väterliche Abwesenheit bei gleichzeitiger Dominanz des Männlichen verhindern tendenziell adoleszente Autonomiebewegungen im Sinne von alternativen Weiblichkeitsentwürfen, verbunden mit Selbstbestimmung und Anerkennung. Eingebettet in Familienstrukturen, die im Generationenverhältnis durch hegemoniale Männlichkeit geprägt sind wird der weiblich werdende Körper von den jungen Frauen eher als eine Begrenzung, als ein Mangel und als verletzlich erlebt.[93] Die sich mit den körperlichen Veränderungen eröffnenden Potenziale und Möglichkeitsräume werden vor diesem Hintergrund überlagert. Das weibliche Geschlecht wird von den jungen Frauen tendenziell als schwach erlebt und daher erscheinen auch die puberalen Veränderungen als bedrohlich. Verstärkt wird die vulnerable Lage durch ein mangelndes mütterliches Vorbild, da die Mutter sich selbst partiell unterwirft oder an den männlichen Idealen ausrichtet. Traditionelle Vorstellungen von Weiblichkeit legen ferner den Boden für eine in der Adoleszenz internalisierende Verarbeitung der Aggression, wie sie sich in den Selbstverletzungen ausdrückt. Darauf verweisen auch differenzierte Befunde von Selbstverletzungen als eine Folgereaktion und ein Bewältigungsversuch von sexuellem Missbrauch in patriarchalen Familienstrukturen (siehe Kapitel 1).

Angesichts der Fälle in der vorliegenden Untersuchung kann darüber hinaus das Ergebnis formuliert werden, dass *traditionelle Familienkonstellationen mit hegemonialer Männlichkeit, einhergehend mit der Entwertung von Weiblichkeit, eine Vulnerabilität für internalisierende Risikohandlungen wie selbstverletzende Handlungen oder Essstörungen in der Adoleszenz begünstigen und verstärken können.* Unterordnung, Anpassung sowie mangelnde Anerkennung des weiblichen Geschlechts in einem männlichen Dominanzverhältnis gefährden den adoleszenten Möglichkeitsraum für die Aneignung des sich verändernden weiblichen Körpers.

8.4 Limitationen und Schlussfolgerungen

In diesem Kapitel werden die Folgen der Sampleauswahl diskutiert. In dem Sample der vorliegenden Studie besitzen alle jungen Frauen ein Abitur. Zum Zeitpunkt des Interviews befinden sich vier der Frauen im Bachelorstudium, wobei zwei ihr Studium abgebrochen haben. Es stellt sich die Frage, welche Auswirkungen das homogene Sample auf die Ergebnisse hat.

In epidemiologischen Studien sind der formale Bildungsgrad sowie der sozioökonomische Status im Zusammenhang mit selbstverletzenden Handlungen

---

[93] „Hegemoniale Männlichkeit kann man als jene Konfiguration geschlechtsbezogener Praxis definieren, welche die momentan akzeptierte Antwort auf das Legitimitätsproblem des Patriarchats verkörpert und die Dominanz der Männer sowie die Unterordnung der Frauen gewährleistet (oder gewährleisten soll)" (Connell 2015: 130).

noch kaum erforscht. Die Befunde der Heidelberger Schulstudie, in welcher gelegentliche Selbstverletzungen in Krisen oder in kurzen Phasen mit einem eher niedrigen sozioökonomischen Status verbunden zu sein scheinen und für repetitive Selbstverletzungen eher „eine manifeste Psychopathologie von Bedeutung" sei (Kaess/Brunner 2013: 20), können die Ergebnisse der vorliegenden Studie weder bestätigen noch widerlegen. Aus einer adoleszenztheoretischen und soziologischen Perspektive kann angenommen werden, dass die Auswahl von Studentinnen insofern eine Auswirkung hat, als dass sie mit Blick auf das kulturelle Kapital nach Bourdieu (1983) einen größeren adoleszenten Möglichkeitsraum nahelegen, im Gegensatz zu beispielsweise Hauptschulabsolventinnen, bei denen die Optionenvielfalt sowie die prospektive ökonomische Lage als eingeschränkter angenommen werden kann. Andererseits stellt sich die Frage, ob für die Genese der selbstverletzenden Handlungen und die Bewältigung der adoleszenten Integrationsanforderungen nicht die Familienstruktur und -dynamik sowie die Qualität der Erfahrungen mit den primären Bezugspersonen ausschlaggebender ist. Jedoch ist auch denkbar, dass sich beispielsweise ein ohnehin konfliktreiches, instabiles familiales Klima durch finanzielle Nöte verstärken kann. Zur Überprüfung dieser These bedarf es entsprechend weiterer Untersuchungen.

Innerhalb des ausgewählten Samples konnte eine theoretische Sättigung erreicht werden, die sich in der Dichte des empirischen Gehalts manifestiert (ausführliche und teils sehr detaillierte Fallrekonstruktionen), wie auch in der Konsistenz der vier gebildeten Typen. Entsprechend dem Bedarf an qualitativ sozialwissenschaftlichen Studien zur Bedeutung des Körpers bei Selbstverletzungen ermöglichen die detaillierten biografischen Fallrekonstruktionen einen ertragreichen und differenzierten Einblick in die Erlebensqualität der jungen Frauen und in die Verwendung des Körpers. Zugleich kann angesichts der Samplegröße angenommen werden, dass in der Subgruppe von jungen Frau ohne sexuelle Gewalterfahrungen weitere Typen denkbar sind. Möglich ist beispielsweise ein Typus, bei dem selbstverletzende Handlungen im Zusammenhang mit bestimmten jugendkulturellen Szenen stehen.

Schlussfolgerungen

In Anbetracht der vorliegenden Ergebnisse eröffnen sich neue Fragen als Implikationen für weitere Forschung.

Auf der Fallebene erscheinen in den beiden Fällen Mareike und Lisa die transgenerationale Weitergabe von schmerzlichen Erfahrungen sowie die Frage nach deren Auswirkungen auf die Aneignungsprozesse des weiblichen Körpers im

Sinne *einer transgenerationalen vermittelten Vulnerabilität* als bedeutsam für zukünftige empirische Studien.

Ferner werfen Mädchenfreundschaften, die in den selbstverletzenden Handlungen ein zentrales verbindendes Moment haben (wie in Typus IV angedeutet) interessante Fragen auf: Stellen in diesen Freundschaften die geteilte Intimität und der verbindende, inszenierte Schmerz ein Bewältigungsversuch von beispielsweise adoleszenten Trennungs- oder Abschiedsschmerzen dar?

Der Typus IV eröffnet eine weiter zu diskutierende Frage, die sich auf die gemeinsame Funktion von selbstverletzenden Handlungen und Essstörungen bezieht. Zu eruieren wären dabei weitere Bedeutungen, die dem Körper, außer der Differenzierung, zukommen kann.

Mittels eines größeren Samples oder in Form einer Langzeitstudie könnte die vielversprechende Frage, in welcher Weise der Verlauf von selbstverletzenden Handlungen mit dem adoleszenten Transformationsprozess korrespondiert, präziser beantwortet werden – auch im Hinblick auf den Beginn, die Aufrechterhaltung und die Beendigung von selbstverletzenden Handlungen bei weiblichen Adoleszenten.

Nicht zuletzt wäre ein Vergleich mit jungen Männern und der Bedeutung des Körpers bei Selbstverletzungen zentral. Von Interesse könnte beispielsweise die Funktion der Selbstverletzungen mit Blick auf die Integrationsanforderung der männlichen körperlichen Veränderungen sein.

Fazit

Die vorliegenden Ergebnisse leisten einen wesentlichen Beitrag zu der Forderung, die puberale Entwicklung in ihrer psychischen und sozialen Bedeutung in die Erforschung von Selbstverletzungen in der Adoleszenz einzubeziehen (vgl. Kaess 2012: 54f). Die Berücksichtigung der adoleszenten Entwicklungsanforderungen in ihren Krisenmomenten, insbesondere die Integrationsanforderung des weiblichen Körpers, wurde in der Arbeit als ein Desiderat in der wissenschaftlichen Diskussion um selbstverletzende Handlungen in der Adoleszenz herausgearbeitet. Daran schließt die adolezenztheoretisch-biografische Perspektive auf die erkenntnisleitende Fragestellung nach der psychischen und sozialen Bedeutung des Körpers bei jungen Frauen mit selbstverletzenden Handlungen an.

Für die Untersuchung wurden 18 narrativ-biografische Interviews geführt. Aus diesen wurden sechs Fälle ausgewählt, die eine große Varianz abbilden. Die Interviews wurden mittels einer Methodenkombination aus dem szenischen Verstehen und der Sequenzanalyse (vgl. Kapitel 5.3) ausgewertet. Aus den sechs Fallstrukturen konnten vier differente Varianten der Bedeutung des Körpers mittels kontrastierendem Verfahren gewonnen werden:

Typus I: Der Körper steht für Kontrolle angesichts von Ohnmachtserfahrungen

Bei diesem Typus sind die Erfahrungen mit den primären Bezugspersonen geprägt von Aggressionen und Ohnmacht, welche mit dem weiblichen Geschlecht verbunden sind. Durch die leiblich eingeschriebenen Ohnmachtserfahrungen wird der geschlechtsreife weibliche Körper insofern als bedrohlich erlebt, als dass er eine psychische Verletzungsoffenheit in Verbindung mit dem weiblichen Geschlecht vermittelt. Zu bewältigen versucht wird diese, indem der Körper abgelehnt und die körperlichen Veränderungen zu kontrollieren versucht werden. Vor diesem Hintergrund kommt den Selbstverletzungen die biografische Bedeutung zu, Ohnmacht in Handlungsmacht zu wenden. In adoleszenztheoretischer Hinsicht sowie unter Berücksichtigung der biografischen Gesamtformung steht bei *Typus I der Körper für den Versuch der Kontrolle angesichts von Ohnmachtserfahrungen.*

© Springer Fachmedien Wiesbaden GmbH, ein Teil von Springer Nature 2019
S. Benzel, *Die Bedeutung des Körpers bei Selbstverletzungen junger Frauen*
Adoleszenzforschung 9, https://doi.org/10.1007/978-3-658-27947-9

**Typus II: Der Körper steht für Stabilisierung angesichts von
Verlusterfahrungen.**

Die von Instabilität geprägten Eltern-Kind-Beziehungen führen bei diesem Typus
zu einer Angst, die primären Bezugspersonen zu verlieren. Die Angst wird durch
Anpassung an die Bedürfnisse und Vorstellungen der sozialen Umwelt zu bewältigen versucht, mit der Folge einer Selbstentfremdung. Angesichts der Entfremdung von Affekten und eigenen Bedürfnissen verbleibt die Auseinandersetzung
mit den adoleszenten körperlichen Veränderungen auf einer kognitiv-distanzierten
Ebene. Vor dem Hintergrund von Verlusterfahrungen und der Selbstentfremdung
erhalten die selbstverletzenden Handlungen die biografische Bedeutung der Be-
ziehungssicherung. In adoleszenztheoretischer Hinsicht sowie unter Berücksichtigung der biografischen Gesamtformung steht der Körper bei *Typus II für einen
Stabilisierungsversuch angesichts von Verlusterfahrungen*.

**Typus III: Der Körper steht für ein Gegenüber angesichts von
Mangelerfahrungen.**

Angesichts von Erfahrungen der Vernachlässigung in den Eltern-Kind-Beziehungen kommt bei diesem Typus außerfamilialen Beziehungen eine kompensatorische Bedeutung zu. Infolgedessen wird über den adoleszenten geschlechtsreifen
Körper in kompensatorischer, aber auch riskanter Weise versucht, die Mangelerfahrungen zu bewältigen. Vor diesem Hintergrund erhalten die Selbstverletzungen
eine selbstberuhigende und haltgebende biografische Bedeutung. In adoleszenztheoretischer Hinsicht sowie unter Berücksichtigung der biografischen Gesamtformung, steht der Körper bei *Typus III für ein Gegenüber angesichts von
Mangelerfahrungen*.

**Typus IV: Der Körper steht für Differenzierung angesichts mangelnder
Separation**

Im Hinblick auf eine mangelnde Separation in den Eltern-Kind-Beziehungen, insbesondere in der Beziehung zur Mutter, wird der weibliche geschlechtsreife Körper widersprüchlich erlebt. Vor dem Hintergrund der Verschmelzungstendenzen
in der Mutter-Kind-Beziehung und in Ermangelung einer ausreichenden Selbstabgrenzung kommt den Selbstverletzungen die biografische Bedeutung einer Kon-

turierung des Selbst zu. In adoleszenztheoretischer Hinsicht sowie unter Berücksichtigung der biografischen Gesamtformung steht der Körper bei *Typus IV für den Versuch der Differenzierung angesichts mangelnder Separation.*

Anhand der *biografischen Perspektive* dieser Untersuchung wird deutlich, dass die Erfahrungen in den primären Beziehungen einen wesentlichen Einfluss auf die Genese der selbstverletzenden Handlungen haben, aber keinen zwingenden: Transformationsgrade sind gerade in der adoleszenten Krise (vgl. King 2003; Koller 2010) möglich. Ausschlaggebend erscheinen auch protektive Figuren wie (außer)familiale erwachsene Bezugspersonen und unterstützende – das heißt demnach auch kompensierende – Beziehungen zu Gleichaltrigen.

In *adoleszenztheoretischer Perspektive* bringen selbstverletzende Handlungen typenübergreifend das Krisenpotenzial des adoleszenten Ablösungsprozesses zum Ausdruck. Die anthropologischen Themen von Abschied, Trennung und Wandlung in Verbindung mit der Verletzung des Körpers bei Initiationsriten in vormodernen Gesellschaften – als einschneidende Markierung des Übergangs in das Erwachsenenalter – erscheinen bei selbstverletzenden Handlungen im 21. Jahrhundert in einem neuen, individualisierten Gewand.

Die Anwendung einer adoleszenztheoretisch-biografischen Analyse ermöglicht das *Ineinandergreifen* von biografischen Dispositionen, dem Erleben der körperlichen Veränderung und der Verwendung des Körpers im Zusammenhang mit Selbstverletzungen zu rekonstruieren. Junge Frauen, die sich selbst verletzen, stehen in der Adoleszenz vor einer *zweifachen Integrationsanforderung* – so ein zentrales Ergebnis dieser Untersuchung. Die *erste* Anforderung besteht in der psychischen und sozialen Aneignung und Integration des weiblichen geschlechtsreifen Körpers. *Die zweite* in der reflexiven Auseinandersetzung mit leiblich-affektiv vermittelten Verletzungen durch biografisch (unbewältigte oder nicht ausreichend bewältigte) Erfahrungen und Themen. Damit hängen unweigerlich die adoleszente Ablösung von der kindlichen Vorstellungswelt und die Reformulierung der kindlichen Beziehung zu den primären Bezugspersonen zusammen. Erst so kann ein verändertes, adultes Selbst- und Körperverhältnis entstehen, in welchem dem Körper eine andere Bedeutung zukommen kann. Insofern bedarf es nicht mehr den Körper als Austragungsort für die leiblich vermittelten, leiderzeugenden Potenziale und die Bewältigungsversuche durch Selbstverletzungen oder Essstörungen.

Angesichts des möglichen gemeinsamen Auftretens von Selbstverletzungen und Essstörungen bei einer Person trägt der Typus IV einen wesentlichen Erkenntnisgewinn bei. Deutlich wird, dass beiden Phänomenen aufgrund einer spezifischen biografischen Disposition eine vergleichbare psychische und soziale Funktion zukommt, die mit der Bedeutung des Körpers als Differenzierung angesichts mangelnder Separation im Zusammenhang steht.

In adoleszenztheoretisch-biografischer Perspektive wurde die Relevanz der Familienstruktur für die Geschlechterentwürfe der jungen Frauen dieser Studie deutlich. Eine wesentliche Ergebnisfacette der Untersuchung ist die weibliche Verwundbarkeit gegenüber einer männlichen Verletzungsmacht. Dieses Verhältnis spiegelt die hegemoniale Ungleichheit im Geschlechterverhältnis wider. Patriarchalisch-traditionelle Familienstrukturen sowie die mangelnde Anerkennung des weiblichen Geschlechts engen den adoleszenten Möglichkeitsraum ein, sich den femininen Körper anzueignen. Dazu befördern traditionelle Vorstellung von Weiblichkeit internalisierende Bewältigungsversuche von adoleszenter Aggression.

Mittels einer qualitativ-sozialwissenschaftlichen Untersuchung zur Bedeutung des Körpers bei jungen Frauen mit selbstverletzenden Handlungen leisten die Erkenntnisse einen wesentlichen Beitrag zur wissenschaftlichen Diskussion. Insbesondere die detaillierten und differenzierten Falldarstellungen sowie die gewonnenen Typen ermöglichen einen Einblick in die Erlebensqualität und die Verwendung des Körpers unter besonderer Berücksichtigung der biografischen Gesamtformung und einer adoleszenztheoretischen Perspektive. Zudem eröffnen die Ergebnisse weitere Fragen und Desiderate für die zukünftige Forschung.

Quellen

Abraham, A. (2011): Geschlecht als Falle? Körperpraxen von Mädchen und Jungen im Kontext begrenzender Geschlechternormen. In: Y. Niekrenz/ M.D. Witte (Hg.): Jugend und Körper. Leibliche Erfahrungswelten. Weinheim: Juventa, S. 241–255.

Adler, P.A./Adler, P. (2005): Self-Injurers as loners. The social organization of solitary deviance. In: *Deviant Behavior* 26 (4), pp. 345–378.

American Psychiatric Association (2013): Diagnostic and statistical manual of mental disorders (5th Ed). Arlington, VA: American Psychiatric Association.

Anzieu, D. (1991): Das Haut-Ich. 2. Auflage. Frankfurt Main: Suhrkamp.

Arnett, J.J. (2004): Emerging adulthood: The winding road from the late teens through the twenties. New York, NY, US: Oxford University Press.

Bacal, H.A./Newman, K.M. (1994): Objektbeziehungstheorien. Brücken zur Selbstpsychologie. Stuttgart-Bad Cannstatt: Frommann-Holzboog.

Baker, T.G./Lewis, S.P. (2013): Responses to Online Photographs of Non-Suicidal Self-Injury: A Thematic Analysis. In: *Archives of Suicide Research* 17 (3), pp. 223–235.

Bandura, A. (1979): Sozial-kognitive Lerntheorie. Stuttgart: Klett-Cotta.

Beck, U. (1986): Risikogesellschaft. Auf dem Weg in eine andere Moderne. Frankfurt am Main: Suhrkamp Verlag.

Bella-Studie: Forschungssektion "Child Public Health", Universitätsklinikum Hamburg-Eppendorf. Leitung: Prof. Dr. phil. Ulrike Ravens-Sieberer und Dr. phil. Fionna Klasen. https://www.bella-study.org/, *zuletzt geprüft am: 03.07.2019.*

Benzel, S. (2011): Das maskierte Selbst. Die Bedeutung des Körpers bei jungen Frauen mit Essstörungen aus intersektioneller Perspektive. Eine sozio-biographische Analyse. Unv. Diplomarbeit Universität Tübingen.

Blos, P. (1996) [1963]: Die Funktion des Agierens im Adoleszenzprozeß. In: W. Bohleber (Hg.): Adoleszenz und Identität. Stuttgart: Verlag Internationale Psychoanalyse, S. 103–127.

Bohleber, W. (2004): Adoleszenz, Identität und Trauma. In: A. Streeck-Fischer (Hg.): Adoleszenz - Bindung - Destruktivität. Stuttgart: Klett-Cotta, S. 229–242.

© Springer Fachmedien Wiesbaden GmbH, ein Teil von Springer Nature 2019
S. Benzel, *Die Bedeutung des Körpers bei Selbstverletzungen junger Frauen*
Adoleszenzforschung 9, https://doi.org/10.1007/978-3-658-27947-9

Bohleber, W. (2009): Das Problem der Identität in der Spätmoderne - Psychoanalytische Perspektiven. In: V. King/B. Gerisch (Hg.): Zeitgewinn und Selbstverlust. Folgen und Grenzen der Beschleunigung. Frankfurt am Main: Campus-Verlag, S. 202–220.

Bohleber, W. (2011): Grundzüge adoleszenter Entwicklung: Psychoanalytische Perspektiven. In: P.J. Uhlhaas /K. Konrad (Hg.): Das adoleszente Gehirn. Stuttgart: Kohlhammer, S. 61–74.

Bohnsack, R. (2010): Rekonstruktive Sozialforschung. Einführung in qualitative Methoden. 8. durchgesehene Auflage. Opladen & Farmington Hills, MI: Verlag Barbara Budrich.

Borkenhagen, A. (2004): Selbstverletzung als Form spätmoderner Körperinszenierung? In: M. Hermer /H.G. Klinzing (Hg.): Nonverbale Prozesse in der Psychotherapie. Tübingen: Dgvt-Verlag, S. 191–197.

Bourdieu, P. (1983): Ökonomisches Kapital, kulturelles Kapital, soziales Kapital. In: R. Kreckel (Hg.): Soziale Ungleichheiten. Göttingen: Schwartz, S. 183–198.

Bourdieu, P. (1987) [1980]: Sozialer Sinn. Kritik der theoretischen Vernunft. Frankfurt am Main: Suhrkamp Verlag.

Brausch, A.M./Muehlenkamp, J.J. (2014): Experience of the Body. In: L. Claes /J.J. Muehlenkamp (Hg.): Non-Suicidal Self-Injury in Eating Disorders. Advancements in Etiology and Treatment. Berlin, Heidelberg: Springer-Verlag, pp. 237–253.

Bröckling, U. (2007): Das unternehmerische Selbst: Soziologie einer Subjektivierungsform. Frankfurt am Main: Suhrkamp-Taschenbuch Wissenschaft.

Brunner, M. (2008): „Körper im Schmerz" - Zur Körperpolitik der Performancekunst von Stelarc und Valie Export. In: P.I. Villa (Hg.): Schön Normal. Manipulationen am Körper als Technologien des Selbst. Bielefeld: transcript Verlag, S. 21–40.

Brunner, R. (2016): Warum verletzen sich Jugendliche selbst, und wie veränderte sich die Selbstverletzungsrate in den letzten Jahrzehnten? In: W. Lenhard (Hg.): Psychische Störungen bei Jugendlichen. Ausgewählte Phänomene und Determinanten. Berlin, Heidelberg: Springer, S. 149–165.

Brunner, R./Parzer, P./Haffner, J./Steen, R./Roos, J./Klett, M./Resch, F. (2007): Prevalence and Psychological Correlates of Occasional and Repetitive Deliberate Self-harm in Adolescents. In: *Archives of Pediatrics and Adolescent Medicine* 161 (7), pp. 641–649.

Brunner, R./Schmahl, C. (2012): Nicht-suizidale Selbstverletzung (NSSV) bei Jugendlichen und jungen Erwachsenen. In: *Kindheit und Entwicklung* 21 (1), S. 5–15.

Bürgin, D. (2004): Psychodynamik und Destruktivität. In: A. Streeck-Fischer (Hg.): Adoleszenz - Bindung - Destruktivität. Stuttgart: Klett-Cotta, S. 243–266.

Burgermeister, N. (2019): Selbstverletzende Handlungen als Beziehungsdrama. Tiefenhermeneutische Analyse einer Interviewdynamik. In: J. König/N. Burgermeister/M. Brunner/P. Berg/H.-D. König (Hg.): Dichte Interpretation. Tiefenhermeneutik als Methode qualitativer Forschung. Wiesbaden: Springer, S. 117–143.

Claes, L./Muehlenkamp, J.J. (eds.) (2014): Non-Suicidal Self-Injury in Eating Disorders. Advancements in Etiology and Treatment. Berlin, Heidelberg: Springer-Verlag.

Connell, R. (2015): Der gemachte Mann. Konstruktion und Krisen von Männlichkeiten. 4. durchgesehene und erweiterte Auflage. Wiesbaden: Springer VS.

De Leo, D./Heller, T.S. (2004): Who are the kids who self-harm? An Australian self-report school survey. In: *Medical Journal of Australia* 181 (3), pp. 140–144.

Degener, A./Deimel, H. (2005): Selbstverletzendes Verhalten bei Jugendlichen und jungen Erwachsenen – Eine Erkundungsstudie zum Körperkonzept. In: *Bewegungstherapie und Gesundheitssport* 21 (5), S. 215–222.

Devereux, G. (1984): Angst und Methode in den Verhaltenswissenschaften. Frankfurt am Main: Suhrkamp Verlag.

Doctors, S. (2004): Wenn Jugendliche sich selbst schneiden. Neuere Ansätze zum Verständnis und zur Behandlung. In: A. Streeck-Fischer (Hg.): Adoleszenz - Bindung - Destruktivität. Stuttgart: Klett-Cotta, S. 267–288.

Eckhardt, A. (1994): Im Krieg mit dem Körper. Autoaggression als Krankheit. Reinbek bei Hamburg: Rowohlt-Taschenbuch-Verlag.

Eichenberg, C. (2013): Pro-Ana-Blogs, Suizid-Boards und Foren zu Selbstverletzendem Verhalten. Durchbrechen der Isolation. In: *Deutsches Ärzteblatt* 12 (6), S. 274–276.

Erikson, E.H. (1966): Identität und Lebenszyklus. Drei Aufsätze. Frankfurt am Main: Suhrkamp.

Erikson, E.H. (1981): Jugend und Krise. Die Psychodynamik im sozialen Wandel. Stuttgart: Klett-Cotta.

Falkai, P./Wittchen, H.-U. (Hg.) (2015): Diagnostisches und Statistisches Manual Psychischer Störungen DSM-5®. Mitherausgegeben von M. Döpfner/W. Gaebel/W. Maier/ W. Rief /H. Saß/M. Zaudig. Göttingen: Hogrefe Verlag.

Favazza, A. (2011): Bodies under Siege. Self-mutilation, Nonsuicidal Self-Injury, and Body Modification in Culture and Psychiatry. 3rd. Edition. Baltimore: The John Hopkins University Press.

Fichter, M. (2015): Epidemiologie der Essstörungen. In: S., Herpertz/M. de Zwaan /S. Zipfel (Hg.): Handbuch Essstörungen und Adipositas. 2. Auflage. Berlin, Heidelberg: Springer-Verlag, S. 45–55.

Flaake, K. (2001): Körper, Sexualität und Geschlecht. Studien zur Adoleszenz junger Frauen. Gießen: Psychosozial-Verlag.

Flaake, K. (2002): Geschlecht, Macht und Gewalt. Verletzungsoffenheit als lebensgeschichtlich prägende Erfahrung von Mädchen und jungen Frauen. In: R.-M. Dackweiler /R. Schäfer (Hg.): Gewalt-Verhältnisse. Feministische Perspektiven auf Geschlecht und Gewalt. Frankfurt am Main, New York: Campus, S. 161–170.

Flaake, K. (2004a): Geschlecht und Sozialisation. Psychoanalytisch-sozialpsychologische Perspektiven auf Körpererfahrungen und Körpererleben junger Frauen in der Adoleszenz. In: D. Hoffmann /H. Merkens (Hg.): Jugendsoziologische Sozialisationstheorie. Impulse für die Jugendforschung. Weinheim: Juventa, S. 143–155.

Flaake, K. (2004b): Körper, Sexualität und Identität. Zur Adoleszenz junger Frauen. In: E. Rohr (Hg.): Körper und Identität. Gesellschaft auf den Leib geschrieben. Königstein/Ts.: U. Helmer, S. 47–68.

Flaake, K. (2012): Pubertät, Biologie und Kultur: Erfahrungen Körperlicher Veränderungen. In: K. Liebsch (Hg.): Jugendsoziologie. Über Adoleszente, Teenager und neue Generationen. München: Oldenbourg Veralg, S. 135–152.

Flaake, K. (2019): Die Jugendlichen und ihr Verhältnis zum Körper. Stuttgart: Verlag W. Kohlhammer.

Fleischer, M./Herpertz, S.C. (2009): Phänomenologie und Epidemiologie selbstverletzenden Veraltens. In: C. Schmahl /C. Stiglmayr (Hg.): Selbstverletzendes Verhalten bei stressassoziierten Erkrankungen. Stuttgart: W. Kohlhammer GmbH, S. 15–28.

Flick, U. (2011): Triangulation. Eine Einführung. 3., aktualisierte Auflage. Wiesbaden: VS Verlag für Sozialwissenschaften.

Flick, U. (2012): Triangulation in der qualitativen Forschung. In: U. Flick/E. von Kardorff /I. Steinke (Hg.): Qualitative Forschung. Ein Handbuch. 9. Auflage. Reinbek bei Hamburg: Rowohlt Taschenbuch Verlag, S. 309–318.

Fonagy, P./Gergely, G./Jurist, E.L./Target, M. (2004): Affektregulierung, Mentalisierung und die Entwicklung des Selbst. Stuttgart: Klett-Cotta.

Freud, A. (2016): Das Ich und die Abwehrmechanismen. Ungekürzte Ausgabe. 23. Auflage. Frankfurt am Main: Fischer Taschenbuch Verlag.

Freud, S. (1999) [1941]: Schriften aus dem Nachlass 1892–1938. Gesammelte Werke, XVII. Frankfurt am Main: Fischer Verlag.

Friebel, H. (2012): Wenn Jungs sich "ritzen". Selbstverletzendes Verhalten bei Jungen und jungen Männern. Sozialmagazin 37 (5), S. 42–49.

Friebel, H. (2014): Selbstverletzendes Verhalten von Jungs und Männlichkeitskonstruktion. In: *Sozial Extra* 38 (4), S. 12–15.

Fröhlich-Gildhoff, K. (2013): Verhaltensauffälligkeiten bei Kindern und Jugendlichen: Ursachen, Erscheinungsformen und Antworten. 2., aktualisierte und erweiterte Auflage. Stuttgart: Verlag W. Kohlhammer.

Gerisch, B. (2006): Keramos Anthropos. Psychoanalytische Betrachtungen zur Genese des Körperselbstbildes und dessen Störungen. In: J. S. Ach /A. Pollmann (Hg.): no body is perfect: Baumaßnahmen am menschlichen Körper - Bioethische und ästhetische Aufrisse. Bielefeld: transcript Verlag, S. 131– 161.

Gerisch, B. (2009a): Körper-Zeiten: Zur Hochkonjunktur des Körpers als Folge der Beschleunigung. In: V. King/B. Gerisch (Hg.): Zeitgewinn und Selbstverlust. Folgen und Grenzen der Beschleunigung. Frankfurt am Main: Campus-Verlag, S. 123–143.

Gerisch, B. (2009b): „Wo sie lieben, begehren sie nicht, und wo sie begehren, da können sie nicht lieben." Psychoanalytische Anmerkungen zur weiblichen und männlichen Triebhaftigkeit. In: O. Gutjahr (Hg.): Reigen von Arthur Schnitzler. Sexuelle Szene und Verfehlung in Michael Thalheimers Inszenierung am Thalia Theater Hamburg. Würzburg: Königshausen & Neumann, S. 57–81.

Gerisch, (2012a): Suizidalität. Gießen: Psychosozial-Verlag.

Gerisch, B. (2012b): Körperwelt. Suizidalität, Autodestuktion und Sexualisierung in der Adoleszenz. In: P. Bründl/V. King (Hg.): Adoleszenz: gelingende und misslingende Transformationen. Frankfurt am Main: Brandes & Apsel, S. 91–122.

Gerisch, B. (2017): Zur Identifikation mit der imaginierten Mutter. Adoleszente suizidale Phantasmen zwischen Deprivation, Separation und Selbstwerdung. In: *Analytische Kinder- und Jugendlichen-Psychotherapie* 173, XLVIII (1), S. 29–57.

Gerisch, B./King, V. (2008): Das Unbehagen im Körper der Moderne. Transdisziplinäre Überlegungen zu geschlechtertypischen Körperpraktiken und Symptombildungen. In: G. Schlesinger-Kipp/W. Rolf-Peter (Hg.): "Die neuen Leiden der Seele": Das (Un-)Behagen in der Kultur. Wiesbaden: DPV-Tagungsband. S. 260–271.

Gerner, S. (2013): Das szenische Verstehen als Methode einer psychoanalytisch interessierten Geschlechterforschung. In: M. Bereswill/K. Liebsch (Hg.): Geschlecht (re)konstruieren. Zur methodologischen und methodischen

Produktivität der Frauen- und Geschlechterforschung. Münster: Westfälisches Dampfboot, S. 134–152.

Gilligan, C. (1992): Auf der Suche nach der ›verlorenen Stimme‹ in der weiblichen Adoleszenz – Shakespeares Schwester unterrichten. In: K. Flaake/V. King (Hg.): Weibliche Adoleszenz. Zur Sozialisation junger Frauen. Frankfurt am Main; New York: Campus Verlag, S. 40–63.

Glaser, B.G./Strauss, A.L. (2010): Grounded Theory. Strategien qualitativer Forschung. 3. Unveränderte Auflage. Bern: Verlag Hans Huber.

Göppel, R. (2011): Erwachsen werden. Der pubertierende Körper aus bio-psycho-sozialer Perspektive. In: Y, Niekrenz/ M.D. Witte (Hg.): Jugend und Körper. Leibliche Erfahrungswelten. Weinheim: Beltz Juventa, S. 23–40.

Gratz, K. (2006): Risk Factors for Deliberate Self-Harm Among Female College Students: The Role and Interaction of Childhood Maltreatment, Emotional Inexpressivity, and Affect Intensity/Reactivity. In: *American Journal of Orthopsychiatry* 76 (2), pp. 238–250.

Gugutzer, R. (2005): Der Körper als Identitätsmedium: Eßstörungen. In: M., Schroer (Hg.): Soziologie des Körpers. Frankfurt am Main: Suhrkamp Verlag, S. 323–355.

Günther, M. (2008): Ausgestaltung und Aushandlung. Die Analyse der Forschungssituation als Erkenntnisinstrument. In: *Zeitschrift für soziale Probleme* 19 (1), S. 53–71.

Haas, B./Scheibelhofer, E. (1998): Typenbildung in der qualitativen Sozialforschung: eine methodologische Analyse anhand ausgewählter Beispiele (Reihe Soziologie / Institut für Höhere Studien, Abt. Soziologie, 34). Wien: Institut für Höhere Studien (IHS), Wien. Online verfügbar unter http://www.ssoar.info/ssoar/bitstream/handle/document/22190/ssoar-1998-haas_et_al-typenbildung_in_der_qualitativen_sozialforschung.pdf?sequence=1, zuletzt geprüft am: 19.03.2019.

Habermas, T. (1990): Heißhunger. Historische Bedingungen der Bulimia nervosa. Frankfurt am Main: Fischer Taschenbuch Verlag.

Haegele, A. (2001, 29 Januar): Erst Musik, dann das Messer. In: *Spiegel Online*. http://www.spiegel.de/spiegel/print/d-18370231.html, zuletzt geprüft am 07.04.2019.

Hänsli, N. (1996): Automutilation. Der sich selbst schädigende Mensch im psychopathologischen Verständnis. Bern: Verlag Hans Huber.

Haffner, J./Roos, J./Steen, R./Klett, M./Resch, F. (2007): Jugendliche und ihr Körperempfinden. In: Jugend. *BZgA Forum 3*, S. 12–18.

Hawton, K./Rodham, K./Evans, E./Weatherall, R. (2002): Deliberate self harm in adolescents: self report survey in schools in England. In: *British Medical Journal* 325, pp. 1207–1211.

Helfferich, C. (1994): Jugend, Körper und Geschlecht: Die Suche nach sexueller Identität. Opladen: Leske + Budrich.

Helfferich, C. (2011): Die Qualität qualitativer Daten. Wiesbaden: VS Verlag für Sozialwissenschaften.

Herpertz-Dahlmann, B. (2015): Anorexia nervosa im Kindes- und Jugendalter. In: S. Herpertz/M. de Zwaan/S. Zipfel (Hg.): Handbuch Essstörungen und Adipositas. 2. Auflage. Berlin, Heidelberg: Springer-Verlag, S. 71–77.

Hirsch, M. (1989a): Der eigene Körper als Objekt. In: M. Hirsch (Hg.): Der eigene Körper als Objekt. Zur Psychodynamik selbstdestruktiven Körperagierens. Berlin: Springer, S. 1–8.

Hirsch, M. (1989b): Der eigene Körper als Übergangsobjekt. In: M. Hirsch (Hg.): Der eigene Körper als Objekt. Zur Psychodynamik selbstdestruktiven Körperagierens. Berlin: Springer, S. 9–32.

Hirsch, M. (Hg.) (2002a): Der eigene Körper als Symbol? Der Körper in der Psychoanalyse von heute. Gießen: Psychosozial-Verlag.

Hirsch, M. (2002b): Schicksale von Aggression und Autoaggression in der Spätadoleszenz. In: P. Subkowski (Hg.): Aggression und Autoaggression bei Kindern und Jugendlichen. Göttingen: Vandenhoeck & Ruprecht, S. 37–53.

Hirsch, M. (2004): Körperinszenierungen. Über Parallelen des Körperagierens bei den „Naturvölkern", zeitgenössischen Jugendlichen und pathologischen Formen. In: *Forum Psychoanalyse* 20 (4), S. 367–378.

Hoffmann-Riem, C. (1980): Die Sozialforschung einer interpretativen Soziologie. Der Datengewinn. In: *Kölner Zeitschrift für Soziologie und Sozialpsychologie* (32), S. 339–372.

Hopf, C. (2012): Forschungsethik und qualitative Forschung. In: U. Flick/E. von Kardorff /I. Steinke (Hg.): Qualitative Forschung. Ein Handbuch. 9. Auflage. Reinbek bei Hamburg: Rowohlt Taschenbuch Verlag, S. 589–600.

Hurrelmann, K. (2012): Kindheit, Jugend und Gesellschaft. Identität in Zeiten des schnellen sozialen Umbruchs – soziologische Perspektiven. In: H. G. Petzold (Hg.): Identität. Ein Kernthema moderner Psychotherapie – interdisziplinäre Perspektiven. Wiesbaden: VS Verlag, S. 57–75.

Jacobson, C.M./ Luik, C. C. (2014): Epidemiology and Sociocultural Aspects of Non-suicidal Self-Injury and Eating Disorders. In: L. Claes/J.J. Muehlenkamp (eds.): Non-Suicidal Self-Injury in Eating Disorders. Advancements in Etiology and Treatment. Berlin, Heidelberg: Springer-Verlag, pp. 19-34.

Jarvi, S./Jackson, B./Swenson, L./Crawford, H. (2013): The Impact of Social Contagion on Non-Suicidal Self-Injury: A Review of the Literature. In: *Archives of Suicide Research* 17 (1), pp. 1–19.

Jelinek, E. (2004): Die Klavierspielerin. 30. Auflage. Reinbek bei Hamburg: Rowohlt Taschenbuch Verlag.

jugendschutznet Jahresbericht (2009): https://www.jugendschutz.net/fileadmin/download/pdf/bericht2009.pdf, *zuletzt geprüft am: 19.03.2019.*

jugendschutznet Jahresbericht (2010): https://www.jugendschutz.net/fileadmin/download/pdf/bericht2010.pdf, *zuletzt geprüft am: 19.03.2019.*

Jung, T./Müller-Doohm, S. (Hg.) (1993): »Wirklichkeit« im Deutungsprozess. Verstehen und Methoden in den Kultur- und Sozialwissenschaften. Frankfurt am Main: Suhrkamp Verlag.

Kaess, M. (2012): Selbstverletzendes Verhalten. Entwicklungsrisiken erkennen und behandeln: Weinheim, Basel: Beltz Verlag.

Kaess, M./Brunner, M. (2013): Neurobiologie und Umweltfaktoren im Kontext der nicht suizidalen Selbstverletzung. In: *Nervenheilkunde. Zeitschrift für interdisziplinäre Fortbildung,* 32 (1-2), S. 17–23.

Kaess, M./Brunner, R. (2016): Neurobiologie und Umweltfaktoren im Kontext der Nicht-suizidalen Selbstverletzung. In: U. Sachsse/W. Herbold (Hg.): Selbst-Verletzung. Ätiologie, Psychologie und Behandlung von selbstverletzendem Verhalten. Stuttgart: Schattauer, S. 37–52.

Kahlweit, C. (2010, 19 Mai): Piercing, Tätowierung – und nun das Ritzen. Der schrille Schrei nach Liebe. In: Sueddeutsche.de. https://www.sueddeutsche.de/panorama/piercing-taetowierung-und-nun-das-ritzen-der-schrille-schrei-nach-liebe-1.920750, zuletzt geprüft am 07.04.2019.

Kasten, E. (2006): Body-Modification. Psychologische und medizinische Aspekte von Piercing, Tattoo, Selbstverletzung und anderen Körperveränderungen. München, Basel: Ernst Reinhardt Verlag.

Kelle, U./Kluge, S. (2010): Vom Einzelfall zum Typus. Fallvergleich und Fallkontrastierung in der qualitativen Sozialforschung. 2., überarbeitete Auflage. Wiesbaden: VS Verlag für Sozialwissenschaften.

Kerschgens, A. (2007): Manifester und latenter Sinn in der ethnohermeneutischen Forschung – Rekonstruktion eines Familiengesprächs. In: *Psychoanalyse – Texte zur Sozialforschung* 11 (2), S. 242–265.

Kerschgens, A. (2009): Die widersprüchliche Modernisierung der elterlichen Arbeitsteilung. Wiesbaden: VS Verlag für Sozialwissenschaften.

Keupp, H. (2008): Identitätskonstruktionen. Das Patchwork der Identitäten in der Spätmoderne. 4. Auflage. Reinbek bei Hamburg: Rowohlt Taschenbuch-Verlag.

Killus, J. (2008): Selbstverletzendes Verhalten. In: *Fachzeitschrift der Aktion Jugendschutz* 44 (3), S. 4–13.

King, V. (1999): Lösungen des Ödipuskonflikts: Genitalität und Sublimierung. In: L. Gast /J. Körner (Hg.): Ödipales Denken in der Psychoanalyse. Tübingen: Edition Diskord, S. 13–43.

King, V. (2000): Identitätsbildungsprozesse in der weiblichen Adoleszenz. In: J. Wiesse (Hg.): Identität und Einsamkeit. Zur Psychoanalyse von Narzißmus und Beziehung. Göttingen: Vandenhoeck und Ruprecht, S. 53–70.

King, V. (2001): Hysterie und weibliche Adoleszenz. Inszenierungen und Verhüllungen des Objekts im Körper. In: *Forum der Psychoanalyse* 17, S. 235–250.

King, V. (2002): Körper und Geschlecht in der Adoleszenz. In: *Psychotherapie,* 7 (1), S. 92–100.

King, V. (2003): Der Köper als Austragungsort adoleszenter Konflikte. In: *Analytische Kinder- und Jugendlichen-Psychotherapie* 119, XXXIV (3), S. 321–342.

King, V. (2004): Das Denkbare und das Ausgeschlossene. Potenziale und Grenzen von Bourdieus Konzeptionen der 'Reflexivität' und des 'Verstehens' aus der Perspektive hermeneutischer Sozialforschung. In: *sozialersinn* 5 (1), S. 49–69.

King, V. (2010a): Adoleszenz und Ablösung im Generationenverhältnis. Theoretische Perspektiven und zeitdiagnostische Anmerkungen. In: *Diskurs Kindheits- und Jugendforschung.* (1), S. 9–20.

King, V. (2010b): Männliche Entwicklung, Aggression und Risikohandeln in der Adoleszenz. In: B. Ahrbeck (Hg.): Von allen guten Geistern verlassen? Aggressivität in der Adoleszenz. Gießen: Psychosozial-Verlag, S. 97–119.

King, V. (2011a): Der Körper als Bühne adoleszenter Konflikte. Dimensionen der Vergeschlechtlichung. In: Y. Niekrenz/M.D. Witte (Hg.): Jugend und Körper. Leibliche Erfahrungswelten. Weinheim: Juventa, S. 79–92.

King, V. (2011b): Kultur, Familie und Adoleszenz - generationale und individuelle Wandlungen. In: P.J. Uhlhaas /K. Konrad (Hg.): Das adoleszente Gehirn. Stuttgart: Kohlhammer, S.75–88.

King, V. (2012a): Adoleszente Identitätssuche und Ablösung – Entwicklungsanforderungen und Krisenpotenziale in Generationenbeziehungen. In: B. Grimmer/I. Sammet/G. Dammann (Hg.): Psychotherapie in der Spätadoleszenz. Entwicklungsaufgaben, Störungen, Behandlungsformen. Stuttgart: Kohlhammer, S. 35–47.

King, V. (2012b): Neues Begehren. Psychische Bedeutungen von Sexualität und Körper in der Adoleszenz junger Männer und Frauen. In: P. Bründl/V. King (Hg.): Adoleszenz: gelingende und misslingende Transformationen. Frankfurt am Main: Brandes & Apsel, S. 29–50.

King, V. (2013): Die Entstehung des Neuen in der Adoleszenz. Individuation, Generativität und Geschlecht in modernisierten Gesellschaften. 2. Auflage. Wiesbaden: Springer VS.

King, V. (2014): Pierre Bourdieu als Analytiker des Sozialen. Methodologische und konzeptionelle Bezüge zur Psychoanalyse sowie sozialpsychologische Perspektiven im Werk Bourdieus. In: *sozialersinn* 15 (1), S. 3–28.

King, V./Benzel, S. (2019): Adoleszenz: Lebensphase zwischen Kindheit und Erwachsensein. In: B. Kortendiek/B. Riegraf/K. Sabisch (Hg.): Handbuch interdisziplinäre Geschlechterforschung, Band 2. Wiesbaden: Springer VS, S. 1075–1082.

King, V./Koller, H.-C. (2006): Adoleszenz als Möglichkeitsraum für Bildungsprozesse unter Migrationsbedingungen. Eine Einführung. In: V. King /H.-C. Koller (Hg.): Adoleszenz - Migration - Bildung. Bildungsprozesse Jugendlicher und junger Erwachsener mit Migrationshintergrund. Wiesbaden: VS Verlag für Sozialwissenschaften, S. 9–26.

King, V./Richter-Appelt, H. (2009): Körper, Geschlecht, Sexualität - Aspekte körperbezogener Störungen. In: J.M. Fegert/A. Streeck-Fischer/ /H.J. Freyberger (Hg.): Adoleszenzpsychiatrie. Psychiatrie und Psychotherapie der Adoleszenz und des jungen Erwachsenenalters. Stuttgart: Schattauer, S. 112–125.

Kirbach, R. (2002, 8 August): Ritzen, Sex und Meerschweinchen. In: Zeit Online. https://www.zeit.de/2002/33/200233_pubertaet_2_xml, zuletzt geprüft am 07.04.2019.

Klein, R. (2008): Kultur erinnernd verstehen – Versuch einer reflexiven Begegnung zwischen Cultural Studies, Biographieforschung und Psychoanalyse. In: M. Dörr/H. von Felden/R. Klein/H. Macha /W. Marotzki (Hg.): Erinnerung - Reflexion - Geschichte. Erinnerung aus psychoanalytischer und biographietheoretischer Perspektive. Wiesbaden: VS Verlag für Sozialwissenschaften, S. 49–64.

Klonsky, E.D. (2007): The functions of deliberate self-injury: A review of the evidence. In: *Clinical Psychology Review* 27 (2), S. 226–239.

Klonsky, E.D./Muehlenkamp, J.J. (2007): Self-Injury: A Research Review for the Practitioner. In: *Journal of Clinical Psychology* 63 (11), pp. 1045–1056.

Klosinski, G. (1999): Wenn Kinder Hand an sich legen. Selbstzerstörerisches Verhalten bei Kindern und Jugendlichen. München: Verlag C.H. Beck.

Koch, E./Resch, F. (2002): Psychodynamische und therapeutische Aspekte der Selbstverletzung. In: P. Subkowski (Hg.): Aggression und Autoaggression bei Kindern und Jugendlichen. Göttingen: Vandenhoeck & Ruprecht, S. 158–173.

König, H.-D. (1993): Die Methode der tiefenhermeneutischen Kultursoziologie. In: T. Jung /S. Müller-Doohm (Hg.): »Wirklichkeit« im Deutungsprozess. Verstehen und Methoden in den Kultur- und Sozialwissenschaften. Frankfurt am Main: Suhrkamp Verlag, S. 190–222.

König, H.-D. (1997): Tiefenhermeneutik als Methode kultursoziologischer Forschung. In: R. Hitzler /A. Honer (Hg.): Sozialwissenschaftliche Hermeneutik. Eine Einführung. Opladen: Leske + Budrich, S. 213–241.

König, H.-D. (2008): George W. Bush und der fanatische Krieg gegen den Terrorismus. Eine psychoanalytische Studie zum Autoritarismus in Amerika. Gießen: Psychosozial-Verlag.

Kolip, P. (1997): Geschlecht und Gesundheit im Jugendalter. Die Konstruktion von Geschlechtlichkeit über somatische Kulturen. Opladen: Leske + Budrich.

Koller, H.-C. (2010): Grundzüge einer Theorie transformatorischer Bildungsprozesse. In: A. Liesner/I. Lohmann (Hg.): Gesellschaftliche Bedingungen von Bildung und Erziehung. Eine Einführung. Stuttgart: Kohlhammer, S. 288–300.

Kraimer, K. (2000): Die Fallrekonstruktion – Bezüge, Konzepte, Perspektiven. In: K. Kraimer (Hg.): Die Fallrekonstruktion. Sinnverstehen in der sozialwissenschaftlichen Forschung. Frankfurt am Main: Suhrkamp Verlag, S. 23–30.

Küchenhoff, J. (1987): Körper und Sprache. Zur kommunikativen Funktion somatoformer und psychosomatischer Störungen. In: *Forum der Psychoanalyse* (3), S. 288–299.

Küchenhoff, J. (2007): … dort, wo ich berühre, werde ich auch berührt. In: *Forum der Psychoanale* 23 (2), S. 120–132.

Küchenhoff, J. (2008): Den Körper verstehen - psychoanalytische Annäherungen. In: J. Küchenhoff /K. Wiegerling (Hg.): Leib und Körper. Göttingen: Vandenhoeck & Ruprecht, S. 72–131.

Küchenhoff, J./Agarwalla, P. (2012): Körperbild und Persönlichkeit. Die klinische Evaluation des Körpererlebens mit der Körperbild-Liste. Berlin, Heidelberg: Springer-Verlag.

Kümmel, F. (1965): Verständnis und Vorverständnis: Subjektive Voraussetzungen und objektiver Anspruch des Verstehens. Essen: Neue Dt. Schule.

Lane, R.C. (2002): Anorexia, Masochism, Self-Mutilation, and Autoerotism: The Spider Mother. In: *Psychoanalytic Review* 89 (1), pp. 101-122.

Leithäuser, T./Volmerg, B. (1979): Anleitung zur empirischen Hermeneutik. Psychoanalytische Textinterpretation als sozialwissenschaftliches Verfahren. Frankfurt am Main: Suhrkamp-Verlag.

Lewis, S.P./Heath, N.L./Michal, N.J./Duggan, J.M. (2012): Non-suicidal self-injury, youth, and the Internet: What mental health professionals need to know. In: *Child and Adolescent Psychiatry and Mental Health* 13 (6), pp. 1–9.

Liebsch, K. (2011): Selbstverletzendes Verhalten von Jugendlichen. Über die gesellschaftliche Bedeutung des Schmerzes im krisenhaften Umgang mit dem Körper in der Adoleszenz. In: Y. Niekrenz/M.D. Witte (Hg.): Jugend und Körper. Leibliche Erfahrungswelten. Weinheim: Juventa, S. 108–122.

Lloyd-Richardson, E.E./Perrine, N./Dierker, L./Kelley, M.L. (2007): Characteristics and functions of non-suicidal self-injury in a community sample of adolescents. In: *Psychological Medicine.* 37, pp. 1183–1192.

Lorenzer, A. (1970): Sprachzerstörung und Rekonstruktion: Vorarbeiten zu einer Metatheorie der Psychoanalyse. Frankfurt am Main: Suhrkamp Verlag.

Lorenzer, A. (1986): Tiefenhermeneutische Kulturanalyse. In: Lorenzer, A. (Hg.): Kultur-Analysen. Psychoanalytische Studien zur Kultur. Frankfurt am Main: Fischer-Taschenbuch Verlag, S. 11–98.

Marotzki, W. (2012): Qualitative Biographieforschung. In: U. Flick/E. von Kardorff /I. Steinke (Hg.): Qualitative Forschung. Ein Handbuch. 9. Auflage. Reinbek bei Hamburg: Rowohlt Taschenbuch Verlag, S. 175–186.

Mayrhofer, A. (2011): The practice of non-suicidal self-injury. A sociological enquiry. Frankfurt am Main, New York: Peter Lang.

Menninger, K.A. (1938): Man against himself. New York: Harcourt, Brace and Company.

Mentzos, S. (2017): Lehrbuch der Psychodynamik. Die Funktion der Dysfunktionalität psychischer Störungen. 8., unveränderte Auflage. Göttingen: Vandenhoeck & Ruprecht.

Mertens, W. (1996): Entwicklung der Psychosexualität und der Geschlechtsidentität. Kindheit und Adoleszenz. 2., überarbeitete Auflage. Stuttgart: Kohlhammer.

Misoch, S. (2010): Bildkommunikation selbstverletzenden Verhaltens im virtuellen Raum: eine exemplarische Analyse des präsentierten Bildmaterials auf YouTube, social network sites und privaten Homepages. In: *kommunikation@gesellschaft,* 11 (1). S. 1–25. Online verfügbar unter: http://www.ssoar.info/ssoar/bitstream/handle/document/12832/B1_2010_Misoch.pdf, zuletzt geprüft am 19.03.2019.

Morgenroth, C. (2010): Die dritte Chance. Therapie und Gesundung von jugendlichen Drogenabhängigen. Wiesbaden: VS Verlag für Sozialwissenschaften.

Muehlenkamp, J.J./Claes, L./Havertape, L./Plener, P.L. (2012): International prevalence of adolescent non-suicidal self-injury and deliberate self-harm. In: *Child and Adolescent Psychiatry and Mental Health* 10 (6), pp. 1–9.

Nixon, M.K./Cloutier, P.F./Aggarwal, S. (2002): Affect Regulation and Addictive Aspects of Repetitive Self-Injury in Hospitalized Adolescents. In: *Journal of the American Academy of Child & Adolescent Psychiatry,* 41 (11), pp. 1333–1341.

Nock, M.K. (2010): Self-Injury. In: *The Annual Review of Clinical Psychology* (6), pp. 339–363.

Oevermann, U. (1993): Die Objektive Hermeneutik als unverzichtbare methodologische Grundlage für die Analyse von Subjektivität. Zugleich eine Kritik der Tiefenhermeneutik. In: T. Jung /S. Müller-Doohm (Hg.): »Wirklichkeit« im Deutungsprozess. Verstehen und Methoden in den Kultur- und Sozialwissenschaften. Frankfurt am Main: Suhrkamp Verlag, S. 106–189.

Oevermann, U. (2000): Die Methode der Fallrekonstruktion in der Grundlagenforschung sowie der klinischen und pädagogischen Praxis. In: K. Kraimer (Hg.): Die Fallrekonstruktion. Sinnverstehen in der sozialwissenschaftlichen Forschung. Frankfurt am Main: Suhrkamp Verlag, S. 58–156.

Oevermann, U./Allert, T./Konau, E./Krambeck, J. (1979): Die Methodologie einer »objektiven Hermeneutik« und ihre allgemeine forschungslogische Bedeutung in den Sozialwissenschaften. In: H.-G. Soeffner (Hg.): Interpretative Verfahren in den Sozial- und Textwissenschaften. Stuttgart: Metzler, S. 352–433.

Olk, T. (1985): Jugend und gesellschaftliche Differenzierung – Zur Entstrukturierung der Jugendphase. In: H. Heid/W. Klafki (Hg.): Arbeit – Bildung – Arbeitslosigkeit. Beiträge zum 9. Kongreß der Deutschen Gesellschaft für Erziehungswissenschaft. Weinheim, Basel: Beltz Verlag, S. 290–301.

Paar, G.H. (2002): Selbstverletzung als Selbsterhaltung. In: M. Hirsch (Hg.): Der eigene Körper als Symbol? Der Körper in der Psychoanalyse von heute. Gießen: Psychosozial-Verlag, S. 53–72.

Petermann, F./Nitkowski, D. (2008): Selbstverletzendes Verhalten. Erscheinungsformen, Risikofaktoren und Verlauf. In: *Nervenarzt* 79 (9), S. 1017–1022.

Petermann, F./Nitkowski, D. (2011): Selbstverletzendes Verhalten: Merkmale, Diagnostik und Risikofaktoren. In: *Psychotherapie, Psychosomatik, medizinische Psychologie* 61 (1), S. 6–15.

Petermann, F./Nitkowski, D. (2015): Selbstverletzendes Verhalten. Erscheinungsformen, Ursachen und Interventionsmöglichkeiten. 3., überarbeitete Auflage. Göttingen: Hogrefe.

Piaget, J./Inhelder, B. (1977): Von der Logik des Kindes zur Logik des Heranwachsenden. Essay über die Ausformung der formalen operativen Strukturen. Olten: Walter-Verlag.

Plener (2009): Selbstverletzende und suizidale Verhaltensweisen in einer deutschen Stichprobe. Dissertation, med. Fakultät Ulm. https://oparu.uni-ulm.de/xmlui/handle/123456789/2197 *zuletzt geprüft am: 02.07.2019.*

Plener, P.L. (2015): Suizidales Verhalten und nichtsuizidale Selbstverletzungen. Berlin, Heidelberg: Springer-Verlag.

Plener, P.L./Brunner, R./Resch, F./Fegert, J.M./Libal, G. (2010): Selbstverletzendes Verhalten im Jugendalter. In: *Zeitschrift für Kinder- und Jugendpsychiatrie und Psychotherapie* 38 (2), S. 77–89.

Plener, P.L./ Fegert, J.M./Kaess, M./Kapusta, N.D./Brunner, R./Groschwitz, R.C./In-Albon, T./Resch, F./Becker, K. (2017): Nicht-suizidales selbstverletzendes Verhalten (NSSV) im Jugendalter: Klinische Leitlinie zur Diagnostik und Therapie. In: *Zeitschrift für Kinder- und Jugendpsychiatrie und Psychotherapie, 45* (6), S. 463–474.

Plener, P.L./Kaess, M./Bonenberger, M./Blaumer, D./Spröber, N. (2012a): Umgang mit nicht-suizidalem selbstverletzendem Verhalten (NSSV) im schulischen Kontext. In: *Kindheit und Entwicklung* 21 (1), S. 16–22.

Plener, P.L./Kapusta, N.D./Kölch, M.G./Kaess, M./Brunner, R. (2012b): Nicht-suizidale Selbstverletzung als eigenständige Diagnose. In: *Zeitschrift für Kinder- und Jugendpsychiatrie und Psychotherapie* 40 (2), S. 113–120.

Plener, P.L./Kölch, M. (2013): Der selbstverletzende Patient. In: J.M. Fegert /M. Kölch (Hg.): Klinikmanual Kinder- und Jugendpsychiatrie und -psychotherapie. Berlin, Heidelberg: Springer, S. 399–409.

Plener, P.L./Libal, G./Keller, F./Fegert, J.M./Muehlenkamp, J.J. (2009): An international comparison of adolescent non-suicidal self-injury (NSSI) and suicide attempts: Germany and the USA. In: *Psychological Medicine.* 39, pp. 1549–1558.

Prochnau, A. (2010): Kritisch-reflexive Methoden der sozialpsychologischen Adoleszenzforschung: Die psychoanalytisch orientierte Interpretation der Forschungsbeziehung. In: C. Riegel/A. Scherr /B. Stauber (Hg.): Transdisziplinäre Jugendforschung. Wiesbaden: VS Verlag für Sozialwissenschaften, S. 201–213.

Raithel, J. (2011): Jugendliches Risikoverhalten. Eine Einführung, 2., überarbeitete Auflage. Wiesbaden: VS Verlag für Sozialwissenschaften.

Rauber, R./Hefti, S./In-Albon, T./Schmid, M. (2012): Wie psychisch belastet fühlen sich Jugendliche mit selbstverletzendem Verhalten? In: *Kindheit und Entwicklung,* 21 (1), S. 23–39.

Resch, F. (1998): Hilft Selbstverletzung dem verletzten Selbst? Zur Klinik und Psychodynamik der Automutilation bei Jugendlichen. In: *Analytische Kinder- und Jugendlichen-Psychotherapie* 1 (97, XXIX), S. 71–85.

Resch, F. (2001): Der Körper als Instrument zur Bewältigung seelischer Krisen. Selbstverletzendes Verhalten bei Jugendlichen. In: *Deutsches Ärzteblatt* 98 (36), S. A 2266–A 2271.

Resch, F./Karwautz, A./Schuch, B./Lang, E. (1993): Kann Selbstverletzung als süchtiges Verhalten bei Jugendlichen angesehen werden? Aspekte der Pathogenese selbstverletzenden Verhaltens. In: *Zeitschrift für Kinder- und Jugendpsychiatrie,* 21 (4), S. 253–259.

Resch, F./Parzer, P./Brunner, R. (2008): Self-mutilation and suicidal behaviour in children and adolescents: prevalence and psychosocial correlates: results of the BELLA study. In: *European Child & Adolescent Psychiatry* 17 (1), pp. 92–98.

Rodham, K./Gavin, J./Lewis, S.P./St Dennis, J. M./Bandalli, P. (2013): An Investigation of the Motivations Driving the Online Representation of Self-Injury: A Thematic Analysis. In: *Archives of Suicide Research: official journal of the International Academy for Suicide Research* 17 (2), pp. 173–183.

Rosa, H. (2002): Zwischen Selbstthematisierungszwang und Artikulationsnot? Situative Identität als Fluchtpunkt von Individualisierung und Beschleunigung. In: J. Straub /J. Renn (Hg.): Transitorische Identität. Der Prozesscharakter des modernen Selbst. Frankfurt am Main: Campus Verlag, S. 267–302.

Rosa, H. (2011): Entfremdung in der Spätmoderne. Umrisse einer Kritischen Theorie der sozialen Beschleunigung. In: C. Koppetsch (Hg.): Nachrichten aus den Innenwelten des Kapitalismus. Zur Transformation moderner Subjektivität. Wiesbaden: VS-Verlag, S. 221–252.

Rosa, H. (2012): Beschleunigung. Die Veränderung der Zeitstrukturen in der Moderne. 9. Auflage. Frankfurt am Main: Suhrkamp Verlag.

Rosenthal, G. (2009): Die Biographie im Kontext der Familien- und Gesellschaftsgeschichte. In: B. Völter/B. Dausien/H. Lutz /G. Rosenthal (Hg.): Biographieforschung im Diskurs. 2. Auflage. Wiesbaden: VS Verlag für Sozialwissenschaften, S. 46–64.

Rosenthal, G. (2015): Interpretative Sozialforschung. Eine Einführung. 5., aktualisierte und ergänzte Auflage. Weinheim: Beltz Juventa.

Ross, S./Heath, N. (2002): A Study of the Frequency of Self-Mutilation in a Community Sample of Adolescents. In: *Journal of Youth and Adolescence* 31 (1), pp. 67–77.

RoteLinien: Kontakt- und Informationsforum für SVV-Angehörige: www.rotelinien.de, *zuletzt geprüft am: 19.03.2019.*

Rote Tränen: Selbsthilfe-Community zu Selbstverletzungen: www.rotetraenen.de, *zuletzt geprüft am: 19.03.2019.*

S., Angela (2011): Dann bin ich seelenruhig. Mein Leben als Ritzerin. Hg. v. K. Dombrowski. Würzburg: Arena.

Sachsse, U. (1987): Selbstbeschädigung als Selbstfürsorge. Zur intrapersonalen und interpersonellen Psychodynamik schwerer Selbstbeschädigungen der Haut. In: *Forum der Psychoanalyse* 3 (1), S. 51–70.

Sachsse, U. (1989): „Blut tut gut". Genese, Psychodynamik und Psychotherapie offener Selbstbeschädigungen der Haut. In: M. Hirsch (Hg.): Der eigene Körper als Objekt. Zur Psychodynamik selbstdestruktiven Körperagierens. Berlin: Springer, S. 94–117.

Sachsse, U. (1999): Selbstverletzendes Verhalten. Psychodynamik – Psychotherapie. Das Trauma, die Dissoziation und ihre Behandlung. 5. Auflage. Göttingen: Vandenhoeck & Ruprecht.

Sachsse, U. (2009): Selbstverletzendes Verhalten. In: U. Sachsse (Hg.): Traumazentrierte Psychotherapie. Theorie, Klinik und Praxis. Unter Mitarbeit von B. Dulz. Stuttgart, New York: Schattauer, S. 80–91.

Sachsse, U. (2011): Selbstverletzendes Verhalten (SVV) als somatopsychosomatische Schnittstelle der Borderline-Persönlichkeitsstörung. In: B. Dulz/S.C. Herpertz/O.F. Kernberg /U. Sachsse (Hg.): Handbuch der Borderline-Störungen. 2., vollständig überarbeitete und erweiterte Auflage. Stuttgart: Schattauer, S. 390–405.

Sachsse, U. (2016): Zur Syndrom- und Behandlungsgeschichte. In: U. Sachsse /W. Herbold (Hg.): Selbst-Verletzung. Ätiologie, Psychologie und Behandlung von selbstverletzendem Verhalten. Stuttgart: Schattauer, S. 1–35.

Salge, H. (2017): Analytische Psychotherapie zwischen 18 und 25. Besonderheiten in der Behandlung von Spätadoleszenten 2. vollständig überarbeitete Auflage. Berlin, Heidelberg: Springer.

Schilder, P. (1933): Das Körperbild und die Sozialpsychologie. In: *Imago. Zeitschrift für Anwendung auf die Psychoanalyse auf die Geisteswissenschaften.* XIX (3), S. 367–376.

Schreiber, J. (2019). Körperpraxis und Leiberleben im Kontext spätmoderner Optimierungsanforderungen. Unv. Dissertation, Goethe-Universität, Frankfurt am Main.

Schubert, I. (2012): Peer-Beziehungen und Gruppen: Räume zum Experimentieren. In: K. Liebsch (Hg.): Jugendsoziologie. Über Adoleszente, Teenager und neue Generationen. München: Oldenbourg, S. 153–176.

Schütz, A. (1971) [1932]: Gesammelte Aufsätze. Das Problem der sozialen Wirklichkeit. Den Haag: Martinus Nijhoff (I).

Schütze, F. (1983): Biographieforschung und narratives Interview. In: *Neue Praxis* 13 (3), S. 283–293.

Seiffge-Krenke, I. (2012). Entwicklungspsychologie der Adoleszenz: Erwachsen werden im 21. Jahrhundert. In: B. Grimmer/I. Sammet/G. Dammann (Hg.): Psychotherapie in der Spätadoleszenz. Entwicklungsaufgaben, Störungen, Behandlungsformen. Stuttgart: Kohlhammer, S. 15–34.

Stauber, B. (2004): Junge Frauen und Männer in Jugendkulturen: Selbstinszenierungen und Handlungspotentiale. Opladen: Leske + Budrich.

Stauber, B. (2012). Jugendkulturelle Selbstinszenierungen und (geschlechter)biographische Relevanzen. In: J. Ecarius/M. Eulenbach (Hg.): Jugend und Differenz. Aktuelle Debatten der Jugendforschung. Wiesbaden: Springer VS, S. 51–73.

Stauber, B. (2014): Backspin, Freeze und Powermoves. Zur Gestaltung biografischer Übergänge im jugendkulturellen Bereich. Wiesbaden: Springer VS.

Stauber, B./Pohl, A./Walther, A. (Hg.) (2007): Subjektorientierte Übergangsforschung: Rekonstruktion und Unterstützung biographischer Übergänge junger Erwachsener. Weinheim: Juventa-Verlag.

Steinke, I. (1999): Kriterien qualitativer Forschung. Ansätze zur Bewertung qualitativ-empirischer Sozialforschung. Weinheim: Juventa Verlag.

Streeck-Fischer, A. (1994): Entwicklungslinien der Adoleszenz. Narzißmus und Übergangsphänomene. Psyche 6 (48), S. 509–528.

Streeck-Fischer, A. (2000): Jugendliche mit Grenzstörungen – Selbst- und fremddestruktives Verhalten in stationärer Psychotherapie. In: *Praxis der Kinderpsychologie und Kinderpsychiatrie* 49, S. 497–510.

Streeck-Fischer, A. (2004): Selbst- und fremddestruktives Verhalten in der Adoleszenz - Folgen von Traumatisierung in der Entwicklung. In: A. Streeck-Fischer (Hg.): Adoleszenz - Bindung - Destruktivität. Stuttgart: Klett-Cotta, S. 9–41.

Streeck-Fischer, A. (2014): Trauma und Entwicklung. Adoleszenz – frühe Traumatisierungen und ihre Folgen. 2., überarbeitete Auflage. Stuttgart: Schattauer.

Strübing, J. (2014): Grounded Theory. 3., überarbeitete und erweiterte Auflage. Wiesbaden: VS Verlag für Sozialwissenschaften.

Suyemoto, L.K. (1998): The Functions of Self-Mutilation. In: *Clinical Psychology Review* 18 (5), pp. 531–554.

Suyemoto, L.K./MacDonald, M.L. (1995): Self-cutting in female adolescents. In: *Psychotherapy and Psychosomatics* 32 (1), pp. 162–171.

Swannell, S.V./Martin, G.E./Page, A./Hasking, P./St John, N.J. (2014): Prevalence of Nonsuicidal Self-Injury in Nonclinical Samples: Systematic Review, Meta-Analysis and Meta-Regression. In: *Suicide and Life-Threatening Behavior* 44 (3), pp. 273–303.

Teuber, K. (1997): "Ich blute, also bin ich": Aspekte autoaggressiven Hautritzends bei Mädchen und jungen Frauen. In: *Psychologie und Gesellschaftskritik* 21 (2), S. 5–28.

Teuber, K. (2000): „Ich blute, also bin ich". Selbstverletzungen der Haut von Mädchen und jungen Frauen. 3. Auflage. Herbolzheim: Centaurus Verlag.

Tietel, E. (2001): Das Interview als Beziehungsraum. In: *Forum Qualitative Sozialforschung* 1 (2). Online verfügbar unter, http://www.qualitative-research.net/index.php/fqs/article/view/1095, zuletzt geprüft am 19.03.2019.

Vonderlin, E./Haffner, J./Behrend, B./Brunner, R./Parzer, P./Resch, F. (2011): Welche Probleme berichten Jugendliche mit selbstverletzendem Verhalten? Ergebnisse einer repräsentativen Schülerbefragung. In: *Kindheit und Entwicklung* 20 (2), S. 111–118.

Waldenfels, B. (2000): Das leibliche Selbst. Vorlesungen zur Phänomenologie des Leibes. Frankfurt am Main: Suhrkamp Verlag.

Weber, M. (1988) [1922]: Gesammelte Aufsätze zur Wissenschaftslehre. Winckelmann, J. (Hg.). 7. Auflage, photomechan. Nachdr. der 6. Aufl. Tübingen: Mohr (UTB).

Welsh, P. (2004, 28 Juni): Students' scars point to emotional pain. In: *USA Today*, p. A11.

Wernet, A. (2009): Einführung in die Interpretationstechnik der Objektiven Hermeneutik. 3. Auflage. Wiesbaden: VS Verlag für Sozialwissenschaften.

Whitlock, J./Eckenrode, J./Silverman, D. (2006): Self-injurious Behaviors in a College Population. In: *PEDIATRICS* 117 (6), pp. 1939–1948.

Whitlock, J./Lader, W./Conterio, K. (2007): The Internet and Self-Injury: What Psychotherapists Should Know. In: *Journal of Clinical Psychology* 63 (11), pp. 1135–1143.

Winnicott, D.W. (1954): *The Child and the Outside World. Studies in Developing Relationships.* Edited by Hardenberg, J. London (Tavistock Publications LTD).

Winnicott, D.W. (1984): Reifungsprozesse und fördernde Umwelt. Studien zur Theorie der emotionalen Entwicklung. Frankfurt am Main: Fischer-Taschenbuch-Verlag.

Winnicott, D.W. (2012): Vom Spiel zur Kreativität. 13. Auflage. Stuttgart: Klett-Cotta.

Young, R./Sweeting, H./West, P. (2006): Prevalence of deliberate self harm and attempted suicide within contemporary Goth youth subculture: longitudinal cohort study. In: *British Medical Journal* 332, pp. 1058–1061.

Transkriptionsregeln

Tabelle 5:   Transkriptionsregeln

(.)	Anzahl der Sekunden, die eine Pause dauert. Ein Punkt beinhaltet auch das kurze Absetzen bis zu einer Sekunde.
<u>ja</u>	Betont
vielleich-	Abbruch eines Wortes
nei::n	Dehnung, die Häufigkeit von : entspricht der Länge der Dehnung
(doch)	Unsicherheit bei der Transkription
( )	Unverständliche Äußerung, länge der Klammer entspricht etwa der Dauer der Äußerung
((stöhnt))	Kommentar der Transkribierenden
/	Einsetzten des kommentierten Phänomens
kursiv	Anteile der gerade nicht sprechenden Person
°nein°	Sehr leise gesprochen
Ja=Ja	Schneller Anschluss
?	Frageintonation

© Springer Fachmedien Wiesbaden GmbH, ein Teil von Springer Nature 2019
S. Benzel, *Die Bedeutung des Körpers bei Selbstverletzungen junger Frauen*
Adoleszenzforschung 9, https://doi.org/10.1007/978-3-658-27947-9